Inhaltsübersicht

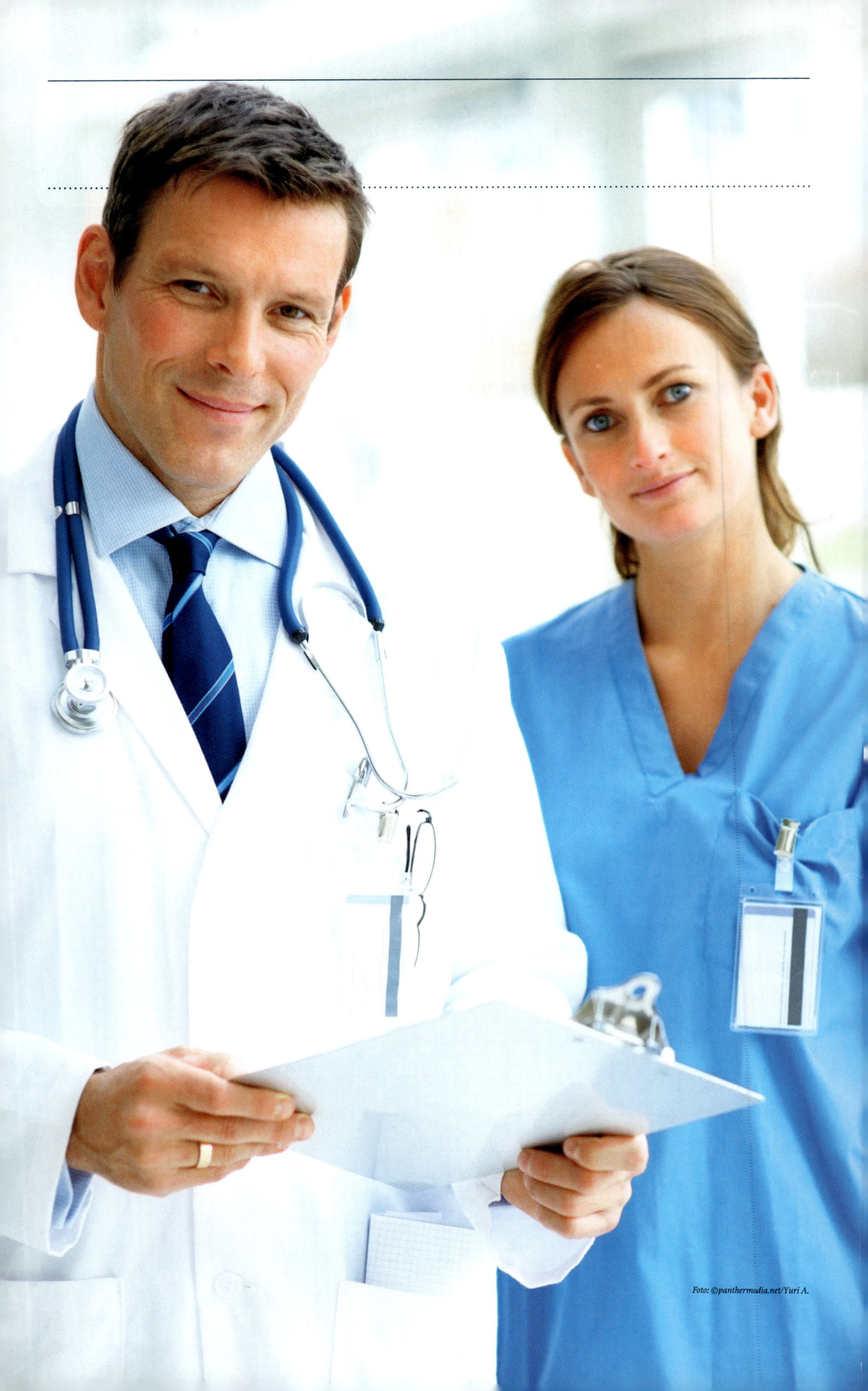

Foto: ©panthermedia.net/Yuri A.

Krankenhäuser – gesund werden und gesund bleiben

Von Dr. Andreas Kestler, Geschäftsführer Krankenhaus Barmherzige Brüder, Regensburg

Modernste Medizin und Pflege unter einem Dach

Neben den niedergelassenen Hausärzten und Fachärzten sind Krankenhäuser die dritte Säule einer auch international anerkannt guten Patientenversorgung in Deutschland. Sie haben eine lange Geschichte.

Ein Blick in die Medizingeschichte

Im fünften und sechsten Jahrhundert vor Christi suchten Kranke in Griechenland Tempelheiligtümer auf, in der Hoffnung, dass sie hier der Heilgott im Schlaf heilen und ihnen in Traumorakeln Ratschläge erteilen wird. In ihnen fand nach Entrichtung einer Geldspende der sogenannte Heilschlaf, die Inkubation, statt. Aus heutiger Sicht haben die psychosomatischen Ursachen vieler Krankheiten, die Bereitschaft und der Glaube der Hilfesuchenden sowie die Ausstrahlung des Ortes sehr wahrscheinlich zu der Wechselwirkung beigetragen, die den Erfolg der Tempelmedizin gewährleistet hat.

Die Römer bauten zur gesundheitlichen Versorgung ihrer Legionäre so genannte „Valetudinarien“. Pflegeeinrichtungen dieser Art sind erst seit der Regierungszeit des römischen Kaisers Augustus für die Antike nachweisbar. Neben den militärischen Valetudinarien gab es auch die zivilen Sklavenvaletudinarien. Vor allem Großgrundbesitzer in Italien ließen solche Einrichtungen bauen, um die Arbeitskraft ihrer teuer bezahlten Sklaven zu erhalten. In diesen zivilen Krankenhäusern der reichen Römer arbeiteten Sklavenärzte („servi medici“).

Gründung der ersten Krankenhäuser

Basilius von Caesarea, auch Basilius der Große genannt, eine der herausragenden Gestalten im Christentum des vierten Jahrhunderts, gründete um 370 eine große Krankenanstalt, in der neben Kranken auch Reisende, Arme und Alte entsprechend dem christlichen Gebot der Barmherzigkeit und Nächstenliebe Unterkunft und Pflege fanden. Mit Basilius begann die christliche Hospitalsgeschichte.

Die Mönchsmedizin breitete sich nach dem Zusammenbruch des römischen Weltreiches vom sechsten bis zum zwölften Jahrhundert im lateinischen Abendland aus und prägte es über ein Jahrtausend lang. Sie begann mit der Klostergründung Monte Casino durch Benedikt von Nursia um 529. Die Benediktinerregel machte die Krankenpflege für die Mönche zur christlichen Pflicht.

Die ersten öffentlichen Krankenhäuser im 18. Jahrhundert – die Berliner Charité und das Wiener Allgemeine Krankenhaus – wurden als Zeichen absolutistischer Machtentfaltung gegründet.

Krankenhäuser in Regensburg und Ostbayern

In Regensburg wurde das Evangelische Krankenhaus 1806 gegründet. 1909 eröffneten die Blauen Schwestern Regensburgs erstes Säuglings- und Entbindungsheim, welches von ihnen 1953 an einem neuen Standort zur Kinder- und Frauenklinik St. Hedwig ausgebaut wurde. 1929 kam das Krankenhaus Barmherzige Brüder durch die Initiative des 2009 selig gesprochenen Frater Eustachius Kugler hinzu. Das Caritas-Krankenhaus St. Josef existiert seit der Zeit nach dem Zweiten Weltkrieg. 1992 ergänzte das Universitätsklinikum das medizinische Leistungsangebot. 2001 übernahmen die Barmherzigen Brüder auf Bitten der Blauen Schwestern die Klinik St. Hedwig.

Modernste Technologien im Gesundheitswesen

Die heutigen Krankenhäuser stellen rund um die Uhr Hochleistungsmedizin auf dem aktuellen Stand der Technik zur Verfügung. Pflegepersonal, Ärzte und Verwaltungsmitarbeiter setzen sich Tag für Tag für das Wohlergehen der Patienten ein. Den Menschen bietet das gut ausgebaute Kliniknetz die bestmögliche medizinische Versorgung und ist damit ein wesentlicher Faktor für die Lebensqualität in der Region. Viele Kliniken haben sich darüber hinaus in den vergangenen Jahren zu anerkannten Kompetenzzentren entwickelt, deren Bekanntheit über die Region hinaus reicht.

Auf den folgenden Seiten finden Sie umfassende Information über Krankenhäuser in Ostbayern und erfahren mehr über einzelne Fachabteilungen und ihre Spezialisierungen.

BARMHERZIGE BRÜDER

Asklepios Klinikum in Bad Abbach setzt Standards in Orthopädie und Rheumatologie

Weltweit führend in Forschung

Die Kliniken und die Rehabilitation in Bad Abbach sind weltweit führend in Forschung und moderner Medizintechnik. Das Asklepios Klinikum Bad Abbach deckt die gesamte Bandbreite moderner Medizin in den Bereichen Orthopädie und Rheumatologie ab. Nach Übernahme der Bad Abbacher Einrichtung im Jahr 2004 durch die weltweit agierende Asklepiosgruppe sind, so Verwaltungsdirektor Raimund Rauscher, das Akutkrankenhaus mit den Kliniken für Orthopädie und Rheumatologie/Klinische Immunologie und das Zentrum für orthopädische und rheumatologische Rehabilitation mit Abteilungen für Orthopädie und Innere Medizin/Rheumatologie auf den neuesten Stand gebracht worden. „Technisch durch hohe Investitionen und medizinisch unter anderem durch die enge Kooperation mit dem Klinikum der Universität Regensburg."

Behandlungsspektrum

Von konservativen Methoden bis hin zu technisch aufwendigen operativen Eingriffen reicht das Behandlungsspektrum der Universitätsklinik für Orthopädie. Welche Therapie infrage kommt, legt das Ärzteteam von Lehrstuhlinhaber Prof. Dr. med. Dr. h. c. Joachim Grifka nach der gründlichen Diagnose für jeden Patienten individuell fest. Für die Behandlung nutzen die Mediziner zunächst konservative oder minimal-invasive Techniken, auch bei Hüft- und Kniegelenken. Lässt sich ein größerer operativer Eingriff nicht vermeiden, stehen dem Team der Universitätsklinik alle technischen und medizinischen Möglichkeiten offen, darunter auch ein System für die bildfreie Navigation bei der Knieprothetik. Für die unterschiedlichsten Beschwerden orthopädischen Ursprungs bietet die Hochschulambulanz am Asklepios Klinikum spezielle Sprechstunden an.

Eine stationäre Behandlung ist für Menschen mit einer Rheuma-Erkrankung entscheidend, wenn komplexe Problemstellungen vorliegen, bei denen mehrere Organsysteme betroffen sind. In der Klinik und Poliklinik für Rheumatologie und Klinische Immunologie am Asklepios Klinikum Bad Abbach behandeln Chefarzt Professor Dr. Martin Fleck und sein Team Patienten mit dem gesamten Spektrum rheumatischer und immunologischer Erkrankungen akutmedizinisch auf höchstem Niveau. Auch Wechselwirkungen zwischen verschiedenen Medikamenten und deren negative Beeinflussung für lebenswichtige Organe machen häufig eine stationäre Überwachung und Behandlung erforderlich. Auch wenn starke Schmerzen vorliegen und gleichzeitig physiotherapeutische Maßnahmen ergriffen werden müssen, bietet die Klinik für Rheumatologie ideale Behandlungskonzepte.

Spezielle Schmerztherapie

Im Bereich der Konservativen Orthopädie kümmert sich das Team um Chefarzt Dr. Siegfried Marr auch um akute Schmerzsyndrome, die zu einer schweren Mobilitätseinschränkung der Patienten führen können. Die Behandlungen erfolgen nach den Leitlinien der Speziellen Schmerztherapie und umfassen unter anderem Injektionstherapie, spezielle Injektionstechniken, Akupunktur oder die gesamte Palette physiotherapeutischer und balneophysikalischer Therapien.

Zwölf Aufwachzimmer, zwei Intensivzimmer

Durch die Kooperation mit dem Universitätsklinikum stehen die Einrichtungen für alle Spezialuntersuchungen zur Verfügung. Komplett neu sind die zwölf Aufwachbetten und zwei Intensivzimmer, die Dr. Georg Bonnländer, Chefarzt für Anästhesiologie, zur Verfügung stehen. Die moderne Technik erlaubt die Beobachtung aller Patienten über einen zentralen Bildschirm. Falls es Probleme gibt, steht an jedem Bett innerhalb kürzester Zeit die komplette Ausstattung für eine intensivmedizinische Betreuung bereit, inklusive Beatmungsmaschine.

Vernetzt mit Reha-Zentrum

Das Zentrum für Rehabilitation am Asklepios Klinikum Bad Abbach bietet Anschlussheilbehandlungen, Heilverfahren und Sanatoriumsbehandlungen sämtlicher Erkrankungen des Bewegungssystems. Durch den interdisziplinären Ansatz von Orthopädie und Innerer Medizin können auch internistische Begleiterkrankungen mitbehandelt werden. Chefarzt Dr. Siegfried Marr verantwortet den Bereich der Orthopädie innerhalb des Zentrums für Rehabilitation, für die Innere Medizin/Rheumatologie ist Chefarzt Dr. Josef Seidl zuständig. Das modern gestaltete Zentrum für Rehabilitation verfügt über 268 Zimmer, die alle mit einem Balkon sowie einer eigenen Nasszelle ausgestattet sind. Zur Standardausstattung gehören Fernseher, Kühlschrank, Safe und gegen Gebühr Telefon und Internet.

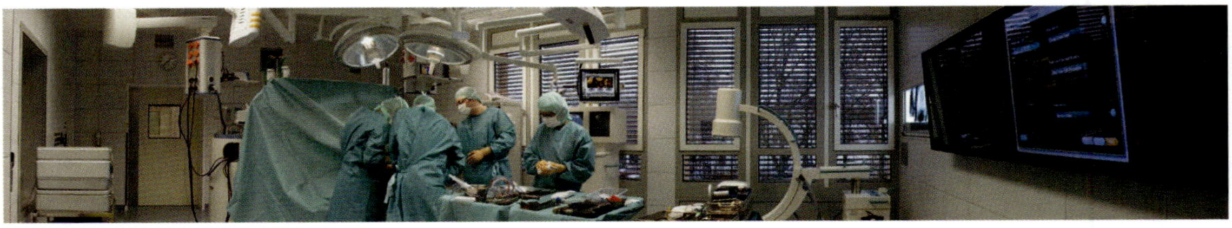

Asklepios Klinikum Bad Abbach

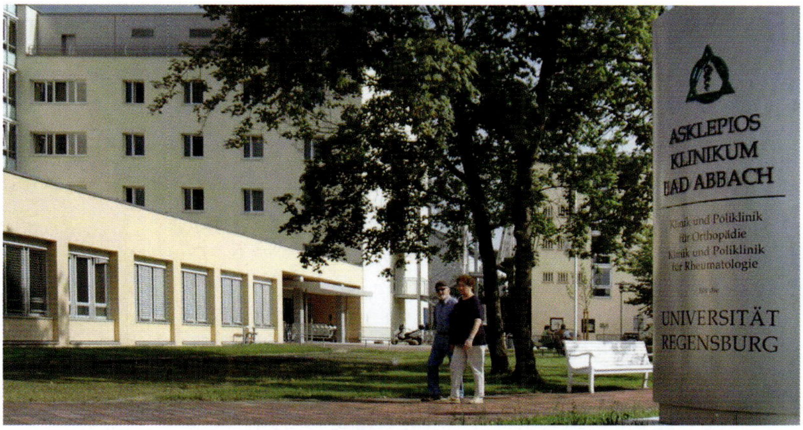

ASKLEPIOS
Klinikum Bad Abbach

Universität Regensburg
Orthopädische Klinik

Zentrum für orthopädische und rheumatologische Rehabilitation

Abteilung Orthopädie

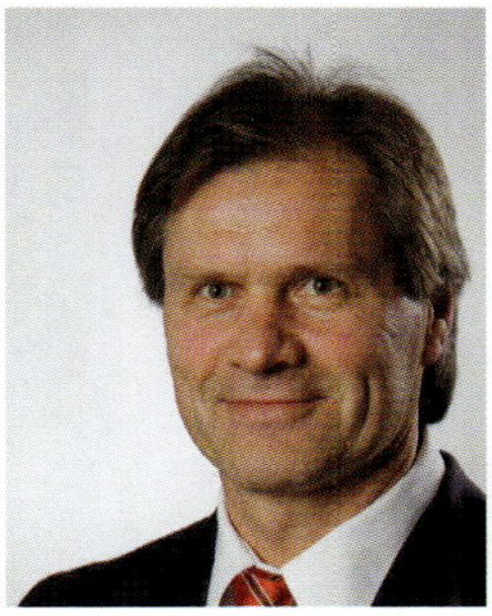

Chefarzt: Dr. med.
Siegfried Marr

Abteilung Innere Medizin / Rheumatologie

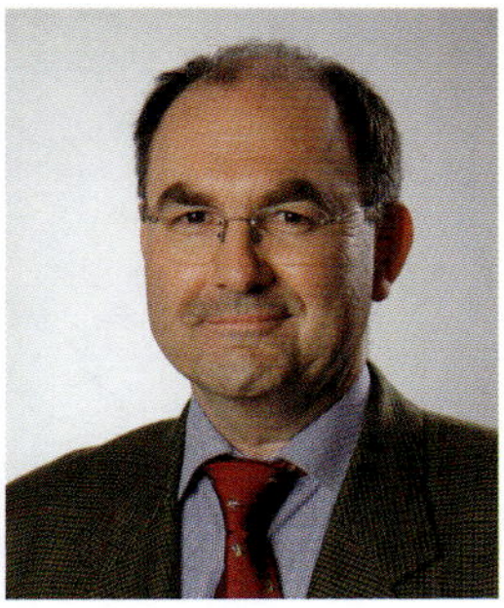

Chefarzt: Dr. med.
Josef Seidl

Terminvereinbarung Privatambulanz: 09405 18 1091

Fachkrankenhaus

Klinik und Poliklinik für Orthopädie

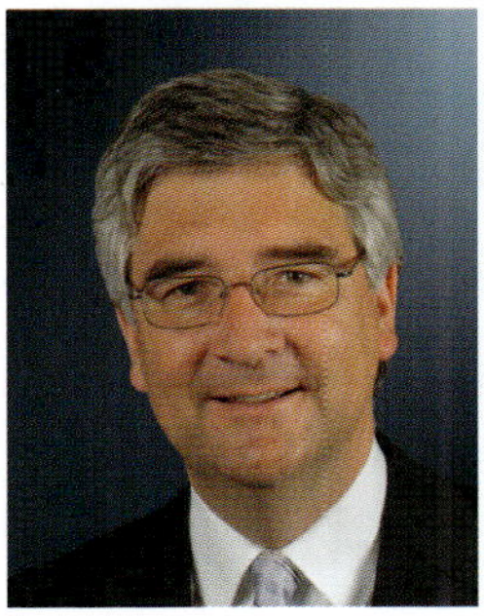

Direktor: Prof. Dr. med.
Dr. h. c. Joachim Grifka
Terminvereinbarung
Orthopädische Hochschulambulanz:
09405 18 2407

Abteilung für Konservative Orthopädie

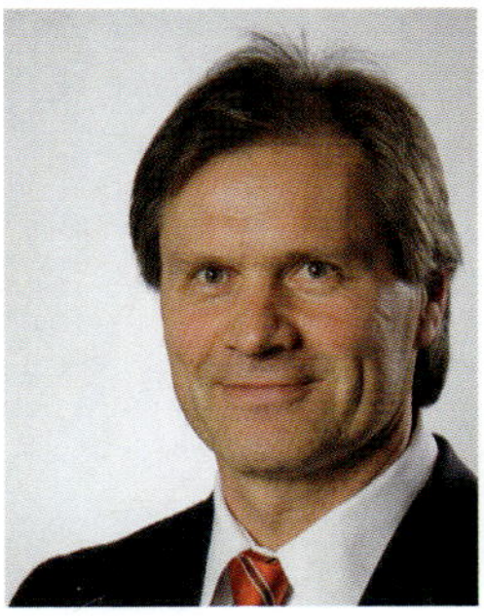

Chefarzt: Dr. med.
Siegfried Marr
Terminvereinbarung
Privatambulanz:
09405 18 1091

Klinik und Poliklinik für Rheumatologie und Klinische Immunologie

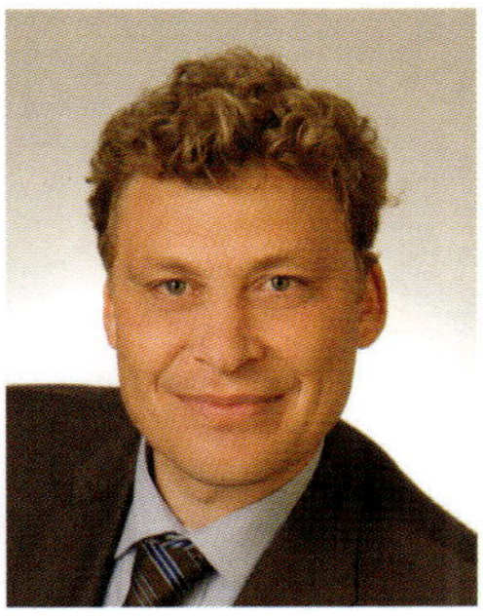

Chefarzt: Prof. Dr. med.
Martin Fleck
Terminvereinbarung
Rheumatologische
Hochschulambulanz:
09405 18 2219

› Kontakt Fachkrankenhaus
Kaiser-Karl V.-Allee 3
93077 Bad Abbach
Telefon 09405 18 0
Fax 09405 18 2900
akut.badabbach@asklepios.de
www.asklepios.com/
BadAbbach

› Kontakt Rehabilitation
Stinkelbrunnstraße 10
93077 Bad Abbach
Telefon 09405 18 0
Fax 09405 18 1015
reha.badabbach@asklepios.de
www.asklepios.com/
BadAbbach

Markenzeichen **Qualität**

Krankenhaus Barmherzige Brüder Regensburg

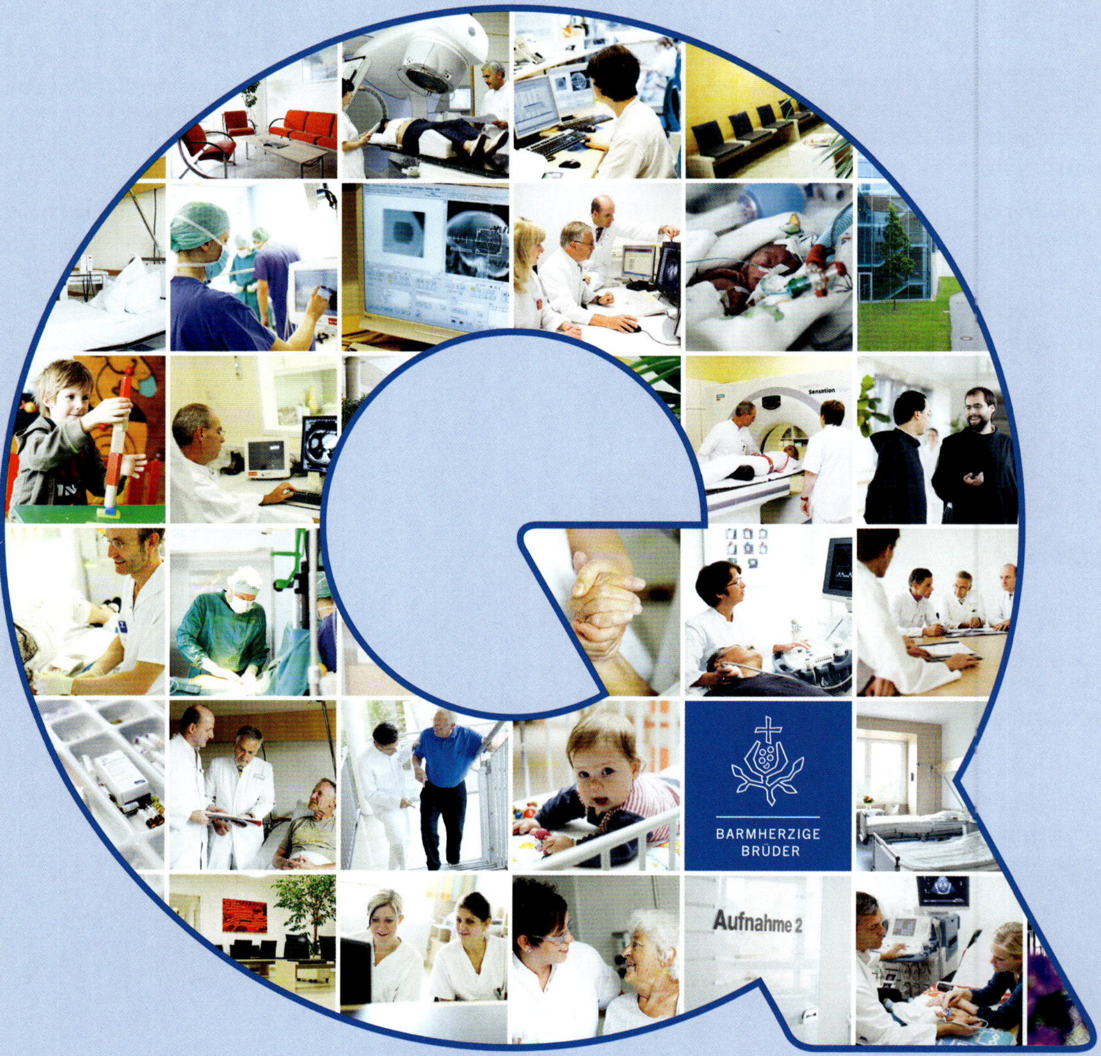

Seit 500 Jahren im Dienst für Kranke und Hilfsbedürftige

Die Barmherzigen Brüder und ihr Wirken in Regensburg und der Region Ostbayern

Johannes von Gott: „Das Herz befehle!"

Seit über 500 Jahren hilft der Orden der Barmherzigen Brüder bedürftigen Menschen auf der ganzen Welt.
Der Krankenpflege-Orden beruht auf dem Wirken des Heiligen Johannes von Gott (1495 – 1550), der im spanischen Granada seine Berufung darin fand, Kranke und Hilfsbedürftige in das von ihm gegründete Hospital aufzunehmen. Er gilt als Pionier der modernen Krankenpflege und entwickelte eine für damalige Verhältnisse beinahe schon revolutionäre Patientenversorgung. Weltweit ist der Orden zusammen mit 50.000 Mitarbeitern auf allen fünf Kontinenten in rund 300 Einrichtungen des Gesundheits- und Sozialwesens tätig.

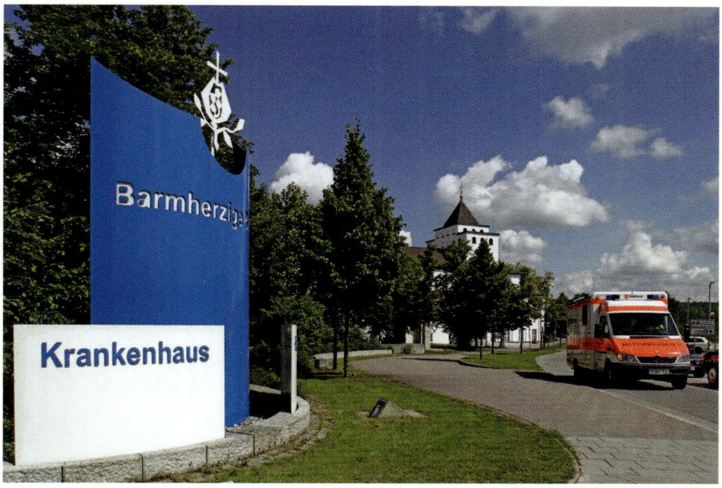

Krankenhaus Barmherzige Brüder Regensburg

Unser Krankenhaus Barmherzige Brüder in Regensburg – 1929 vom Orden der Barmherzigen Brüder gegründet – ist das größte katholische Krankenhaus Deutschlands. Es bietet an unseren beiden Standorten in der Prüfeninger Straße und in der Klinik St. Hedwig intensive menschliche Zuwendung gepaart mit moderner Hochleistungsmedizin.

Unsere Ärzte und Pflegekräfte kümmern sich mit hoher fachlicher Kompetenz, bester medizinischer Ausstattung und engagierter Herzlichkeit um die Gesundheit unserer Patienten. In 828 Betten können wir so jährlich über 40.000 Patienten stationär versorgen. Mit 29 Kliniken und Instituten, 22 Operationssälen und einigen Intensiv- und Überwachungsstationen ist uns eine differenzierte Behandlung fast aller Erkrankungen möglich.

Das Krankenhaus Barmherzige Brüder ist Lehrkrankenhaus der Universität Regensburg, die Lehrstühle für Kinderheilkunde sowie Gynäkologie und Geburtshilfe (Schwerpunkt Geburtshilfe) sind in der Klinik St. Hedwig beheimatet. Damit sind wir auch der Hauptstandort der Kinder-Uni-Klinik Ostbayern (KUNO). Mit rund 2.300 Mitarbeitern sind wir zudem ein bedeutender Arbeitgeber der Stadt.

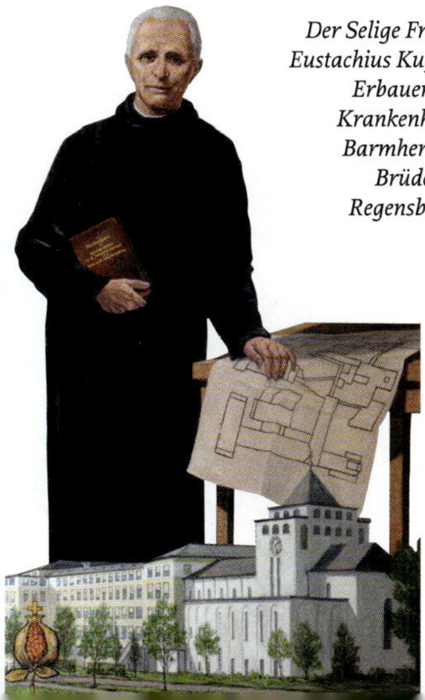

Der Selige Frater Eustachius Kugler, Erbauer des Krankenhaus Barmherzige Brüder in Regensburg.

Seit 80 Jahren für die Gesundheit Ostbayerns

Unser Krankenhaus ist schon seit über 80 Jahren Teil der Regensburger Geschichte. Da die Bevölkerung Anfang des letzten Jahrhunderts an schlechter medizinischer Versorgung litt, überzeugte der Barmherzige Bruder Frater Eustachius Kugler den damaligen Oberbürgermeister vom Bau eines modernen Männer- und Frauenkrankenhauses. Am 19. Juni 1929 wurde Frater Eustachius Kuglers Vision Wirklichkeit: Der Krankenhauskomplex konnte eingeweiht werden. Zum 1. Juli 2001 konnten wir die Frauen- und Kinderklinik St. Hedwig auf Bitten der Gemeinschaft der Blauen Schwestern von der Heiligen Elisabeth in unser Haus integrieren. Ebenso konnten wir 2002 die geburtshilfliche Klinik Dr. Opitz übernehmen und in St. Hedwig eingliedern.

Mit der Integration des Klinikums St. Elisabeth in Straubing und des Barbara-Krankenhauses in Schwandorf bieten die Barmherzigen Brüder zusammen mit unseren Mitarbeitern eine abgestufte heimatnahe Krankenversorgung in Ostbayern an. Dabei beziehen wir die mitbehandelnden niedergelassenen Haus- und Fachärzte intensiv in die Diagnostik und Therapie mit ein.

Am 4. Oktober 2009 wurde der Erbauer unseres Krankenhauses, Frater Eustachius Kugler, im Regensburger Dom im Namen des Papstes Benedikt XVI. selig gesprochen.

Komfort im Krankenhaus Barmherzige Brüder bieten mehr

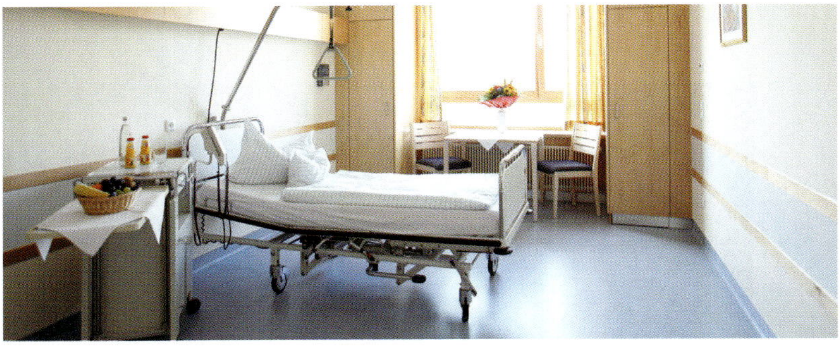

Mehr als nur Krankenhausalltag

Ziel des Krankenhauses Barmherzige Brüder ist die optimale Patientenversorgung. Dabei betrachten wir unsere Patienten als eine Einheit von Körper, Geist und Seele. Deshalb möchten wir, dass Sie sich während Ihres Aufenthaltes in unserem Haus so wohl wie möglich fühlen.

Unser Service für Sie

Das Krankenhaus Barmherzige Brüder verfügt ausschließlich über sehr geräumige Doppel- und Einzelzimmer. Jeden Tag bereitet unser Küchenchef für Sie neben deftigen Speisen auch ein mediterranes Gericht zu. Unseren Wöchnerinnen bieten wir in der Klinik St. Hedwig außerdem täglich ein leckeres Frühstücksbuffet an. Unser Krankenhaus liegt inmitten eines wunderschönen grünen Parks mit Rosengarten und altem Baumbestand. Regelmäßige Kunstausstellungen auf den Gängen unseres Hauses sowie Konzerte in der Krankenhauskirche St. Pius versprechen Abwechslung. Ein großes Café, ein Kiosk und ein Friseur runden das Leistungsangebot ab. Wünschen Sie sich noch mehr Komfort? Wir bieten Ihnen gerne gegen Entgelt besondere Zusatzleistungen an, die auch von bestimmten Krankenversicherungen übernommen werden:

Unsere Zusatzleistungen

- Chefärztliche Behandlung
- Einbettzimmer inklusive besonderem Komfort-Service
- Zweibettzimmer inklusive besonderem Komfort-Service
- Telefon am Krankenbett
- Fernsehen am Krankenbett
- Unterbringung und Verpflegung einer Begleitperson bei Ihnen im Zimmer („Rooming-In")

Besonderer Komfort-Service mit Hausdame

- Frisches Obst
- Cremiger Joghurt
- Eine kostenlose Tageszeitung pro Tag
- Eine kostenlose Zeitschrift pro Woche

Weitere Komfortleistungen:

- Zusätzliche Empfehlungen vom Küchenchef auf einer separaten Speisekarte
- Zum Frühstück und Abendessen: Zwei Getränke zur Auswahl
- Nachmittagskaffee mit saftigem Obstkuchen
- Zimmer mit Kühlschrank ausgestattet
- Badezimmer mit Fön, Seifenspender und Duschset
- Keine Grundgebühren bei der Telefonbenutzung
- Gebührenfreie Nutzung des Fernsehgeräts
- Kostenloses Parkticket für einmalig eine freie Ausfahrt von unseren Besucherparkplätzen

Auf Wunsch bekommen Sie ergänzend:

- Einen Internetanschluss für Ihren Laptop
- Ein DVD-Gerät für Ihre privaten DVD-Filme
- Ein CD-Spieler mit Radio
- Täglich frische Hand- und Badetücher
- Jeden zweiten Tag frische Bettwäsche
- Außerdem steht Ihnen ein kostenfreier Wäscherei-Service zur Verfügung

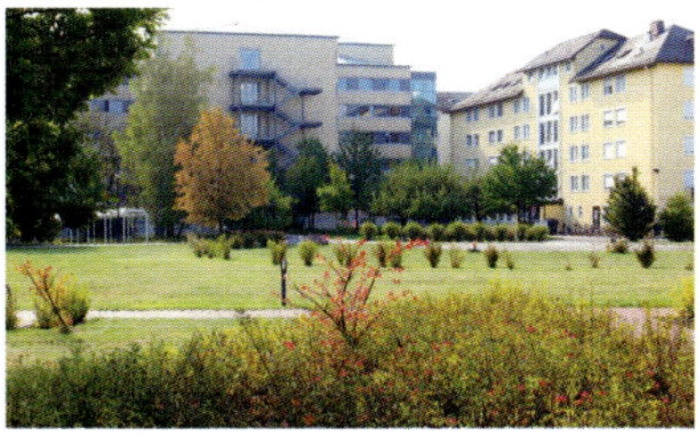

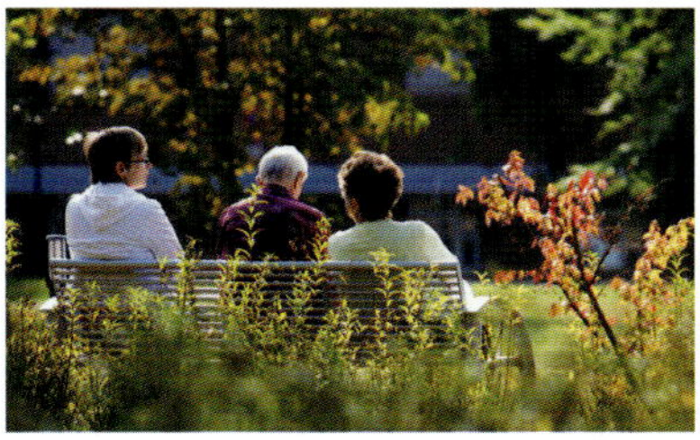

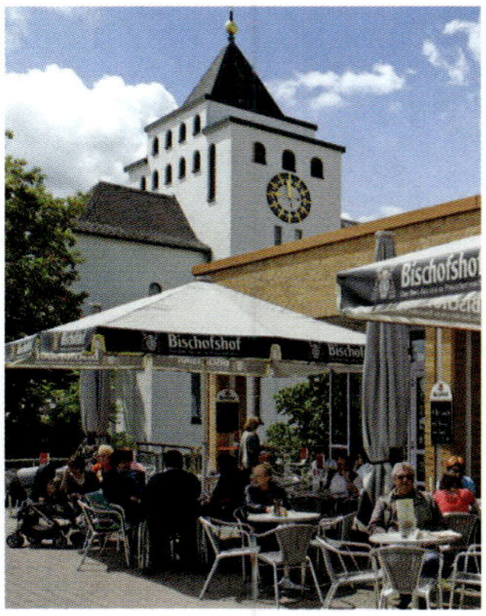

Fotos: © Carolin Knabbe; altrofoto.de

Krankenhaus Barmherzige Brüder
www.barmherzige-regensburg.de

Wir helfen Ihnen gerne. Nehmen Sie Kontakt mit uns auf.

Standort Prüfeninger Straße
Prüfeninger Straße 86
93049 Regensburg
Tel.: 0941 / 369-0

Standort Klinik St. Hedwig
Steinmetzstraße 1-3
93049 Regensburg
Tel.: 0941 / 369-98

Kliniken und Institute:

Allgemein- und Viszeralchirurgie
Priv.-Doz. Dr. Bernd Sido
Tel.: 0941 / 369-2201

Anästhesie und operative Anästhesie
Dr. Franz-Xaver Stigler
Tel.: 0941 / 369-2351

Anästhesie und Kinderanästhesie
Dr. Frank Pohl
Tel.: 0941 / 369-5519

Augenheilkunde
Prof. Dr. Gerhard Hasenfratz
Tel.: 0941 / 369-2910

Frauenheilkunde und Geburtshilfe
Prof. Dr. Birgit Seelbach-Göbel
Tel.: 0941 / 369-5204

Gefäßchirurgie
Priv.-Doz. Dr. Markus Steinbauer
Tel.: 0941 / 369-2221

Geriatrische Rehabilitation
Dr. (Univ. Padua) Bernhard Stoiber
Tel.: 0941 / 369-2601

Hals-Nasen-Ohren-Heilkunde
Prof. Dr. Jürgen Ußmüller,
Prof. Dr. Jan Kiefer,
Dr. Bernt Eichelberg,
Dr. Candida Matthis-Nahr
Tel.: 0941 / 369-2910

Dr. Wolfgang Kappes
Tel.: 0941 / 422 92

Dr. Matthias Weikert,
Dr. Joachim Fuhrmann,
Dr. Iris Hake (nur Kinder)
Tel.: 0941 / 297 070

Herzrhythmusstörungen
Dr. Klaus Kurzidim
Tel.: 0941 / 369-2141

Innere Medizin I: Endokrinologie, Angiologie, Pneumologie
Prof. Dr. Thomas Gain
Tel.: 0941 / 369-2001

Innere Medizin II: Gastroenterologie, Hepatologie, Infektiologie, Rheumatologie
Prof. Dr. Karl Hermann Wiedmann
Tel.: 0941 / 369-2051

Kardiologie
Priv.-Doz. Dr. Peter Sick
Tel.: 0941 / 369-2101

Kinder- und Jugendmedizin
Prof. Dr. Michael Melter
Tel.: 0941 / 369-5801

Kinderchirurgie
Prof. Dr. Bertram Reingruber
Tel.: 0941 / 369-5301

Kinderurologie
Prof. Dr. Wolfgang Rösch
Tel.: 0941 / 369-5451

Mund-, Kiefer- und Plastische Gesichtschirurgie
Dr. Dr. Joachim Friesenecker,
Dr. Dr. Joachim Lachner,Dr.
Dr. Koord Smolka
Tel.: 0941 / 585 105 0

Neurochirurgie
Dr. Adolf Müller
Tel.: 0941 / 369-2301

Neurologie
Priv.-Doz. Dr. Hendrik Pels
Tel.: 0941 / 369-2401

Onkologie und Hämatologie
Prof. Dr. Ernst-Dietrich Kreuser
Tel.: 0941 / 369-2151

Palliativmedizin
Dr. Roland Braun
Tel.: 0941 / 369-2651

Plastische, Hand- und wiederherstellende Chirurgie
Priv.-Doz. Dr. Marcus Spies
Tel.: 0941 / 369-2261

Radiologie und Neuroradiologie
Priv.-Doz. Dr. Niels Zorger
Tel.: 0941 / 369-2501

Strahlentherapie
Dr. Michael Allgäuer
Tel.: 0941 / 369-2451

Thoraxchirurgie
Prof. Dr. Hans-Stefan Hofmann
Tel.: 0941 / 369-2231

Unfallchirurgie und Orthopädie, Sportmedizin
Prof. Dr. Rainer Neugebauer
Tel.: 0941 / 369-2251

Urologie
Dr. Michael Ibelshäuser,
Ireneusz Florian,
Dr. Tobias Lindenmeir
Tel.: 0941 / 369-2850

Zentren:

Adipositaszentrum
Tel.: 0941 / 20 60 45 70

Brustzentrum
Prof. Dr. Birgit Seelbach-Göbel
Tel.: 0941 / 369-5204

Darmzentrum
Priv.-Doz. Dr. Bernd Sido
Tel.: 0941 / 369-2201

Gefäßzentrum
Priv.-Doz. Dr. Markus Steinbauer
Tel.: 0941 / 369-2221

Zentrum für Herzerkrankungen
Priv.-Doz. Dr. Peter Sick
Tel.: 0941 / 369-2101
Dr. Klaus Kurzidim
Tel.: 0941 / 369-2141

Kinder-Notfallzentrum
Prof. Dr. Michael Melter /
Prof. Dr. Bertram Reingruber
Tel.: 0941 / 369-95050

Kinderurologiezentrum
Prof. Dr. Wolfgang Rösch
Tel.: 0941 / 369-5451

Lungenkrebszentrum
Prof. Dr. Hans-Stefan Hofmann
Tel.: 0941 / 369-2001

Notfallzentrum
Dr. Felix Rockmann
Tel.: 0941 / 369-3501

Perinatalzentrum
Prof. Dr. Birgit Seelbach-Göbel
Tel.: 0941 / 369-5204

Überregionales Traumazentrum
Prof. Dr. Rainer Neugebauer
Tel.: 0941 / 369-2251

Überregionales Schlaganfall-Zentrum (Stroke Unit)
Priv.-Doz. Dr. Hendrik Pels
Tel.: 0941 / 369-2401

Urogynäkologisches Zentrum
Prof. Dr. Birgit Seelbach-Göbel
Tel.: 0941 / 369-5204

Unsere Internetseite hält ausführliche Informationen über unsere Kliniken, Institute und Zentren für Sie bereit:

www.barmherzige-regensburg.de

Kinder- und Frauenklinik St. Hedwig KUNO-Standort

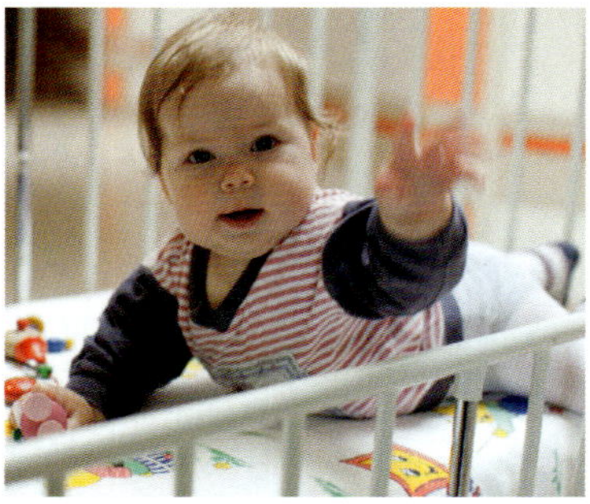

Die Klinik St. Hedwig ist das Frau-Mutter-Kind-Zentrum der Universität Regensburg: Die Universitätsklinik für Frauenheilkunde und Geburtshilfe sowie die Universitätsklinik für Kinder- und Jugendmedizin sind in unserem Haus angesiedelt. Damit sind wir auch der Hauptstandort der Kinderuniversitätsklinik Ostbayern (KUNO). Die Klinik für Kinderchirurgie ist mit einer Stiftungsprofessur der Universität Regensburg ausgestattet. Und die Klinik für Kinderurologie ist die erste und derzeit einzige eigenständige Klinik für Kinderurologie in ganz Deutschland, die an den Lehrstuhl für Urologie einer Universität angegliedert ist.

„Ausgezeichnet. Für Kinder"

Die Klinik St. Hedwig darf das Gütesiegel „Ausgezeichnet. Für Kinder" tragen, welches für höchste Qualität und beste Patientenversorgung von kranken Kindern steht. Damit ist die Klinik St. Hedwig neben Augsburg die einzige Klinik in Bayern, die im Bereich der Kinder- und Jugendmedizin und in den operativen Fachbereichen Kinderchirurgie und Kinderurologie die strengen Qualitätskriterien erfüllt.

Kinder-Notfallzentrum

Alle akuten Notfälle bei Säuglingen, Kindern und Jugendlichen – von der Lungenentzündung bis zum Beinbruch – werden täglich rund um die Uhr in unserem neuen Kinder-Notfallzentrum kompetent medizinisch versorgt. Sie erreichen unser Kinder Notfallzentrum unter der Telefonnummer 0941 369-95050.

Universitätsklinik für Frauenheilkunde und Geburtshilfe

Unter der Leitung von Direktorin und Chefärztin Prof. Dr. Birgit Seelbach-Göbel werden in unserer Frauenklinik auf höchstem universitären Niveau alle gynäkologischen Erkrankungen behandelt, Risikoschwangerschaften begleitet sowie geburtshilfliche Betreuung geleistet. Mit circa 2.100 Entbindungen und etwa 1.500 gynäkologischen Operationen pro Jahr ist unsere Abteilung zuständig für die Behandlung von Frauen aller Altersstufen. Folgende Zentren spiegeln unsere Schwerpunkte wider:

Brustzentrum

Schon 2005 wurde unser Brustzentrum erstmals nach DIN ISO sowie durch die Deutsche Krebsgesellschaft zertifiziert und seitdem jährlich erfolgreich rezertifiziert. Unsere Patientinnen werden interdisziplinär auch durch die Kliniken für Plastische-, Hand- und wiederherstellende Chirurgie, Onkologie und Hämatologie sowie Strahlentherapie betreut. Je nach Wunsch begleiten unsere Psychologinnen unsere Patientinnen durch die gesamte Therapie.

Perinatalzentrum

Die Klinik St. Hedwig gehört zu den größten universitären Perinatalzentren Deutschlands. Hier werden auf höchstem Level-1-Niveau Risikoschwangerschaften sowie Früh- und Risikogeburten aus dem gesamten ostbayerischen Raum betreut. Das Perinatalzentrum arbeitet eng mit der Klinik für Kinder- und Jugendmedizin sowie den Kliniken für Kinderchirurgie und für Kinderurologie zusammen. Neben dem Kreißsaal ist die Kinderintensivstation das Herzstück unseres Perinatalzentrums. Das Zentrum verfügt über sechs moderne Kreißsäle, ein Reanimationszimmer für Neugeborene sowie ein in den Kreißsaal integriertes Intensivüberwachungszimmer.

Urogynäkologisches Zentrum

Im Rahmen der urogynäkologischen Sprechstunde erfolgt die Abklärung der verschiedenen weiblichen Funktionsstörungen des Beckenbodens wie zum Beispiel Harninkontinenz oder Senkungsleiden. Das Zentrum verfügt dabei über sämtliche notwendige diagnostische Einrichtungen modernster Bauart. Neben klassischen Therapien wie Beckenbodentraining, Biofeedbackverfahren und Pessartherapie werden sämtliche anerkannten Operationsverfahren, beispielsweise zur Beckenbodenrekonstruktion, durchgeführt.

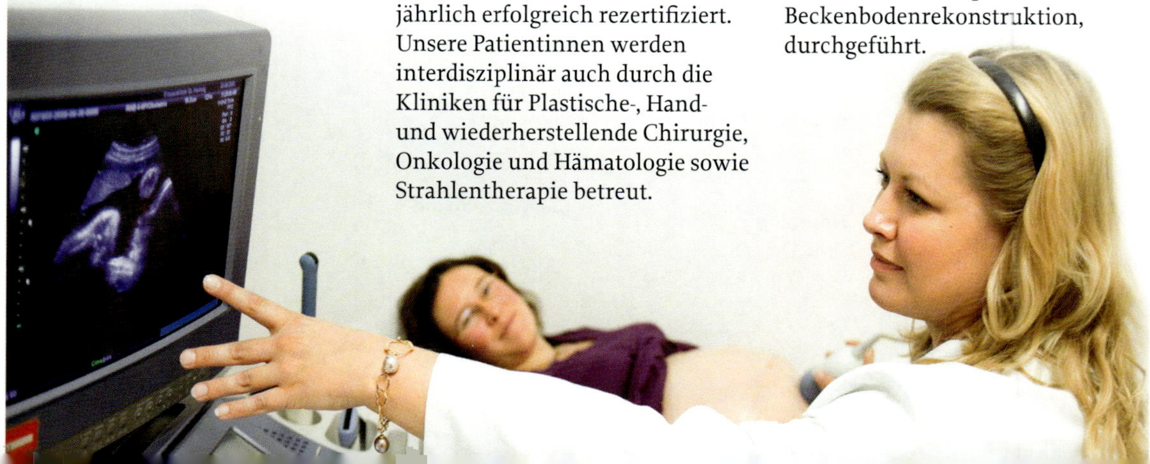

Universitätsklinik für Kinder- und Jugendmedizin

Die KUNO-Klinik wird geleitet von Direktor und Chefarzt Prof. Dr. Michael Melter. Zu ihr gehört auch die Abteilung für Neonatologie und Diabetologie, welche von Chefarzt Prof. Dr. Hugo Segerer geführt wird. Das Behandlungsspektrum der Klinik umfasst:

- Neonatologie: Behandlung von Neu- und Frühgeborenen mit Erkrankungen, Anpassungsstörungen oder weiteren Gefährdungen
- Kinder- und Jugendgastroenterologie: Diagnostik und Behandlung von Magen- und Darmerkrankungen wie Glutenunverträglichkeit oder chronisch entzündliche Darmerkrankungen
- Neuropädiatrie: Diagnostik und Behandlung von Muskel- und Nervenkrankheiten wie der Epilepsie
- Pädiatrisches Ultraschallzentrum: Spezieller Ultraschall vom Säugling bis zum Jugendlichen
- Kinder- und Jugendkardiologie: Diagnostik und Behandlung von Herzerkrankungen wie Herzrhythmusstörungen oder Bluthochdruck

Klinik für Kinderchirurgie

Die kinderchirurgische Klinik wird von Chefarzt Prof. Dr. Bertram Reingruber geleitet. Die Klinik führt bei Säuglingen, Kindern und Jugendlichen sämtliche Operationen im Bauch- und Brustraum sowie Operationen aufgrund von Krebserkrankungen durch. Des Weiteren werden Kinder und Jugendliche nach Unfällen unter anderem bei Knochenbrüchen, Organverletzungen oder Verbrennungen operativ versorgt. Auch spezielle brustwandchirurgische Eingriffe wie beispielsweise bei einer Trichterbrust werden durchgeführt. Bei orthopädischen Operationen kooperieren wir mit der Orthopädischen Universitätsklinik Bad Abbach. Für Operationen an der Hand oder im Bereich der Plastischen Chirurgie kooperieren wir mit der Klinik für Plastische-, Hand- und wiederherstellende Chirurgie des Krankenhauses Barmherzige Brüder.

Klinik für Kinderurologie

Das Aufgabengebiet der Klinik für Kinderurologie, geleitet von Chefarzt Prof. Dr. Wolfgang Rösch, reicht von der kompletten Diagnostik bis zur konservativen und operativen Therapie angeborener und erworbener Erkrankungen, Fehlbildungen und funktioneller Störungen des Urogenitalsystems im Säuglings-, Kindes- und Jugendalter. Dies schließt gesundheitsfördernde Maßnahmen und die Vorbeugung von urogenitalen Erkrankungen mit ein.

Klinik für Anästhesie und Kinderanästhesie

Unter der Leitung von Chefarzt Dr. Frank Pohl kommen sowohl bei unseren kleinen Patienten als auch bei den gynäkologisch erkrankten Frauen und in der Geburtshilfe alle modernen Verfahren der Anästhesie und der Schmerztherapie zum Einsatz. Jährlich werden etwa 4.000 Kinder mit Erkrankungen aus allen Fachgebieten betreut. Langjährig mit Kindern erfahrene Fachärzte und Pflegepersonal begleiten die Kinder durch die Narkose. Zur schmerzarmen Geburt wird in der Klinik St. Hedwig die Periduralanästhesie (PDA) als Standard angeboten. Über eine Pumpe kann die Gebärende das Schmerzmittel selbst dosieren. Dieses reduziert den Wehenschmerz deutlich und erhöht die Entspannung der Mutter. Jährlich werden bei etwa 2.100 Geburten circa 700 PDAs erbracht.

Krankenhaus
Barmherzige Brüder –
Klinik St. Hedwig

Kontakt
Steinmetzstraße 1–3
93049 Regensburg
Telefon 0941 369-98
Fax 0941 369-5002
geschaeftsfuehrung.hedwig@barmherzige-regensburg.de
www.barmherzige-regensburg.de

KUNO
KINDER
UNI
KLINIK
OSTBAYERN

Ausgezeichnet. FÜR KINDER
Qualitätssicherung für die stationäre Versorgung von Kindern und Jugendlichen
2009–2011

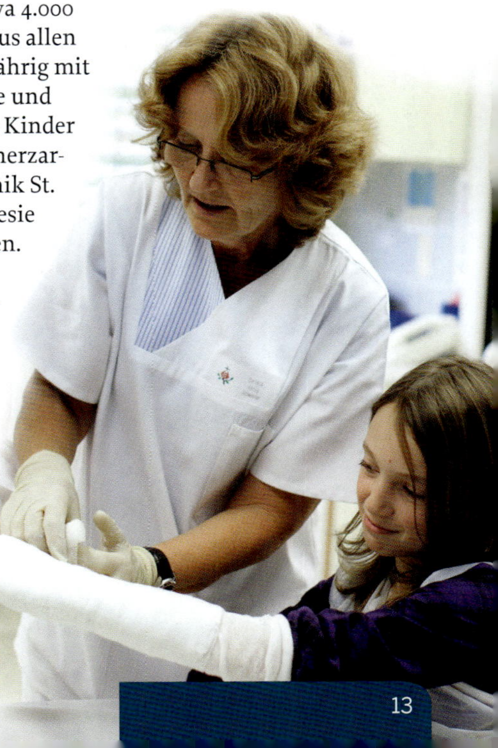

Spitzenmedizin vor Ihrer Haustür – wir sind für Sie da!

Spitzenmedizin unmittelbar vor der Haustür zu haben ist heute keine Selbstverständlichkeit. Das Schwandorfer St. Barbara-Krankenhaus hat sich zu einem leistungsstarken medizinischen Zentrum für Stadt und Landkreis Schwandorf entwickelt. Es vereint hohe medizinische wie pflegerische Standards sowie hervorragend ausgebildetes Personal mit dem Geist und der Fürsorge eines christlich geführten Hauses. Nicht zuletzt garantiert dies die Trägerschaft des Ordens der Barmherzigen Brüder, die in Regensburg Hochleistungsmedizin im größten konfessionellen Krankenhaus Deutschlands betreiben.

BARMHERZIGE
BRÜDER

„Eine für die Region beispielhafte medizin-technische Ausstattung ergänzt die hohe fachliche Kompetenz unserer Ärzte und Pflegekräfte optimal“, betont der Ärztliche Direktor Dr. Detlef Schoenen.

St. Barbara-Krankenhaus
Schwandorf Gemeinnützige GmbH

Mit steigenden Patientenzahlen und wachsendem Zuspruch präsentiert sich das St. Barbara-Krankenhaus heute als modernes, zukunftsorientiertes Haus der Grund- und Regelversorgung. Mit 243 Betten ist die Schwandorfer Klinik das größte Krankenhaus im Landkreis Schwandorf.

Im Jahr 2007 hat die Deutsche Gesellschaft für Qualität das Krankenhaus als eine der ersten Kliniken in Bayern für vorbildliches Qualitätsmanagement ausgezeichnet. Rundum die Uhr, an 365 Tagen, steht die Notfall-Ambulanz bei Krankheit und Unfällen zur Verfügung.

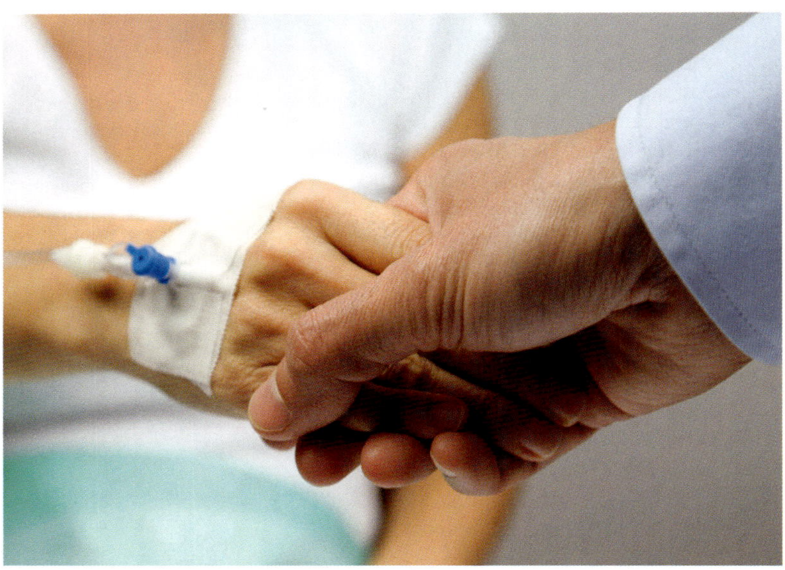

Als Haus in christlicher Trägerschaft nimmt im St. Barbara-Krankenhaus die Zuwendung zu den Patienten besonderen Raum ein.

Der Sozialdienst und das Team der Krankenhausseelsorge haben für die Anliegen der Patienten und ihrer Angehörigen immer ein offenes Ohr und helfen gerne weiter.

Kontakt
Steinberger Straße 24
92421 Schwandorf
Telefon 09431 52-0
Fax 09431 64214
info@stbarbarakh-sad.de
www.stbarbarakh-sad.de

Belegabteilungen

- Diabetologie
  Praxis Dr. J. Hartl
- Gynäkologie und Geburtshilfe mit über 500 Geburten im Jahr
  Praxis Dr. B. Schleicher / P. Schleicher,
  Praxis Dr. W. Schneider, Praxis A. Fadel
- Urologie
  Praxis Dr. G. Knöpfle / M. Stümpfl / Dr. A. Gausmann
- HNO-Heilkunde
  Praxis Dr. P. Semmler / Dr. J. Schwarzenberger

Kooperationspartner

- Neurochirurgie
  Filialpraxis Dr. M. Gliese
- CT / MRT
  Praxis Dr. H.-G. Zilch /
  Dr. P. Braun
- Nephrologische Praxis
  Dr. J. Leicht
  Dialysezentrum Schwandorf

St. Barbara-Krankenhaus Schwandorf Gemeinnützige GmbH

Unsere Fachabteilungen:

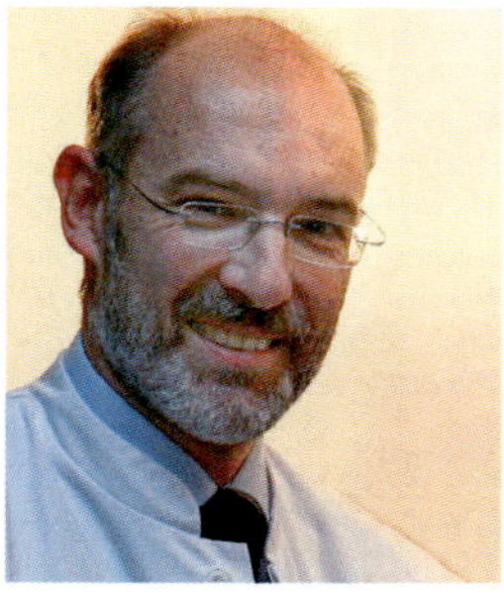

Allgemein-, Viszeral- und Gefäßchirurgie:

Dr. Detlef Schoenen
Chefarzt und Ärztlicher Direktor
Telefon 09431 52-2001
sekretariat.chirurgie@stbarbarakh-sad.de

- Zertifiziertes Kompetenzzentrum für chirurgische Koloproktologie
- Minimal-invasive Chirurgie und Laparoskopische Operationsverfahren
- Onkologische Chirurgie und moderne Krebsbehandlung
- Chirurgie der Schilddrüse inkl. Neuromonitoring
- Individuelle operative Versorgung von Leisten- und Weichteilbrüchen (offen, laparoskopisch, Netze)
- Hämorrhoiden und proktologische Erkrankungen
- Adipositas und metabolische Chirurgie
- Gefäßchirurgie

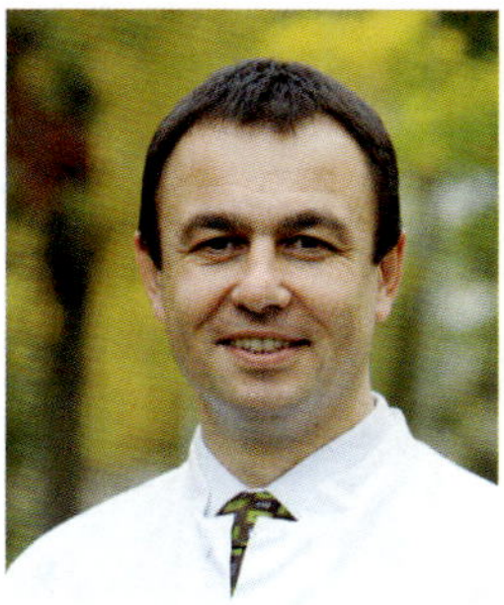

Unfallchirurgie, Orthopädie und Sportmedizin:

Dr. Horst Schneider
Chefarzt
Telefon 09431 52-2301
sekretariat.unfallchirurgie@stbarbarakh-sad.de

- Notfallversorgung von Unfällen rund um die Uhr
- Besonderer Schwerpunkt: künstlicher Gelenkersatz (Hüfte, Knie, Schulter, Sprunggelenk)
- Behandlung von Knochenbrüchen inkl. Becken und Wirbelsäule
- Korrektur von Knochen- und Gelenkfehlstellungen
- Arthroskopie aller großen Gelenke inkl. Kreuzbandersatz
- Fachbereich Neurochirurgie mit mikrochirurgisch-neurochirurgischer Wirbelsäulenchirurgie
- Zertifizierung als lokales Traumazentrum im „TraumaNetzwerk Ostbayern"

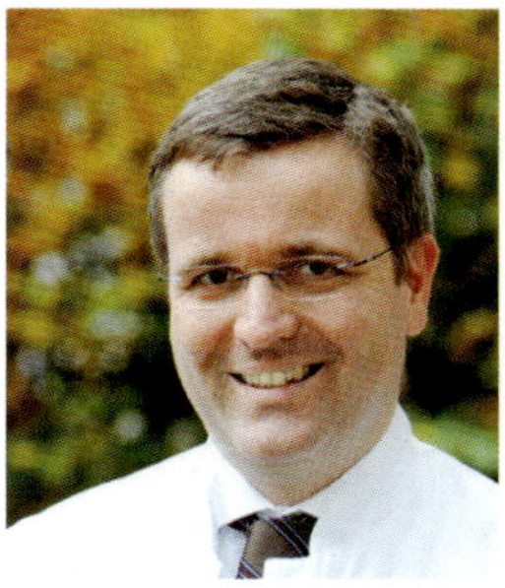

Gastroenterologie:

Dr. Christoph Balzer
Chefarzt
Telefon 09431 52-2201
sekretariat.gastro@stbarbarakh-sad.de

- Operative und nicht-operative Therapien bei allen gut- und bösartigen Erkrankungen des Magen-Darm-Trakts
- Hochleistungsfähige Endoskopie- und Sonografie-Abteilung mit modernsten hochauflösenden Video-Endoskopen
- Interdisziplinäre Krebsbehandlung

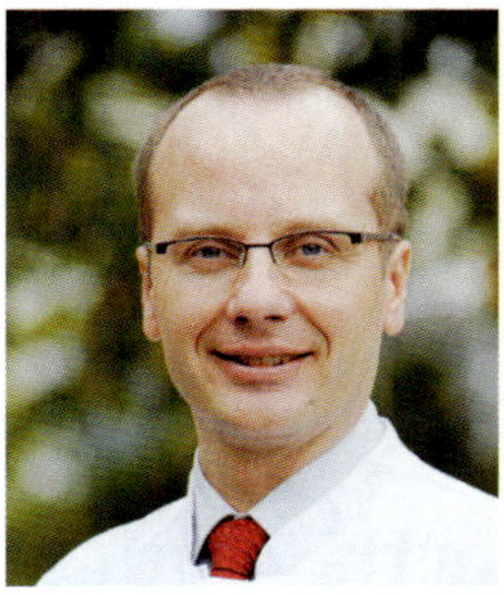

Kardiologie:

Dr. Rafael Ulrych
Chefarzt
Telefon 09431 52-2101
sekretariat.kardio@stbarbarakh-sad.de

Mit drei Fachärzten für Kardiologie bietet das St. Barbara-Krankenhaus eine individuelle Behandlung nach neuesten Empfehlungen unter Berücksichtigung der häuslichen Situation der Patienten an.

- Diagnostik und Behandlung von Herzinsuffizienz
- Herzrhythmusstörungen
- Lungenerkrankungen
- Schlaganfall

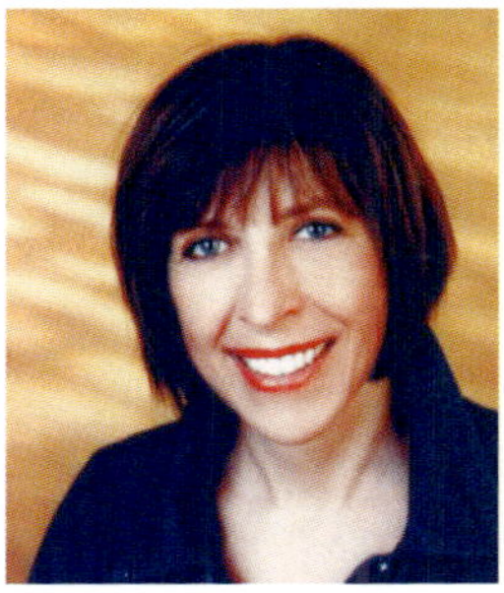

Anästhesie, Intensivmedizin und Schmerztherapie:

Dr. Regina Birk, D.E.A.A.
Chefärztin
Telefon 09431 52-2401
sekretariat.anae@stbarbarakh-sad.de

- Alle gängigen Verfahren der Anästhesie mit Vorbereitung des Patienten auf die Narkose ambulant und stationär
- Regionale Nervenblockaden mit Kathetertechniken und Schmerzpumpen zur optimalen Schmerztherapie
- Akutschmerzdienst rundum die Uhr
- Behandlung auf der Intensivstation mit modernsten Beatmungsgeräten und Möglichkeit zur Nierenersatztherapie (Dialyse)
- Audiovisuelle Prämedikation (Patientenaufklärung)
- Periduralkatheter für die schmerzarme Geburt

Qualitätsmanagement: Prozessgestaltung und Organisationsentwicklung

In unserem Caritas-Krankenhaus St. Josef arbeiten wir mit einem strukturierten Qualitätsmanagementsystem. Ziel ist eine kontinuierliche Überprüfung der Qualität aller Prozesse und Strukturen, ein umfassendes Risikomanagement sowie die optimale Integration von Neuerungen, die aus strategischen Überlegungen und aus Änderungen der aktuellen Gesetzgebung entstehen. Dazu investieren wir in Mitarbeiter, Zeit und Kapital. Eine objektive Gewähr für ein anhaltend hohes medizinisch-pflegerisches Niveau und eine gute Organisation sind die vielfältigen Zertifizierungen und Auszeichnungen, die die Leistungen unseres Krankenhauses dokumentieren. Bei allen Zertifizierungsprozessen wird die Versorgungsqualität immer wieder genau unter die Lupe genommen, Verbesserungen initiiert und wiederum überprüft. Alle Zertifizierungen werden nur auf Zeit vergeben und unterstehen regelmäßigen Re-Zertifizierungen.

Zertifiziert nach den Regeln der Kooperation für Transparenz und Qualität im Gesundheitswesen GmbH (KTQ-GmbH) und der proCum Cert GmbH
Register-Nr.: 2009-0005-REGE-1 -K-00284

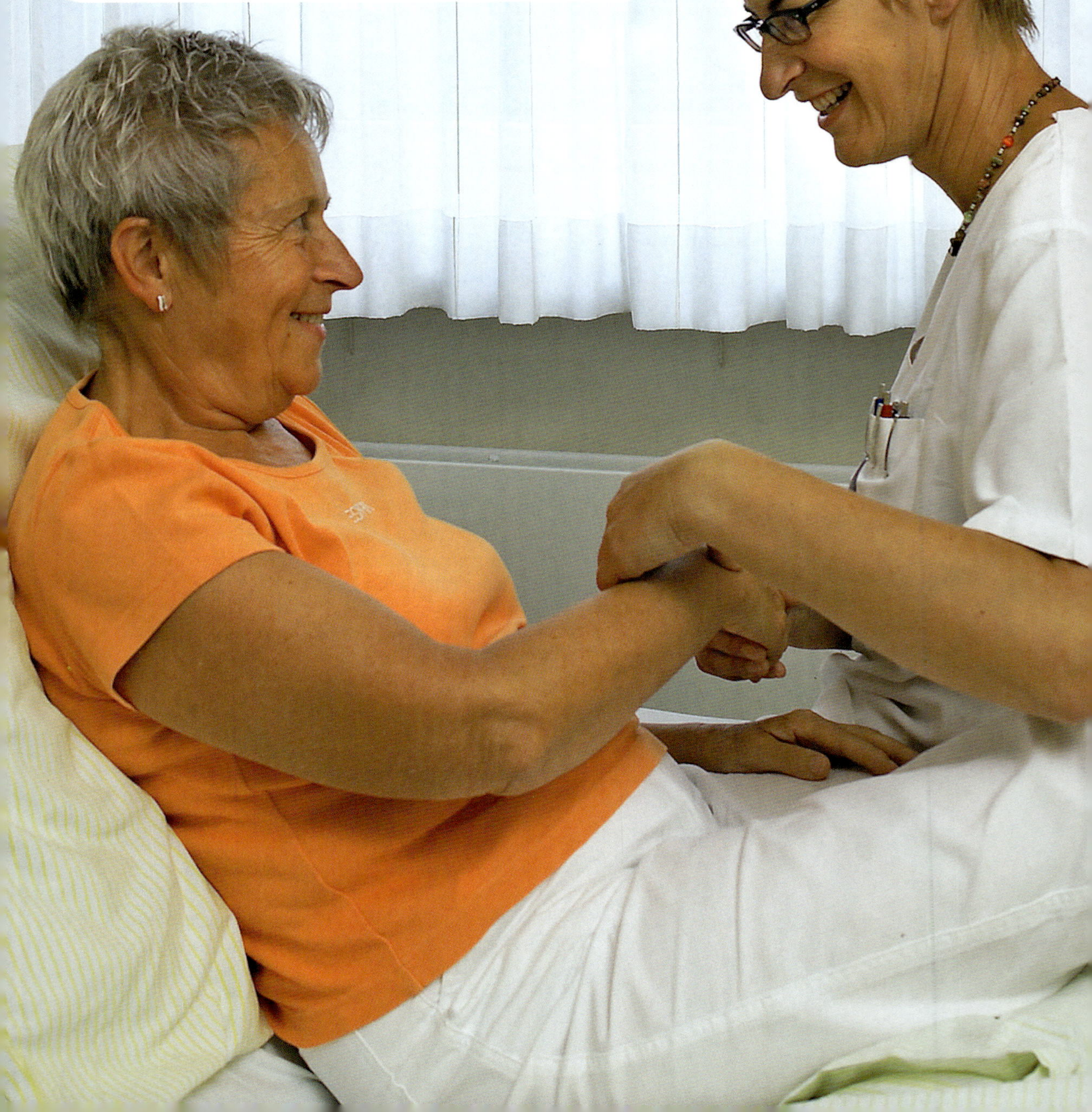

Caritas-Krankenhaus St. Josef

Kooperations- und Akademisches Lehrkrankenhaus der Universität Regensburg

mehr Kompetenz – mehr Menschlichkeit

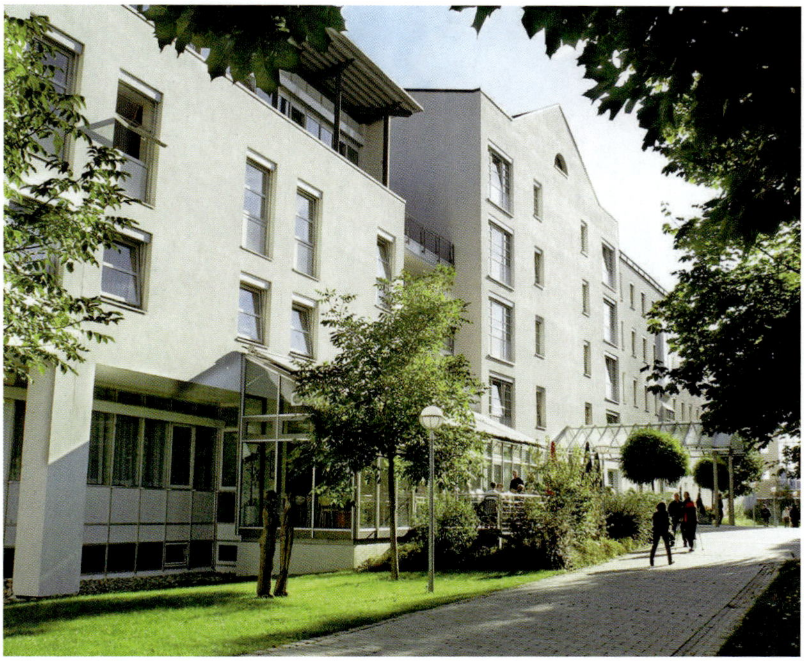

Caritas - Krankenhaus St. Josef

Kooperations- und Akademisches Lehrkrankenhaus der Universität Regensburg

Träger: Caritasverband für die Diözese Regensburg e. V.

› Kontakt
Landshuter Straße 65
93053 Regensburg
Telefon 0941 782-0
info@caristasstjosef.de
www.caritasstjosef.de

› Stationäre Aufnahme
Telefon 0941 782-3000

› Notaufnahme
Telefon 0941 782-5000

Unser Caritas-Krankenhaus St. Josef hat mit 311 Betten die ideale Größe, um ein breites Leistungsspektrum patientenorientiert auf sehr hohem Niveau zu bieten. Unsere Philosophie ist eine optimale medizinische Versorgung in einem menschlichen Umfeld.

Mehr Kompetenz

Moderne Ausstattung, hochwertige Medizintechnik, hohe Qualifikation und hohes Engagement der Mitarbeiter, modernes Management und vor allem Innovationsfreude zeichnen das Krankenhaus aus. Wir gehen neue Wege: zum Wohle unserer Patienten unter den Rahmenbedingungen der Gesundheitspolitik. In Fachkreisen sind wir überregional bekannt für ein modernes Pflege- und Patientenmanagement. Viele positive und dankbare Rückmeldungen sowie Ergebnisse unserer regelmäßigen Patientenbefragung sind uns Motivation und Bestätigung zugleich: Mehr als 97 Prozent unserer Patienten empfehlen uns weiter.

Wir nutzen unser Fächerspektrum und die kurzen Wege in den Kliniken, um zusammen stark zu sein. Die hohe Expertise und die Kompetenzen der einzelnen Kliniken ergänzen sich hervorragend in fächerübergreifenden Behandlungsmethoden und sind in **interdisziplinären Zentren** zusammengefasst. Ein Großteil aller Tumorerkrankungen wird in diesen qualifizierten und von verschiedenen Fachgesellschaften zertifizierten Zentren behandelt.

Universitätskliniken

Die Kliniken für Frauenheilkunde und Geburtshilfe und Urologie sind Universitätskliniken der Universität Regensburg. Durch die enge Kooperation mit der Universität und anderen niedergelassenen Experten arbeiten unsere Kliniken, neben Forschung und Lehre, nach dem neuesten Stand der Wissenschaft; dass dies weiterhin so bleibt, hat im Haus oberste Priorität. In der Fokusumfrage 2009 wurden beide Universitätskliniken in der Bestenliste geführt.

Mehr Menschlichkeit

Wir sind bekannt für einen menschlichen und fürsorglichen Umgang mit den uns anvertrauten Patienten und deren Angehörigen. Die Atmosphäre unseres Hauses ist geradezu familiär und unterscheidet sich von der in anonymen Großkliniken deutlich. Nicht zuletzt sind wir als eine Einrichtung der Caritas der Menschlichkeit verpflichtet. Unsere Patienten können diesen besonderen Umgang durch unsere Mitarbeiter täglich erfahren. Diese Symbiose zwischen angewandter Hochleistungsmedizin und menschlicher Zuwendung zeichnet das Caritas-Krankenhaus St. Josef im Besonderen aus. Hochrangige Qualitäts-Auszeichnungen belegen dies. So wurde das gesamte Krankenhaus als erste Klinik in Regensburg nach KTQ (Kooperation für Transparenz und Qualität im Gesundheitswesen GmbH) und proCum Cert (proCum Cert GmbH) zertifiziert.

Kliniken

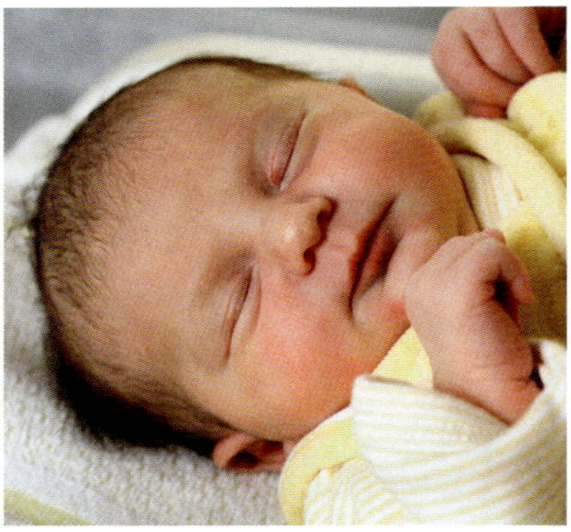
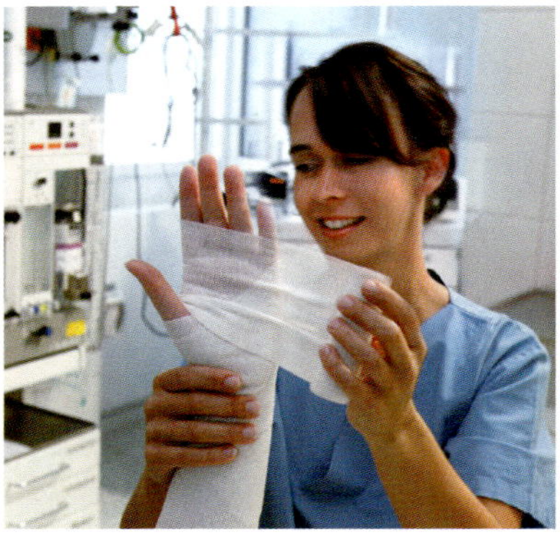
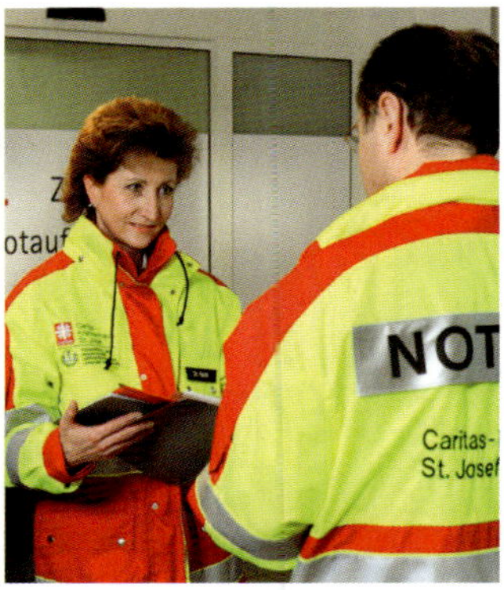

Klinik für Frauenheilkunde und Geburtshilfe der Universität Regensburg

- Brustzentrum
- Gynäkologisches Krebszentrum
- Kontinenz- und Beckenbodenzentrum
- Tumorchirurgie
- Operative Gynäkologie
- Minimal-invasive Operationen
- Beckenbodenchirurgie
- Psychoonkologie
- Hormonabhängige Erkrankungen
- Entbindungssprechstunde / Geburtshilfe / Wochenbett
- Zentrum für Pränatalmedizin
- Stillfreundliches Krankenhaus

Direktor: Prof. Dr. med. Olaf Ortmann

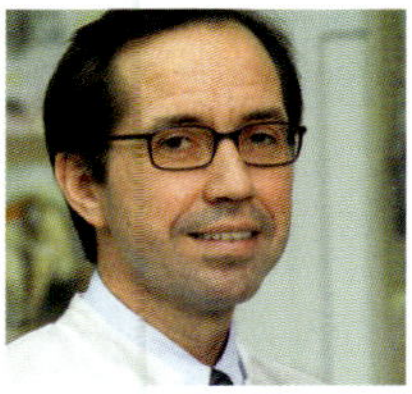

Kontakt
Telefon 0941 782-3410
Fax 0941 782-3415
gynaekologie@caritasstjosef.de

Klinik für Urologie der Universität Regensburg

- Große Tumorchirurgie: Prostata, Harnblase, Niere, Nebenniere
- Konservative, medikamentöse Therapieverfahren (Chemotherapie)
- Kontinenz- und Beckenbodenzentrum
- Laparoskopische Operationen
- Weibliche / männliche Inkontinenz
- Sämtliche Harnableitungen
- Lastisch-rekonstruktive Eingriffe
- Alternative Behandlung des Prostatakarzinoms mit Hochintensivem-Focussierten Ultraschall (HIFU)
- Sämtliche endoskopische Techniken
- Fluoreszenz-Diagnostik beim Blasenkarzinom
- Ausbildungszentrum für innovative urologische Diagnostik und Therapien
- Extrakorporale Stoßwellenlithotripsie
- Neurostimmulation bei Blasenentleerungsstörungen

Direktor: Prof. Dr. med. Wolf F. Wieland

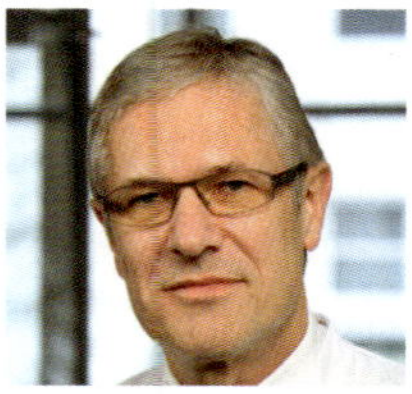

Kontakt
Telefon 0941 782-3510
Fax 0941 782-3515
urologie@caritasstjosef.de

Klinik für Chirurgie

- Minimal-Invasive Chirurgie
- Operative Eingriffe an Magen, Leber, Gallenwegen, Dünn- und Dickdarm
- Tumorchirurgie
- Schilddrüsenchirurgie
- Kontinenz- und Beckenbodenzentrum
- Behandlung chronisch-entzündlicher Darmerkrankungen (Morbus Crohn, Colitis ulcerosa)
- Bauchwandbrüche, Leistenbrüche, Refluxkrankheit
- Enddarmerkrankungen (Proktologie)
- Stoßwellentherapie (ESWT)
- Knie- und Hüftgelenksendoprothesen
- Osteosynthesen bei Knochenbrüchen, Endoprothesen
- Gefäßchirurgie

Direktor: PD Dr. med. Alois Fürst

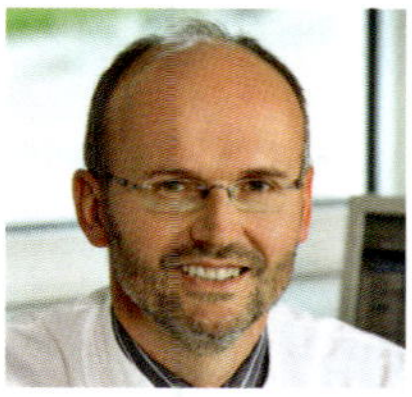

Kontakt
Telefon 0941 782-3310
Fax 0941 782-3315
chirurgie@caritasstjosef.de

Kliniken

Klinik für Anästhesiologie-, Intensiv- und Notfallmedizin

- Sämtliche moderne Anästesieverfahren bei stationären und ambulanten Maßnahmen
- Periduralanästhesie zur Geburtserleichterung und bei Kaiserschnittentbindungen
- Beteiligung an der Notarztversorgung von Stadt und Landkreis Regensburg
- Postoperative Behandlung und Überwachung in den Aufwachräumen und der Intensivstation
- Intensive Überwachung, Diagnostik, Therapie und Pflege schwerkranker oder lebensgefährlich bedrohter Patienten
- Schmerztherapie
- Palliativmedizin und Palliativ-Care

Direktor:
PD Dr. med.
Michael
Pawlik

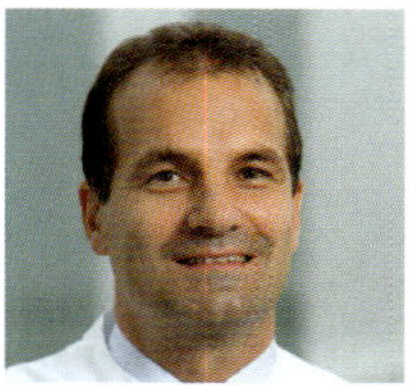

Kontakt
Telefon 0941 782-3610
Fax 0941 782-3615
anaesthesiologie@
caritasstjosef.de

Klinik für Plastische und Ästhetische, Hand- und Wiederherstellungs-Chirurgie

- Plastische und Ästhetische Chirurgie
- Rekonstruktion
- Handchirurgie
- Behandlung von Phantomschmerzen
- Präventionsmedizin

Direktorin:
Dr. med.
Marita
Eisenmann-
Klein

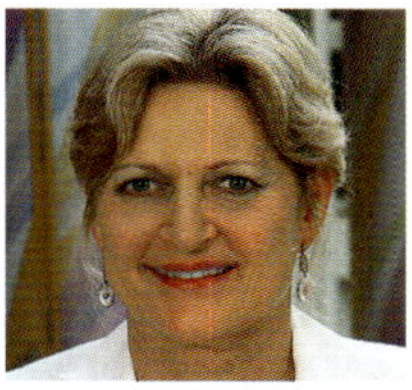

Kontakt
Telefon 0941 782-3110
Fax 0941 782-3115
chirurgie@caritasstjosef.de

Klinik für Innere Medizin I

- Erkrankungen des Magen-Darm-Traktes, Endoskopie
- Herz- und Kreislauferkrankungen, Bluthochdruck, Schrittmachertherapie
- Gefäßerkrankungen (Angiologie)
- Stoffwechselerkrankungen (Endokrinologie)
- Rheumatologie
- Erkrankungen der Lunge und Atemwege (Pneumologie, Allergologie)
- Internistische Röntgendiagnostik
- Internistische Intensivmedizin

Direktor:
Dr. med.
Johannes
Bumes

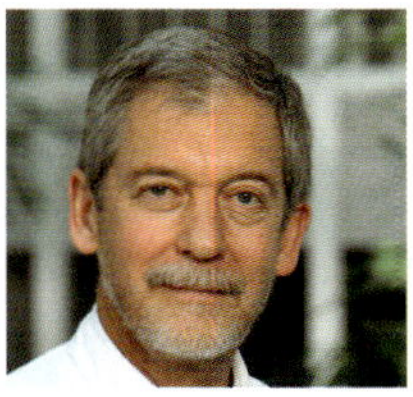

Kontakt
Telefon 0941 782-3210
Fax 0941 782-3215
innere@caritasstjosef.de

Klinik für Innere Medizin II / Nieren- und Hochdruckerkrankungen

- Diagnostik unklarer Nierenerkrankungen und internistische Behandlung schwerer Nierenerkrankungen
- Alle bekannten Verfahren der künstlichen Niere (Dialyse)
- Vorbereitung auf die chronische Dialyse und Nachbetreuung nach Nierentransplantation
- Verbund mit dem Nierenzentrum des KfH Kuratorium für Dialyse- und Nierentransplantation
- Abklärung und Behandlung bei hohem Blutdruck, besonders bei schwer einstellbarem hohem Blutdruck

Direktor:
Dr. med.
Michael
Eichhorn

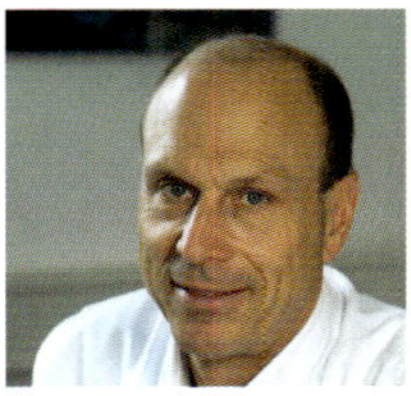

Kontakt
Telefon 0941 782-3710
Fax 0941 782-3715
nephrologie@caritasstjosef.de

Zentren

Brustzentrum im Tumorzentrum Regensburg

Universitätsklinik für Frauenheilkunde und Geburtshilfe

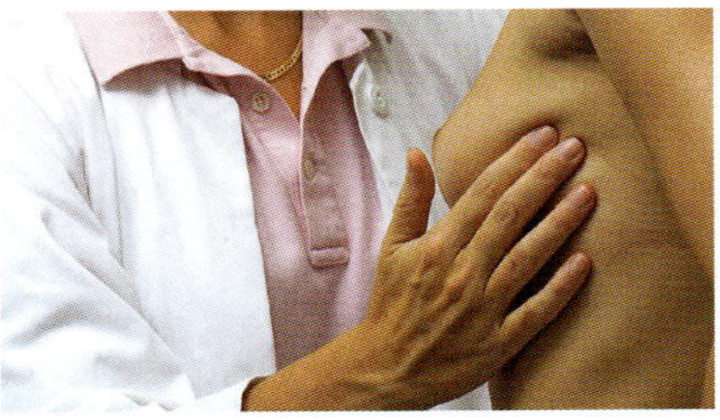

- Zertifiziert von der Deutschen Gesellschaft für Senologie und der Deutschen Krebsgesellschaft
- Modernste diagnostische Verfahren:
  - Brustultraschall mit hochauflösenden Geräten
  - Digitale Mammographie
  - Kernspintomographie
  - Mammotom
- Sentinel- (Wächter-) Lymphknoten-Verfahren
- Intraoperative Bestrahlung (Intrabeam)
- Wiederaufbau der Brust nach Entfernung in exzellenter Kooperation mit den Ärzten der Plastischen Chirurgie
- Medikamentöse Nachbehandlung der Brustkrebserkrankungen auf höchstem Niveau nach aktuellstem medizinischen Kenntnisstand

Leiter
Prof. Dr. med. Olaf Ortmann

Kontakt
Telefon 0941 782-3410
Fax 0941 782-3415
gynaekologie@caritasstjosef.de

brustzentrum regensburg im tumorzentrum regensburg e.v.

Gynäkologisches Krebszentrum

Universitätsklinik für Frauenheilkunde und Geburtshilfe

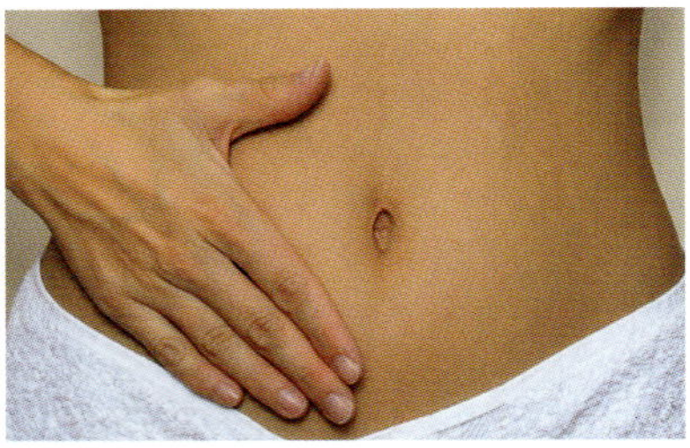

- Zertifiziert von der Deutschen Krebsgesellschaft, der Arbeitsgemeinschaft für gynäkologische Onkologie und der Deutschen Gesellschaft für Gynäkologie und Geburtshilfe
- Ca. 150 primäre Fälle pro Jahr
- Ambulante Chemotherapien
- Diagnostik mit modernsten Verfahren in Spezialsprechstunden
- Behandlung von Eierstock-, Gebärmutterschleimhaut-, Gebärhals und anderen seltenen Krebserkrankungen des Unterleibs
- Enge Kooperation mit Fachgebieten wie Chirurgie und Urologie, da operative Eingriffe zum Teil interdisziplinär durchgeführt werden
- Nachbehandlung durch erfahrene Onkologen und interdisziplinäre Tumorkonferenzen

Leiter
Prof. Dr. med. Olaf Ortmann

Kontakt
Telefon 0941 782-3410
Fax 0941 782-3415
gynaekologie@caritasstjosef.de

DKG KREBSGESELLSCHAFT
Zertifiziertes Gynäkologisches Krebszentrum

Kontinenz- und Beckenbodenzentrum

Universitätskliniken für Urologie, Frauenheilkunde und Geburtshilfe, Klinik für Chirurgie

Kontinenz- und Beckenbodenzentrum Regensburg

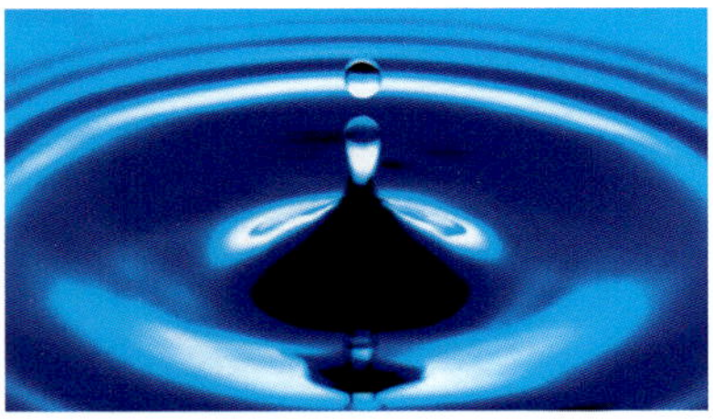

- Zertifiziert nach der Deutschen Kontinenzgesellschaft e.V.
- Beckenbodenschwäche verbunden mit Lageveränderungen der Harnblase, der Genitalorgane und des Darmes
- Urin- und Stuhlinkontinenz
- Darmvorfall
- Stuhl- und Blasenentleerungsstörungen
- Urogenitalfisteln
- Darmfisteln und Analfisteln
- Komplexe Beckenbodenstörungen aller Art
- Schmerzen beim Geschlechtsverkehr und sexuelle Probleme

Leiter
Prof. Dr. med. Wolfgang Rößler

Kontakt
Telefon 0941 782-5360
Fax 0941 782-7515
beckenbodenzentrum-regensburg@caritasstjosef.de
www.beckenbodenzentrum-regensburg.de

KONTINENZ- UND BECKENBODEN-ZENTRUM
zertifiziert durch die Deutsche Kontinenz Gesellschaft e.V.

Zentren

Darmkrebszentrum

Klinik für Chirurgie mit Kooperationspartnern

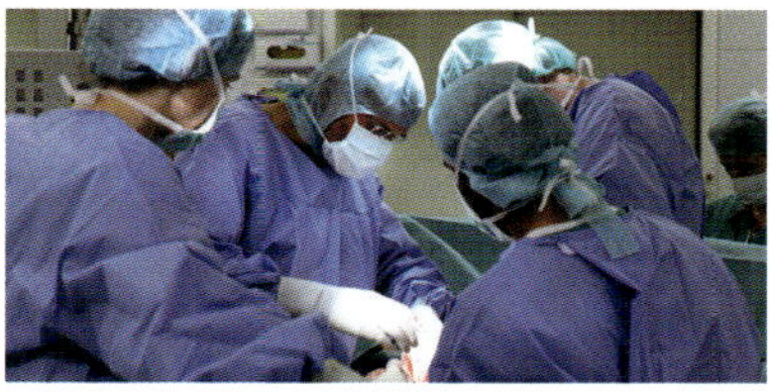

- Zertifiziert als Darmkrebszentrum nach den Richtlinien der Deutschen Krebsgesellschaft
- Leitliniengerechte Behandlung von Dickdarm- und Enddarmtumoren
- Enge Kooperation mit Gastroenterologen, Onkologen und Strahlentherapeuten
- Vor- und Nachbehandlungsplanung in der interdisziplinären Tumorkonferenz
- Operation/Behandlung von Tumormetastasen
- Zertifiziert als Kompetenz- und Referenzzentrum

Darmkrebszentrum Regensburg

Leiter
PD Dr. med. Alois Fürst

Kontakt
Telefon 0941 782-3310
Fax 0941 782-3315
chirurgie@caritasstjosef.de

DKG KREBSGESELLSCHAFT Zertifiziertes Darmkrebszentrum

CACP DGAV Zertifiziertes Kompetenz- und Referenz-Zentrum für Chirurgische Koloproktologie

Prostatakrebszentrum

Universitätsklinik für Urologie

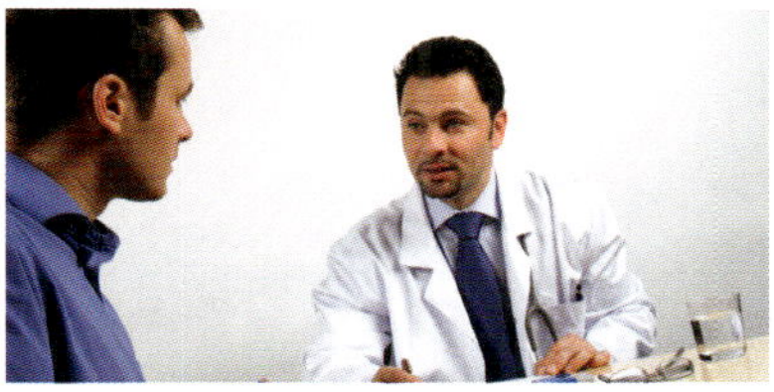

- Diagnostik, Therapie und Nachbehandlung des Prostatacarcinoms
- Interdisziplinäre Kooperationen zwischen Urologie, Strahlentherapie, Hämatoonkologie, Radiologie und Nuklearmedizin
- Wöchentliche prätherapeutische Tumorkonferenzen
- Monatliche posttherapeutische Tumorkonferenzen
- Vorbereitung der Zertifizierung nach den Kriterien der Deutschen Krebsgesellschaft

Leiter
Prof. Dr. med. Wolf F. Wieland

Kontakt
Telefon 0941 782-3510
Fax 0941 782-3515
urologie@caritasstjosef.de

Zentrum für Sakrale Neurostimulation

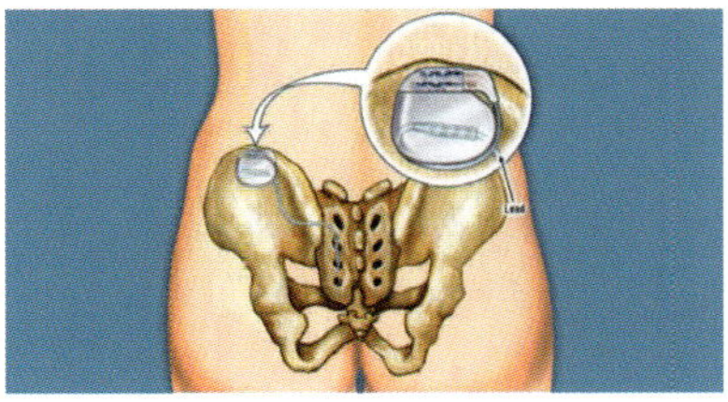

- Interdisziplinäre Kooperation der Kliniken für Urologie und Chirurgie
- Einsatz von Blasen- bzw. Darmschrittmachern
- Behandlung der überaktiven und atonen Blase

Kontakt
Telefon 0941 782-5360
Fax 0941 782-7515
info@sakralnervenstimulation.de
www.sakralnervenstimulation.de

Adipositaszentrum

Kliniken für Chirurgie, Plastische Chirurgie, Innere Medizin I, Psychosomatik (Universität Regensburg)

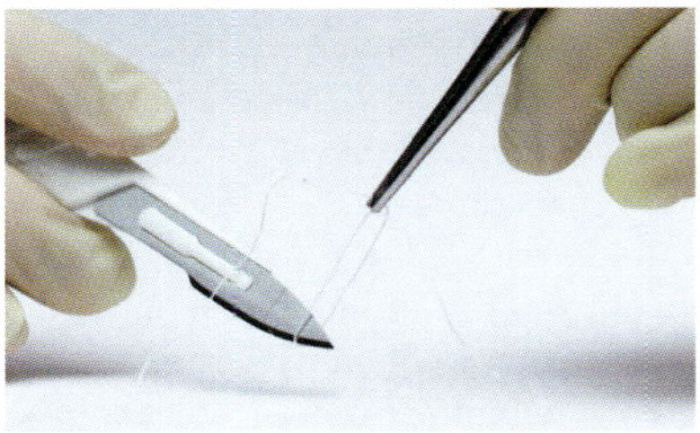

- Enge Zusammenarbeit mit der Klinik für Psychosomatik der Universität Regensburg
- Umfassende plastisch-chirurgische Versorgung nach erfolgreicher konservativer Gewichtsreduktion
- Minimal-invasive Verfahren zur Magenverkleinerung durch Magenband oder Magen-Bypass
- Begleitende internistische, psychotherapeutische und ernährungstechnische Betreuung
- Plastisch-chirurgische Maßnahmen zur Wiederherstellung des Körperbildes nach erfolgreicher Gewichtsreduktion oder krankhaften Weichteilüberschüssen

Leiter
Dr. med. Otto Dietl

Kontakt
Telefon 0941 782-3311
Fax 0941 782-3345
adipositaszentrum-regensburg@caritasstjosef.de

Fachklinik für Dermatologie und Allergologie

Größte akut-stationäre Hautklinik Deutschlands

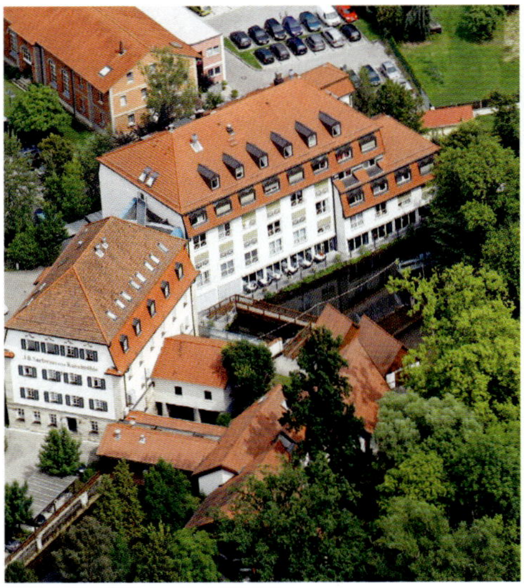

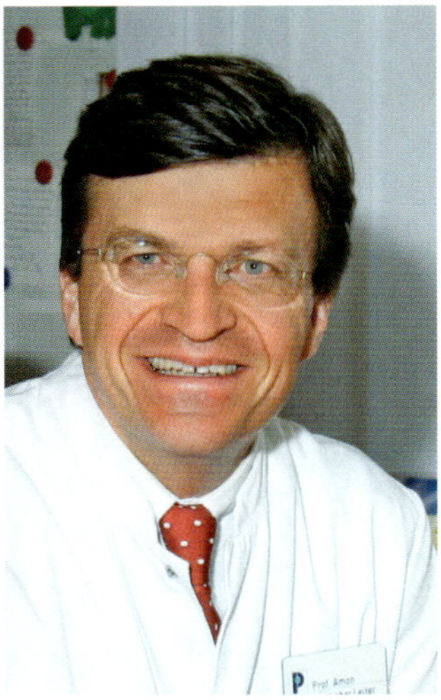

Prof. Dr. Ulrich Amon, PsoriSol Hautklinik

PSORISOL®
HAUTKLINIK

› Kontakt
Mühlstraße 31
91217 Hersbruck
(Metropolregion Nürnberg)
Telefon 09151 7290
www.psorisol.de

› Fachgebiete
Dermatologie
Allerologie

Die PsoriSol Hautklinik

Die PsoriSol Hautklinik in Hersbruck (Europäische Metropolregion Nürnberg) ist mit 153 Betten die größte akut-stationäre Hautklinik Deutschlands und als Fachklinik einer der leistungsstärksten Anbieter Europas. Die Mitarbeiter der Hautklinik betreuen im Jahr durchschnittlich insgesamt 3500 Patienten stationär. Bedeutende Schwerpunkte der Klinik sind die Diagnostik und Behandlung entzündlicher Hauterkrankungen z. B.

Psoriasis:

- Umfassende Diagnostik hinsichtlich möglicher Triggerfaktoren und relevanter Komorbiditäten
- Alle gängigen modernen fototherapeutischen Verfahren (UVB 311nm, PUVA, u. a.), einschließlich Excimer-Laser-Therapie
- Einleitung spezifischer Systemtherapien mit immunmodulatorischen Pharmaka und modernen Biologicals

Atopische Dermatitis:

- Umfangreiche Allergiediagnostik (verschiedene Haut- und serologische Tests)
- Gezielte ernährungswissenschaftliche Abklärung möglicher Einflussfaktoren durch die Ernährung
- Möglichst steroidfreie Externatherapie und Einsatz hochwertiger Pflegeprodukte mit dem Ziel der Nachhaltigkeit des Therapieerfolges
- Lichtbehandlung mitUVA1 / Blue light, BioSun, PUVA, 311 nm UVB
- Hochdosis-Therapie mit UV-freiem Gelblicht als einzige Hautklinik Deutschlands
- Psychologische Begleittherapie (z. B. Kratzkontrolle, Entspannung, Stressbewältigung oder Einzelgespräche)
- Kinderbetreuung und Elternberatung vor dem Hintergrund chronischer Hauterkrankungen

Autoimmunerkrankungen:

- Umfassende Diagnostik und Therapie von blasenbildenden Autoimmundermatosen, Kollagenosen und Vaskulitiden in interdisziplinärer Kooperation
- Kombinierte topische, physikalische und systemische Therapie nach aktuellem Erkenntnisstand
- Therapie des schweren Raynaud-Syndroms, auch mittels intravenöser Prostazyklin-Gabe

Im Zentrum der Bemühungen des Teams um Professor Amon stehen für uns die Patienten als Menschen mit ihren Empfindungen und Hautbeschwerden, ihren Wünschen und Erwartungen. Das wesentliche Ziel des Klinikaufenthaltes ist die nachhaltige Verbesserung der Lebensqualität. Die Klinik ist sehr modern ausgestattet, sehr patientenorientiert eingerichtet und strahlt ein angenehmes Sterne-Hotel-Ambiente aus.

Zur stationären Aufnahme in unserer Klinik benötigen Patienten mit Indikation zur stationären Behandlung einen Einweisungsschein („Krankenhausverordnung") des behandelnden Arztes. Verträge bestehen mit allen gesetzlichen und privaten Krankenkassen.

Für die ambulante Behandlung stehen unsere privatärztlichen Zentren in Regensburg, Professor Amon & Kollegen und Hohenstadt, Hautarztpraxis DermAllegra zur Verfügung.

Professor Amon & Kollegen Hautarztpraxis im FAZ Regensburg

Das Facharztzentrum (FAZ) am Caritas-Krankenhaus St. Josef und die Hautpraxis DermAllegra stehen zur ambulanten Behandlung zur Verfügung.

Schwerpunkte Professor Amon & Kollegen:

- Dermatologie
- Allergologie
- Dermatologische Lasertherapie
- Ambulante Operationen

Spezialsprechstunden und persönliche Ansprechpartner im Facharztzentrum Regensburg am Caritas-Krankenhaus St. Josef:

Professor U. Amon
Psoriasis, Neurodermitis, Vitiligo, Rosazea, Narben, Mastozytose

Frau Dr. C. Allmacher
Ulcus cruris, allgemeine Dermatologie

Dr. T. Glaenz
Autoimmunerkrankungen der Haut, allgemeine Dermatologie

Frau A. Nowak
Mastozytose, Histaminose, Hauttumoren, allgemeine Dermatologie

Frau M. Heitmann
Allgemeine Dermatologie

Prof. Amon & Kollegen FAZ Regensburg

Kontakt
Hildegard-von-Bingen-Str. 1
93053 Regensburg
Telefon 0941 70812901
www.faz-regensburg.com

Hautarztpraxis DermAllegra Hohenstadt

Kontakt
Am Markgrafenpark 6
91224 Hohenstadt
Telefon 09151 729421
oder 09154 914056
www.dermallegra.de

PSORISOL® HAUTKLINIK

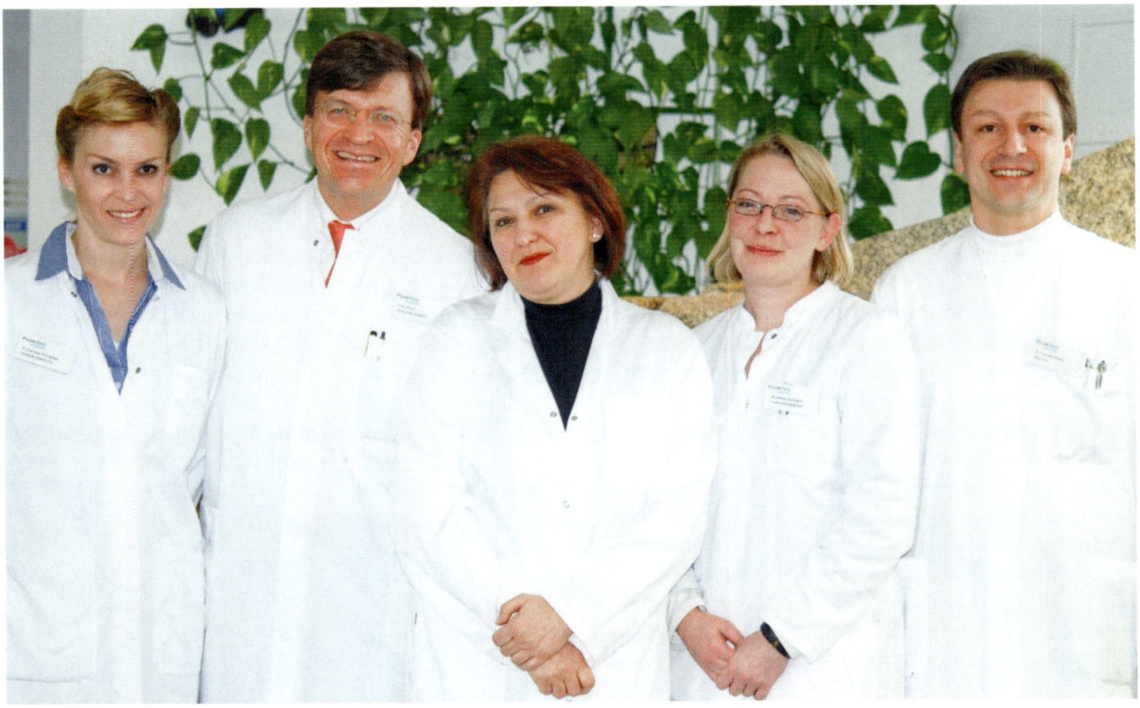

v.l.n.r.: Dr. C. Allmacher, Prof. Dr. U. Amon, A .Nowak, M. Heitmann, Dr. T. Glaenz

Universitätsklinikum Regensburg – höchste Versorgungsqualität und Spitzenforschung

Ein vertrauter Anlaufpunkt für Patienten

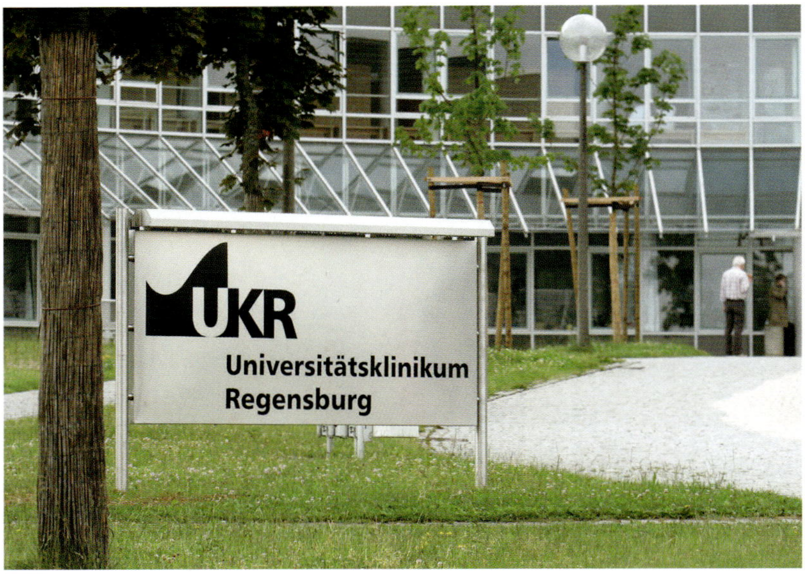

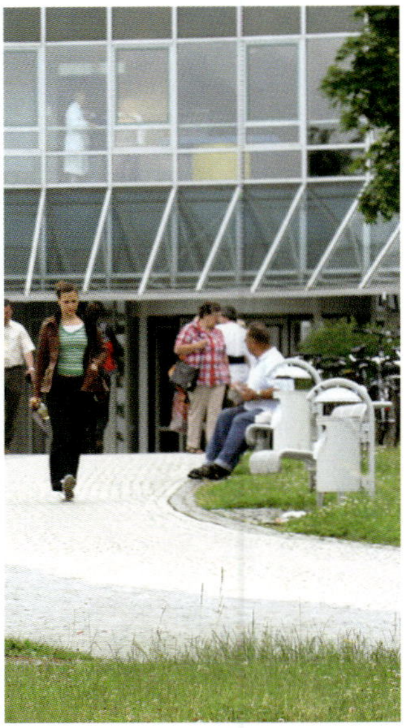

Das Universitätsklinikum Regensburg (UKR) zählt zu den modernsten Universitätskliniken der Bundesrepublik. Aufgrund seiner höchsten Versorgungsstufe (Maximalversorgung) ist es in der gesamten nordostbayerischen Region das wichtigste medizinische Zentrum und steht 2,2 Mio. Einwohnern zur Verfügung – 7 Tage die Woche, 24 Stunden täglich. Mit seiner schlanken und flexiblen Organisationsstruktur und einer überschaubaren Größe von etwas über 800 Betten gelingt es dem UKR seit nunmehr 18 Jahren, neue Maßstäbe zu setzen.

Medizinisches Hochleistungszentrum in Ostbayern

Das UKR umfasst 22 einzelne Kliniken, Abteilungen und Institute. Jährlich werden hier rund 30 000 Patienten stationär und weitere 110 000 ambulant behandelt. Die Ausstattung mit medizinischen High-Tech-Geräten entspricht dem Standard internationaler Spitzenhäuser. Bundesweit nimmt Regensburg unter den Universitätskliniken die Spitzenstellung ein: sowohl was die Qualität der Versorgung und die technische Ausstattung, aber insbesondere auch den Schweregrad der versorgten Erkrankungen angeht.

Alle an einem Uniklinikum zu behandelnden Erkrankungen werden hier am Puls neuester wissenschaftlicher Erkenntnisse diagnostiziert und therapiert. Das Transplantationszentrum ist eines der größten in Bayern und eines der wenigen Zentren Deutschlands, in welchem Lebertransplantationen bei Kindern, Säuglingen und sogar Neugeborenen durchgeführt werden können – dank KUNO (KinderUNiklinik Ostbayern). Überregional bekannt ist das UKR auch für seine Leistungen auf dem Gebiet der extrakorporalen Therapiemöglichkeiten. So wurde die weltweit erste Mini-Herz-Lungen-Maschine in Regensburg entwickelt.

Internationale Spitzenforschung in Regensburg

International anerkannte Ergebnisse zeichnen die Tätigkeit der Regensburger Forscher aus. Nicht nur Grundlagenforschung, gerade auch der Anwendungsbezug und die Versorgungsforschung spielen in Regensburg eine große Rolle.

Qualität und Ökonomie

Eine seit jeher kontinuierlich vorangetriebene Optimierung von Prozessen führt stetig zur Steigerung von Qualität und Effizienz am UKR. So wurden durch die Einführung von über 200 sogenannten klinischen Behandlungspfaden die Behandlungsabläufe anhand neuester medizinischer Standards optimiert. Zusätzlich kümmern sich Case Manager um bestmögliche Abläufe „rund um den Patienten". In vielen Kliniken und Krankenhäusern derzeit neu, sind sie am UKR bereits in allen medizinischen Fachbereichen etabliert. Ärzte und Pflegekräfte werden so von administrativen Tätigkeiten entlastet und gewinnen mehr Zeit für ihre Kernaufgabe: die Belange des Patienten.

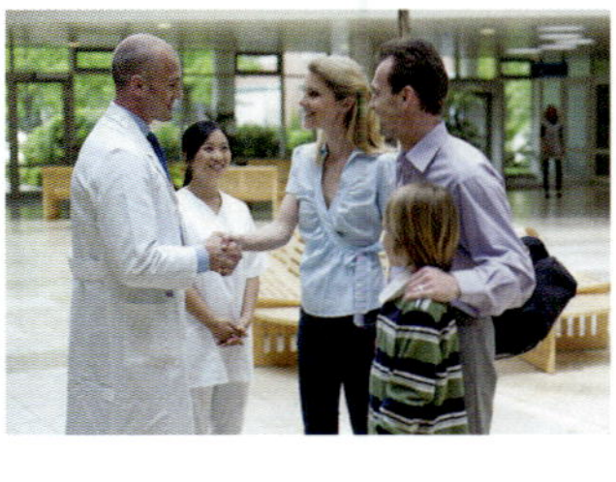

Eine der modernsten Universitätskliniken Deutschlands

Partner für die Region

Eine enge Zusammenarbeit innerhalb der Krankenhauslandschaft Ostbayerns und die intensive Bildung von Netzwerken fördern die Qualität der medizinischen Versorgung der Region, z. B. durch die Nutzung gemeinsamer Ressourcen und die Verwendung einheitlicher Behandlungsleitlinien.

Als einer der größten Arbeitgeber der Region mit etwa 3 500 Beschäftigten bietet das Klinikum bei weiterer Expansion eine nachhaltige Arbeitsplatzsicherheit. Neben Fort- und Weiterbildung für seine Mitarbeiter unterstützt das UKR die Vereinbarkeit von Familie und Beruf, z. B. durch die direkt auf dem Gelände befindliche Kinderkrippe „KiKu-Kleckse“ sowie flexible Arbeitszeiten.

Das Universitätsklinikum Regensburg, jüngstes Uniklinikum Deutschlands, verfügt über aktuellste medizinische Behandlungsmethoden, innovative Forschungsergebnisse, eine moderne bauliche Infrastruktur, schlanke Managementstrukturen, effizientes Prozessmanagement – und Mitarbeiter, die immer gerne für Sie da sind.

UKR
Universitätsklinikum Regensburg

Kontakt
Franz-Josef-Strauß-Allee 11
93053 Regensburg
Telefon 0941 944-0
www.uniklinikum-regensburg.de

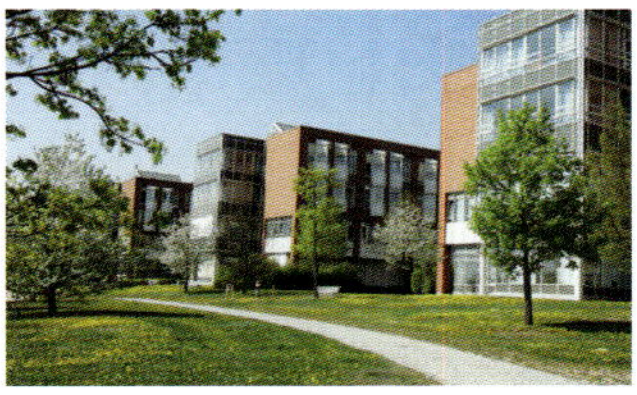

Unsere Kliniken / Abteilungen / Institute erreichen Sie wie folgt:

- Anästhesiologie
  Prof. Dr. Bernhard M. Graf
  0941 944 - 7801
- Augenheilkunde
  Prof. Dr. Horst Helbig
  0941 944 - 9201
- Chirurgie
  Prof. Dr. Hans Jürgen Schlitt
  0941 944 - 6801
- Abteilung für Unfallchirurgie
  Prof. Dr. Michael Nerlich
  0941 944 - 6805
- Dermatologie
  Prof. Dr. Michael Landthaler
  0941 944 - 9601
- Hals-Nasen-Ohren-Heilkunde
  Prof. Dr. Jürgen Strutz
  0941 944 - 9401
- Herz-, Thorax- und herznahe Gefäßchirurgie
  Prof. Dr. Christof Schmid
  0941 944 - 9801
- Abteilung Thoraxchirurgie
  Prof. Dr. Hans-Stefan Hofmann
  0941 944 - 9801
- Innere Medizin I (Gastroenterologie, Endokrinologie, Rheumatologie und Infektiologie, Notfallmedizin)
  Prof. Dr. Jürgen Schölmerich
  0941 944 - 7001
- Abteilung für Hämatologie und Internistische Onkologie
  Prof. Dr. Reinhard Andreesen
  0941 944 - 5501
- Innere Medizin II (Kardiologie, Nephrologie, Pneumologie, Internistische Intensivmedizin)
  Prof. Dr. Günter Riegger
  0941 944 - 7201
- Abteilung für Psychosomatische Medizin
  Prof. Dr. Thomas Loew
  0941 944 - 7240
- Kieferorthopädie
  Prof. Dr. Dr. Peter Proff
  0941 944 - 6095
- Kinder- und Jugendmedizin
  Prof. Dr. Michael Melter
  0941 944 - 2001
- Klinische Chemie und Laboratoriumsmedizin
  Prof. Dr. Gerd Schmitz
  0941 944 - 6201
- Mund-, Kiefer- und Gesichtschirurgie
  Prof. Dr. Dr. Torsten Reichert
  0941 944 - 6301
- Neurochirurgie
  Prof. Dr. Alexander Brawanski
  0941 944 - 9001
- Röntgendiagnostik
  Prof. Dr. Stefan Feuerbach
  0941 944 - 7401
- Strahlentherapie
  Prof. Dr. Oliver Kölbl
  0941 944 - 7601
- Abteilung für Nuklearmedizin
  Prof. Dr. Christoph Eilles
  0941 944 - 7501
- Zahnärztliche Prothetik
  Prof. Dr. Gerhard Handel
  0941 944 - 6062
- Zahnerhaltung und Parodontologie
  Prof. Dr. Gottfried Schmalz
  0941 944 - 6024

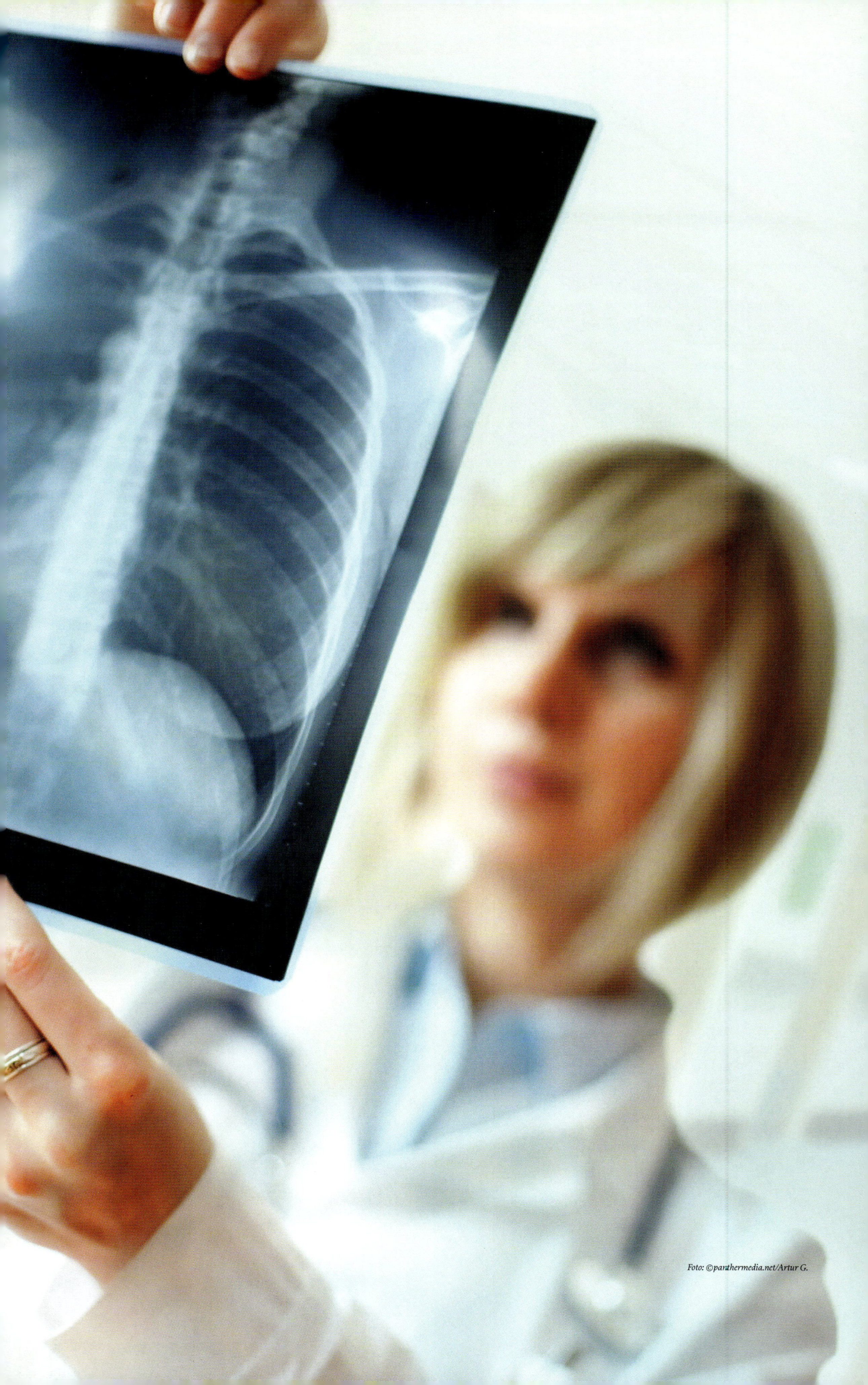

Foto: ©panthermedia.net/Artur G.

Goldberg-Klinik Kelheim GmbH
Bei uns sind Sie in guten Händen

Akademisches Lehrkrankenhaus der Universität Regensburg

**Liebe Patientin, lieber Patient,
liebe Angehörige und Besucher,**

Ihre Gesundheit ist unser höchstes Ziel. Um auch den künftigen Anforderungen an ein modernes, leistungsfähiges Krankenhaus gerecht zu werden und den hohen Standard aufrechtzuerhalten bzw. weiterzuentwickeln, wurde in den zurückliegenden Jahren viel in die Goldberg-Klinik investiert.

Betreuung auf höchstem Niveau

Um das Wohl der Patienten bemühen sich rund 520 Beschäftigte im medizinischen, pflegerischen und medizinisch-technischen sowie im administrativen Bereich der Klinik. Die Beschäftigten der Goldberg-Klinik Kelheim GmbH handeln dabei stets im Sinne und zum Wohl unserer Patienten. Ein Einsatz schonender Behandlungsmethoden und minimal-invasiver Operationsverfahren ist in unserer Klinik selbstverständlich. Die permanente Schulung und Weiterbildung des Personals ist für uns sehr wichtig. Sie garantiert eine medizinische und pflegerische Betreuung unserer Patienten auf höchstem Niveau, die den neuesten wissenschaftlichen Erkenntnissen und medizinischen Forschungsergebnissen entspricht.

Stets zum Wohle des Patienten

Wenn Sie in unser Haus kommen, nehmen Sie unsere Hilfe in Anspruch, weil Sie erkrankt sind und die Heilung oder Linderung Ihrer Beschwerden möchten. Oder Sie besuchen Freunde und Verwandte, spenden Trost und leisten Beistand. Neben den medizinischen Möglichkeiten durch die leitenden Ärzte finden Sie in der Goldberg-Klinik alle Einrichtungen, die Ihren Aufenthalt so angenehm wie möglich gestalten: Wahlleistungen, Küche, Friseur, Bistro und Kiosk, Telefon, Fernseher und Internet, Besuchsdienste und Seelsorge.

Bestmögliche Versorgung

Es ist uns wichtig, den Behandlungsablauf so optimal wie möglich auf Ihre Bedürfnisse abzustimmen. Großen Wert legen wir darauf, dass Sie über die Diagnostik, die Therapie und natürlich über die Weiterbehandlung nach dem Krankenhausaufenthalt umfassend informiert sind. Ihr behandelnder Arzt oder das Pflegepersonal, ergänzt durch den klinischen Sozialdienst und Überleitungspflege, stehen Ihnen jederzeit für Auskünfte zur Verfügung.

Wir wünschen Ihnen – trotz allem – einen möglichst angenehmen Aufenthalt in unserem Krankenhaus und das in diesem Zusammenhang Wichtigste: Gesundheit!

Unsere Fachabteilungen umfassen folgende medizinischen Bereiche:

- Medizinische Kliniken
- Chirurgie und Unfallchirurgie
- Frauenklinik
- Anästhesie und Intensivmedizin
- Belegabteilung Urologie
- Belegabteilung HNO, Dermatologie und Venerologie
- Palliativeinheit

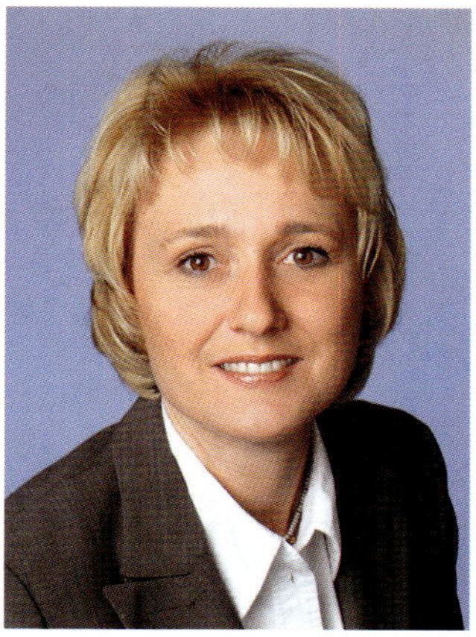

Dagmar Reich, Geschäftsführerin der Goldberg-Klinik

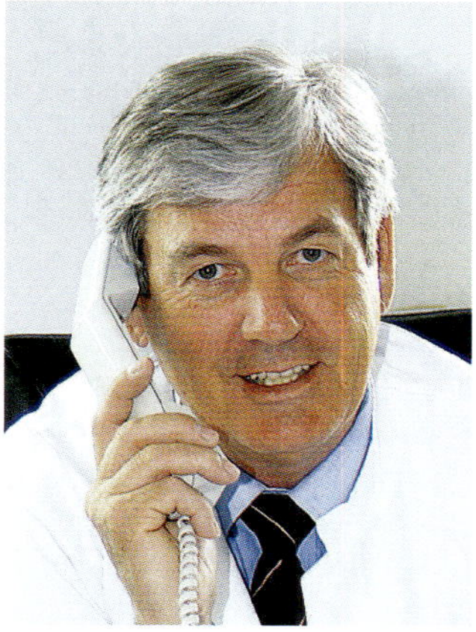

Chefarzt Dr. med. Bernd Obermeier, Ärztlicher Direktor der Goldberg-Klinik

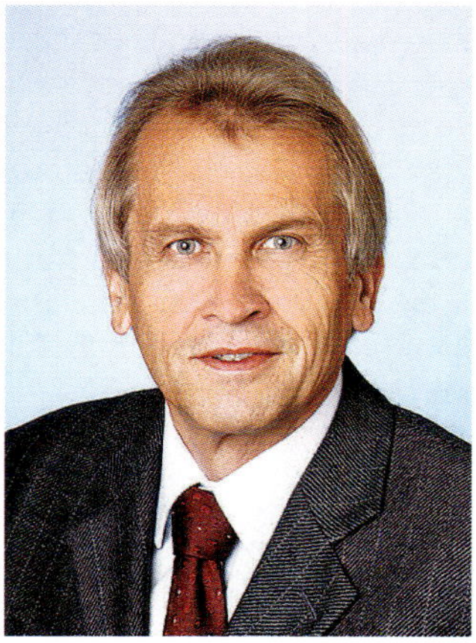

Günther Bartl, Pflegedirektor der Goldberg-Klinik

Goldberg-Klinik Kelheim GmbH
Immer für Sie im Dienst

Wohnortnahes Gesundheitszentrum sichert Lebensqualität

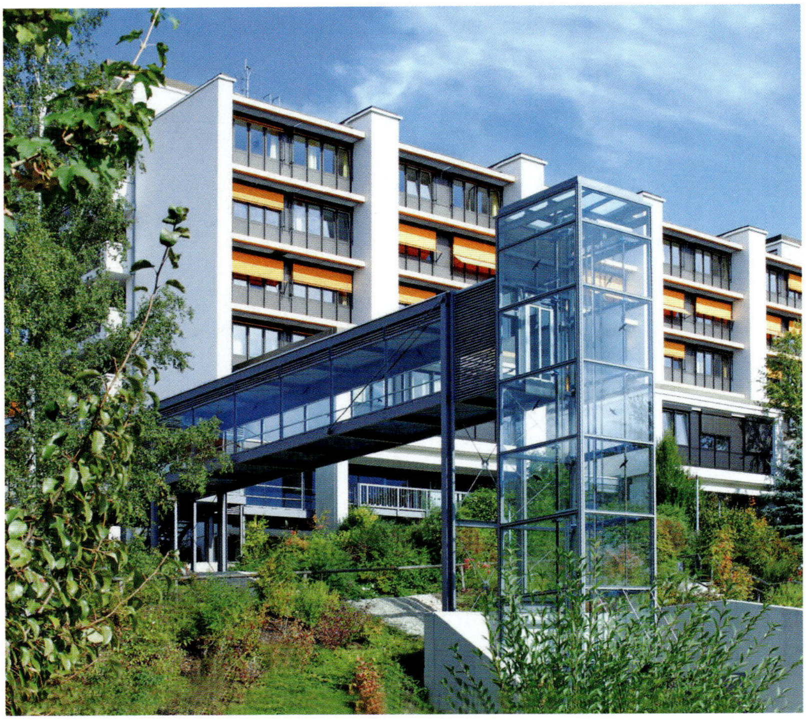

UR Akademisches Lehrkrankenhaus der Universität Regensburg

Goldberg Klinik Kelheim GmbH

› Kontakt
Traubenweg 3
93309 Kelheim
Telefon 09441 702-0
Fax 09441 702-1019
info@goldbergklinik.de

Notfallaufnahme
09441 702-3222

Hebamme
09441 702-4460

Radiologie
09441 702-4601

Onkologie / Palliativmedizin
09441 702-4711

Medizinische Klinik I
Telefon 09441 702-4201

Die Abteilung betreut ein breites Spektrum von Patienten / -innen mit akuten und chronischen Erkrankungen im Bereich der Herz-, Lungen-, Gefäß- und Bluterkrankungen sowie Tumorleiden. Herzrhythmusstörungen, Herzmuskelschwäche, Herzkranzgefäßerkrankungen und Schlaganfälle werden in spezialisierten Stationseinheiten überwacht und behandelt. An speziellen diagnostischen Verfahren werden neben der Ultraschallkardiografie in modernster Gerätetechnik die Implantation und Nachsorge von Herzschrittmacher- und Defibrillator-Systemen, Rechtsherzkatheteruntersuchungen und endoskopische Eingriffe durchgeführt.

Medizinische Klinik II
Telefon 09441 702-4302

Die Gastroenterologie, Diabetologie und Endokrinologie widmen sich den Erkrankungen des Magen-Darm-Traktes und seiner Organe, der Zuckerkrankheit, weiterer Stoffwechselerkrankungen und Erkrankungen hormonbildender Drüsen. In der endoskopischen Abteilung besteht die Möglichkeit der Gallengangsspiegelung und Steinentfernung. Ferner steht die neueste Generation endoskopischer Geräte zur Dünndarmspiegelung zur Verfügung. Mit Hilfe eines farbgestützten modernen Ultraschallgerätes können Erkrankungen der inneren Organe, z. B. der Leber, erkannt und millimetergenaue Gewebeproben entnommen werden. Einzel- und Gruppenschulungen für Typ 1- und Typ 2-Diabetiker werden durchgeführt.

Chirurgie und Unfallchirurgie
Telefon 09441 702-4109

Spezialisiert auf minimal-invasive Schlüsselloch-Chirurgie, v. a. im Bauchraum bei Erkrankungen der Gallenblase, des Blinddarms, des Dickdarms und zu diagnostischen Zwecken. Durchführung aller gängigen Verfahren der Allgemeinchirurgie, z. B. Magen- und Darm-OPs, Kropf-OPs, Krampfadern. Abdeckung eines breiten Spektrums an unfallchirurgischen Eingriffen durch modernste Verfahren. Mitglied des Trauma-Netzwerks Ostbayern. Durch Einbindung eines operierenden Orthopäden werden Verschleißerkrankungen an Hüft- und Kniegelenken erfolgreich therapiert. Auch die Gelenkspiegelung ist voll etabliert.

Frauenklinik
Telefon 09441 702-4401

In drei Entbindungsräumen, dem Wehenzimmer und einer Entbindungswanne für Wassergeburten ermöglichen wir sanfte Geburten. Mutter und Kind können auf Wunsch am selben Tag nach Hause zurückkehren. Geplante Kaiserschnitte werden in der Regel in Rückenmarksanästhesie durchgeführt. Auch der „sanfte Kaiserschnitt“ ist möglich. Interdisziplinäre und kompetente Begleitung und Behandlung bei Krebserkrankungen der Frau. Bekannt für minimal-invasive Chirurgie ohne Bauchschnitt.

Ganzheitliche Betrachtungsweise von Körper, Geist und Seele

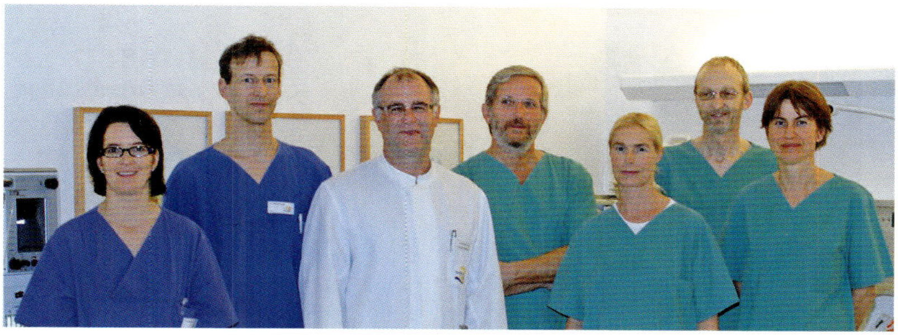

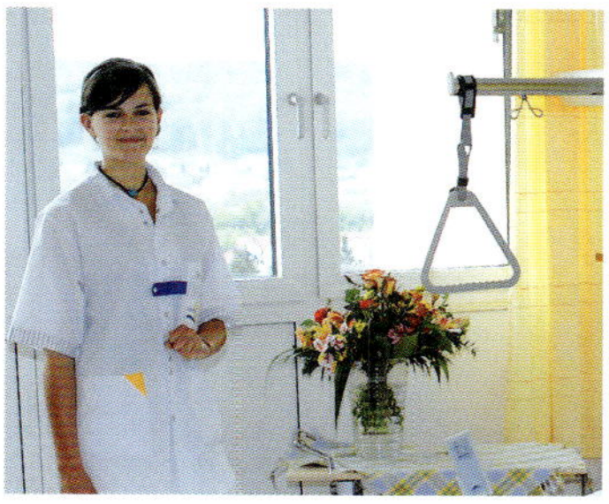

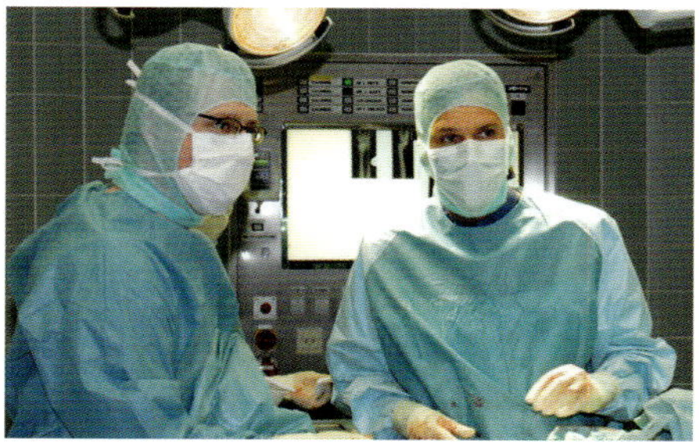

Anästhesie und Intensivmedizin Telefon 09441 702-4501

Die Schwerpunkte der Abteilung liegen in der Vorbereitung und Durchführung von Narkosen und regionalen Betäubungsverfahren. In der Phase nach der Operation erfolgt die Überwachung und Versorgung im modern ausgestatteten Aufwachraum. Das Aufgabenfeld umfasst auch die Versorgung schwerstkranker Patienten und die Behandlung lebensbedrohlicher Notfälle in der Notaufnahme und auf der interdisziplinären Intensivstation. Die Abteilung leitet das seit 7 Jahren bestehende ambulante OP-Zentrum. In Zusammenarbeit mit anderen Fachdisziplinen wird die Behandlung von akuten und chronischen Schmerzen angeboten.

Belegabteilung Urologie

Neben ambulanten und stationären Eingriffen am Genitalbereich und urologischen Standard-Operationen erfolgt die Behandlung urologischer Tumore, z. B. an Nieren, Blase, Prostata und Hoden. Bei versteckten Blasentumoren wird die neuartige Fluoreszenzdiagnostik seit Jahren erfolgreich angewandt. Die Inkontinenztherapie der Frauen erfolgt im Verbund des „Zentrums für Beckenboden – Kelheim“. Schonende Entfernung von Harn- beziehungsweise Nierensteinen mittels ESWL.

Belegabteilung HNO

Ein Schwerpunkt der Belegarztpraxen von Dr. med. G. Gareis, Dr. med. R. Schenkel und Dr. med. G. Zeitler ist die Diagnostik und Therapie von Erkrankungen des Innenohres und von Gleichgewichtsstörungen aller Formen und Ursachen. Der operative Bereich umfasst das komplette HNO-chirurgische Spektrum.

Belegabteilung Dermatologie und Venerologie

Dr. med. Doina Muth behandelt alle Haut- und Geschlechtserkrankungen sowie akute und chronische allergische Erkrankungen. Dazu zählen schwere Formen von Hauterkrankungen wie chronische Hautekzeme.

Palliativeinheit

Hauptziel der ärztlichen und pflegerischen Bemühungen ist die Symptom- und Beschwerdenlinderung, um die Lebensqualität der Betroffenen bestmöglich zu erhalten und zu verbessern. Neben den Patienten werden auch deren Angehörige und Bezugspersonen umfassend betreut und begleitet. Die Brückenpflege ermöglicht eine kostenlose Beratung, Begleitung und psychosoziale Unterstützung der Palliativpatienten und Angehörigen zu Hause.

Hämatologie und Onkologie

In der hämatologisch-onkologischen Ambulanz und Tagesklinik stehen Behandlungsplätze für ambulante Diagnostik und Therapien von Blut- und Krebserkrankungen zur Verfügung, wenn eine vollstationäre Versorgung medizinisch nicht notwendig ist. Es werden Chemotherapien geplant, organisiert und durchgeführt, Blut transfundiert sowie Lungen- und Bauchwasser punktiert.

Das Zentrum für Beckenboden Kelheim hilft!

Probleme des Beckenbodens und der Inkontinez betreffen hauptsächlich Frauen, bei denen eine natürliche Schwäche durch Geburt oder Alter vorliegt. Unser Zentrum für Beckenboden Kelheim beschreitet einen eigenen Weg, Probleme anzugehen. Mit umfassenden Behandlungsstrategien wird auf die individuellen Wünsche der Patientinnen eingegangen.

Drei Standorte – eine Gemeinschaft für eine wohnortnahe Rundumversorgung

Wir sorgen mit allen Spezialisten für eine wohnortnahe Rundumversorgung

In den Kliniken des Landkreises Cham (Bad Kötzting, Cham und Roding) ist jeder Patient, mit welcher Erkrankung auch immer, an der richtigen Adresse. Die Klinken stellen ein integratives Versorgungsnetzwerk zur Verfügung, durch das die drei Häuser miteinander verbunden sind. Die Patienten profitieren vom umfangreichen Spektrum der medizinischen Leistungen sowie von der kooperativen und erfolgreichen Zusammenarbeit. Die Versorgung aus einer Hand, in der die einzelnen Fachabteilungen der drei Kliniken wirksam ineinander greifen, gewährleistet eine qualitativ hochwertige Rundumversorgung. Jeder Patient erhält die auf ihn abgestimmte Behandlung in dem für die medizinischen Abläufe spezialisierten Haus.

Die Kliniken Krankenhaus Bad Kötzting

Als eine der drei Kliniken hat das Krankenhaus St. Josef in Bad Kötzting einen ganz besonderen Versorgungsauftrag, der in Zeiten einer immer älter werdenden Gesellschaft einen bedeutenden Stellenwert einnimmt: Das Krankenhaus ist Zentrum für Alters-medizin sowie präventive und regenerative Medizin. Die Patienten finden in dem schönen Kneipp-Kurort Ruhe und Erholung.

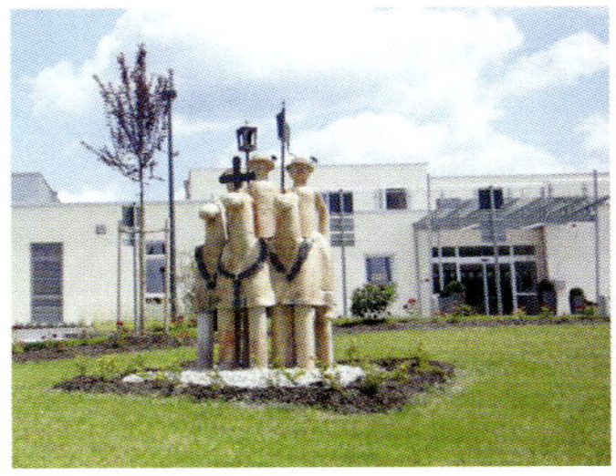

Die Kliniken Krankenhaus Cham

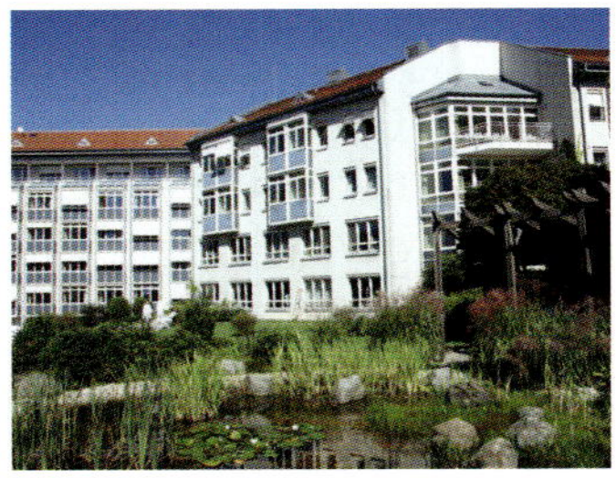

Sie bekommen ein Baby? Sie haben Probleme mit Hämorrhoiden? Sie hatten einen Unfall und müssen schnell versorgt werden? Dann kommen Sie in das Krankenhaus Cham. Unser Krankenhaus im Herzen des Landkreises ist ein Akut-Krankenhaus der Versorgungsstufe 1 mit 200 Betten.

Die Kliniken Krankenhaus Roding

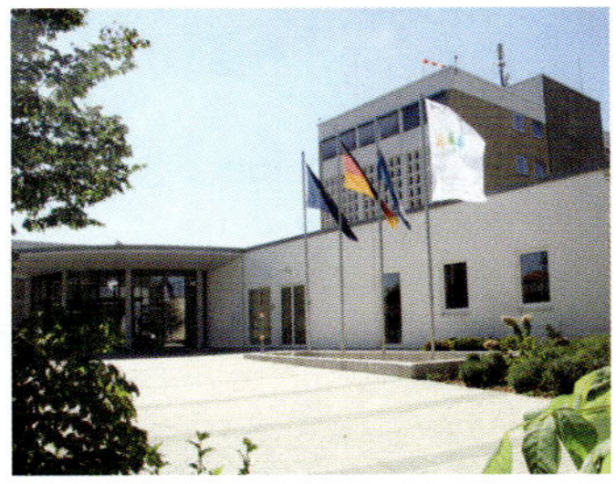

Baulich auf höchstem Niveau und ausgestattet mit modernster Krankenhaustechnik bietet das Krankenhaus Roding den Patienten ein auf ihre Ansprüche zugeschnittenes Ambiente. Neben den Haupt- und Belegabteilungen findet sich im Krankenhaus Roding auch die Kurzzeitpflegestation in der Trägerschaft des BRK Cham. Außerdem können hier alle Dialysepatienten durch die direkte Anbindung zum KfH Kuratorium für Dialyse und Nierentransplantation e.V. versorgt werden.

In folgender Übersicht stellen wir Ihnen unsere Abteilungen in aller Kürze vor. Weitere Informationen finden Sie unter **www.diekliniken.de.**

Die Kliniken des Landkreises Cham

› Krankenhaus Bad Kötzting
Hauser Str. 42
93444 Bad Kötzting
Telefon 09941 20-0
Fax 09941 8013
koetzting@diekliniken.de
www.diekliniken.de

› Fachgebiete
Innere Medizin
Geriatrische Rehabilitation
Palliativmedizin
Kurzzeitpflege

› Krankenhaus Cham
August-Holz Str. 1
93413 Cham
Telefon 09971 409-0
Fax 09971 40547
cham@diekliniken.de
www.diekliniken.de

› Fachgebiete
Innere Medizin
Chirurgie
Wirbelsäulenchirurgie
Zentrale Anästhesie und Intensivmedizin
Gynäkologie / Geburtshilfe
Augenheilkunde

› Krankenhaus Roding
Arnulfstr. 1
93426 Roding
Telefon 09461 400-0
Fax 09461 1229
roding@diekliniken.de
www.diekliniken.de

› Fachgebiete
Innere Medizin
Chirurgie
Orthopädische Rehabilitation
Belegabteilungen HNO, Urologie und Orthopädisch-Chirurgisches Zentrum mit Wirbelsäulenchirurgie
BRK-Kurzzeitpflege

Krankenhaus Bad Kötzting

Die Kliniken
Krankenhaus Bad Kötzting

Die Innere Medizin

Die Fachabteilung deckt das gesamte Spektrum der Inneren Medizin ab – einschließlich der internistischen Intensivmedizin. Internistische Notfälle werden rund um die Uhr behandelt.

Die Behandlungsschwerpunkte:

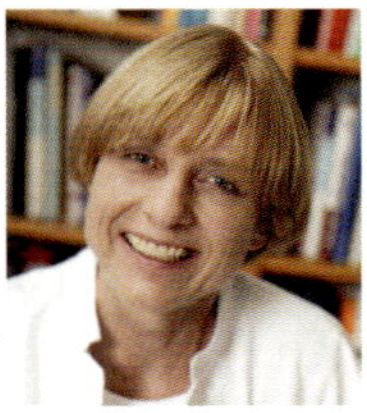
Dr. Gisela Deuerling
Chefärztin

- Kardiologie (Herzerkrankungen)
- Cerebrovasculäre Erkrankungen (Erkrankungen der Hirngefäße)
- Gastroenterologie (Magen- und Darmerkrankungen)
- Endokrinologische Erkrankungen (Hormonelle Erkrankungen)
- Lungen- und Atemwegserkrankungen
- Degenerative und entzündliche Gelenk- und Knochenerkrankungen
- Hämatologische Erkrankungen (Erkrankungen des Blutes u. blutbildender Organe)
- Infektionserkrankungen
- Tumorerkrankungen

Kontakt: Dr. Gisela Deuerling,
Telefon 09941 20-118 · Fax 09941 20-6117

Die Geriatrische Rehabilitation

Ziel der Geriatrischen Rehabilitation ist es, allen Patienten nach einer schweren Erkrankung, Verletzung oder Verschlechterung einer chronischen Erkrankung zur Seite zu stehen. Wir helfen den Betroffenen, wieder selbstständig zu werden, sich in das soziale Umfeld einzugliedern und die individuellen Reserven zu mobilisieren. Dadurch soll eine dauerhafte Pflegebedürftigkeit vermieden werden.

Die Behandlungsschwerpunkte:

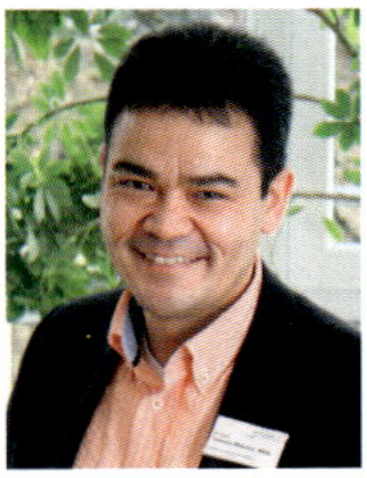
Dr. Tadashi Makabe
Chefarzt

- Schlaganfall
- Herzinfarkt
- Demenz
- Depression
- Knochenbrüche
- Lungenentzündung
- Gelenkersatz
- Diabetes mellitus
- Durchblutungsstörungen
- Stoffwechselerkrankungen
- Morbus Parkinson
- Nach schwerer Operation
- Krankheiten mit erschwerter Erholung

Kontakt: Dr. Tadashi Makabe,
Telefon 09941 20-430 · Fax 09941 20-6430

Die Palliativmedizin

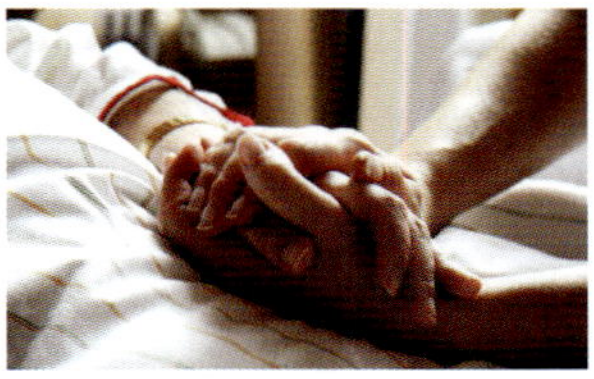

Auch die Abteilung für Palliativmedizin mit insgesamt sechs Betten wird von Chefarzt Dr. Tadashi Makabe geführt. Ziel unserer Behandlung auf der Palliativstation ist die bestmögliche Linderung der Krankheitssymptome und die stabile Verbesserung der Lebensqualität unserer Patienten. Dabei arbeiten unter fachärztlicher Leitung speziell palliativmedizinisch qualifizierte Pflegekräfte, Seelsorger, ehrenamtliche Hospizhelfer, Ergo-, Logo- und Physiotherapeuten zusammen. Sie unterstützen so gemeinsam die Patienten und Angehörigen in dieser schweren Phase ihres Lebens. Falls gewünscht, wird auch den Angehörigen ein Bett zur Verfügung gestellt, damit sie auch nachts die Möglichkeit haben, dem Patienten beizustehen.

Kontakt: Dr. Tadashi Makabe,
Telefon 09941 20-440 · Fax 09941 20-6440

Die Kurzzeitpflege

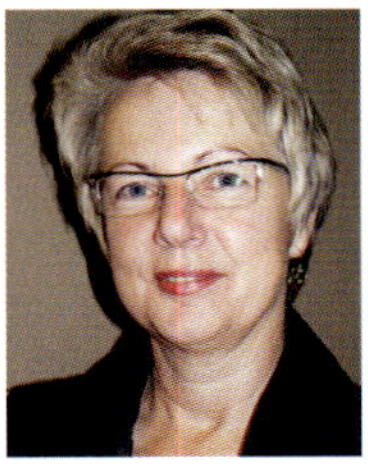
Paula Hamsa
Heimleitung und Überleitungsfachkraft

In der Station für Kurzzeitpflege im Krankenhaus St. Josef finden unsere Gäste Pflege und Urlaub an einem Ort. Die Kurzzeit- / Verhinderungspflege ist die stationäre Versorgung von Pflegebedürftigen, die vorübergehend weder häuslich noch teilstationär gepflegt werden können.

Sie kommt in Betracht:

- Als Übergangszeit nach einem Krankenhausaufenthalt oder einer Rehabilitationsbehandlung
- Wenn die häusliche Pflege noch nicht gesichert ist oder der Pflegebedürftige auf einen Platz in einem Pflegeheim warten muss
- Wenn die Pflegeperson durch Krankheit, Urlaub oder Sonstiges verhindert ist

Patienten, die auf Dialyse angewiesen sind, werden durch das KfH-Dialysezentrum in Roding am Krankenhaus Bad Kötzting versorgt.

Kontakt: Paula Hamsa,
Telefon 09941 20-112 · Fax 09941 20-6112

Krankenhaus Cham

Die Kliniken
Krankenhaus Cham

Die Innere Medizin

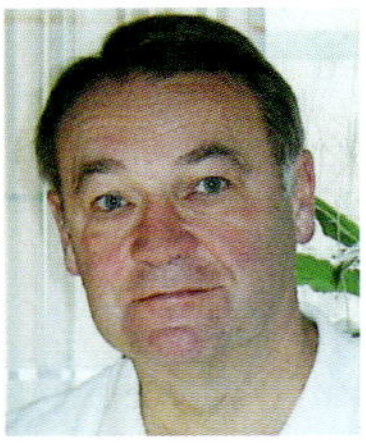
Dr. Hubert Zahnweh
Chefarzt

Die Abteilung für Innere Medizin gliedert sich in die Schwerpunkte Gastroenterologie, Kardiologie, Pulmologie, Schlaganfallbehandlung nach dem TEMPiS-Modell, Entwöhnungsbehandlung bei Suchterkrankung. Internistische Notfälle werden rund um die Uhr behandelt.

Die Behandlungsschwerpunkte:

- Kardiologie (Herzerkrankungen)
- Cerebrovasculäre Erkrankungen (Erkrankungen der Hirngefäße)
- Gastroenterologie (Magen- und Darmerkrankungen)
- Endokrinologische Erkrankungen (Hormonelle Erkrankungen)
- Lungen- und Atemwegserkrankungen
- Maligne Erkrankungen (Erkrankungen des Lymphsystems)
- Degenerative und entzündliche Gelenk- und Knochenerkrankungen
- Hämatologische Erkrankungen (Erkrankungen des Blutes)
- Infektionserkrankungen
- Tumorerkrankungen
- Suchterkrankungen

In der integrierten Schlaganfalleinheit TEMPiS leiten die Ärzte ohne Zeitverlust und in Kooperation mit der Uniklinik mittels Telemedizin (Videoübertragung) die sogenannte Lyse (Auflösung des Blutgerinnsels) sowie alle notwendigen Schritte ein, damit der Schlaganfall nicht zu den gefürchteten Folgeschäden führt.

Kontakt: Dr. Hubert Zahnweh,
Telefon 09971 409-686 · Fax 09971 409-605

Chirurgie:

Die chirurgische Abteilung setzt sich aus den Fachgebieten Allgemein- und Visceralchirurgie, Unfallchirurgie, Gefäßchirurgie sowie der interdisziplinären Patientenaufnahme und Notfallversorgung zusammen. Chirurgische Notfälle werden rund um die Uhr behandelt.

Die Behandlungsschwerpunkte:

- Gefäßchirurgie (operativ und interventionell)
- Minimal-invasive Gefäßeingriffe im Angioraum
- Minimal-invasive Operationen (Schlüsselloch-OP), z. B. bei Leistenbruch, Galle, Blinddarm, Dickdarm
- chirurgische Eingriffe bei Infektionen
- Bauchchirurgie (Magen, Darm, Leber, etc.)
- Unfallchirurgie
- Ambulante Chirurgie (Hernien, Krampfadern, etc.)
- Tumorchirurgie
- Operationen bei Erkrankungen des Lungengewebes (Thoraxchirurgie)
- Proktologie (Hämorrhoiden, Mastdarmvorfall, Verstopfung, etc.)

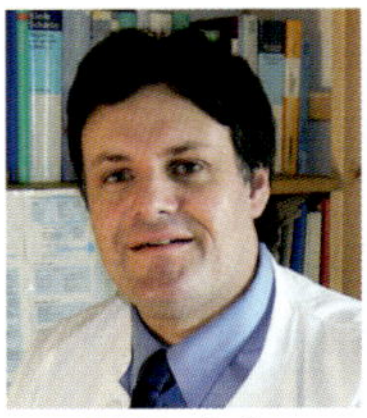
PD Dr. Stefan Scheingraber Ltd. Chefarzt der Abteilung für Chirurgie, Chefarzt der Allgemein- und Visceralchirurgie

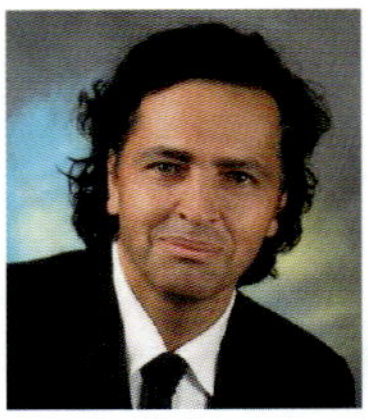
Dr. Reinhard Scharrer-Pamler, Chefarzt der Gefäß- und Thoraxchirurgie

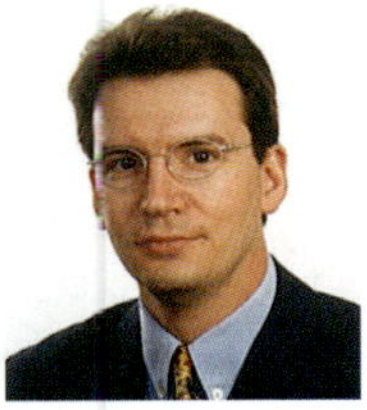
Marcus Walter, Chefarzt der Unfallchirurgie, D-Arzt mit Zulassung zum Schwerverletzten-artenverfahren

Kontakt: Chirurgisches Sekretariat,
Telefon 09971 409-720 oder 721 · Fax 09971 409-723

Konsiliararzt: Wirbelsäulenchirurgie

Sie plagen sich schon seit langem mit quälenden Rückenschmerzen? Jede Bewegung im Nacken- und / oder Rückenbereich schmerzt? Dann sind Sie vielleicht in der Neurochirurgie richtig. Schwerpunkte der Behandlung sind Wirbelsäuleneingriffe, die im Krankenhaus Cham durchgeführt werden.

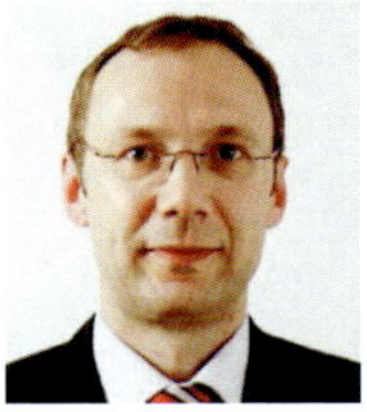
MU Dr. Martin Janata
Facharzt für Neurochirurgie

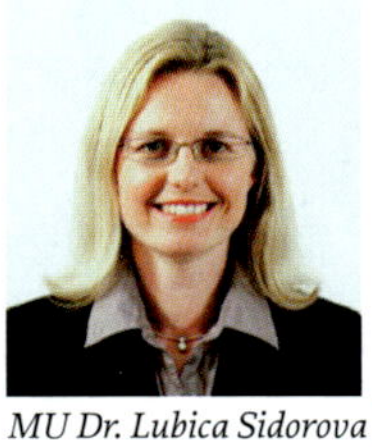
MU Dr. Lubica Sidorova
Fachärztin für Neurochirurgie

Die Behandlungsschwerpunkte:

- Wirbelsäule: Degenerative Erkrankungen, Deformitäten, Tumore und Entzündungen, mikrochirurgische Eingriffe bei Bandscheibenvorfällen und Wirbelkanalenge, Bandscheibenprothesen (bewegliche Bandscheibenersätze) an der Halswirbelsäule und Lendenwirbelsäule, Versteifungsoperationen, Rheumatische Instabilitäten der Halswirbelsäule, Wirbelkörperfrakturen
- Nerven: Tumore und Engpassyndrome

Krankenhaus Cham

Kontakt: Chirurgisches Sekretariat,
Telefon 09971 409-720 oder 721
Fax 09971 409-723
Praxis (Dr. Janata),
Telefon 09971 30-782 oder 09941 3088
Praxis (Dr. Sidorova), Telefon 09421 82-794

Abteilung für Zentrale Anästhesie- und Intensivmedizin

Die Abteilung für Zentrale Anästhesie- und Intensivmedizin im Krankenhaus Cham übernimmt die Organisation und Koordination der anästhesiologischen Versorgung und Schmerztherapie der drei Häuser. Zudem ist die Abteilung für die interdisziplinäre Intensivstation im Krankenhaus Cham verantwortlich.

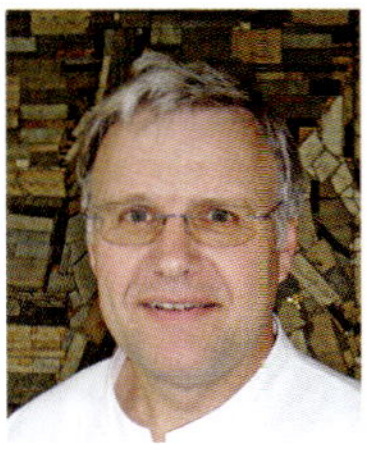

Dr. Volker Stock Ltd. Chefarzt der Abteilung

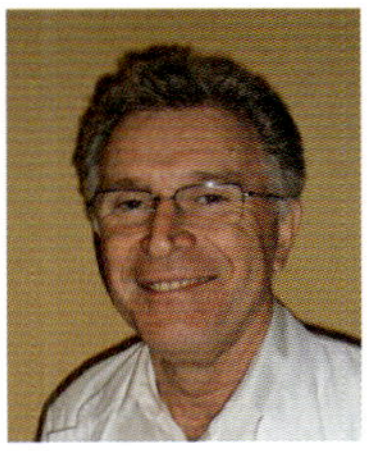

Dr. Hans Schneider Chefarzt

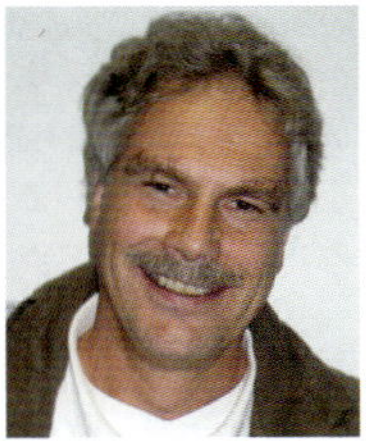

Dr. Bernhard Schönleber Chefarzt

Die Behandlungsschwerpunkte:

- Anästhesie: Inhalationsnarkosen und totale intravenöse Anästhesie (TIVA)
- Regionalanästhesieverfahren: Spinalanästhesie (SpA) oder Periduralanästhesie (PDA), PDA für die Geburtshilfe, thorakale PDA für visceralchirurgische Eingriffe
- Intensivmedizin: 24-Stunden Intensivbehandlung, künstliche Beatmung bei Lungenversagen, Nierenersatztherapie bei Nierenversagen, Kühltherapie nach Wiederbelebung
- Schmerztherapie: stationärer Akutschmerzdienst, pumpengesteuerte Schmerztherapie mit und ohne Kathetersysteme, ambulante Schmerztherapie mit und ohne Injektionstechniken
- Weitere Leistungen: maschinelle Aufarbeitung von Patientenblut während Operationen, ambulante Bluttransfusionen.

Kontakt: Sekretariat Anästhesie,
Telefon 09971 409-667 · Fax 09971 409-687

Gynäkologisch-Geburtshilfliche Belegabteilung

Die Leitenden Ärzte der Abteilung sind in einer Gemeinschaftspraxis niedergelassen. Sie betreuen mit zwei weiteren angestellten Ärzten und in enger Zusammenarbeit mit den niedergelassenen Gynäkologen des Landkreises alle gynäkologischen und geburtshilflichen Erkrankungen und Geburten.

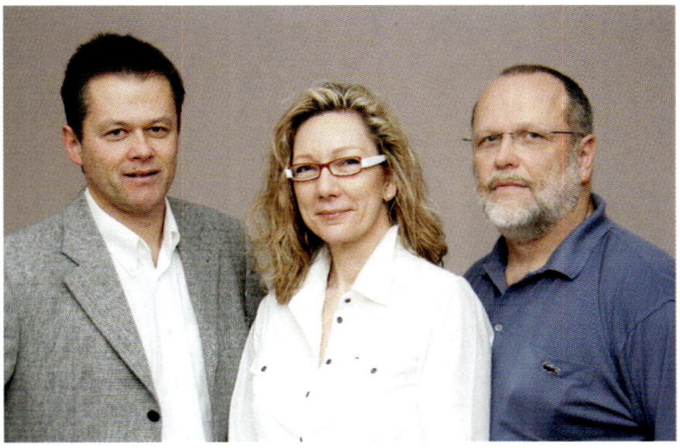

Von links: Dr. Peter Heinkele, Dr. Annette Salterberg, Dr. Jürgen Bornhaupt, Fachärzte für Gynäkologie und Geburtshilfe

Die Behandlungsschwerpunkte:

- Gynäkologie: Operationen bei allen Tumorerkrankungen der Brust und der Geschlechtsorgane, bei Senkungserkrankungen, Blasenschwäche, Myomen und Blutungsstörungen; spezielle minimal-invasive Methoden (z.B. Entfernung der Gebärmutter durch Bauchspiegelung)
- Geburtshilfe: Geburtserleichterung durch Akupunktur, Homöopathie, PDA; Wassergeburt. Rooming in, Familienzimmer. Neugeborenen-Betreuung durch Kinderärzte. Behandlungen bei Erkrankungen in Schwangerschaft und Wochenbett

Kontakt: Stationssekretariat,
Telefon 09971 409-294 · Fax 09971 409-296
Praxis Telefon 09971 85330 · Fax 09971 853344

Belegabteilung Augenheilkunde

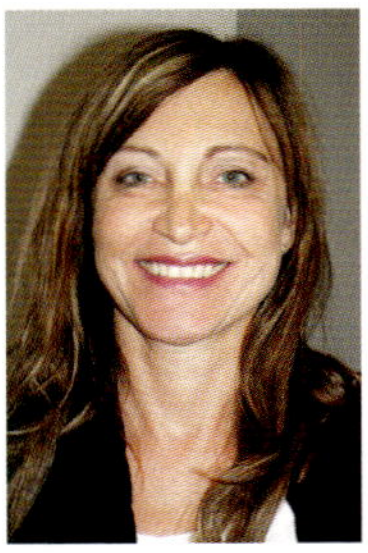

Dr. (CS) Magda Rau Fachärztin für Augenheilkunde

Behandlungsschwerpunkt der Belegabteilung ist die Operation des grauen Stars. Daneben werden eine Reihe weiterer Eingriffe vorgenommen, wie die Behandlung des grünen Stars, die Lidchirurgie und die Operation von Fehlstellungen sowie gutartigen und bösartigen Tumoren.

Kontakt: Praxis Telefon 09973 2488
Fax 09973 4343

Krankenhaus Roding

Die Kliniken
Krankenhaus Roding

Die Innere Medizin

Die internistische Abteilung wird von den beiden Chefärzten gemeinsam geleitet. **Internistische Notfälle werden rund um die Uhr behandelt.**

Die Behandlungsschwerpunkte:

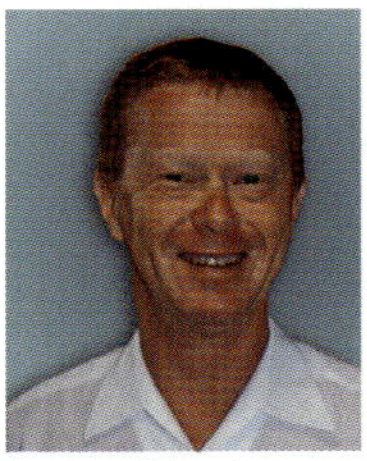

Dr. Bernd Hardmann
Chefarzt, Schwerpunkt Kardiologie

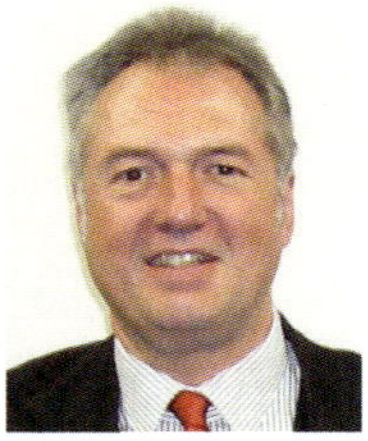

Dr. Egbert Frick
Chefarzt, Schwerpunkt Gastroenterologie

- Kardiologie
- Cerebrovasculäre Erkrankungen
- Gastroenterologie (Magen- und Darmerkrankungen)
- Endokrinologische Erkrankungen
- Lungen- und Atemwegserkrankungen
- Maligne Erkrankungen
- Degenerative und entzündliche Gelenk- und Knochenerkrankungen
- Hämatologische Erkrankungen
- Infektionserkrankungen
- Tumorerkrankungen

Kontakt: Sekretariat,
Telefon 09461 400-555
Fax 09461 400-600

Chirurgische Abteilung:

In der chirurgischen Abteilung im Krankenhaus Roding werden ausschließlich planbare Eingriffe durchgeführt. **Im Krankenhaus Roding ist rund um die Uhr die chirurgische Erstversorgung der Verletzten gewährleistet.**

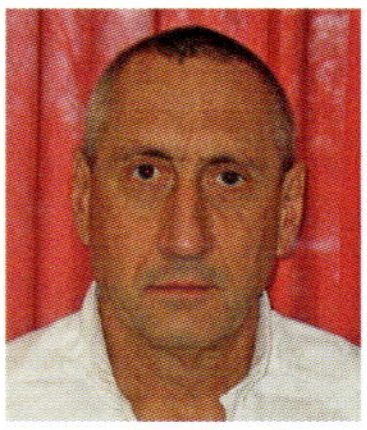

Dr. Bernhard Pamler
Chefarzt

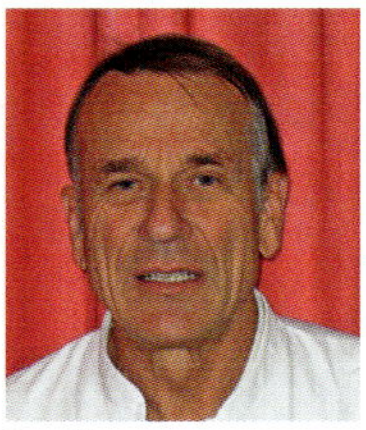

Konsiliararzt:
Dr. Hans Martin Höhne, Visceralchirurg

Die Behandlungsschwerpunkte:

- Hüft- und Knieprothesen
- Arthroskopie an Knie und Schulter
- ausgewählte Wirbelsäuleneingriffe (z.B Kyphoplastie)
- Schilddrüsenoperationen
- Schlüssellochchirurgie (z.B. Leistenbrüche, Gallenblasenentfernung)
- Krampfaderoperationen
- Handchirurgische Eingriffe (z. B. Karpaltunnel, schnellende Finger, etc.)
- Fußkorrekturen (z. B. Hallux-Valgus, Hammerzehe)
- Eingriffe bei Übergewicht – Magenband

Kontakt: Chirurgisches Sekretariat,
Telefon 09461 400-570 oder 571 · Fax 09461 400-666

Neurochirurgie

Die Behandlungsschwerpunkte:

- Minimal-invasive Behandlungsverfahren
- Mikrochirurgische Operationen der Hals- und Lendenwirbelsäule
- Kompressionssyndrome peripherer Nerven
- schmerztherapeutische Operationen

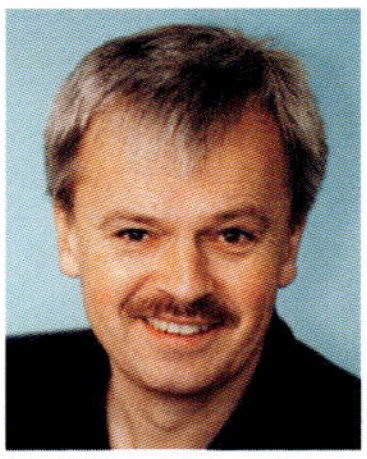

Dr. Helmut Bartsch

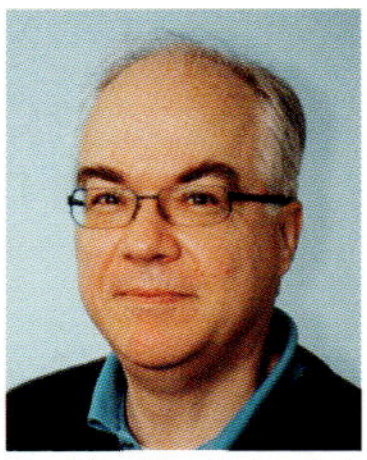

Dr. Matthias Holzschuh

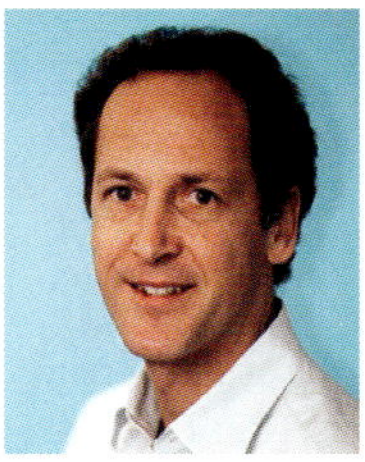

Dr. Christian Bauhuf

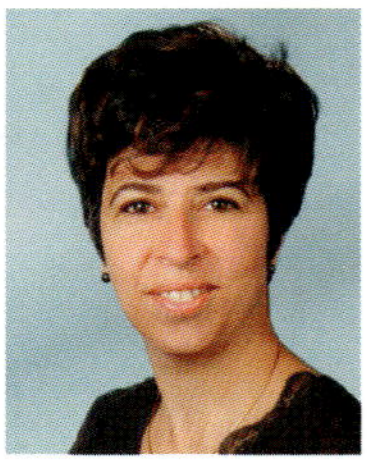

Dr. Mandana Neu

Konsiliarärzte Neurochirurgie

Kontakt: Chirurgisches Sekretariat,
Telefon 09461 400-570 oder 571 · Fax 09461 400-666
Praxis: Telefon 0941 464-480

Orthopädische Rehabilitation

Rehabilitationsmaßnahmen kommen dann in Frage, wenn der Patient einen Teil seiner Bewegungsfreiheit eingebüßt hat. Mit individuellen Trainingsmethoden werden unsere Patienten wieder fit für den Alltag!

Krankenhaus Roding

Die Behandlungsschwerpunkte:

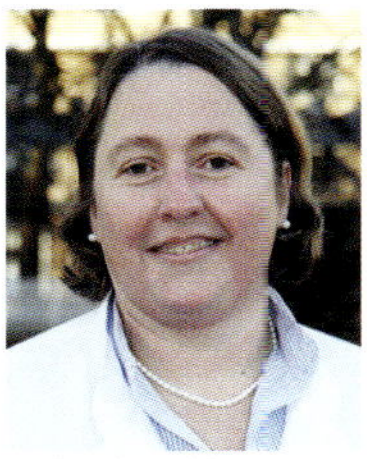
Gabriele Pichler
Ärztliche Leitung
Fachärztin für Physikalische und Rehabilitative Medizin, Sozialmedizin

- Nach Implantation von künstlichen Gelenken
- Nach Amputationsoperationen (Prothesenschule)
- Nach Bandscheibenerkrankungen (Rückenschule)
- Nach Operationen an der Wirbelsäule
- Bei degenerativen Erkrankungen der Wirbelsäule oder der Gelenke
- Bei rheumatischen Erkrankungen
- Bei der Osteoporosebehandlung
- Nach Unfall– und Sportverletzungen

Kontakt: Gabriele Pichler,
Telefon 09461 400-636 · Fax 09461 1229

Unsere Belegabteilungen:
Zentrum für Hals-Nasen-Ohren-Heilkunde, Kopf- und Halschirurgie

Die Behandlungsschwerpunkte:

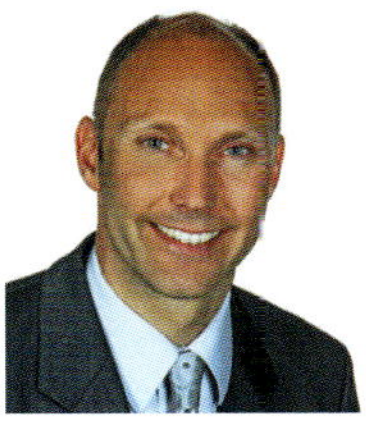
Dr. Stephan Laufer

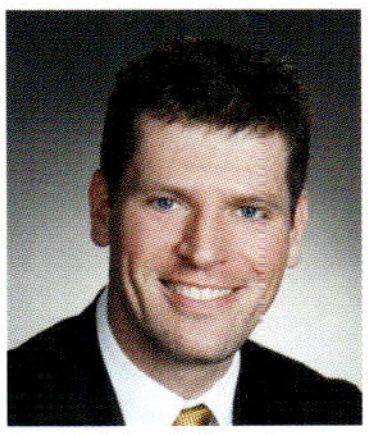
Dr. Michael Hartl
Fachärzte für Hals-Nasen-Ohren-Heilkunde

- Gehörverbessernde Operationen
- Ohrmuschelplastik
- Mandelentfernung
- Tumorentfernung
- Schädelbasis-Chirurgie
- Kehlkopfeingriffe
- Anti-Schnarch-OP
- Halsknoten-Operation
- Schwindel / Hörsturz
- Nasen- und Nasennebenhöhlen-OP

Kontakt: Krankenhaus Roding,
Telefon 09461 400-521
Fax 09461 1229
Praxis Cham,
Telefon 09971 6001 oder 6002,
Fax 09971 40312

HNO-Belegarztpraxis
Dr. Hubert Klima

Die Behandlungsschwerpunkte:

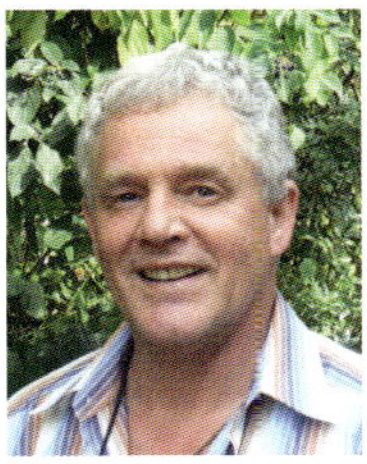
Dr. Hubert Klima,
Facharzt für Hals-Nasen-Ohren-Heilkunde

- Nasen- und Nasennebenhöhlen-OP
- Anti-Schnarch-OP
- Kehlkopfeingriffe

Ambulante Operationen werden im Krankenhaus Cham durchgeführt.

Kontakt: Krankenhaus Roding,
Telefon 09461 400-0 Fax 09461 1229
Praxis Furth im Wald,
Telefon 09973 3304 · Fax 09973 3856

Urologie
Die Behandlungsschwerpunkte:

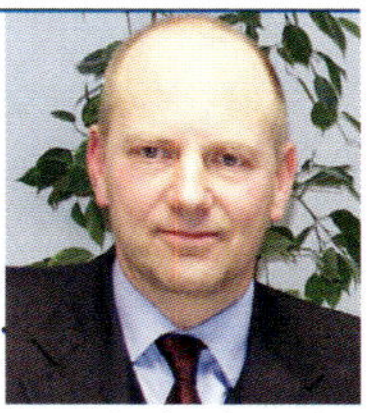
Dr. (Univ. Florenz) Herbert Weidacher

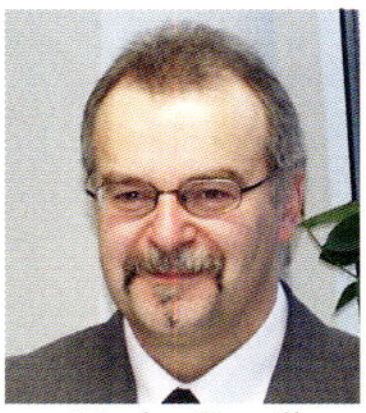
Markus Brandl

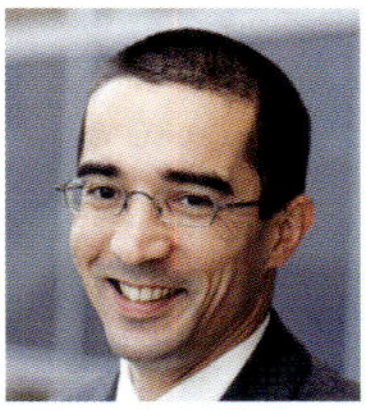
Dr. Manuel Fichtlscherer
Fachärzte für Urologie

- Niere und Nebenniere
- Bösartige Geschwülste
- Samenblase, Blase, Prostata
- Blasenschrittmacherimplantation
- Männliches Genital
- Schmerztherapie
- Medikamentöse Tumortherapie
- Harnleiter und Harnröhre etc.

Urologische Notfälle werden rund um die Uhr behandelt.

Kontakt: Krankenhaus Roding,
Telefon 09461 400-440
Fax 09461 400-441
Praxis Cham, Telefon 09971 6027

Orthopädisch-Chirurgisches Zentrum Cham
Die Behandlungsschwerpunkte:

- Leistenbruchoperationen
- Krampfaderoperationen
- Handchirurgie
- Nervenengpass-Syndrome (z. B. Karpaltunnelsyndrom, endoskopisch)
- Fußchirurgie (Stellungskorrekturen)
- Kniegelenk- und Hüftgelenkersatz
- Kreuzbandersatz
- Arthroskopien (Knie, Schulter, Ellbogen, Sprunggelenk)
- Akupunkturbehandlung

Wirbelsäulenchirurgie:

- Mikrochirurgische, minimal-invasive und offene Wirbelsäulenchirurgie
- Stationäre konservative Therapie von Wirbelsäulenerkrankungen

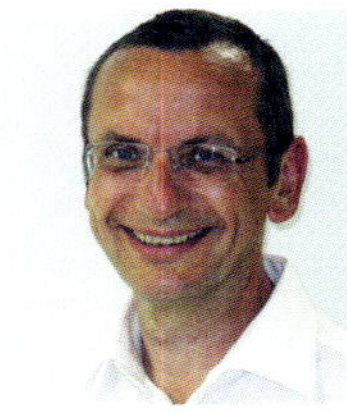
Prof. Dr. Chris Wörtgen
Facharzt für Neurochirurgie

Kontakt: Krankenhaus Roding,
Telefon 09461 400-236 · Fax 09461 1229
Praxis Cham, Telefon 09971 8430, www.ocz-cham.de

Fachärzte für Chirurgie:

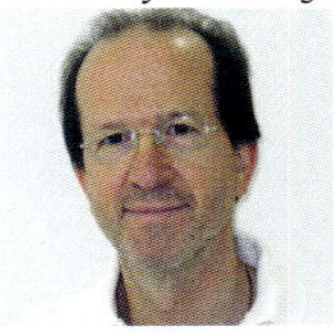
Dr. Helmut Lachhammer

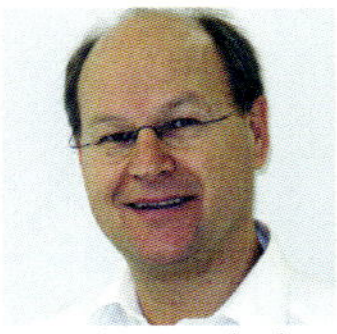
Dr. Helmut Lackerbauer

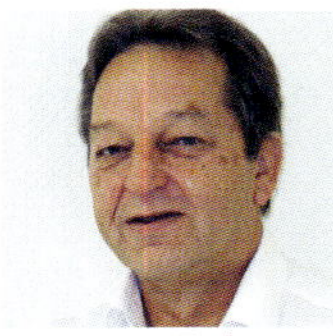
Hans Ertl

Fachärzte für Orthopädie:

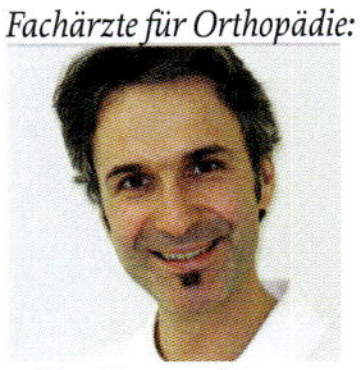
Dr. Thomas Sturm

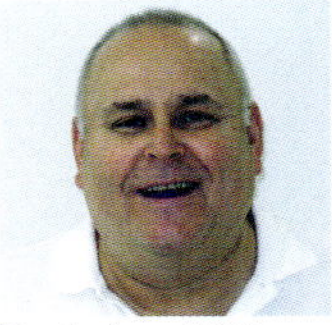
Dr. Andreas Wittmann

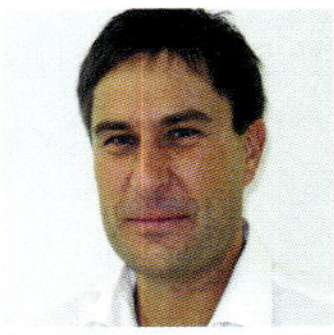
Dr. Rüdiger Ruppert

Kreiskrankenhaus Wörth an der Donau
Gemeinsam für Ihre Gesundheit

Die Zufriedenheit der Patienten als oberstes Ziel

Das Kreiskrankenhaus Wörth a. d. Donau registriert seit Jahren einen wachsenden Zulauf, was daran verdeutlicht wird, dass in den letzten 5 Jahren die Zahl der Patienten um rund 30 Prozent gestiegen ist. Dabei wurden im stationären und ambulanten Bereich im Jahr 2009 über 20 000 Patienten behandelt.

Diese erfreuliche Entwicklung ist eine Bestätigung dafür, dass das Haus eine hohe Akzeptanz in der Bevölkerung und bei den niedergelassenen Ärzten über die Landkreisgrenzen hinaus genießt.

Die Klinik bietet sowohl ärztlichem als auch pflegerischem Personal sehr gute Möglichkeiten, Familie und berufliche Karriere zu vereinen. Die so entstandene Arbeitgebermarke zieht erfahrenes Personal an, was das überproportionale Wachstum erst möglich gemacht hat.

Der hohe Spezialisierungsgrad unserer Ärzte, die moderne Ausstattung, die überschaubaren Strukturen und das intensive Bemühen um das persönliche Wohlergehen aller Patienten stellen unser hohes Qualitätsniveau sicher.

„Wir schaffen Nähe – das spüren Sie."

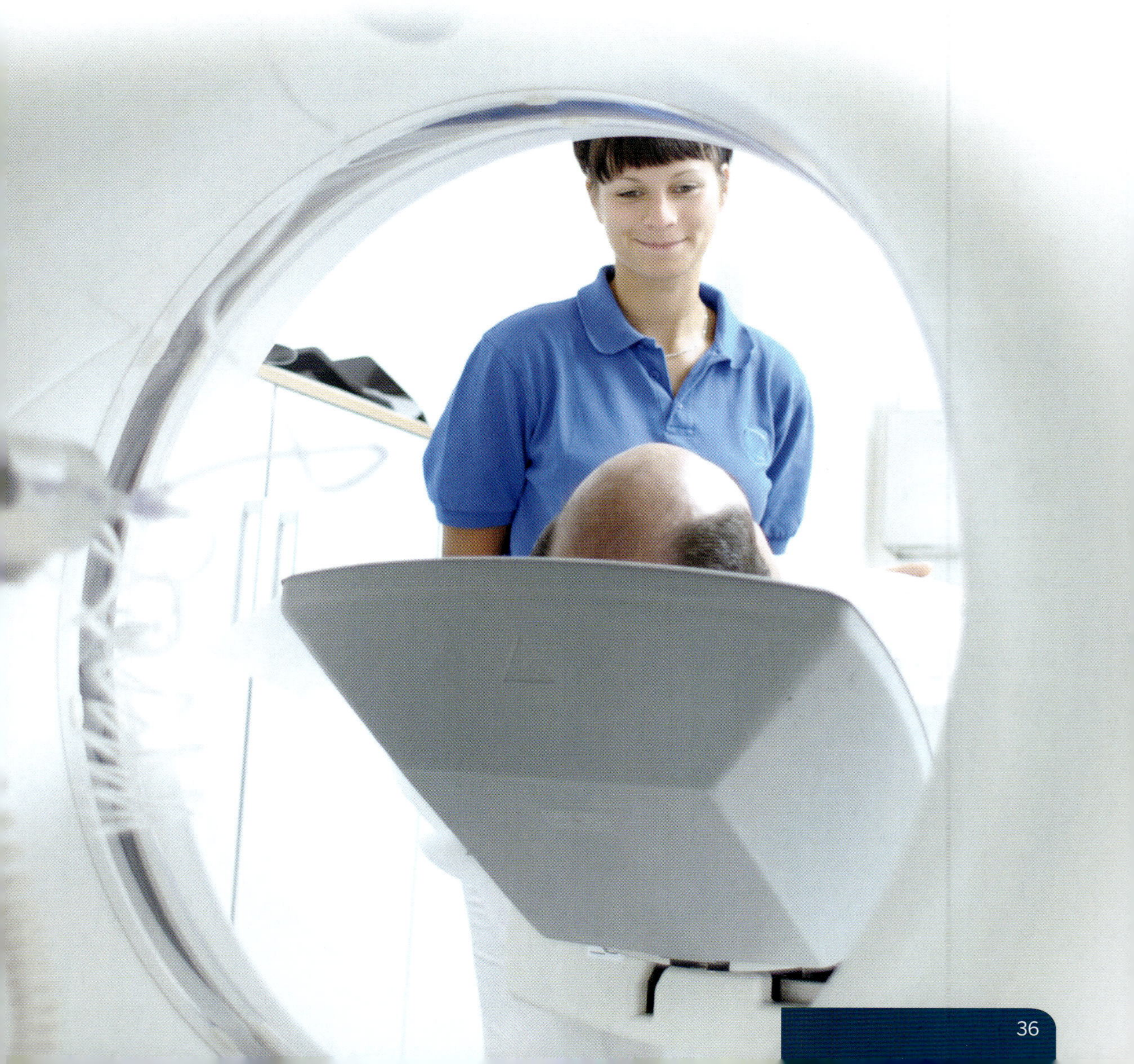

KREISKRANKENHAUS
WÖRTH AN DER DONAU
Gemeinsam für Ihre Gesundheit

Unser Leistungsspektrum

Hauptfachabteilungen

Innere Medizin

Kardiologie
Chefarzt Dr. Christoph von Eisenhart Rothe
Oberarzt Daniel Reitenberger

Gastroenterologie
Chefarzt Dr. Christoph Gößl

Pneumologie / Allergologie
Chefarzt Dr. Wolfgang Sieber

Chirurgie

Organ- und Gefäßchirurgie
Chefarzt PD Dr. Bernd Semsch
Ltd. Oberarzt Dr. Norbert Henlein

Unfallchirurgie
Chefarzt Dr. Arno Hummel
Oberarzt Dr. Franz J. Krug

Anästhesie / Intensivmedizin

Chefarzt Dr. Stefan Hundt
Ltd. Oberarzt Dr. Markus Schmola

Belegabteilungen

Gynäkologie

Belegärzte
Dr. Gerhard W. Blaimer
Heidrun Hofmann
Dr. Peter Hofmann

Orthopädie

Belegärzte
Dr. Horst Eschenbecher
Dr. Josef Harrer
Dr. Sven Hartmann
Dr. Wolf-Dieter Hierl
Dr. Fortun Kretzer
Dr. Christoph Schrafstetter

Ambulantes OP-Zentrum

Facharztzentrum

Kooperationspartner

Kliniken

- Universitätsklinikum Regensburg
- KH Barmherzige Brüder, Regensburg

Ärzte

- Dr. Stefan Berger, Urologe
- Dr. Wendelin Blersch, Neurologe
- Dr. Christine-Angela Brückner, Augenärztin
- Dr. Matthias Demandt, Onkologe
- Dr. Ilka Enger, Diabetologin
- Gemeinschaftsarbeit Gerd Gerhart, Karlheinz Kreuzpaintner und Andreas Spohr, Neurochirurgen
- Dr. Martin Gliese, Neurochirurg
- Dr. Peter Gyimothy, Augenarzt
- Dr. Klaus Stefan Holler, HNO-Arzt
- Dr. Karsten Knöbel, Diabetologe
- Drs. Beate und Detlef Withöft Phlebologin und Unfallchirurg
- Radiologische Praxis MVZ Dr. Neumaier & Kollegen (CT / MRT)

Integrierte Versorgung mit der AOK Bayern und dem Gefäßzentrum Regensburg

Dr. Andreas Bosse
Dr. Stefan Mann
Dr. Lutz Röntgen

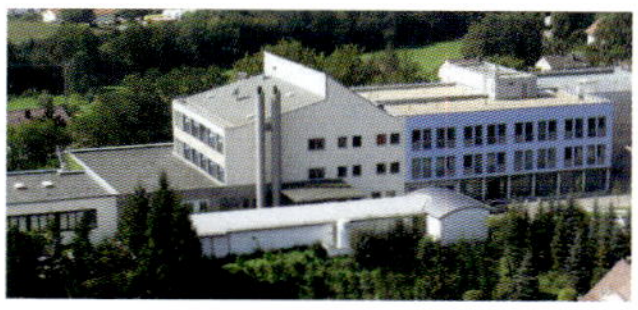

Kontakt

Krankenhausstraße 2
90386 Wörth a. d. Donau
Telefon 09482 202-0
Fax 09482 202-261
info@kkh-woerth.de
www.kkh-woerth.de

Wir sind eine unter der Trägerschaft des Landkreises Regensburg stehende und vom TÜV zertifizierte Klinik der Grund- und Regelversorgung. Nach einer 6-jährigen Generalsanierung verfügt die Klinik über hochwertige Räumlichkeiten nach modernstem Standard.

TÜV Thüringen CERT ISO 9001:2008 · TÜV Thüringen CERT ISO 14001:2009

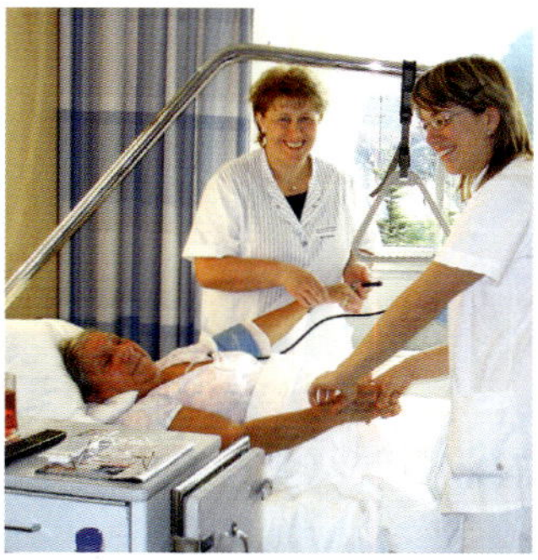

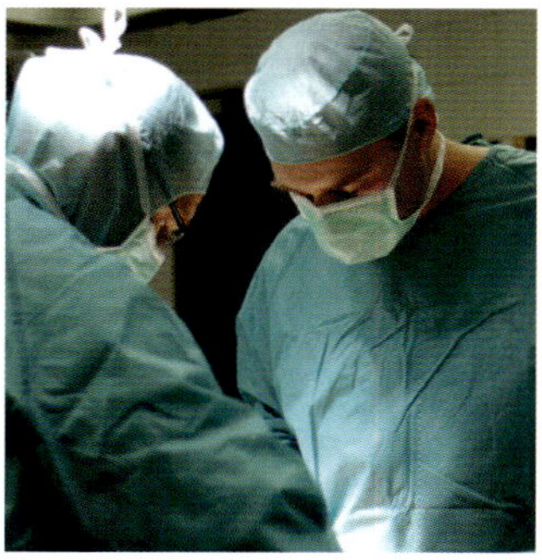

Medizinische Qualität und persönliche Betreuung

In unserer Klinik arbeiten die Spezialisten Hand in Hand und ermöglichen neben einer persönlichen Betreuung eine hohe Qualität der medizinischen Versorgung.

Ein Team mit fachlich hoch qualifizierten und motivierten Mitarbeitern sorgt für einen schnellstmöglichen Behandlungs- und Genesungsprozess.

ASKLEPIOS Klinik Burglengenfeld Wohnortnahe Grund- und Regelversorung

Mensch und Spitzenmedizin im Mittelpunkt

Die Klinik Burglengenfeld versteht sich als Haus der Grund- und Regelversorgung für das Städtedreieck und seinen Einzugsbereich. Mit drei Haupt- und drei Belegabteilungen kann ein breites medizinisches Spektrum abgedeckt werden. Eine rund um die Uhr besetzte Notfallambulanz ist Anlaufstelle, wenn schnell professionelle und qualifizierte medizinische Hilfe benötigt wird. Seit 1. Juli 2010 gehört die Klinik Burglengenfeld zum Asklepios-Verbund, Europas größtem privatwirtschaftlichen Klinikbetreiber. Mensch und Spitzenmedizin stehen bei Asklepios im Mittelpunkt.

ASKLEPIOS
Klinik Burglengenfeld

Kontakt
Dr.-Sauerbruch-Straße 1
93133 Burglengenfeld
Telefon 09471 705-0
Telefon 09471 705-320
(Notfallambulanz)
burglengenfeld@asklepios.com

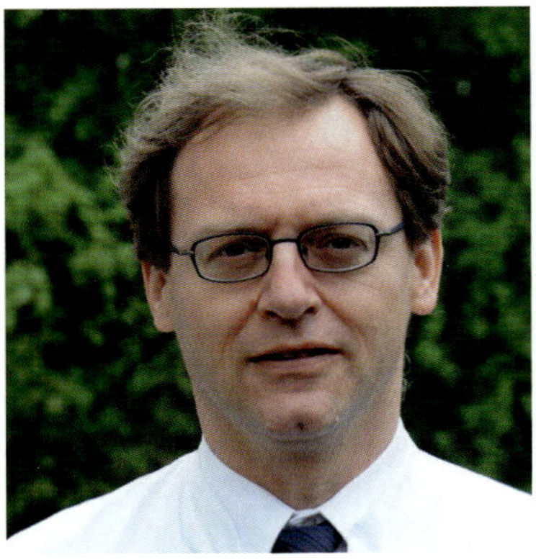

Dr. med. Bernhard Kellner, Chefarzt Anästhesie, Telefon 09471 705-201

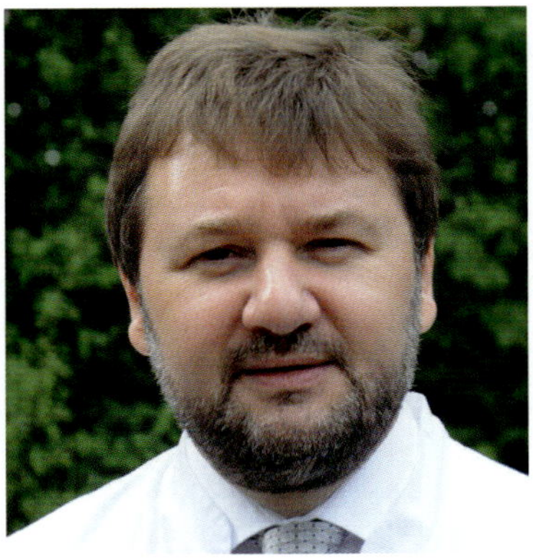

Dr. med. Stefan Pommer, Chefarzt Chirurgie, Telefon 09471 705-301

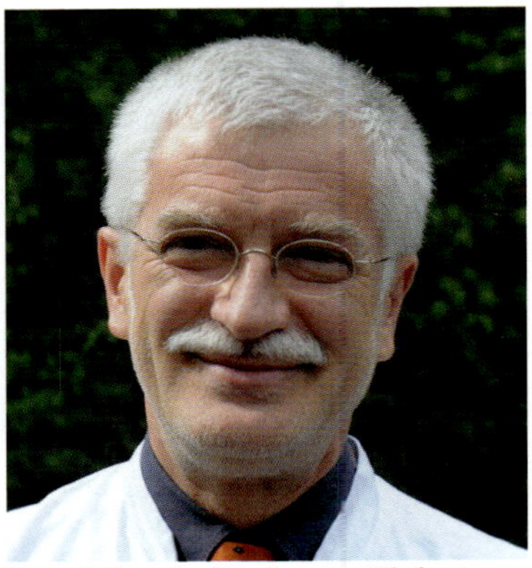

Dr. med. Franz Josef Riedhammer, Chefarzt Innere Medizin, Telefon 09471 705-401

Anästhesie

- Anästhesiologische Versorgung aller Abteilungen der Klinik
- Perioperative Schmerztherapie (Schmerzkatheter und Schmerzpumpen)
- Periduralanästhesie zur Geburtserleichterung
- Möglichkeit der Eigenblutspende
- Intensivabteilung mit sechs Beatmungsplätzen

Chirurgie

- Erkrankungen der Schilddrüse, Nebenschilddrüse und Nebenniere
- Gut- und bösartige Erkrankungen des Magen-Darm-Traktes, der Leber- und Gallenblase, der Bauchspeicheldrüse sowie Hernienchirurgie
- Operative Behandlung bei krankhaftem Übergewicht
- Operationen bei Gefäßerweiterungen und arteriellen Durchblutungsstörungen
- Gefäßtherapie mit Kathetern und Gefäß-Endoprothesen
- Behandlung von Verletzungen des Bewegungsapparates einschließlich des Beckens und der unteren Wirbelsäule (Knochenbrüche, Gelenk-, Sehnen- und Muskelverletzungen)
- D-Arzt-Zulassung (Schul-, Arbeits- und Wegeunfälle)

Ein großer Teil der Eingriffe wird minimal-invasiv („Schlüsselloch-Chirurgie") durchgeführt.

Innere Medizin

Behandlung von

- akuten und chronischen Herzkrankheiten (einschließlich Schrittmachertherapie)
- Darmkrankheiten, Gallenwegs- und Lebererkrankungen
- ambulanten und stationären Tumorpatienten
- Patienten mit Diabetes mellitus
- Schlaganfallpatienten (Schlaganfallakutstation)

Die Klinik verfügt über

- einen Spiral-Computertomografen modernster Bauart
- eine Angio-Einheit
- einen modernen Laparoskopie-Turm
- mehrere Sonografie-Einheiten
- alle Möglichkeiten der endoskopischen Diagonsestellung und Therapie

Belegabteilungen

Gynäkologie

- Dr. med. Olaf Aedtner
- Dieter Erlbeck

Hals-Nasen-Ohren-Heilkunde

- Dr. med. Christine Klemens
- Dr. med. Andreas Klemens

Chirurgie-Belegabteilung

- Dr. med. Ulrich Hoffmann
- Dr. med. Michael Günther

ASKLEPIOS Kliniken im Landkreis Schwandorf 24-Stunden-Bereitschaft für die Patienten

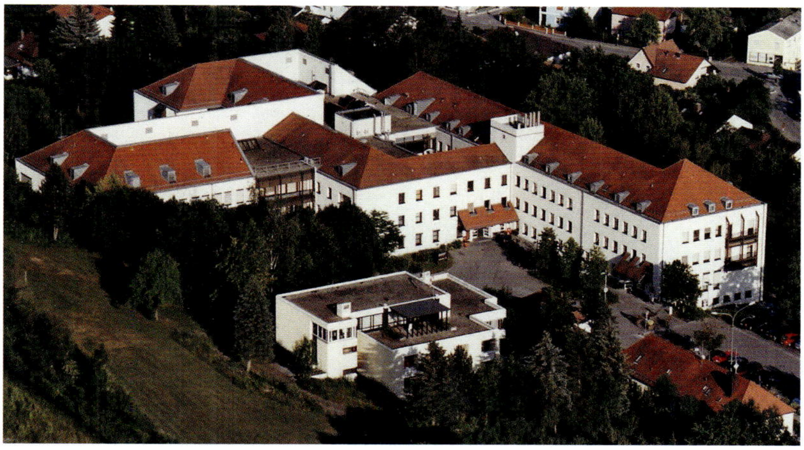

Burglengenfeld – eines von vier Asklepios-Häusern im Landkreis Schwandorf

Die Asklepios-Gruppe betreibt im Landkreis Schwandorf vier Häuser. Das größte und hinsichtlich seines Spektrums und der behandelten Fallzahlen am breitesten aufgestellte Haus ist die Klinik Burglengenfeld. Die Asklepios-Klinik Lindenlohe ist eine orthopädische Fachklinik auf universitärem Niveau. Das ursprüngliche Krankenhaus Nabburg erfährt derzeit eine neue Ausrichtung und wird zur kardiologischen Fachklinik umfunktioniert. Das Krankenhaus Oberviechtach ist ein Haus der Grund- und Regelversorgung.

Vorausschauende Versorgung der Patientinnen und Patienten

Spitzenmedizin wird in den Asklepios-Kliniken groß geschrieben. Fünf Jahre nach der Übernahme der Orthopädischen Klinik Lindenlohe wird dort eine hervorragende Versorgung über das komplette Spektrum der Orthopädie geboten. Das Haus Burglengenfeld ist in seinen drei Hauptabteilungen – Anästhesie, Chirurgie und Innere Medizin – hervorragend aufgestellt. Die Neuinstallation der schwerpunktmäßigen Kardiologie in Nabburg stellt eine medizinische Bereicherung der mittleren und nördlichen Oberpfalz in der Nord-Süd- wie in der Ost-West-Achse dar.

Vorausschauend und auf die optimale Versorgung von Schlaganfall-Patientinnen und Patienten ausgerichtet ist die Innere Medizin der Klinik Burglengenfeld durch ihren Anschluss an „TEMPiS“, das „Telemedizinische Projekt zur integrierten Schlaganfallversorgung“. Diese sehr wirksame Schlaganfallbehandlung steht somit auch der Bevölkerung in ländlichen Gebieten zur Verfügung. Kompetente Unterstützung erhalten die Ärztinnen und Ärzte vor Ort dabei durch Spezialisten aus den Schlaganfallzentren des städtischen Klinikums Harlaching und der Universitätsklinik in Regensburg – zu jeder Tages- und Nachtzeit, rund um die Uhr.

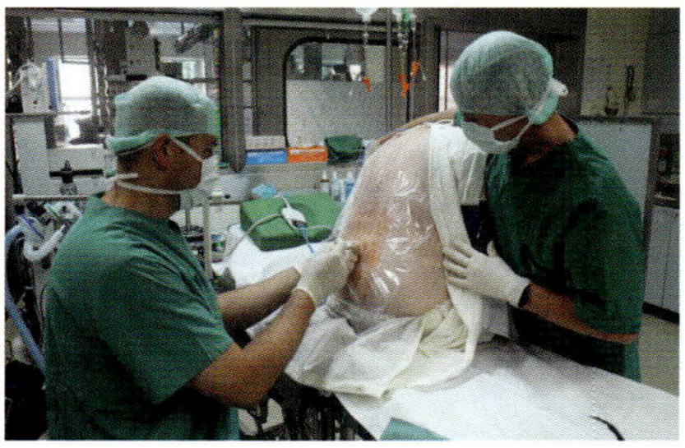

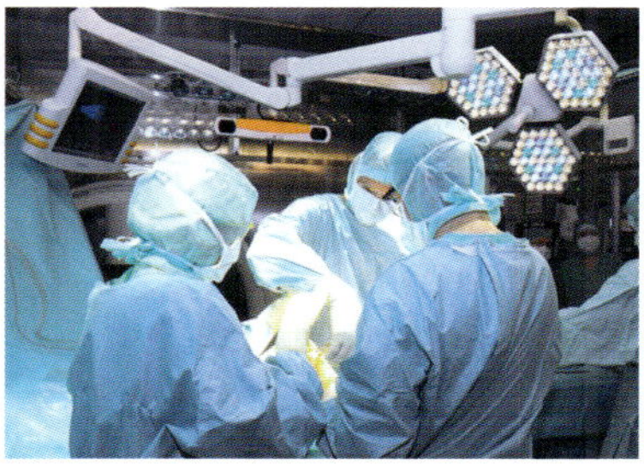

ASKLEPIOS
Orthopädische Klinik Lindenlohe

› Kontakt
Lindenlohe 18
92421 Schwandorf
Telefon 09431 888-0
Telefon 09431 888-666
(Notfallambulanz)
lindenlohe@asklepios.com

24-Stunden-Notfallambulanz
für alle Verletzungen des Bewegungsapparates
(09431) 888–666

KTQ-Zertifikat

Olympiastützpunkt Bayern

ASKLEPIOS
Kardiologische Fachklinik Nabburg

› Kontakt
Krankenhausstraße 25
92507 Nabburg
Telefon 09433 80-0
Telefax 09433 80-1110
nabburg@asklepios.com

ASKLEPIOS
Klinik Oberviechtach

› Kontakt
Teunzer Straße 15
92526 Oberviechtach
Telefon 09671 930-0
Telefax 09671 930-3507
oberviechtach@asklepios.com

Klinik Donaustauf – Zentrum für Psychosomatische Medizin und Psychotherapie

Eingebettet in eine traumhafte Landschaft finden hier Körper und Geist Erholung und Gesundheit

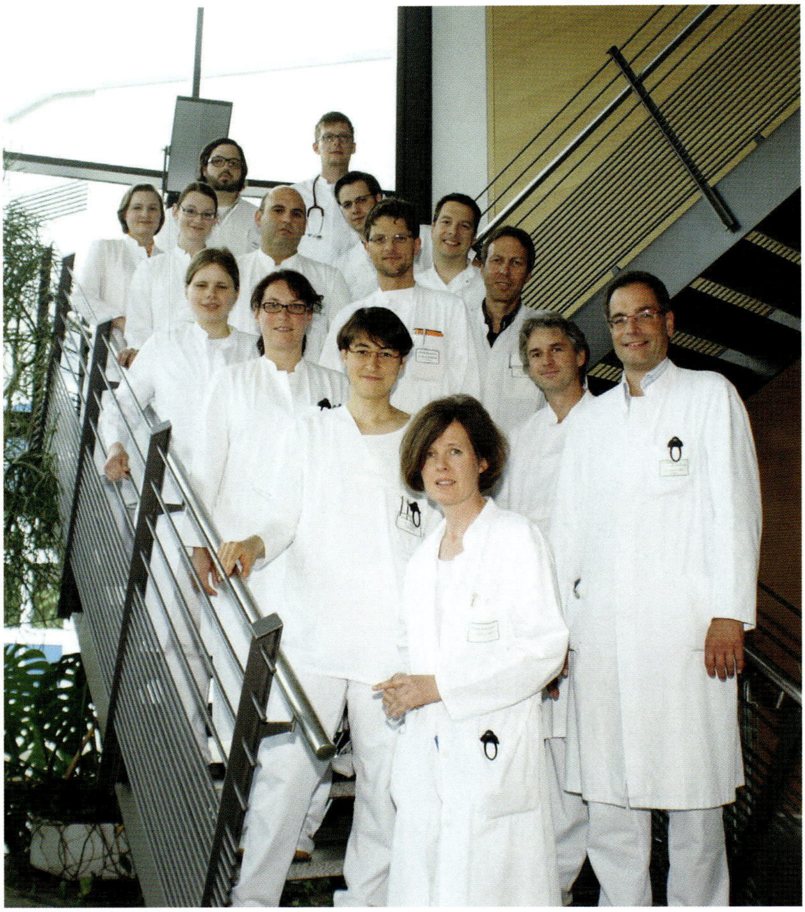

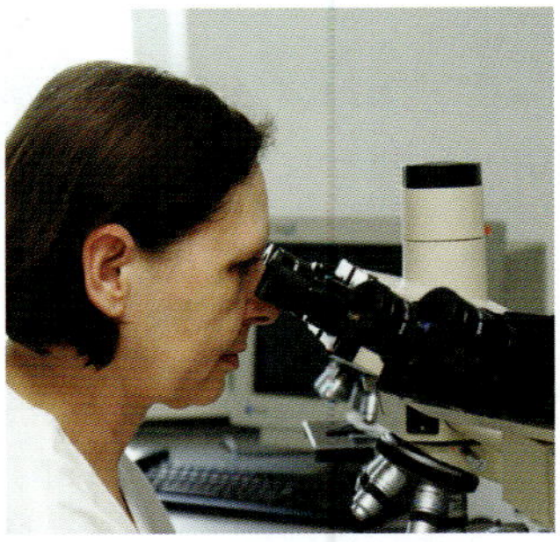

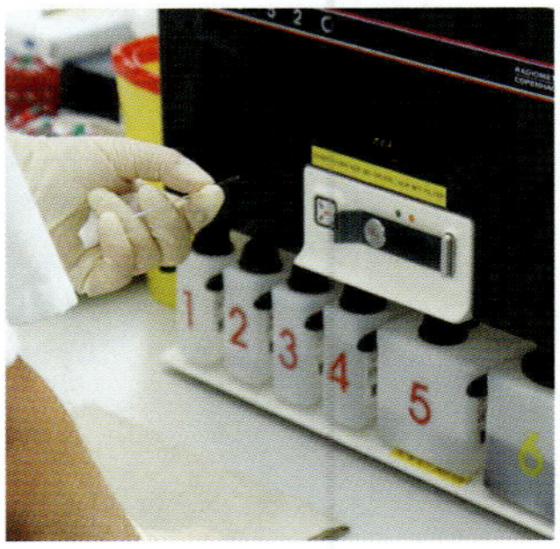

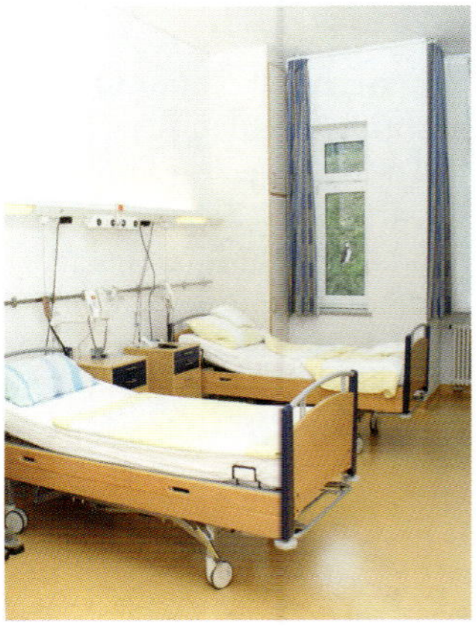

Die Klinik Donaustauf, wunderschön gelegen, hoch über dem Donautal neben der Walhalla und in unmittelbarer Nachbarschaft zu Regensburg, ist eine moderne, überregionale Spezialklinik mit den Hauptabteilungen:

Pneumologie
Prof. Dr. Pfeifer

Psychosomatik
Prof. Dr. Loew

Thorakale Radiologie
PD Dr. Hamer

In dem mit 120 Betten überschaubaren Krankenhaus steht der Patient dank kompetenter, freundlicher und hilfsbereiter Mitarbeiter im Mittelpunkt.

In der Abteilung Pneumologie steht unter der Führung von Prof. Dr. Michael Pfeifer ein mehrheitlich aus fachärztlichen Internisten mit den weiterführenden Qualifikationen Pneumologie, Kardiologie, Intensivmedizin, Infektiologie, Onkologie, Schlafmedizin und Sportmedizin bestehendes Ärzteteam zur Verfügung.

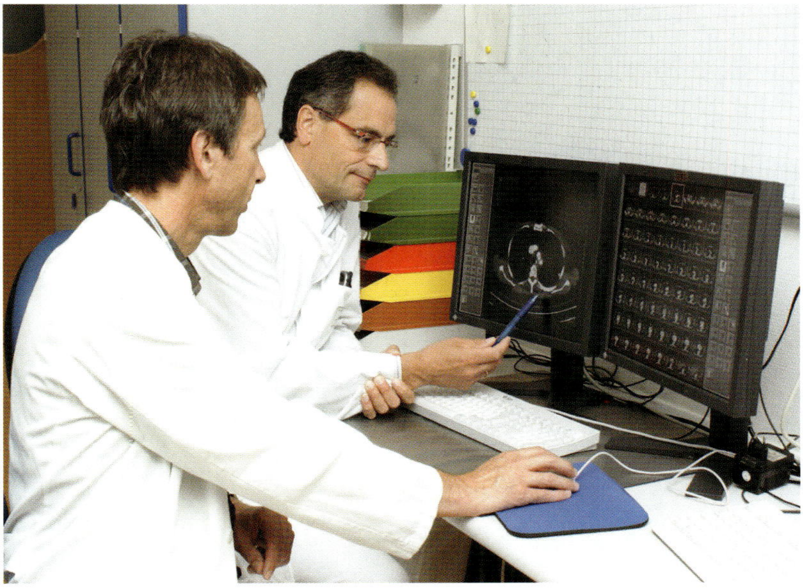

KLINIK DONAUSTAUF
Zentrum für Pneumologie, Psychosomatische Medizin und Psychotherapie

Kontakt
Ludwigstraße 68
93093 Donaustauf
Telefon 09403 80-0
Fax 09403 80-211
information@
klinik-donaustauf.de
www.klinikum-donaustauf.de

Freier Atem bedeutet Leben
Atemnot, Husten, Schmerzen im Brustkorb sind die ersten Zeichen einer Erkrankung der Atemwege und der Lunge. Persönliche Atmosphäre, eine moderne Ausstattung, ständige Fort- und Weiterbildung der Mitarbeiter sowie große Erfahrung, auch mit eher selten auftretenden Erkrankungen, sichern in enger Abstimmung mit den zuweisenden Ärzten eine gezielte Diagnostik und Therapie aller Lungenerkrankungen.

Schwerpunkte:
- Chronisch obstruktive Bronchitis mit Lungenemphysem (COPD)
- Chronischer Husten
- Asthma bronchiale
- Lungenentzündungen
- Akute Erkrankungen des Lungengewebes
- Lungenfibrose
- Rippenfellerkrankungen
- Lungen- und Rippenfellkrebs
- Lungenhochdruck
- Schwere Atemeinschränkung, die eine Beatmung erfordert
- Behandlung nach Langzeitbeatmung
- Schlafstörungen bei starkem Schnarchen (Schlafapnoe) oder Übergewicht
- Allergische Erkrankungen

Die Klinik umfasst mit 95 Betten die Abteilungen Onkologie mit Tagesklinik, Schlaflabor, Intensivmedizin und die allgemeinen Stationen. Das Handeln wird geleitet vom Anspruch einer umfassenden, an die Bedürfnisse des Patienten angepassten medizinischen Versorgung auf dem Niveau des aktuellen medizinischen Wissens. Eine intensive interne Kommunikation, Fallkonferenzen sowie Einzelfalldiskussionen mit anderen Spezialisten im In- und Ausland prägen die medizinische Arbeit.

Die Klinik ist Partner der Universität Regensburg in Lehre, Forschung und Krankenversorgung und kooperiert zudem seit Jahren mit den thoraxchirurgischen Abteilungen des Uniklinikums und des Krankenhauses der Barmherzigen Brüder. Prof. Dr. Pfeifer leitet als C3 Professor zudem den Bereich Pneumologie am Universitätsklinikum Regensburg.

Atmen ist Leben
„Den Atem des Lebens hauchte er in sein Angesicht, und der Mensch wurde zur lebendigen Seele."

J. Haydn u. G.v. Swieten
„Die Schöpfung"

Klinik Donaustauf – Zentrum für Psychosomatische Medizin und Psychotherapie

Eingebettet in eine traumhafte Landschaft finden hier Körper und Geist Erholung und Gesundheit

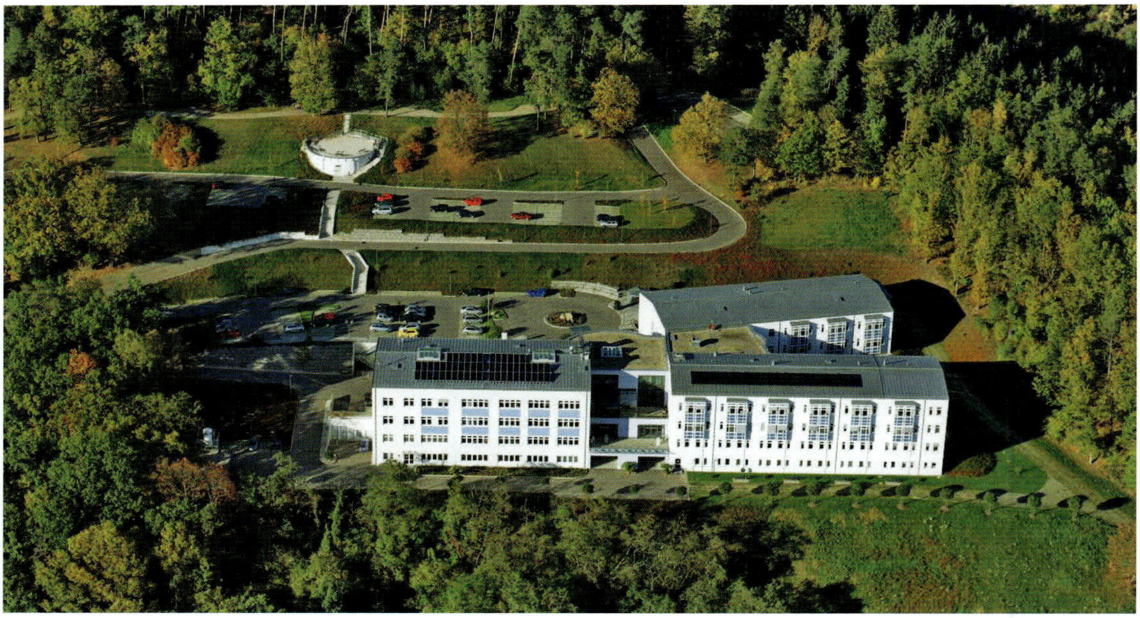

Optimale Versorgung

Die Abteilung für Psychosomatik der Klinik Donaustauf bietet auch körperlich Schwerkranken die Möglichkeit, stationär behandelt zu werden. Wir verfügen über die dafür notwendigen Voraussetzungen: eine exzellente Physiotherapie und ausgebildetes Pflegepersonal. Im Mittelpunkt unseres Therapieplans steht die besondere Behandlungsmethode der funktionellen Entspannung: die dezidierte körpertherapeutische bzw. körperpsychotherapeutische Ausrichtung der Regensburger universitären Psychosomatik. Der eigene Körper kommt auch bei der Kunst-, Tanz- und Musiktherapie ins Spiel.

Fächerübergreifendes Zusammenspiel

Psychosomatische Medizin ist interdisziplinär. In unserem Team finden sich neben den einschlägigen Gebietsärzten für Psychosomatische Medizin und Psychotherapie auch Psychiater, eine Neurologin, Anästhesistinnen, Ernährungsberaterinnen, Psychologinnen, eine Sportlehrerin, Sozialpädagoginnen sowie Ärzte mit der Zusatzbezeichnung spezielle Schmerztherapie, Sozialmedizin und Psychoanalyse.

Kooperationen mit Kliniken

Wir arbeiten mit allen Abteilungen und Kliniken des Universitätsklinikums Regensburg intensiv zusammen, insbesondere mit der Kardiologie, der Gastroenterologie, der Chirurgie sowie der Dermatologie. Damit können wir die nahtlose Mit- und Weiterbehandlung garantieren. Unsere Abteilung ist mit dem Transplantationszentrum und organbezogenen Zentren vernetzt, zum Beispiel dem Beckenbodenzentrum und dem Darmzentrum mit Spezialdisziplinen. Neben den psychotherapeutischen Maßnahmen im engeren Sinn kommen bei uns auch die technischen Möglichkeiten der Psychosomatik, wie computergestützte Diagnostik und Biofeedback zum Einsatz. Bewegungsanalysen (Aktinometrie) und medikamentöse Therapien stehen ebenfalls auf dem Behandlungsplan.

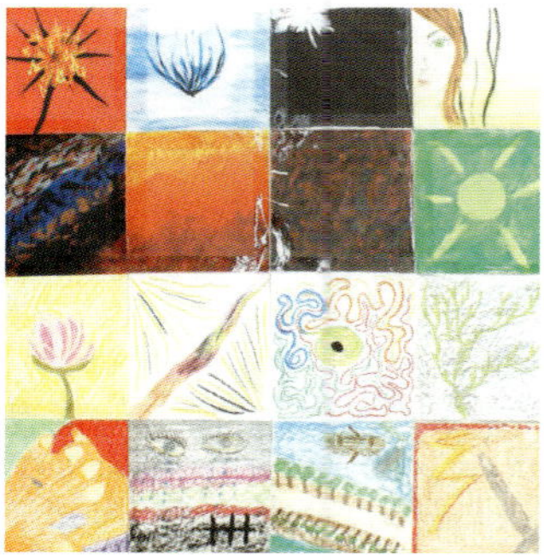

Besondere Kooperationen:

- Abteilung für Psychosomatik der Universität (Leitung Prof. Dr. Thomas Loew)
- Heiligenfeldkliniken, Bad Kissingen und Waldmünchen (Stiftungsprofessur für angewandte Bewusstseinswissenschaften)
- Klinik St. Lukas, Bad Griesbach
- Inntalklinik, Simbach
- Klinik Höhenried der DRV Bayern Süd

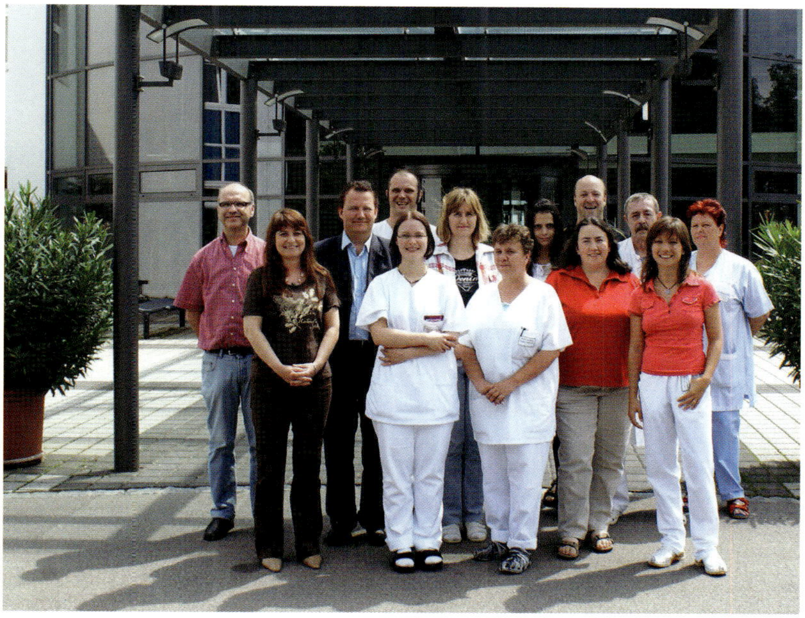

KLINIK DONAUSTAUF
Zentrum für Pneumologie, Psychosomatische Medizin und Psychotherapie

Kontakt
Ludwigstraße 68
93093 Donaustauf
Telefon 09403 80-0
Fax 09403 80-211
information@
klinik-donaustauf.de
www.klinikum-donaustauf.de

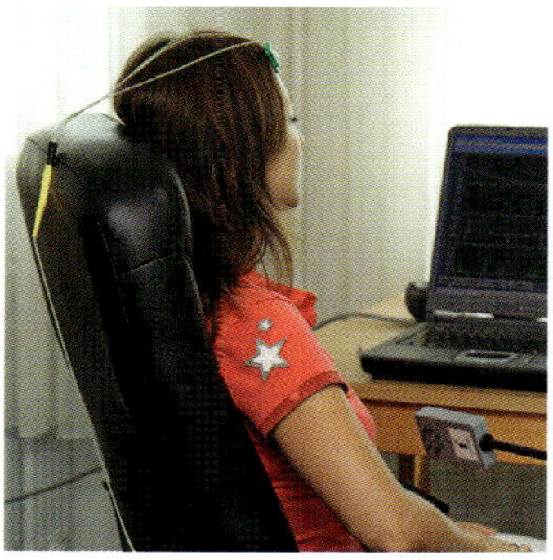

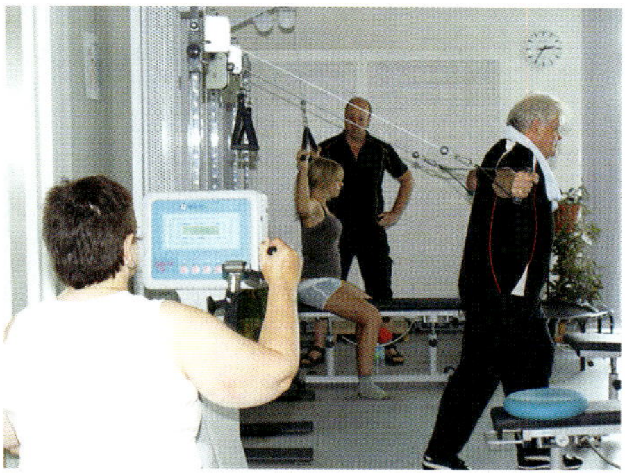

Mitarbeit im Institut für Qualitätsentwicklung in Psychosomatik und Psychotherapie, München (IQP)

Tätigkeitsschwerpunkte:
- Essstörungen, insbesondere morbide Adipositas, hier auch in Zusammenarbeit mit plastischen und Abdominalchirurgen
- Anorexia nervosa
- Somatoforme Störungen und chronischer Schmerz
- Chronische Lungenerkrankungen
- Rheumatologische, neurologische, dermatologische Erkrankungen
- Magen-Darm-Erkrankungen mit zusätzlicher psychosomatischer Komponente bzw. Problemen in der Krankheitsbewältigung oder bei Schwierigkeiten im Krankheitsverlauf, die mit psychologischen Faktoren zusammenhängen
- Bluthochdruck
- Tinnitus
- Ängste vor besonderen Behandlungsmaßnahmen wie Herzschrittmachern oder Transplantation
- Chronische Schlafstörungen, insbesondere wenn es sich um überlappende Krankheitsbilder handelt

Uns ist bewusst, dass unsere Patienten oft bereits mehrere stationäre Behandlungen in anderen Einrichtungen hinter sich haben. Wir berücksichtigen das selbstverständlich in unserer Therapieplanung und arbeiten auch gerne vernetzt mit den niedergelassenen Kollegen – auch überregional.

Pflegeresidenzen – in Geborgenheit den Lebensabend genießen

Machen Sie sich ab und zu Gedanken, wo Sie Ihren Lebensabend verbringen? Oder einer Ihrer Angehörigen? Nicht selten stellt sich auch die Frage, wer einen nach einem Unfall oder einer schweren Erkrankung wie z.B. nach einem Schlaganfall pflegt. Da ist es beruhigend zu wissen, dass es in Ihrer Nähe Pflegeresidenzen gibt – ein Zuhause für Menschen, die nicht mehr allein wohnen wollen oder es nicht mehr können. Pflegeresidenzen bieten eine Rundumversorgung, die Angehörige einfach nicht schaffen. Dabei wird auf eine familiäre und gemütliche Atmosphäre geachtet, in der man sich wohlfühlen kann.

Zimmer und Tagesgestaltung:

Die Zimmer in Pflegeresidenzen sind freundlich und komfortabel, auf besondere Anforderungen wird Rücksicht genommen (schwellenlose Badezimmer usw.) Die Bewohner können sich meist individuell einrichten und ihre eigenen, vertrauten Möbel mitbringen oder das Mobiliar der Pflegeresidenz in Anspruch nehmen. Es wird auf eine sinnvolle, kurzweilige Tagesgestaltung Wert gelegt. Nicht selten wird ein Unterhaltungsprogramm geboten und werden Ausflüge organisiert.

Pflege und Sicherheit: Individuelle Betreuung auf hohem Niveau

Am wichtigsten ist das Gefühl, dass der Angehörige gut aufgehoben ist. Pflegeresidenzen garantieren eine optimale Pflege durch gut ausgebildetes und erfahrenes Pflegepersonal. Sie haben die Gewissheit, dass stets die aktuellsten Erkenntnisse der Pflegewissenschaften zum Wohle der Bewohner angewendet werden. Teils befindet sich sogar eine Physiotherapie im Haus. Für die Sicherheit der Bewohner sind Zimmer mit einer Notrufanlage ausgestattet. Rund um die Uhr besteht so eine direkte Verbindung zum Dienst habenden Pflegepersonal.

Fazit: Bewohner von Pflegeresidenzen profitieren von Wohnkomfort und Behaglichkeit, Sicherheit sowie liebevoller und kompetenter Pflege.

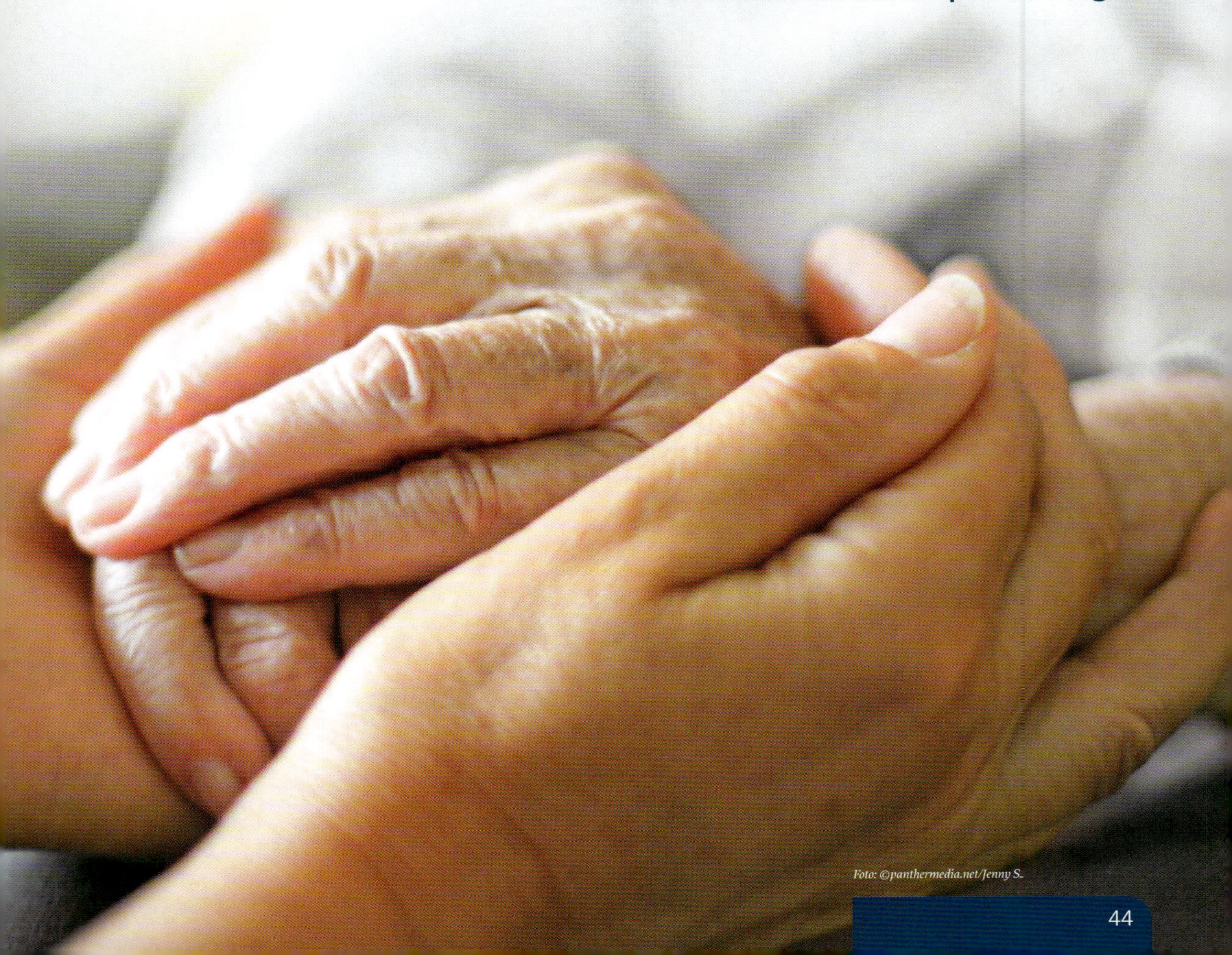

Foto: ©panthermedia.net/Jenny S.

Senioren-Residenz Schloss Thurn und Taxis

Senioren-Residenz Schloss Thurn und Taxis

Einmaliges Seniorenwohnerlebnis im „Schloss St. Emmeram" – im Herzen von Regensburg

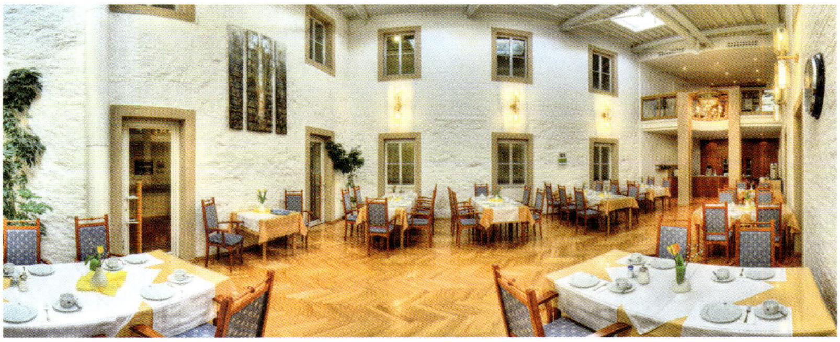

Foto: Patrick Reimig

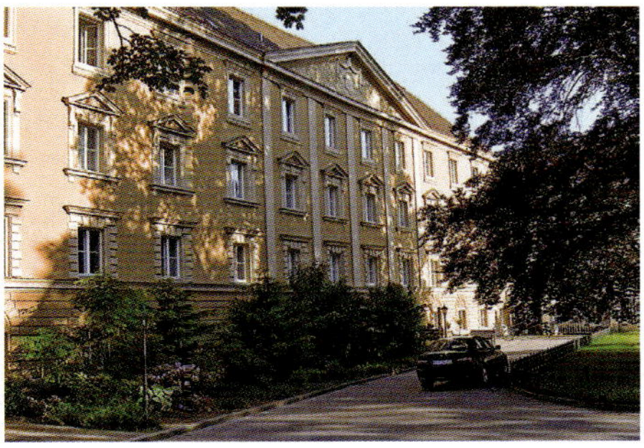

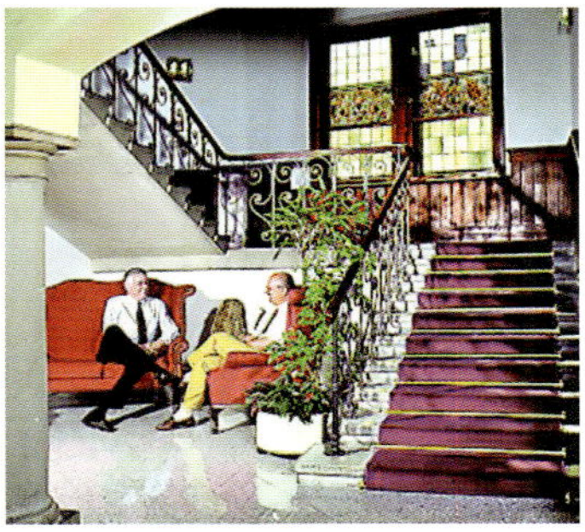

Senioren-Residenz
Schloss Thurn und Taxis

Kontakt
Emmeramsplatz 7
93047 Regensburg
Telefon 0941 5864-0
Fax 0941 5864-599

www.senioren-residenz-regensburg.de
srr-info@senioren-residenz-regensburg.de

In einer der schönsten Lagen Regensburgs

In einem unvergleichlichen Ambiente und mit einem Namen, der zu Qualität verpflichtet, bietet das denkmalgeschützte Gebäude verschiedenste Möglichkeiten des Wohnens, des Betreuens und des Pflegens. Die Zielsetzung des Hauses besteht darin, das traditionelle, fürstliche Ambiente zu bewahren, gleichzeitig aber Modernität und Komfort anzubieten.

Berücksichtigung aller individuellen Bedürfnisse und Wünsche

So individuell und einmalig unser Haus ist, so sind unsere Angebote darauf zugeschnitten. Die Bewohner können ein differenziertes und vielschichtiges Wohn- und Dienstleistungsangebot in der Residenz wahrnehmen. Wohnen mit Service, betreutes Wohnen oder Wohnpflege, auch in vollstationärer Form sowie Wohnpflege mit behütendem Charakter. Im Nebenhaus „Aurelia" berücksichtigen wir die speziellen Bedürfnisse unserer Mieter und Bewohner.

Höchster Komfort und umfangreiche Dienstleistungen

Sie wohnen so komfortabel wie in einem Hotel. Entspannt, sicher und mit einer breiten Palette an Dienstleistungen sowie einem exzellenten Spektrum an kulturellen Veranstaltungen und Freizeitangeboten. Neben den umfangreichen Leistungen, die bereits im Wohnpreis enthalten sind, bieten wir Ihnen selbstverständlich auch individuelle Dienste, die Sie persönlich wählen können, an. Ob Zimmerservice, Unterstützung zum Beispiel bei ärztlichen und behördlichen Angelegenheiten, Veranstaltungsbegleitung – für Sie sind wir da!

Unsere Residenzleitung, Susanne Vogel, nimmt sich gern Zeit für Sie, Ihre Fragen und Ihr Anliegen.

Orthopädie
Behandlung am Stütz- und Bewegungsapparat

Von Prof. Dr. Peter Angele und Dr. Jürgen Eichhorn

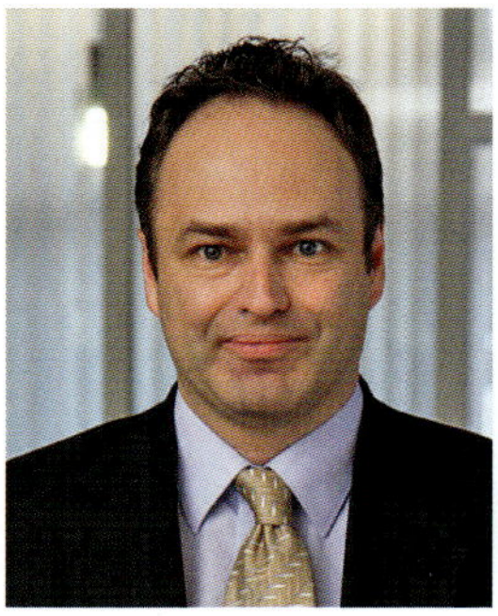

Prof. Dr. Peter Angele

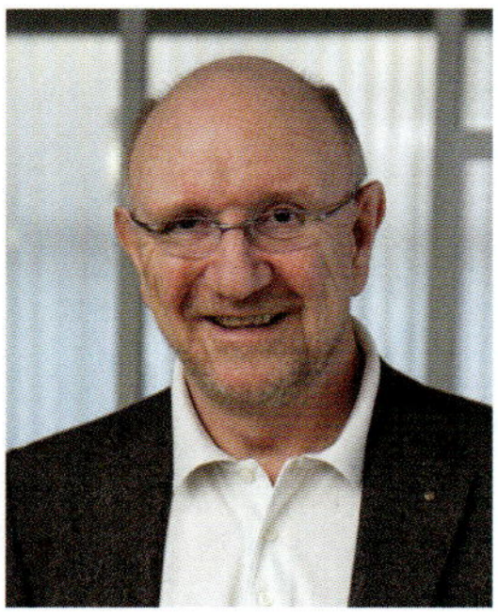

Dr. Jürgen Eichhorn

Aufgabenfelder der Orthopädie
Die Orthopädie beschäftigt sich mit der Vorbeugung, Entstehung, Erkennung und Behandlung von Verletzungen und Veränderungen am Stütz- und Bewegungsapparat, also an Knochen, Gelenken, Muskeln, Sehnen und Bändern.

In allen Altersstufen, vom Neugeborenen bis ins hohe Alter, können diese Schäden und Verletzungen auftreten. Schon Neugeborene werden z.B. zur Beurteilung von angeborenen Hüftgelenksveränderungen (z. B. Hüftdysplasie) dem Orthopäden vorgestellt. Für viele Funktionsstörungen, Formveränderungen oder Verletzungen steht der Orthopäde im Erwachsenenalter des Patienten als Ansprechpartner zur Verfügung. Das Spektrum reicht von der Behandlung von akuten Verletzungsfolgen wie Brüchen bis zu degenerativen Abnutzungsschäden wie Arthrose und Osteoporose.

Orthopädie im Wandel
In der Orthopädie haben sich bedeutende berufspolitische Veränderungen in den letzten Jahren ergeben. Durch die Vereinigung von Unfallchirurgie und Orthopädie ist das Anforderungsprofil an den Orthopäden noch breiter geworden. Um den Versorgungsaufgaben mit hoher Qualität gerecht zu werden, werden vermehrt Orthopäden mit Subspezialisierungen benötigt. Dies führt schon in der Ausbildung zu unterschiedlichen Lerninhalten für zukünftig rein konservativ tätige (nicht operative) Orthopäden im Vergleich zu operativ tätigen Orthopäden. Nach der Ausbildung spezialisieren sich Orthopäden und Unfallchirurgen zunehmend auch auf topographische Teilgebiete der Orthopädie, z. B. die Behandlung von Knieverletzungen.

Generalisten und Spezialisten
Somit wandelt sich das Berufsbild in der Orthopädie vom Orthopäden als Generalist bei der allgemeinen Versorgung von Veränderungen des Stütz- und Bewegungsapparates zum orthopädischen Spezialisten mit hoher Expertise in einem sehr eng gefassten Teil der Orthopädie. Dies führt zur Entstehung von Behandlungszentren mit überregionalem Einzugsgebiet. Der gut aufgeklärte und über die Medien informierte Patient (Internet, Informationsblätter) sucht sich seinen Spezialisten, auch wenn dieser räumlich weiter entfernt aufzufinden ist.

Die operative Versorgung wird zunehmend ambulant durchgeführt. Selbst für Eingriffe, bei denen eine ambulante Versorgung vor wenigen Jahren noch unvorstellbar erschien, werden durch verbesserte Operationstechniken mit minimal-invasiven Zugängen (Schlüsselloch-Technik, Arthroskopie) ambulante Operationen mit höchster Sicherheit für den Patienten angeboten (z. B. Schulterstabilisierung nach Schulterluxation). Für andere konservative oder operative Versorgungen, bei denen weiterhin ein stationärer Aufenthalt erforderlich ist (z. B. künstlicher Gelenkersatz), konnte die stationäre Liegezeit drastisch reduziert werden. Der Patient wird somit nicht so lange aus seinem gewohnten Umfeld herausgerissen. Insbesondere für Berufstätige und ältere Patienten stellt dies eine wichtige Verbesserung dar.

Intensivere Zusammenarbeit
Niedergelassene Orthopäden und Klinikärzte waren bisher in konträren Systemen tätig. Eine Versorgung durch einen Spezialisten in beiden Systemen war ausgeschlossen. Das Problem dieser Regelung bestand darin, dass an Kliniken, insbesondere Universitätskliniken, die Grundlagenforschung für Weiterentwicklung in der Orthopädie durchgeführt wurde, jedoch die klinische Versorgung, gerade für Gelenkverletzungen, in den niedergelassenen Praxen erfolgte. Ein Austausch fand nicht statt. Dies hat sich geändert. Spezialisten führen die Operationen neuerdings in beiden Systemen durch und können somit dem Patienten den für ihn individuell am besten geeignet Versorgungsstandort anbieten. Zudem wird hiermit auch ein Innovationstransfer aus der Forschung in die Klinik ermöglicht.

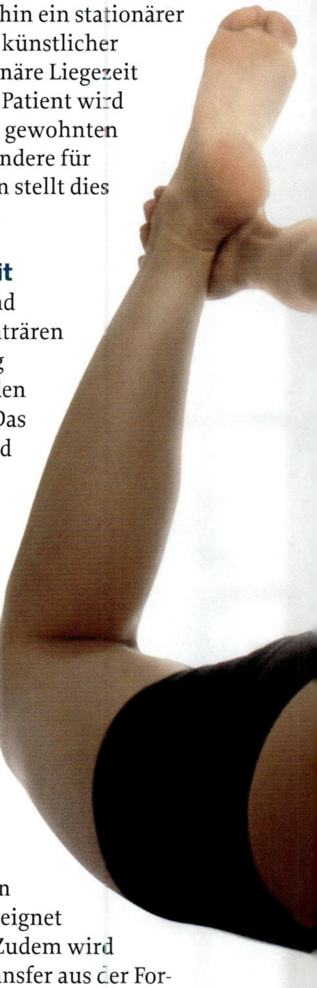

Orthopädische Therapie als Teambehandlung

Zur orthopädischen Versorgung gehört aber nicht nur der Orthopäde. Physiotherapeuten, Orthopädietechniker, Rehabilitationseinrichtungen und Ernährungsberater stellen mit dem Orthopäden und Unfallchirurgen ein Behandlungsteam dar. Nur hiermit ist eine optimale Versorgung gewährleistet.

Die Physiotherapie ist in dieser Teambehandlung besonders wichtig. In den letzten Jahren hat auch in diesem Sektor ein Wandel eingesetzt. Die Physiotherapie hat sich von der reinen Massageeinrichtung hin zu einer Bewegungsberatung entwickelt.

Neben Anwendung physiotherapeutischer Behandlungstechniken erhöht der Physiotherapeut heute den Informationsgehalt für gesundes Verhalten beim Patienten, lernt den Patienten zu Eigentraining an und betreut ihn als Coach umfassend während seiner Rehabilitation.

Für eine Vielzahl an Erkrankungen stehen auch stationäre Rehabilitationseinrichtungen zur Verfügung. Diese stellen ebenfalls einen wichtigen Teilbereich, insbesondere in der Nachbehandlung nach aufwendigen operativen Eingriffen, dar.

Zur Orthopädie gehört aber auch der Orthopädietechniker. Dieser passt Hilfsmittel und Orthesen an, versorgt den Patienten mit Einlagen und macht Schuhzurichtungen.

In der Orthopädie werden zunehmend auch alternative Behandlungsmethoden akzeptiert und in die Behandlungsempfehlung aufgenommen. Hierzu zählen z. B. die Akupunktur und die traditionelle chinesische Medizin.

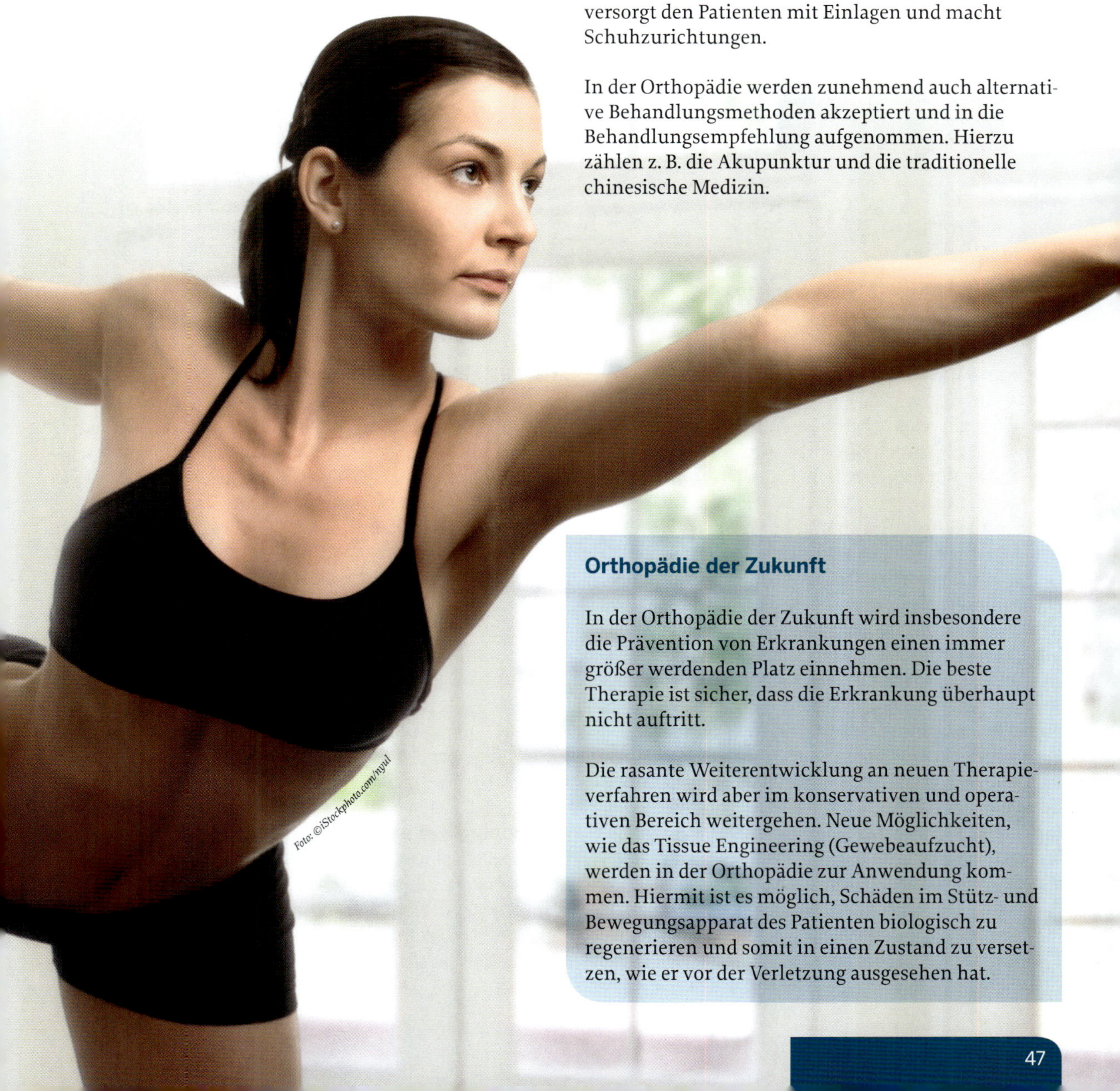

Foto: ©iStockphoto.com/nyul

Orthopädie der Zukunft

In der Orthopädie der Zukunft wird insbesondere die Prävention von Erkrankungen einen immer größer werdenden Platz einnehmen. Die beste Therapie ist sicher, dass die Erkrankung überhaupt nicht auftritt.

Die rasante Weiterentwicklung an neuen Therapieverfahren wird aber im konservativen und operativen Bereich weitergehen. Neue Möglichkeiten, wie das Tissue Engineering (Gewebeaufzucht), werden in der Orthopädie zur Anwendung kommen. Hiermit ist es möglich, Schäden im Stütz- und Bewegungsapparat des Patienten biologisch zu regenerieren und somit in einen Zustand zu versetzen, wie er vor der Verletzung ausgesehen hat.

Gemeinschaftspraxis Dr. Ulrich Hoffmann, Dr. Elisabeth Deinlein & Dr. Michael Günther

Das Wohlbefinden des Patienten als oberstes Gut

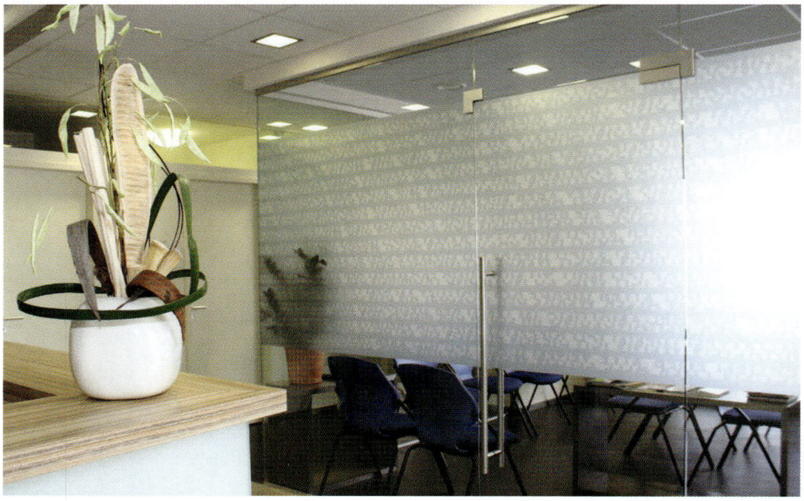

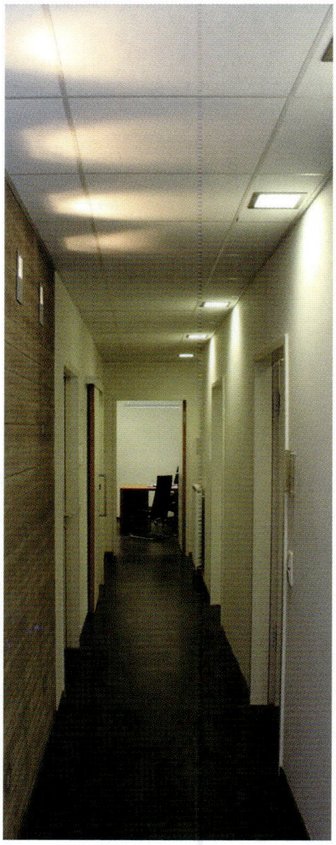

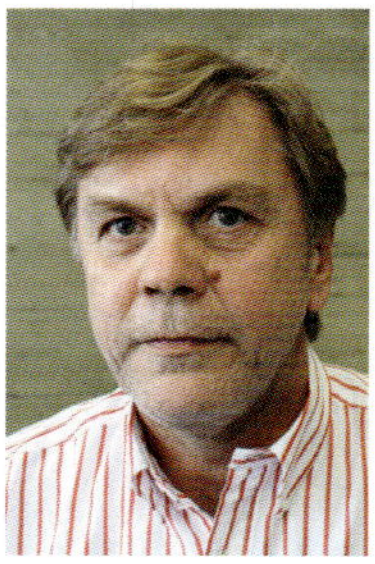

Dr. Ulrich Hoffmann

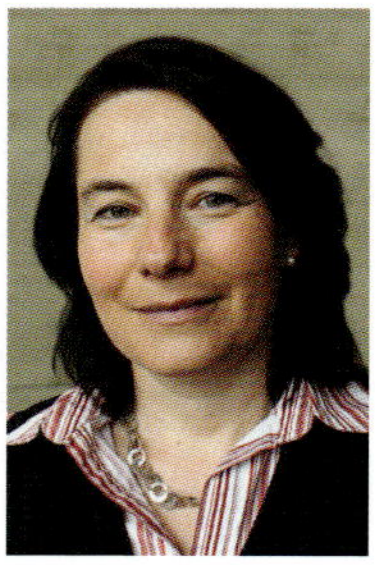

Dr. Elisabeth Deinlein

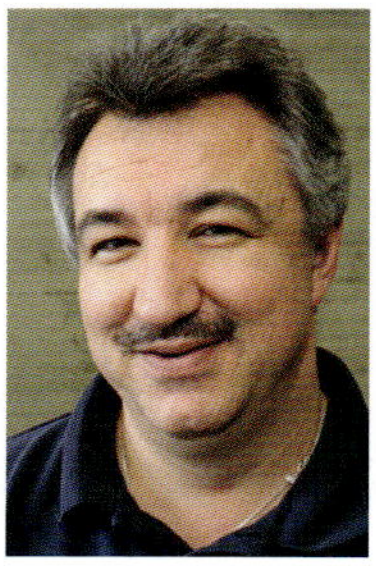

Dr. Michael Günther

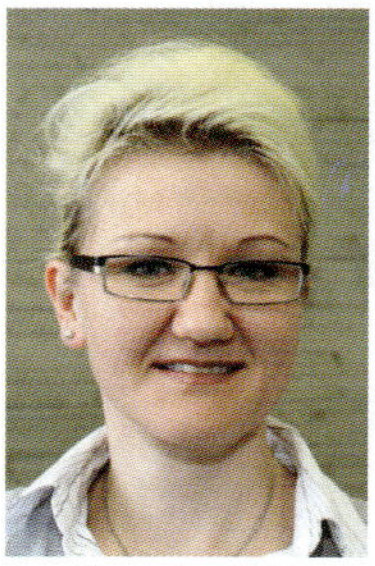

Dr. Alexandra Kobler

Optimale Versorgung mit vier Ärzten

Vor 13 Jahren gründete Dr. Ulrich Hoffmann, 2. Vorsitzender der Arbeitsgemeinschaft Niedergelassener Chirurgen Oberpfalz, seine unfallchirurgische Praxis mit orthopädischer Ausrichtung. Seitdem gilt hier der Grundsatz: Wir arbeiten solide, in Kombination mit Aufrichtigkeit und Ehrlichkeit gegenüber dem Patienten. 2003 ergänzten zuerst Dr. Elisabeth Deinlein (Allgemeinärztin) und 2007 dann Dr. Michael Günther (Unfallchirurg) das Ärzte-Team. Schließlich stieß mit Dr. Alexandra Kobler auch eine Weiterbildungsassistentin für Allgemeinmedizin und Chirurgie hinzu.

Neue Praxis mit modernster Ausstattung

2007 zog das Team in eine neue Praxis um. Die Patienten erwartet in den neuen Räumen – neben dem Ausblick auf die Burg – eine hochwertige und top-moderne Ausstattung. Zum Beispiel werden die Operationsräume mit Hochdruck klimatisiert, um sie hochaseptisch zu halten.

Im Mittelpunkt steht der Patient

Als unfallchirurgische Praxis kann das Ärzteteam seinen Patienten eine individuellere Betreuung bieten, als bei der chirurgischen Versorgung im Krankenhaus. So wird der Patient vor, während und nach der Operation vom gleichen Arzt betreut. Auch die anschließende Nachbehandlung kann direkt in der Praxis stattfinden.

Operationskatalog

In der Praxis können fast alle Verfahren der Allgemeinchirurgie ambulant durchgeführt werden. Hierzu zählen z. B. Entfernung von Haut- und Weichteilgeschwülsten, die Behandlung von Krampfadern, Nabel- und Leistenbrüche oder proktologische Erkrankungen wie etwa Hämorrhoiden. Auch die Vorfußchirurgie findet in der Regel ambulant statt, beispielsweise die Behandlung von Hammerzehen.

Spezialgebiet ambulante Handchirurgie

Ein Spezialgebiet der Praxis sind ambulante Handoperationen, z. B. Überbein- (Ganglion) und Sehnenoperationen oder die Behandlung von Nerveneinklemmungen. Selbstverständlich arbeitet die Praxis mit einer Narkoseärztin (Anästhesistin) zusammen.

Spezialisiertes Ärzteteam zur optimalen Patientenversorgung

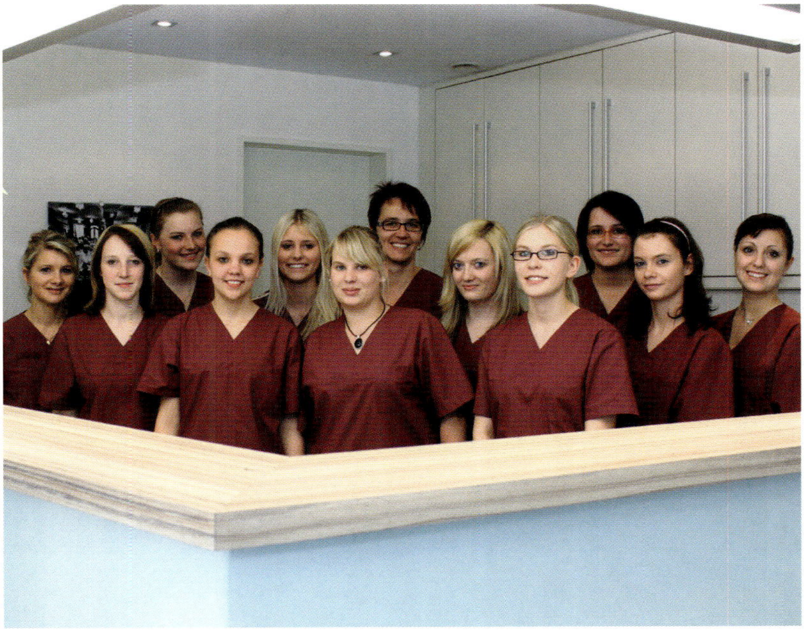

Das Praxisteam freut sich auf Ihren Besuch!

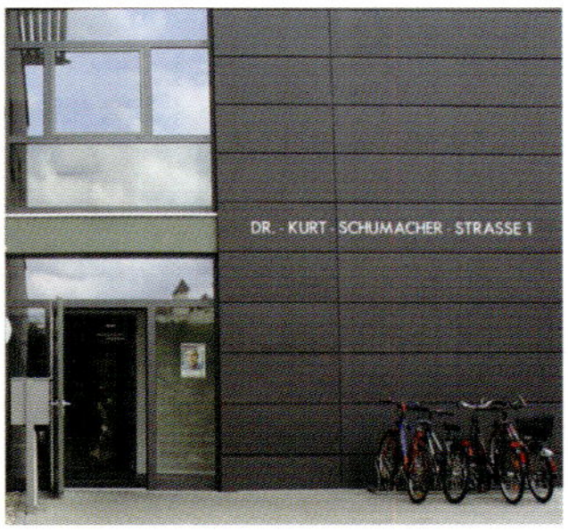

Durchgangsärzte bei Arbeits- und Schulunfällen

Sowohl Dr. Hoffmann als auch Dr. Günther sind von der Berufsgenossenschaft als Durchgangsärzte für Arbeits- und Schulunfälle zugelassen. Auch für Patienten, die nach der klinischen Rehabilitation Unterstützung suchen, ist die Praxis von Dr. Hoffmann optimal. Denn hier werden die Patienten auch nach der Reha vom gleichen Team betreut und es wird gemeinsam ein Ziel für die Zeit nach der Reha erarbeitet. Dazu gehören auch existenzielle Themen, wie zum Beispiel die Wiederaufnahme des Berufs. Zudem erstellen beide Ärzte häufig Gutachten für Sozialgerichte, Berufsgenossenschaften und private Unfallversicherungen.

Besonderheit Notaufnahmeraum

Die neue Praxis wurde mit einem durchdachten Konzept bezogen. Sie ist komplett ebenerdig angelegt und bietet dadurch die Möglichkeit eines Notaufnahmeraums, der bis zur Eingangstür angefahren werden kann; direkt daran angeschlossen ist der digitale Röntgenraum. Falls eine sofortige Operation nötig sein sollte, befinden sich die OP-Räume nur wenige Schritte weiter.

Belegärztliche Tätigkeit

Für alle Operationen, die nicht ambulant in der Praxis vorgenommen werden können, arbeiten die Ärzte der Gemeinschaftspraxis belegärztlich und konsiliarisch mit den Krankenhäusern Burglengenfeld und Lindenlohe zusammen. Insbesondere die Hüft- und Kniegelenkschirurgie wird in den Krankenhäusern durchgeführt, darunter viele Kniegelenksprothesen / -arthroskopien und Hüftgelenksprothesen.

Service wird groß geschrieben

Für seine Patienten steht das Team 51 (!) Wochen im Jahr zur Verfügung. Auch besonders ausgedehnte Sprechzeiten kommen den Patienten entgegen. Notfälle werden ganztags von 8.00 bis 18.00 Uhr aufgenommen.

Gemeinschaftspraxis
Dr. Ulrich Hoffmann
Dr. Elisabeth Deinlein
Dr. Michael Günther

› Kontakt

Dr.-Kurt-Schumacher Str. 1
93133 Burglengenfeld
Telefon 09471 5590
Fax 09471 807190

› Sprechzeiten

Mo – Fr	8:30	bis 12:00
Mo, Di, Mi	15:00	bis 18:00
Do	16:00	bis 19:00
Fr	14:00	bis 17:00

und nach Vereinbarung

Unfallaufnahme
ganztags von
8:00 bis 18:00

› Fachgebiete

Chirurgie
Unfallchirurgie
Unfall-D-Arzt
Allgemeinmedizin
Sportmedizin
Chirotherapie
Ambulantes OP-Zentrum

Orthopädie-Schuhtechnik HUBER

Fachgeschäft für Hilfsmittel von Kopf bis Fuß

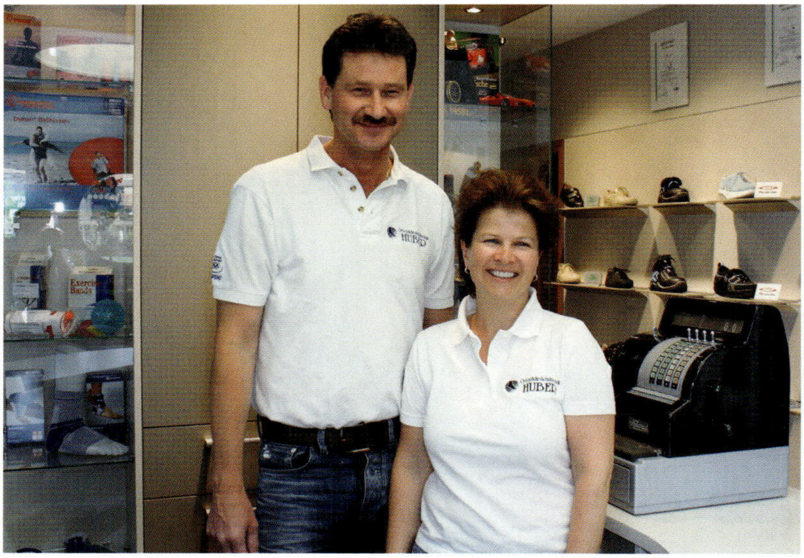

Orthopädie-Schuhtechnik
HUBER

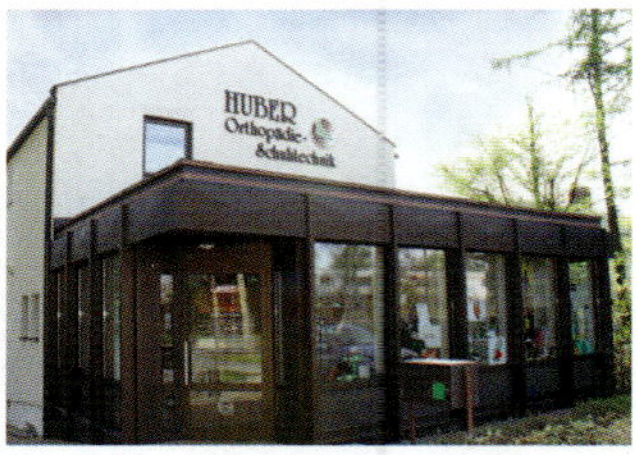

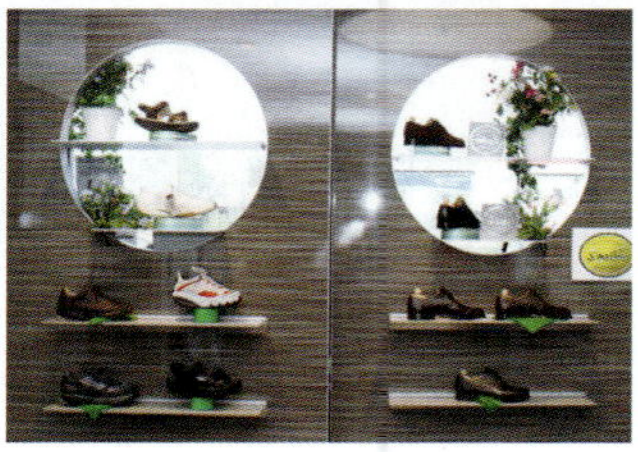

Bandagen und Orthesen
Wir bieten unseren Kunden Bandagen mit Silikonpelotten gegen Entzündungen in den Gelenken, ebenso Orthesen bei Verletzungen von Bändern.

Fußeinlagen nach Abdruck
Bei Fußbeschwerden, aber auch für gesunde Füße zur Unterstützung, fertigen wir für sämtliche Sport-, Freizeit-, Arbeits- und Straßenschuhe ganz individuell Einlagen in verschiedensten Materialien an.

Kompressionsstrümpfe
Bei Venenleiden haben wir in unserem Sortiment von den führenden Herstellern Kompressionsstrümpfe in Konfektion oder Maßanfertigung.

Orthopädische Schuhzurichtung
Sämtliche Schuhveränderungen zur Verbesserung des Gangbildes und Aufrichten der Körperstatik werden in unserer Werkstatt durchgeführt.

Orthopädische Maßschuhe
Bei schweren Fußdeformitäten stellen wir orthopädische Maßschuhe in sämtlichen Lederarten und Farben her.

Gesundheitsschuhe
Wir haben eine große Auswahl an Schuhen der Firmen Finn Comfort, MBT und docPrice.

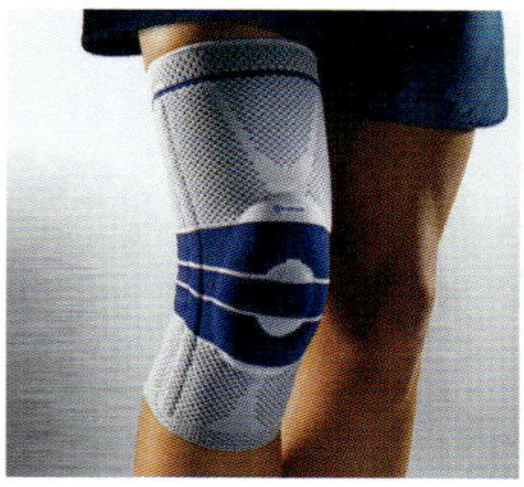

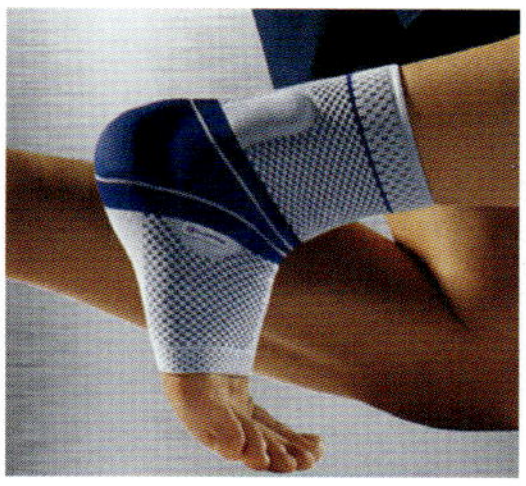

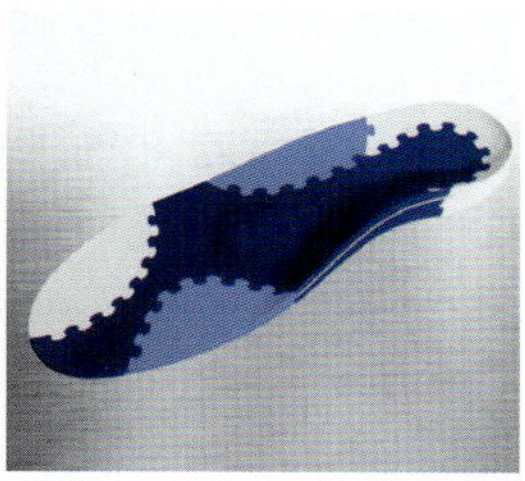

Orthopädie-Schuhtechnik
HUBER

Kontakt

Prüfeninger Schloss-Straße 13
93051 Regensburg
Telefon 0941 35414
Fax 0941 3995176
ortho.huber@t-online.de
www.orthopaedie-huber.de

Öffnungszeiten

Mo – Fr 8:00 bis 18:00
Sa 8:00 bis 12:00
Parkplätze direkt vorm Haus

Gemeinschaftspraxis: Dr. med. L. Hecht, Dr. med. A. Harlass-Neuking, Dr. med. B. Meyer

Fachärzte für Allgemeinmedizin I Sportmedizin I Chirurgie
Unfallärzte (H) I Ambulante Chirurgie (Arthroskopien) I Chirotherapie

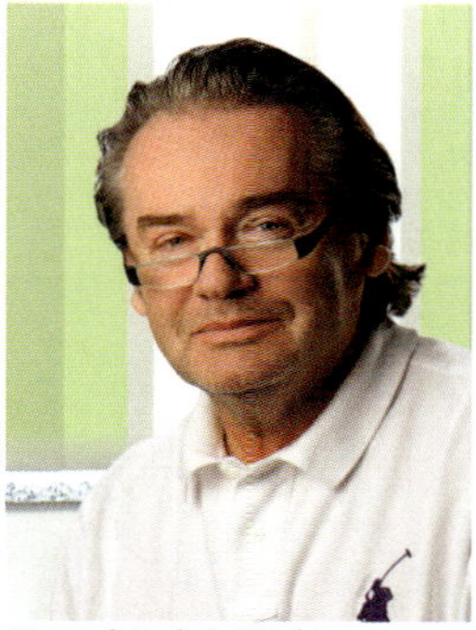
Dr. med. Ludwig Hecht

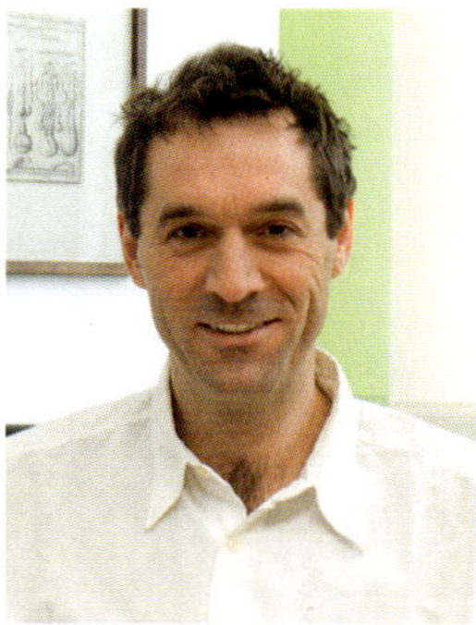
Dr. med. Andreas Harlass-Neuking

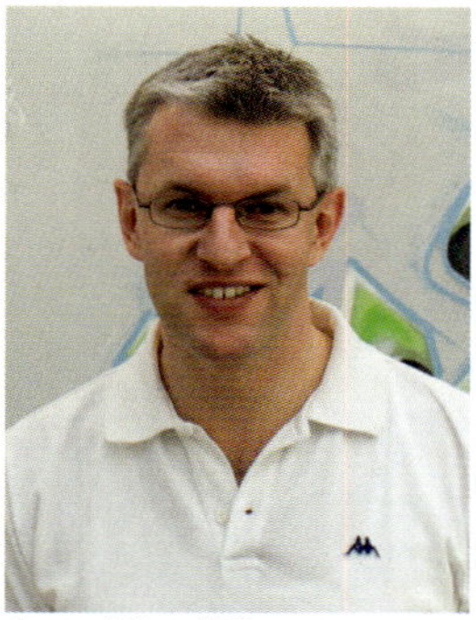
Dr. med. Bernd Meyer

Fachübergreifende Gemeinschaftspraxis

Die Ärzte Dres. Hecht, Harlass-Neuking, Meyer haben in Kooperation mit Herrn Professor Dr. Dr. Rainer Wirsching (nur privatärztlich tätig) ein Diagnose- und Therapiezentrum errichtet, das sich in einer fachübergreifenden Gemeinschaftspraxis mit den Schwerpunkten Allgemeinmedizin - Chirurgie - Sportmedizin - Chirotherapie befasst. Die Ärzte sind zum Unfallarztverfahren (H) zugelassen und verfügen über ein breites Spektrum an Diagnose- und Therapiemöglichkeiten.

Neben den üblichen in der Allgemeinmedizin typischen Untersuchungen wie Laboruntersuchungen, Röntgendiagnostik, Ruhe- und Belastungs-EKG, Ultraschall- und Lungenfunktion sowie Leistungsdiagnostik einschließlich Laktat-Messungen, haben wir unsere Spezialisierung aufgrund der Schwerpunkte unserer Gemeinschaftspraxis auf die Erkrankungen bzw. Verletzungen des Bewegungsapparates ausgelegt. Hierzu gehören ambulante arthroskopische Operationen an verschiedenen Gelenken sowie zahlreiche Möglichkeiten von Knorpelaufbau- und knorpelprotectiven Therapien durch Knorpeleigenbluttherapie, Infusionen und intraartikulären Injektionen mit Hyaluronsäure. Die Ärzte unserer Gemeinschaftspraxis sind im Übringen auch in Chirotherapie und Akupunktur ausgebildet.

Modernste Ausstattung

Unsere apparative Ausstattung besteht in einer modernen digitalen Röntgenanlage sowie einer Stoßwellentherapie zur Behandlung von Schulterverkalkungen, Tennisellbogen und Fersenspornen etc. sowie eine pulsierende Magnetfeldtherapie zur Behandlung von Schmerzen und Entzündungen an Knochen, Sehnen, Bändern und Muskeln.

Chirurgie in Klinik und Praxis

Die Schwerpunkte von Prof. Dr. Wirsching sind, neben seiner Tätigkeit in der Gemeinschaftspraxis, die operativen Eingriffe aus den Bereichen Bauchchirurgie, Schilddrüsen-, Leistenbruch- und Enddarmchirurgie. An mehreren Operationstagen pro Woche werden diese von ihm am medizinisch, technisch und personell optimal eingerichteten Caritaskrankenhaus St. Josef in Regensburg ausgeführt. Das Leistungsspektrum von Prof. Wirsching umfasst die Gebiete Allgemein-, Viszeral- und minimal-invasive Chirurgie, Varizenchirurgie, Unfallchirurgie sowie Sportmedizin.

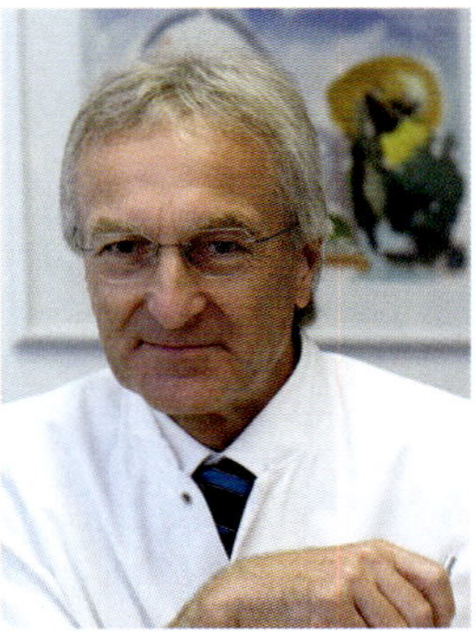
Prof. Dr. Dr. Rainer Paul Wirsching

Gemeinschaftspraxis:
Dr. med. L. Hecht
Dr. med. A. Harlass-Neuking
Dr. med. B. Meyer

› Kontakt Praxis
Ärztehaus West
Ziegetsdorfer Straße 113
93051 Regensburg
Telefon 0941 90230 od. 95393
Fax 0941 947200
praxis@sportdoctors.de
www.sportdoctors.de

› Sprechzeiten
Mo – Fr 8:00 bis 12:00
Mo, Do 15:30 bis 18:00
und nach Vereinbarung

› Referenzen

Dr. med. L. Hecht
vormals langjähriger Mannschaftsarzt der Deutschen Fußballnationalmannschaft U20/U21
Herausgeber des Lehrbuches „Orthopädie-Rheumatologie Unfallchirurgie“
Perimed-Verlag Erlangen

Dr. Andreas Harlass-Neuking
Mannschaftsarzt der 3. Liga Mannschaft von Jahn Regensburg und vormals langjähriger Mannschaftsarzt der Deutschen Hockeynationalmannschaft

Dr. med. B. Meyer
Mannschaftsarzt des FC Ingolstadt 04, 3. Liga

Prof. Dr. med. Dr. med. habil. Rainer Paul Wirsching

› Kontakt Klinik
Caritaskrankenhaus St. Josef
Landshuter Straße 65
93053 Regensburg
Telefon 0941 7827711
wirsching@caritasstjosef.de
www.chirurgie-wirsching.de

› Klinikssprechstunde
Do 8:30 bis 10:30

› Praxissprechstunde
Di 9:00 bis 15:30
Do 12:00 bis 15:30
Privatärztlich nach telefonischer Vereinbarung

Gemeinschaftspraxis und Praxisklinik Hemau am Bodenhofer Weg

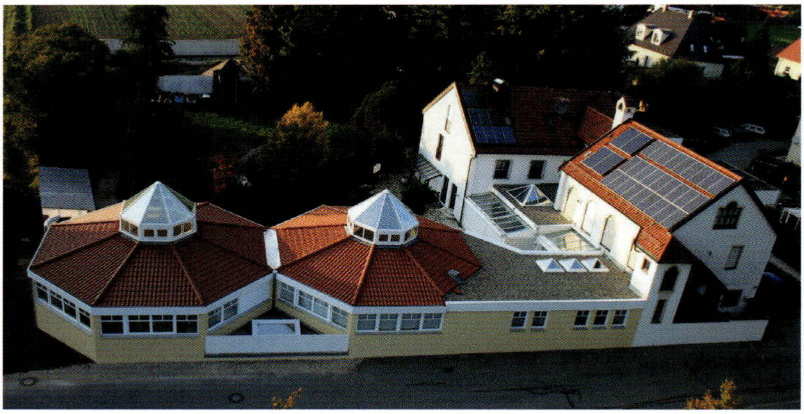

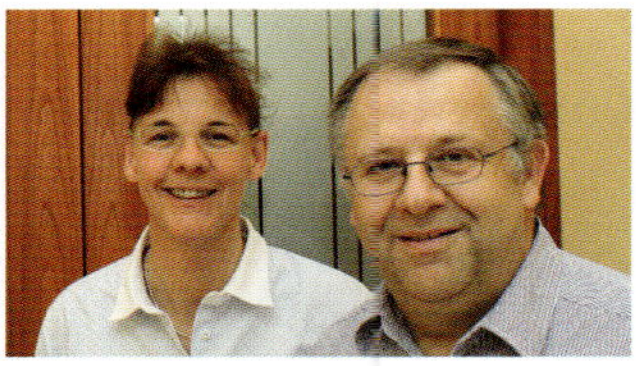

Dr. med. U. Dettweiler-Kratzer, Dr. med. K. U. Kratzer

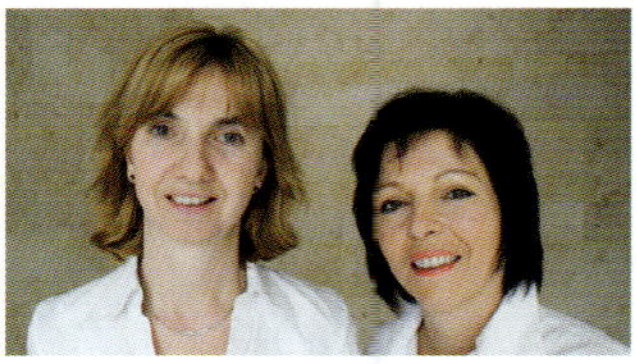

Dr. med. M. Kohler, Dr. med. J. Knauer

Praxiskonzept

Die Praxis von Dr. K.U. Kratzer und Fr. Dr U. Dettweiler-Kratzer hat Tradition. Dr. K.U. Kratzer übernahm die seit 1952 bestehende Praxis von seinem Vater. Seitdem wurde die Versorgungsbreite stetig weiterentwickelt und ausgebaut. So erfolgte in den 1980ern die Umstellung auf eine Gemeinschaftspraxis. Das Konzept der Praxis zeichnet sich durch sein klassisch hausärztliches Fundament aus, auf dem die internistische und chirurgische Fachabteilung aufgebaut ist. Der Vorteil für die Patienten liegt auf der Hand: Statt kompliziert von einem Facharzt zum nächsten zu wandern, werden sie hier ohne Umwege unter einem Dach behandelt.

Chirurgie

Der chirurgische Schwerpunkt ist seit dem Wegfall der stationären chirurgischen Versorgung im Kreiskrankenhaus Hemau **das ambulante Operieren in der Praxisklinik.** 2007 wurde die Praxis zum dritten Mal baulich erweitert und neben einem modernen Operationstrakt auch die Praxisklinik mit vier Zimmern errichtet. Im Gegensatz zum Krankenhaus erwartet die Patienten von Dr. Kratzer eine wesentlich individuellere Behandlung. Sie werden immer vom Facharzt selbst operiert und auch von ihm weiterbehandelt. Vor der Operation kann man sich in einem Einzelzimmer einrichten und sich auf die Operation vorbereiten. Nach der Operation wacht man auch in genau diesem Zimmer wieder auf, betreut durch eine medizinische Fachkraft und ohne störendes Umfeld. Selbstverständlich wird die Überwachung durch ein umfangreiches Monitoring sichergestellt.

Chirurgischer Bereitschaftsdienst

Eine weitere Besonderheit der Gemeinschaftspraxis ist der chirurgische Bereitschaftsdienst, ein Pilotprojekt in Bayern. Die Praxis am Bodenhofer Weg ist sieben Tage die Woche von 8 Uhr morgens bis 20 Uhr abends geöffnet. Dr. Kratzer versorgt im Wechsel mit zwei Kollegen chirurgische Notfälle vor Ort, so dass den Patienten der (oft weite) Weg in die Notaufnahme eines Krankenhauses erspart bleibt. In der Behandlung von Notfällen kommt Dr. Kratzer seine jahrzehntelange Erfahrung als aktiver Notarzt am Standort Hemau zu Gute, seit Jahren ist er auch als leitender Notarzt im Einsatz.

Innere Medizin

Neben einer breiten, fachinternistischen ambulanten und stationären Behandlung (Dr. Dettweiler-Kratzer ist Belegärztin am Kreiskrankenhaus Hemau) von insbesonders chronisch kranken Patienten ist die **Endoskopie** ein Schwerpunkt der internistischen Versorgung. Mit modernen Videoendoskopen, speziell ausgebildeten Endoskopieschwestern und Monitorüberwachung werden **Vorsorgedarmspiegelungen**, therapeutische Koloskopien und Magenspiegelungen von Dr. Dettweiler-Kratzer durchgeführt. Auch das Legen von PEG-Sonden zur Ernährung und Flüssigkeitsversorgung bei Schluckstörungen gehört zum Spektrum. Mit dem Darmzentrum der Barmherzigen Brüder in Regensburg steht sie in enger Kooperation.

Allgemeinmedizin

Die Allgemeinmedizin hat in der Praxis eine lange Tradition, der sich alle vier Ärzte der Praxis besonders verpflichtet fühlen. Ein wichtiges Anliegen ist uns die **klassische hausärztliche Versorgung** unserer Patienten. Beim Hausarzt sollen alle Informationen zusammenlaufen, unter Kenntnis der medizinischen aber auch der sozialen, familiären, beruflichen und psychischen Aspekte wollen wir behandeln, beraten, begleiten und vorsorgen. Dazu gehören neben den Hausbesuchen auch Gesundheits-Checks, Kinder- und Jugendlichenvorsorgeuntersuchungen, Hautkrebsscreening sowie Hilfestellung bei der Verfassung von Vorsorgevollmachten, Patientenverfügungen und die individuelle Begleitung der Patienten wie auch der Angehörigen, insbesondere auch bei unheilbaren Erkrankungen und dem letzten Weg.

Dr. med. K. U. Kratzer, Dr. med. U. Dettweiler-Kratzer, Dr. med. M. Kohler, Dr. med. J. Knauer

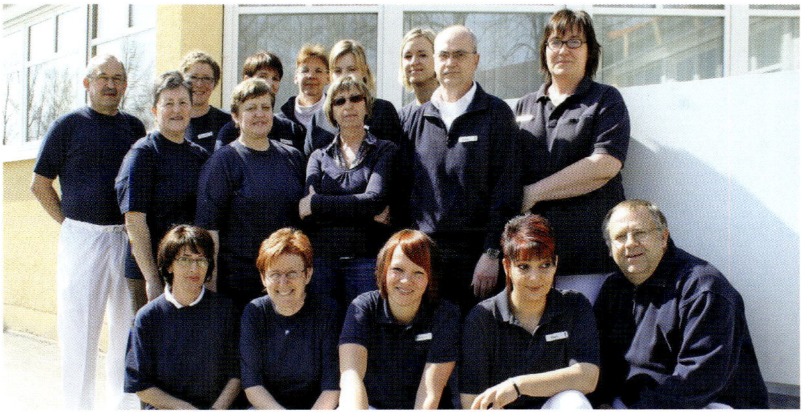

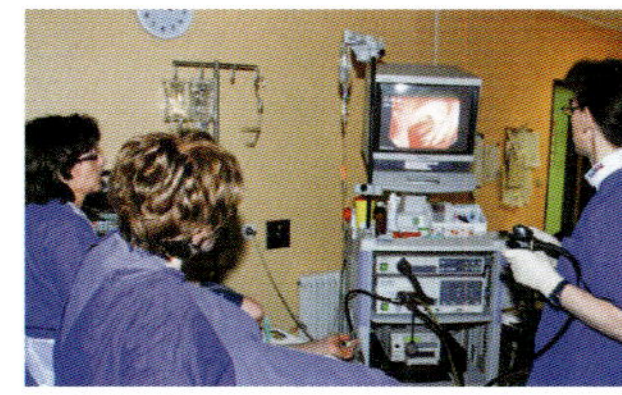

Endoskopie

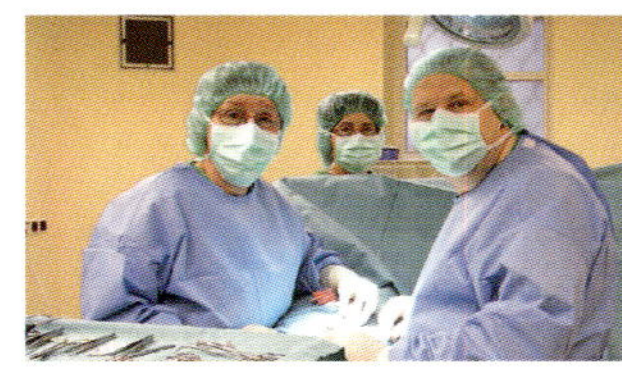

OP-Team

Hausarztpraxis mit internistischer und chirurgischer Fachabteilung

Chirurgisches Behandlungsspektrum; ambulante Operationen

- Operation von Leisten-, Nabel- und Narbenbrüchen
- Vorfußoperationen bei **Hallux valgus** (Ballenoperationen) und Zehenfehlstellungen
- Entfernung von Tumoren der Haut und Unterhaut
- **Hämorrhoiden**- und Fisteloperationen
- Krampfadernoperation
- Akutversorgung von Knochenbrüchen
- Handchirurgie: Schnellender Finger, Dupuytren'sche Strangbildungen der Hohlhand, Carpaltunnelsyndrom (CTS), Sehneneingriffe
- Entfernung von Schleimbeuteln
- Metallentfernungen
- Einrenkungen von Schulter und Ellenbogen
- Versorgung von akuten Verletzungen
- **Digitales Röntgen**
- **Notfallmedizin**
- **H-Arzt** (Arbeitsunfälle / BG)
- Proktologie
- Wundmanagement
- Betriebsmedizin
- Lasertherapie, Haarentfernungen
- Verkehrsmedizinische Begutachtungen in der Chirurgie

Internistisches Spektrum:

- Stationäre Therapie im Belegkrankenhaus Hemau
- Endoskopie (Magen-, Darmspiegelungen, PEG Anlagen)
- Darmkrebsscreening
- Farbdopplerechokardiographie
- Langzeit-EKG, Belastungs-EKG
- Langzeitblutdruckmessung
- Herz-Check, Herzsportgruppe
- Sonografie von Bauchorganen, Schilddrüse und Thorax
- Doppleruntersuchungen der Gefäße
- Punktionen von Ascites, Pleura, Liquor und Knochenmark
- Notfallmedizin
- Verkehrsmedizinische Begutachtung der Innere Medizin

Allgemeinmed. Spektrum:

- Hausbesuche
- Diabetologisch qualifizierter Hausarzt
- Diabetesschulung
- DMP Diabetes, DMP KHK, DMP COPD / Asthma
- EKG
- Sonografie
- Lungenfunktion
- Verkehrsmedizinische Begutachtungen (Allgemeinmedizin)
- Taucheruntersuchungen
- Reisemedizinische Beratung

Vorsorgeleistungen:

- Kinder- und Jugend-Vorsorgeuntersuchungen:
- Jugendschutzuntersuchungen
- Krebsvorsorgeuntersuchungen (Männer)
- Hautkrebsscreening
- Darmkrebsscreening
- Gesundheits-Check
- Herz-Check
- Blutdruck-Check
- Impfberatung

Dr. med. K. U. Kratzer
Dr. med. U. Dettweiler-Kratzer
Dr. med. M. Kohler
Dr. med. J. Knauer

Kontakt
Bodenhofer Weg 4
93155 Hemau
Telefon 09491 445
Fax 09491 940650
dr.kratzer-hemau@t-online.de

Sprechzeiten
Mo – Sa 9:00 bis 12:00
Mo u. Do 16:30 bis 18:30
und nach Vereinbarung

Chirurgischer Bereitschaftsdienst
Mo – Sa 8:00 bis 20:00
Sonn- und Feiertage 9:00 bis 20:00

Fachgebiete
Allgemeinmedizin
Innere Medizin
Chirurgie
Notfallmedizin
Endoskopie

REGENSBURGER ärztenetz
www.aerztenetz-regensburg.de
Mitglied im Ärztenetz Regensburg

ZERTIFIZIERTE QUALITÄT
Kooperationspartner Darmkrebszentrum Barmherzige Brüder

Facharztzentrum für Orthopädie, Chirurgie, Neurochirurgie und Physikalische-Rehabilitative Medizin

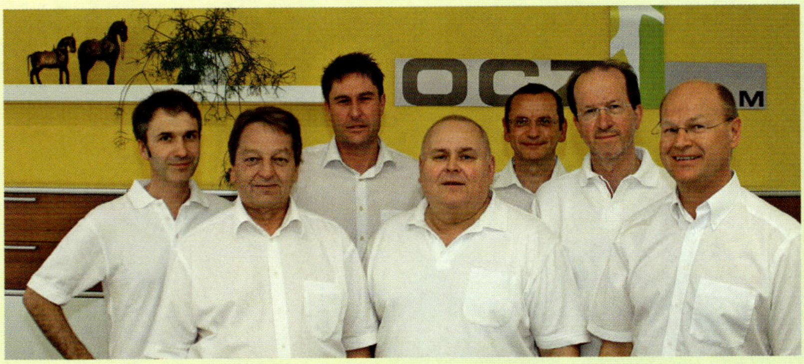

OCZ CHAM
ORTHOPÄDISCH-CHIRURGISCHES ZENTRUM

Eine der größten, fachübergreifenden Gemeinschaftspraxen Bayerns

Das Orthopädisch-Chirurgische Zentrum Cham ist mit acht Fachärzten der Orthopädie, Chirurgie, Neurochirurgie und Physikalischen-Rehabilitativen Medizin eine der größten fachübergreifenden Gemeinschaftspraxen Bayerns. In den zuletzt 2009 erweiterten und renovierten Praxisräumen unterstützen 30 Mitarbeiterinnen und Mitarbeiter die Ärzte bei der Behandlung ihrer Patienten.

Beste Ausstattung

Das Behandlungsspektrum umfasst sowohl die nichtoperative als auch operative Therapie von Erkrankungen der genannten Fachgebiete. Die Praxis ist überregional bekannt und zeichnet sich durch den hohen Erfahrungsstand ihrer Ärzte aus. Jährlich werden von den Ärzten des Orthopädisch-Chirurgischen Zentrums ca. 2000 Operationen ambulant und stationär in den modern ausgestatteten Operationssälen des Krankenhauses Roding durchgeführt. Dem OCZ steht eine eigene 30-Betten Belegabteilung mit hochqualifiziertem Pflegepersonal zur Verfügung.

Die Operationen werden grundsätzlich von erfahrenen Fachärzten der Praxis durchgeführt. Die Rehabilitationsabteilung des Krankenhauses Roding ist den Ärzten des OCZ unterstellt. Dies ermöglicht, z.B. in der Endoprothetik, bis in den rehabilitativen Bereich eine kontinuierliche Betreuung durch die Ärzte des Orthopädisch-Chirurgischen Zentrums.

Behandlungsschwerpunkte

Schwerpunkte sind die Behandlung verschleiß- und verletzungsbedingter Erkrankungen der Wirbelsäule und Gelenke (z. B. Bandscheibenoperationen, Hüft- und Kniegelenksersatz, Arthroskopie), Handchirurgie (z. B. endoskopische Operation des Karpaltunnelsyndroms), Kreuzbandersatz, Fußchirurgie, Therapie von Krampfaderleiden und Leistenbruchoperationen. Häufig kommen dabei minimal-invasive Verfahren zum Einsatz.

Es besteht die berufsgenossenschaftliche Zulassung zur Behandlung von Schul- und Arbeitsunfällen (D-Arzt-Verfahren). Die Praxis führt kontinuierlich interne und externe Qualitätssicherungsmaßnahmen durch und ist nach KTQ zertifiziert.

Zum Praxisleitbild gehören:

- Fachkompetenz in allen Bereichen
- Fortschrittliches Denken
- Umfassendes Qualitätsmanagement
- Gezielte Fort- und Weiterbildung
- Größtmögliche Serviceorientierung
- Freundliches und fürsorgliches Verhalten
- Offener, vertrauensvoller Umgang sowohl mit unseren Patienten und Partnern als auch miteinander

Johann Ertl
Facharzt für Chirurgie
Durchgangsarzt

Dr. med. Andreas Wittmann
Facharzt für
Orthopädie Chirotherapie
Sportmedizin
Physikalische Therapie

Dr. med. Helmut Lachhammer
Facharzt für Chirurgie
Durchgangsarzt
Notfallmedizin

Dr. med. Helmut Lackerbauer
Facharzt für Chirurgie
Chirotherapie
Akupunktur

Dr. med. Thomas Sturm
Facharzt für Orthopädie
Rheumatologie
Chirotherapie Sportmedizin
Osteologie
Notfallmedizin

Prof. Dr. med. Chris Woertgen
Facharzt für Neurochirurgie

Dr. med. Rüdiger Ruppert
Facharzt für Orthopädie
Chirotherapie
Sportmedizin
Physikalische Therapie

Dr. med. Susanne Stangl
Fachärztin für
Physikalische und
Rehabilitative Medizin
Akupunktur
Chirotherapie
Naturheilverfahren

Johann Ertl, Dr. Andreas Wittmann, Dr. Helmut Lachhammer, Dr. Helmut Lackerbauer, Dr. Thomas Sturm, Prof. Dr. Chris Woertgen, Dr. Rüdiger Ruppert

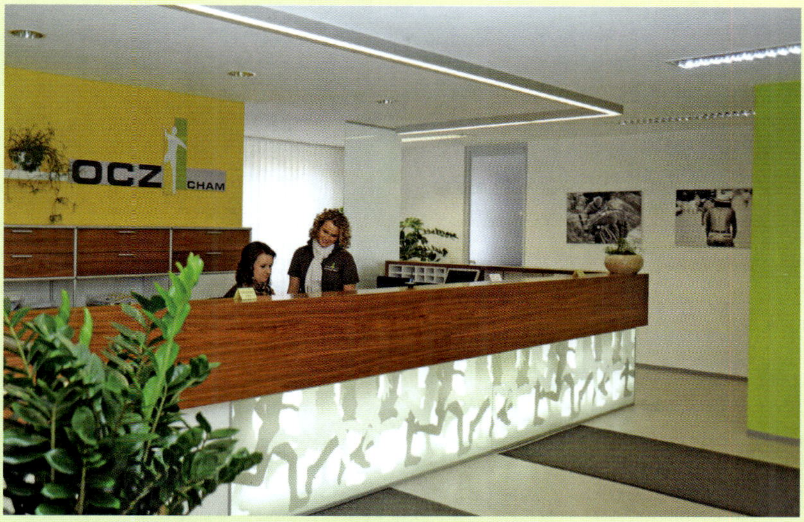

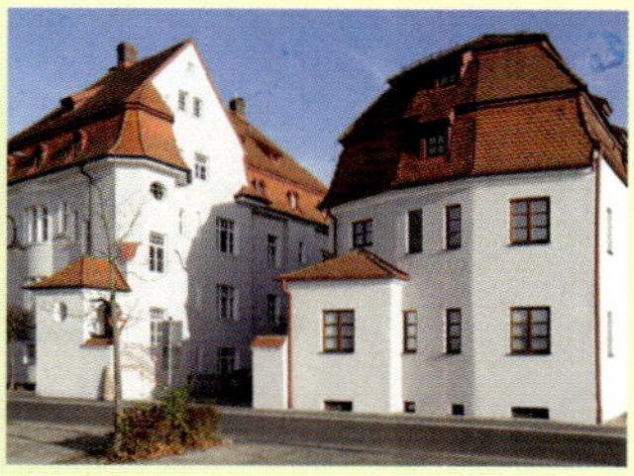

OCZ CHAM
ORTHOPÄDISCH-CHIRURGISCHES ZENTRUM

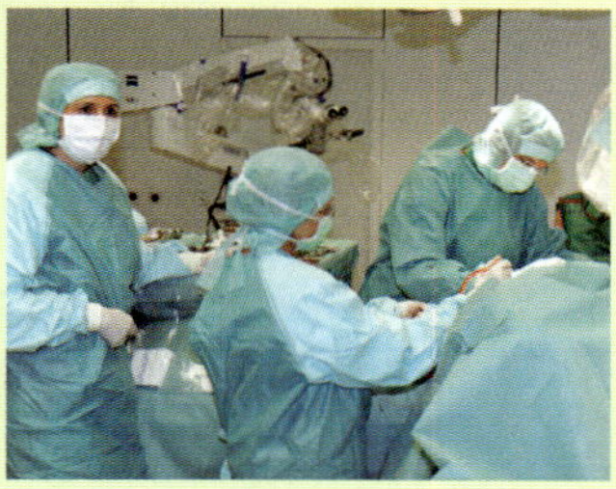

Nichtoperative Therapie

- Behandlung von Verletzungen und Verschleißerscheinungen des Stütz- und Bewegungsapparates – intraartikuläre Injektionen mit Hyaluronsäure
- Chirotherapie
- Spezielle Injektionstechniken an der Wirbelsäule zur Schmerzbekämpfung
- Kryotherapie an der Wirbelsäule
- Akupunktur
- Stoßwellentherapie, Triggerpunktbehandlung
- Knochendichtemessung mit Osteoporosebehandlung
- Lasertherapie zur dauerhaften Haarentfernung
- Behandlung von Schul- und Arbeitsunfällen

Operative Therapie

- Endoprothetik (Hüft- und Kniegelenksersatz)
- Arthroskopische Operationen (Knie, Schulter, Ellenbogen, Sprunggelenk)
- Kreuzbandersatz
- Stabilisierungsoperation am Sprunggelenk
- Handchirurgische Eingriffe: endoskopische Operation des Karpaltunnelsyndroms, Tennis- und Golferellenbogen, Sehnengleitstörungen, Knoten- und Strangbildungen der Hand (Morbus Dupuytren)
- Wirbelsäulenoperationen: Operation von Bandscheibenvorfällen, Stabilisierungsoperationen, Wirbelkanalverengungen, Bandscheibenprothesen
- Leistenbruchoperationen
- Krampfaderoperationen
- Fußchirurgie
- Chirurgie der Körperoberfläche

Fachärzte für Orthopädie, Chirurgie und Neurochirurgie

Kontakt

Bahnhofstraße 1
93413 Cham
Telefon 09971 843-0
Fax 09971 843-33
www.ocz-cham.de

Sprechzeiten

Mo – Fr 8:00 bis 12:00
und 14:00 bis 17:00
Samstag nur für Notfälle
9:00 bis 12:00

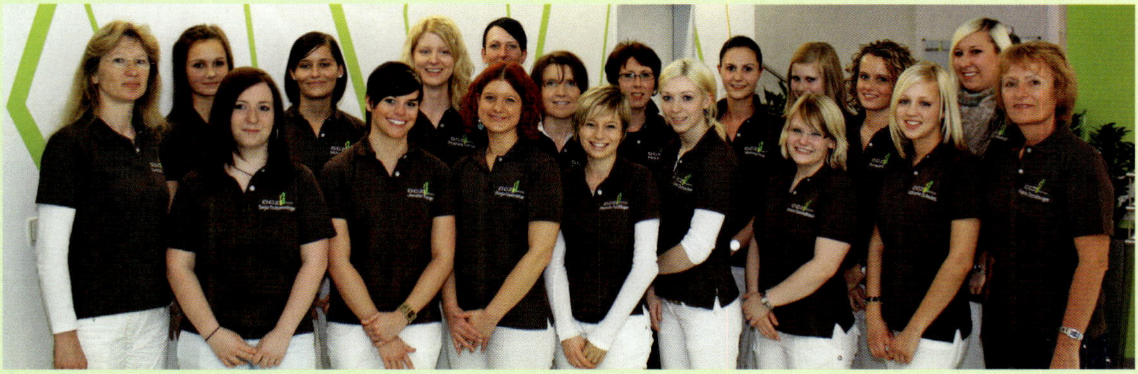

MVZ Orthopädie Dr. Hierl & Dr. Eschenbecher

Die konservativen Leistungen reichen von der Therapie angeborener und erworbener orthopädischer Erkrankungen über die posttraumatische Versorgung von Verletzungen bis hin zur Therapie degenerativer Erkrankungen des Bewegungsapparats. Neben den klassischen Diagnoseverfahren führt das MVZ Orthopädie auch Ultraschall-Untersuchungen der Säuglingshüfte sowie leitliniengerechte Knochendichte-Messungen (Osteologie, DVO) durch.

Moderne Behandlungstechniken (radiale Stoßwelle, Muskeltrigger-Therapie, orthop. Schmerztherapie, bildwandlergestützte Wirbelsäulen-Infiltrationen etc.) kommen den Patienten zu Gute. Sind die konservativen Therapiemöglichkeiten erschöpft, ist oft ein operativer Eingriff die einzige Möglichkeit, einen dauerhaften Heilerfolg oder schmerzfreien Zustand zu erzielen.

Im MVZ Orthopädie decken erfahrene Operateure nahezu das gesamte Spektrum operativer Orthopädie ab. Eingriffe werden in modernsten Verfahrenstechniken wie z. B. über minimal-invasive Zugangswege ausgeführt. Bei Bedarf stehen den Patienten an den OP-Standorten im Kreiskrankenhaus Wörth a.d. Donau sowie im Krankenhaus Landau a. d. Isar modern ausgestattete Intensivstationen mit interdisziplinärer Versorgung (Kardiologie, Pulmonologie, Diabetologie, Gefäßchirurgie etc.) zur Verfügung. Erfahrene Physiotherapeuten sichern eine erfolgreiche Nachbehandlung.

Die operativen Schwerpunkte im Überblick:

Knie:
- Gelenkerhaltende Umstellungsosteotomie
- Minimal-invasiver Gelenkersatz:
  - Teilgelenkersatz (Schlittenprothese)
  - Oberflächenersatz (Doppelschlitten)
  - Teilgekoppelte / gekoppelte Prothesen
- Prothesenwechsel
- Septische Gelenkchirurgie
- Computergestützte Navigation

Hüfte:
- Minimal-invasiver Gelenkersatz
- Prothesenwechsel
- Septische Gelenkchirurgie

Schulter:
- Arthroskopische und offene Schulterchirurgie
- Resezierende Eingriffe:
  - Engpass-Syndrom der Schulter
  - Schulter-Eckgelenks-Arthrose
- Rekonstruierende Eingriffe:
  - Rotatorenmanschettennaht / -refixation
  - Operative Stabilisierung nach Luxation
  - Osteosynthetische Frakturversorgung

Wirbelsäule:
- Nicht-stabilisierende Verfahren:
  - mikroskopische Bandscheibenteilentfernung und Wirbelkanalerweiterung
- Stabilisierende Eingriffe:
  - Wirbelkörper-Stabilisierung mit Einbringung von Implantaten
  - Korrekturen von Deformitäten
  - Bandscheibenprothesen

Dank moderner Operationstechniken ist heute bei vielen Eingriffen kein stationärer Krankenhausaufenthalt mehr notwendig.

Folgende Eingriffsarten werden im MVZ Orthopädie in der Regel ambulant durchgeführt:
- Arthroskopische Eingriffe an Knie und Schulter
- Handchirurgische Eingriffe:
  - Karpaltunnelsyndrom
  - Schnellender Finger, Tennisellenbogen
- Fußchirurgische Operationen:
  - Hallux-Valgus-Chirurgie
  - Hammer-, Klauen- und Krallenzehen

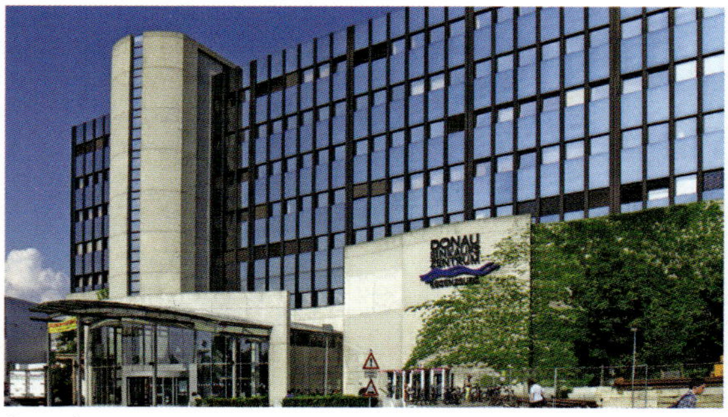

Regensburg

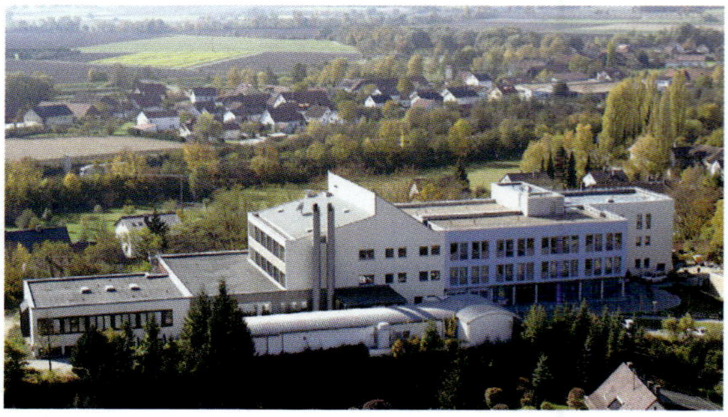

Wörth a.d. Donau

Ambulante und stationäre Versorgung aus einer Hand

DR. HIERL & DR. ESCHENBECHER
ORTHOPÄDISCHES VERSORGUNGSZENTRUM

Optimale Versorgung durch acht Fachärzte an vier Standorten

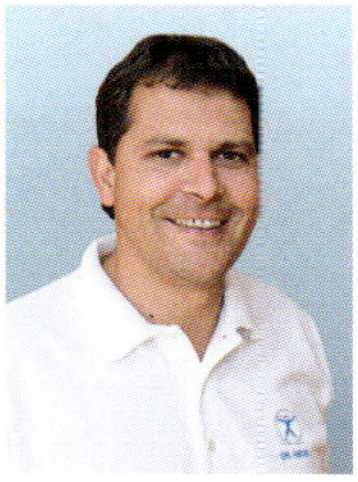

Dr. med. W.-D. Hierl
Endoprothetik Knie, Schulterchirurgie, Fußchirurgie

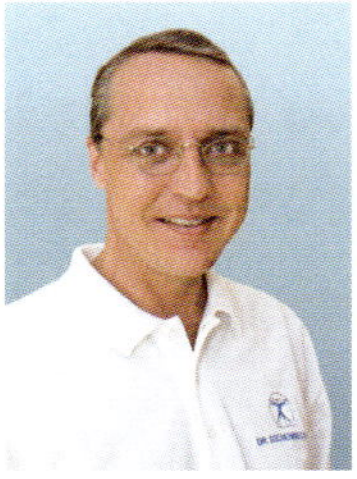

Dr. med. H. Eschenbecher
Endoprothetik Knie/Hüfte

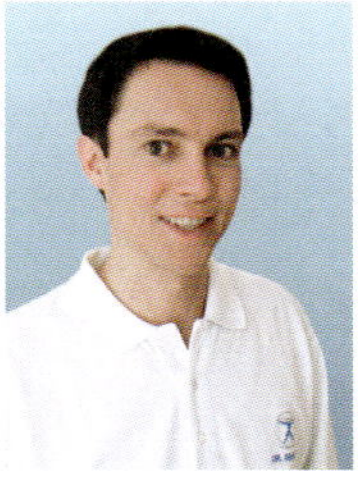

Dr. med. S. Semler
konservative Orthopädie Straubing

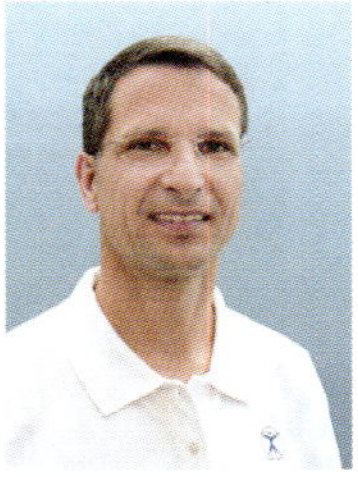

PD Dr. med. M. Weißkopf
Wirbelsäulenchirurgie

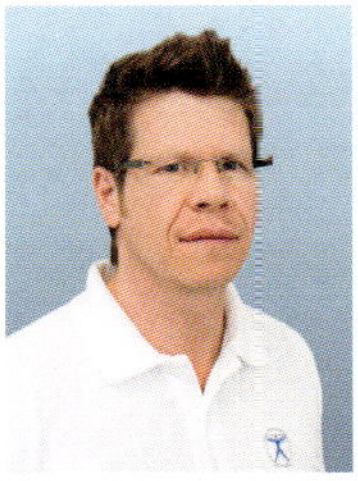

Ch. Hallhuber
konservative Orthopädie Landau

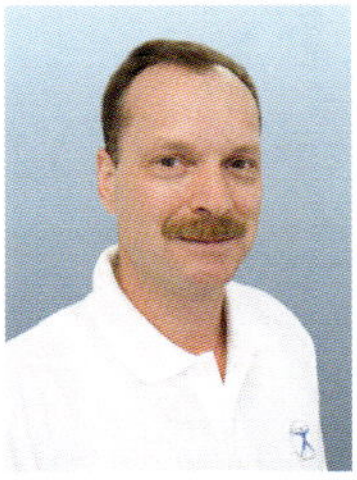

Dr. med. K. Pohl
Chirurgie Landau

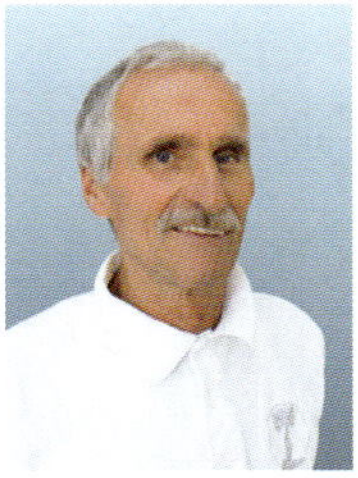

Dr. med. A. Gorbunov
konservative Orthopädie Regensburg

Das MVZ Orthopädie umfasst vier Praxis- und drei OP-Standorte in Straubing, Wörth a. d. Donau, Regensburg und Landau a.d. Isar. An den Praxisstandorten stehen den Patienten erfahrene Operateure in entsprechenden Spezialsprechstunden zur Verfügung (Endoprothetik Knie und Hüfte, Schulterchirurgie, Wirbelsäulenchirurgie, Hand- / Fußchirurgie).

Insgesamt acht Fachärzte (einschließlich Facharzt für Anästhesie) bieten ein umfassendes orthopädisches Behandlungsspektrum:

- Ambulante und stationäre Operationen
- Sportmedizin
- Chirotherapie
- Osteologie (DVO)
- Akupunktur
- Physikalische Therapie
- Unfallchirurgie der BG (H-Arzt)

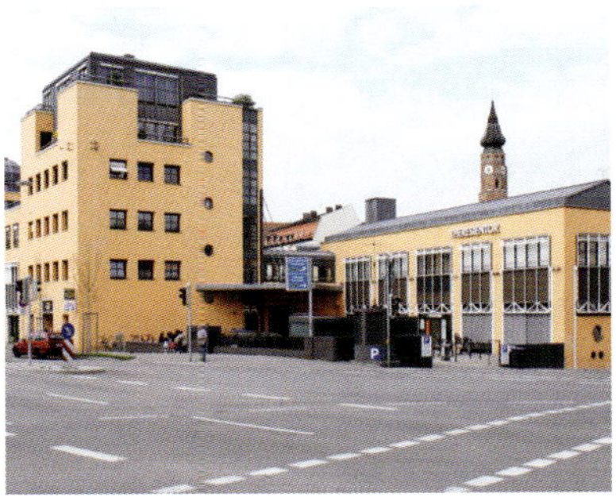

Straubing

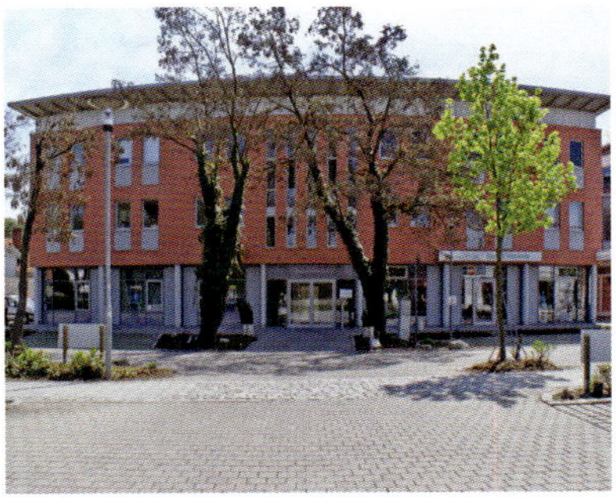

Landau

Praxis Straubing
Am Stadtgraben 10
(Theresientor)
94315 Straubing
Telefon 09421 18766-0
Fax 09421 18766-20
www.ortho-straubing.de

Praxis Regensburg
Weichser Weg 5
(Donaueinkaufszentrum)
93059 Regensburg
Telefon 0941 49899
Fax 0941 4616833
www.ortho-regensburg.de

Praxis Landau
Viehmarktstr. 4 (Isarturm II)
94405 Landau
Telefon 09951 6039-0
Fax 09951 6039-20
www.ortho-landau.de

Zweigpraxis Wörth a.d. Donau
Krankenhausstr. 2
93086 Wörth an der Donau
Telefon 09482 9099-13
Fax 09482 9099-14
www.ortho-woerth.de

Ambulantes OP-Zentrum Wörth a.d. Donau
Krankenhausstr. 2
93086 Wörth an der Donau
Telefon 09482 2020

Orthopädische Belegabteilung KKH Wörth a.d. Donau
Krankenhausstr. 2
93086 Wörth an der Donau
Telefon 09482 202254

Konsiliarärzte am KH Landau a.d. Isar
Bayerwaldring 17
94405 Landau an der Isar
Telefon 09951 751
Fax 09951 752210

Praxis für Physiotherapie Urbain van Weert

Der eigene Körper steht im Vordergrund

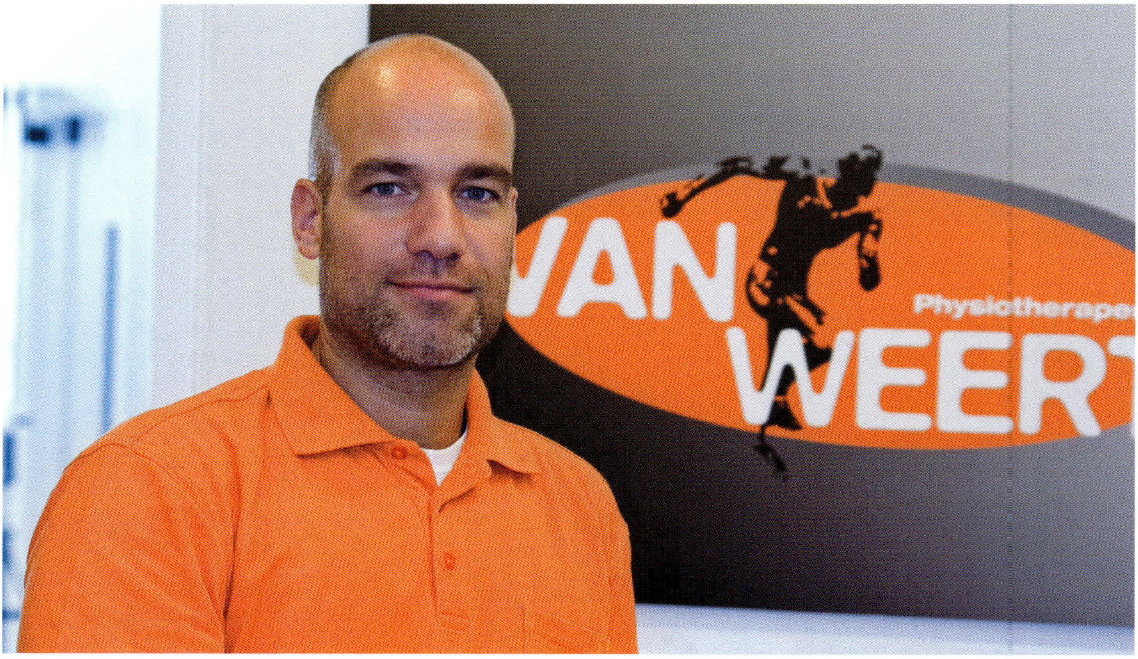

„Die Therapie von Verletzungen beziehungsweise Erkrankungen des Bewegungsapparates muss ganzheitlich gesehen werden.", beschreibt Physiotherapeut Urbain van Weert seine Philosophie. „Nur wer sich auch auf die Suche nach der Ursache begibt, hat bei der Heilung nachhaltigen Erfolg".

Vor der Eröffnung seiner zentral in Straubing gelegenen Praxis am Viktualienmarkt war Urbain van Weert als leitender Physiotherapeut am ansässigen Klinikum St. Elisabeth tätig. Van Weert ist diplomiert und verfügt über Zertifizierungen in allen Fachbereichen der Physiotherapie.

Von jung bis alt

In der Praxis werden derzeit Patienten im Alter von vier Monaten bis 85 Jahren versorgt. Das vielfältige Behandlungsspektrum reicht aber nicht nur vom Kleinkind bis zum Senioren, sondern bedient auch alle Fitnessgrade bis hin zu Spitzensportlern: Neben individuellen Reha-Programmen können Sie die Praxis zum vorbeugenden Training besuchen oder sich bei einer Ernährungsberatung informieren.

Rezeptfrei: Beratungsgespräche, Trainingseinheiten und Therapie

Der eigene Körper stellt die Vorraussetzung für ein aktives und unbeschwertes Leben dar. Mit professioneller Anleitung können Verletzungen sowie gesundheitliche Beschwerden oftmals vermieden werden. Deswegen werden auch ohne Rezept Beratungsgespräche, Trainingseinheiten und Therapie angeboten.

Kontinuierliche Rehabilitation

Patienten, die nach schweren Erkrankungen oder Verletzungen langsam und kontinuierlich an die Belastungen des Alltags herangeführt werden müssen, erhalten auf die Anforderungen abgestimmte Trainings- und Ernährungspläne. Urbain van Weert bietet in seiner Praxis eine umfassende, qualitativ hochwertige Behandlung, die alle Bereiche der Physiotherapie abdeckt und nach neuesten wissenschaftlichen Ansätzen arbeitet.

Das Leistungsspektrum der Physiotherapiepraxis van Weert

Von Atemtherapie über Osteopathie bis hin zum Personal-Training

Leistungsspektrum und Tätigkeitsschwerpunkte:

- Krankengymnastik / Krankengymnastik am Gerät
- Manuelle Therapie
- Osteopathie
- Bobath-Therapie
- Propriozeptive neuromuskuläre Fazilitation (PNF)
- Kiefergelenkstherapie (CMD)
- Lymphdrainage
- Orthopädische Rückenschule nach Dr. Brügger
- Triggerpointtherapie
- Sportphysiotherapie
- Medizinisches Aufbautraining
- Medizinische Trainingstherapie
- Kinderkrankengymnastik
- Rückbildungsgymnastik
- Beckenbodengymnastik
- Onkologische Rehabilitation
- Atemtherapie
- Chirogymnastik
- Schlingentischtherapie
- Elektrotherapie
- Kryotherapie
- Kardiovaskuläres Training
- Akupunkturmassage
- Personal-Training
- Ernährungsberatung
- Fitness
- Schröpfen
- Akupressur
- Massagetherapie (Wellness, Sport, Hot-Stone)

VAN WEERT Physiotherapeut

Kontakt
Viktualienmarkt 3
94315 Straubing
Telefon 09421 1887264
www.physiotherapeut-straubing.de

Sprechzeiten
Mo – Fr 8:00 bis 18:00
sowie nach Vereinbarung

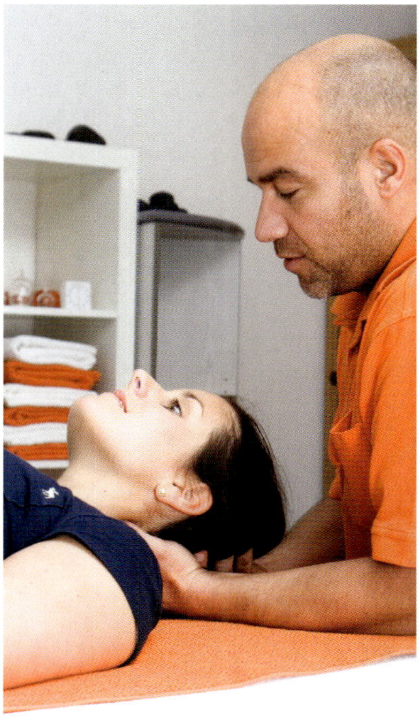

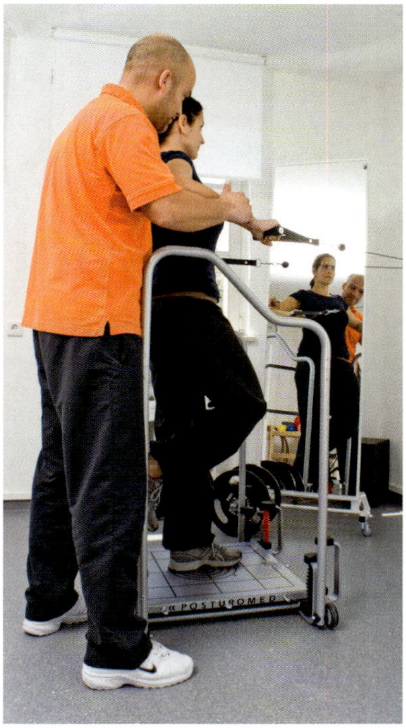

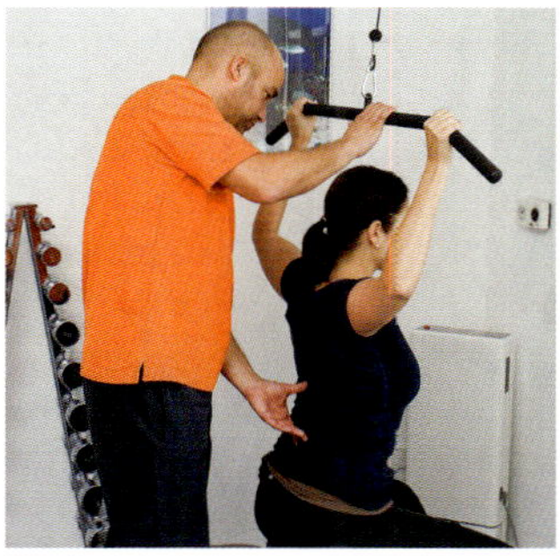

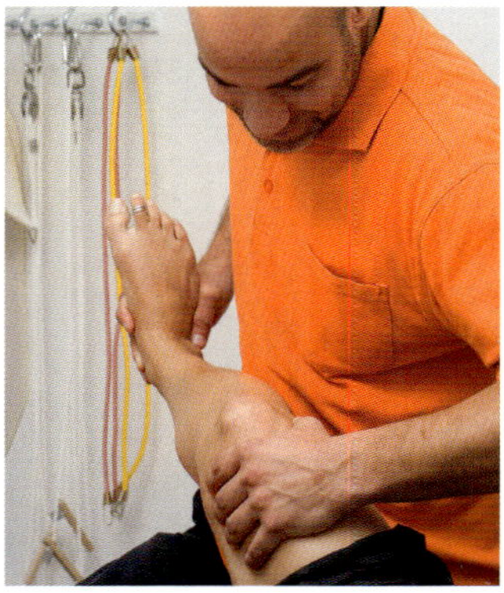

Alle Spezialisten unter einem Dach Modernste therapeutische Verfahren

Kompetenz durch Spezialisierung – Ein Verbund hochspezialisierter Orthopäden und Chirurgen

So entstand das sporthopaedicum

1987 wurde die orthopädisch-chirurgische Gemeinschaftspraxis (OGP) von Dr. Gerd Ebner und Dr. Jürgen Eichhorn gegründet. Nach und nach wurde die Praxis getreu der Praxisphilosophie „Kompetenz durch Spezialisierung" erweitert. Seit Dezember 2005 trägt die Praxis den Namen „sporthopaedicum". Inzwischen sind 13 hochspezialisierte Ärzte an vier Standorten unter dem Dach des sporthoepeadicums tätig: 2006 kam der Standort Berlin hinzu, 2008 die Praxis in Regensburg und in diesem Zusammenhang auch die enge Zusammenarbeit mit der dortigen Universität sowie 2009 der Standort München. Die Ärzte des sporthopaedicum verfügen zum Teil über 20 Jahre Erfahrung in ihrem Fachgebiet; seit 1992 wurden im sporthopaedicum straubing über 70 000 Operationen durchgeführt.

Was ist das Besondere am sporthopaedicum?

Das sporthopaedicum ist ein Zusammenschluss hoch spezialisierter Orthopäden und Chirurgen. Jeder davon ist auf ein einziges Gelenk bzw. eine Körperregion spezialisiert. Durch diese extreme Fokussierung auf einen bestimmten Bereich erhält jeder Patient – egal ob Privat- oder Kassenpatient – die optimale Versorgung. Größter Wert wird dabei auf möglichst schonende und patientenfreundliche Behandlungen gelegt. Ganz nach dem Motto „Die beste Operation ist die, die man nicht braucht" versucht das Team des sporthopaedicums immer, zuerst mit konservativen Verfahren erfolgreich zu behandeln.

Steht dennoch eine Operation ins Haus, wird die orthopädische Gelenkchirurgie je nach gegebener Operationsindikation ambulant oder stationär durchgeführt. Für die Patienten des sporthopaedicum straubing stehen für stationäre Operationen sechs Kliniken und für ambulante Operationen drei Operationszentren zur Verfügung.

Lehraufträge und Forschungsprojekte

Die Ärzte sind immer auch als Wissenschaftler tätig und intensiv an Forschungsprojekten beteiligt. Fort- und Weiterbildung spielen eine große Rolle: Zahlreiche Ärzte des sporthopaedicums haben einen Lehrauftrag an einer deutschen Universität und sind als Ausbilder für Fachkollegen und Physiotherapeuten tätig.

Partner des Profisports

Zahlreiche deutsche und europäische Profisportler und Olympiateilnehmer wurden bereits erfolgreich im sporthopaedicum behandelt. Während der Fußball-Weltmeisterschaft 2006 in Deutschland spielten 15 Spieler aus acht Nationen, die im sporthopaedicum eine Kreuzbandplastik erhalten hatten, erfolgreich für ihre Nationalmannschaft. Das sporthopaedicum straubing ist offizielles medizinisches Zentrum des Olympiastützpunkts Bayern sowie offizielles medizinisches Zentrum des „Fifa Medical Center of excellence". Weltweit tragen nur sehr wenige Einrichtungen diesen Titel, die sich an den Hot Spots dieser Welt befinden, zum Beispiel Praxen in Singapur und Los Angeles. Ein Teil der Ärzte ist außerdem Mitglied im Lehrkörper des Deutschen Olympischen Sportbundes (DOSB).

sporthopaedicum

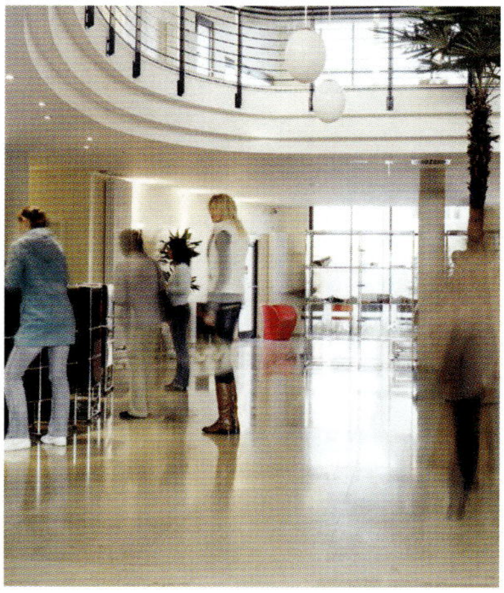

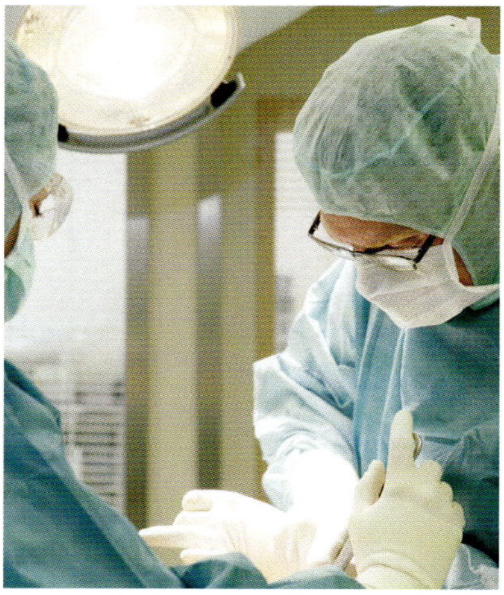

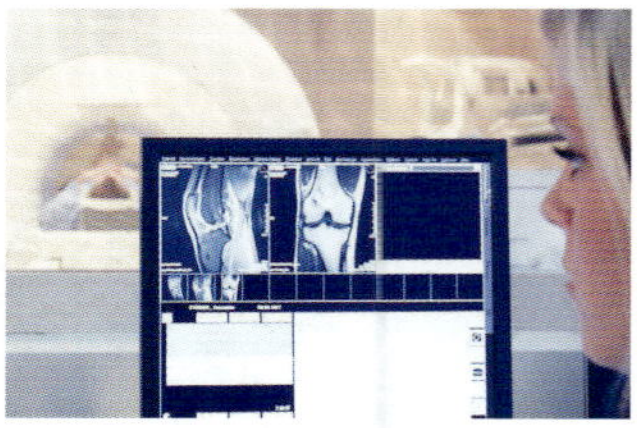

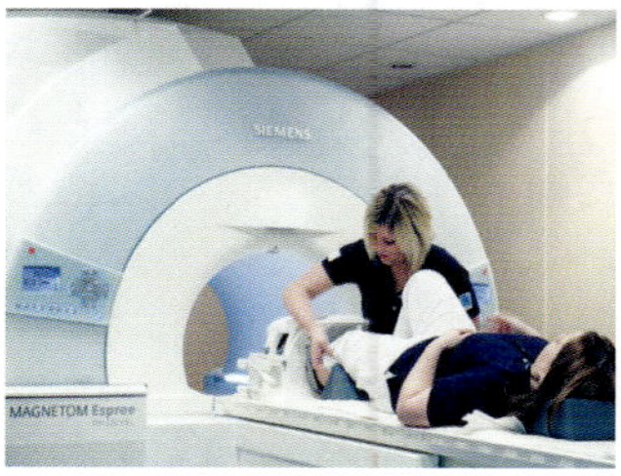

sporthopaedicum
Kompetenz durch Spezialisierung

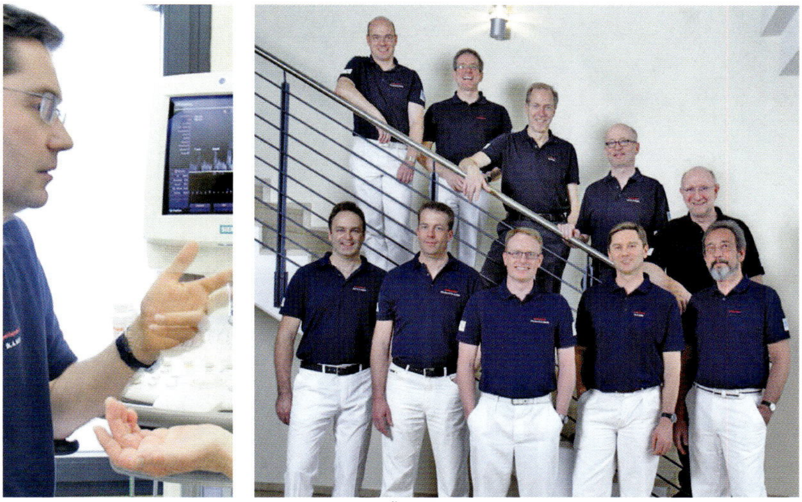

Das national und international tätige Ärzteteam des sporthopaedicums straubing / regensburg. Hinten v.l.n.r.: Priv.-Doz. Dr. Jörn Ludwig, Dr. Tomas Buchhorn, Dr. Gerd Ebner, Prof. Dr. Michael J. Strobel, Dr. Jürgen Eichhorn; vorne v.l.n.r.: Prof. Dr. Peter Angele, Priv.-Doz. Dr. Dr. Max J. Kääb, Priv.-Doz. Dr. Carsten O. Tibesku, Dr. Alexander Schütz, Dr. Hanns Fett

13 hochspezialisierte Fachärzte mit einem hervorragendem Ruf

Das Team des sporthopaedicums hat sich sowohl national als auch international einen ausgezeichneten Ruf erarbeitet. Die Gelenkspezialisten des sporthopaedicums sind jährlich auf mehr als 160 Vorträgen weltweit vertreten; pro Jahr erscheinen mehr als 20 Publikationen in renommierten medizinischen Fachzeitschriften. Zahlreiche Ärzte des sporthopaedicums halten im Rahmen ihrer Dozententätigkeiten Vorlesungen und Kurse an deutschen Universitätskliniken (Münster, Berlin, Regensburg, Marburg, Bochum).

2006 krönte die Zeitschrift „Focus" die Arbeit des sporthopaedicums mit der Aufnahme der Kniespezialisten (Dr. Eichhorn, Prof. Dr. Strobel, PD Dr. Weiler) und Schulterspezialisten (Dr. Fett, PD Dr. Dr. Kääb) in ihre renommierte Liste empfohlener Ärzte.

Ein Auszug aus dem Leistungsspektrum des sporthopaedicums:

Konservative Verfahren

- Neuraltherapie
- Akupunktur
- Homöopathische Behandlungen
- Säuglingshüftsonographie
- Konservative Arthrosebehandlung mit Knorpelschutzpräparaten
- Eigenbluttherapie (Orthokin)
- Sonographische Schulteruntersuchungen
- Laufanalyse
- Stoßwellentherapie
- Skoliosebehandlung
- Wirbelsäulenvermessung
- Wirbelsäuleninjektionstechnik mit Bildsteuerung
- Physiotherapeutische Behandlungspläne
- Heilbehandlung Berufgenossenschaft

Operative Verfahren

Im sporthoepadicum wird das komplette Spektrum an Gelenkoperationen durchgeführt, von Arthroskopien über offene Operationen bis hin zu Gelenkprothesen. Der Vorteil für den Patienten des sporthopaedicums liegt auf der Hand: Der operierende Arzt ist immer auf das jeweilige Gelenk spezialisiert.

Kontakt
sporthopaedicum straubing
Bahnhofplatz 8
94315 Straubing
Telefon 01805 888911-1*
Fax 01805 888911-7*
info@sporthopaedicum.de

Olympiastützpunkt Bayern

sporthopaedicum regensburg
Hildegard-von-Bingen-Str. 1
93053 Regensburg
Telefon 01805 888911-0*
Fax 01805 888911-5*

F-MARC FOOTBALL FOR HEALTH FIFA
FIFA MEDICAL CENTRE OF EXCELLENCE
© 2007 FIFA TM

www.sporthopaedicum.de

Dr. Gerd Ebner - konservative Behandlungsmethodik
Dr. Jürgen Eichhorn - Kniespezialist
Dr. Hanns Fett - Schulterspezialist
Prof. Dr. Michael J. Strobel - Kniespezialist
Dr. Tomas Buchhorn - Sprunggelenks- & Fußspezialist
Dr. Alexander Schütz - Handspezialist
Priv.-Doz. Dr. Jörn Ludwig - Wirbelsäulenspezialist
Priv.-Doz. Dr. Carsten O. Tibesku - Spezialist für Knieprothetik
Prof. Dr. Peter Angele - Kniespezialist und Knorpelbehandlung
Priv.-Doz. Dr. Dr. Max J. Kääb - Schulterspezialist

** 14 Cent/Minute aus dem dt. Festnetz, Mobilfunk max. 42 Cent/Minute*

Orthopädische Facharztbehandlung aus einer Hand

Damit Sie in Ihrem Leben möglichst lange Ihr Gleichgewicht und Haltung bewahren.

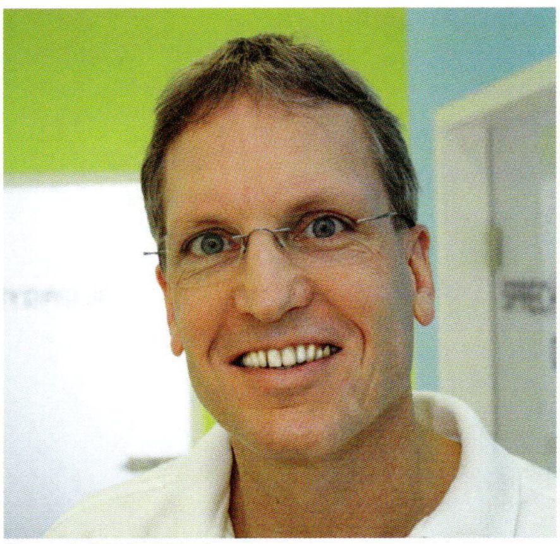

Dr. med. Michael Koob

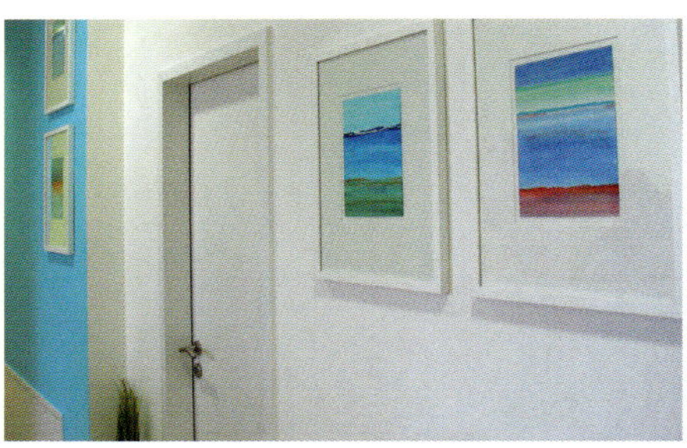

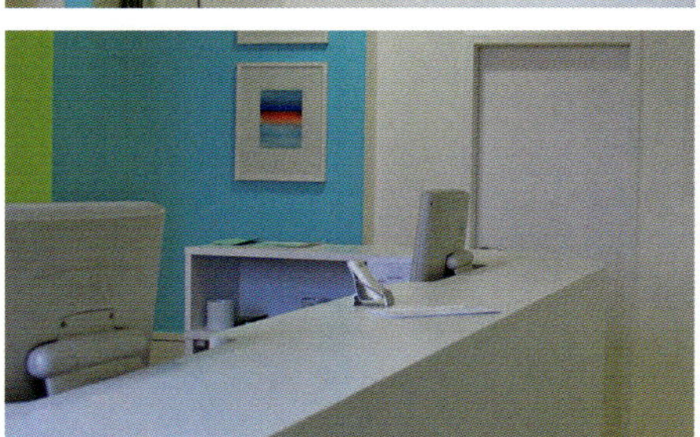

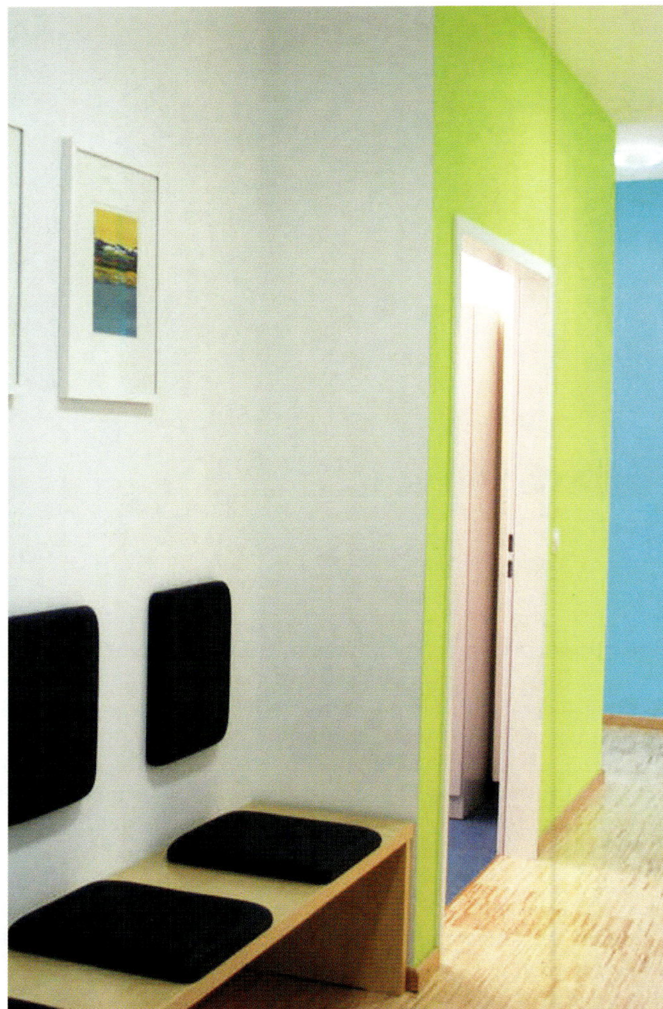

Viele Beschwerden lassen sich konservativ behandeln

In unserer modernen Praxis behandeln wir Patienten aller Kassen und jeden Alters. Bei Kindern achten wir darauf, dass sich vermeintlich kleine Fußfehlstellungen oder Haltungsfehler nicht zu komplexen, oftmals schmerzhaften Schäden entwickeln. Erwachsene behandeln wir bei typischen Verschleißerscheinungen oder (chronischen) Schmerzen erfolgreich mit konservativen Therapien. Außerdem sind wir für Sie da, wenn Sie sich beim Sport oder in Ihrer Freizeit verletzen, unter unklaren Schmerzen leiden oder von Ihrem Hausarzt bestimmte Untersuchungen empfohlen werden.

Ganzheitliche Behandlung als Erfolgsfaktor

Dr. med. Michael Koob ist seit über zehn Jahren niedergelassener Facharzt für Orthopädie in Burglengenfeld. Seine umfassende Berufserfahrung – er war zuvor an Kliniken in Würzburg, Fulda, Bremen, London, Glasgow und Dundee tätig – fließt heute in seine Behandlung mit ein. So arbeitet er nicht nur eng mit Physio- und Psychotherapeuten, Radiologen und Neurologen zusammen und hält regelmäßig Vorträge zu interessanten Fachthemen, sondern bietet gerade in der Schmerztherapie ein breit gefächertes Behandlungsspektrum mit ausführlicher Beratung an. Ausreichend Zeit für das Patientengespräch ist ihm dabei sehr wichtig, denn Vertrauen ist die Grundlage für eine erfolgreiche Therapie.

Ein freundliches Team und kurze Wartezeiten

Damit Sie sich bei uns gut betreut und wohl fühlen.

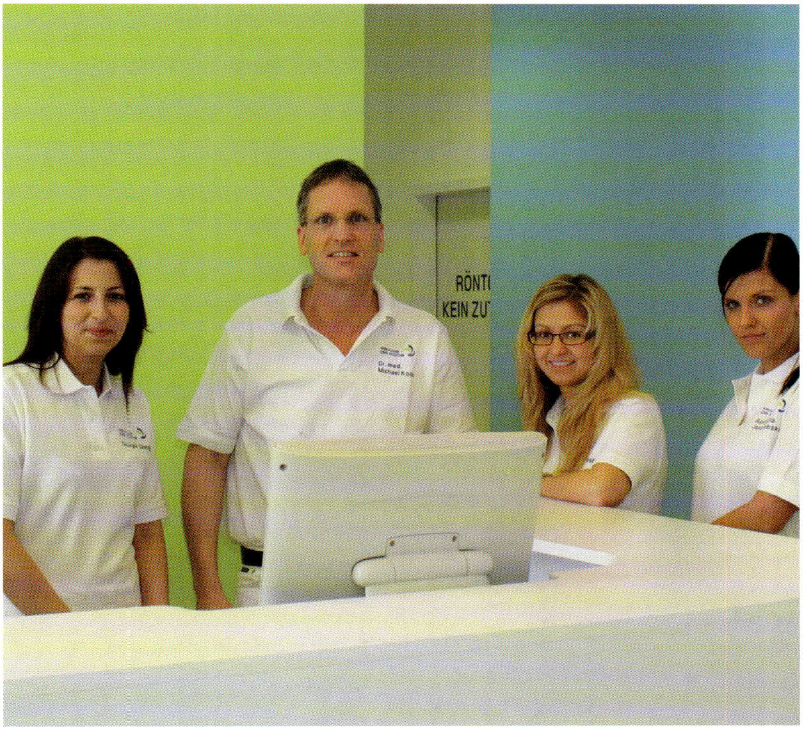

DR. MED. MICHAEL KOOB
Facharzt für Orthopädie
Chirotherapie | Sportmedizin | Akupunktur

Kontakt
Regensburger Straße 36
93133 Burglengenfeld
Telefon 09471 807000
Fax 09471 807343
info@drkoob.de
www.drkoob-orthopaedie.de

Sprechzeiten

Mo, Di	8:00	bis	12:00
	14:00	bis	18:00
Mi	14:00	bis	20:00
Do	8:00	bis	12:00
	15:00	bis	20:00
Fr	8:00	bis	14:00

und nach Vereinbarung

Fachgebiete
Chirotherapie
Sportmedizin
Akupunktur

Behandlung und Therapie

Neben klassischer Orthopädie und Sportmedizin mit der dazugehörigen Diagnostik (Digitales Röntgen, Sonographie, Knochendichte-Messung) behandeln wir Sie mit

- Akupunktur
- Elektrotherapie
- ESWT (Extrakorporale Stoßwellentherapie)
- Extensionsbehandlung
- Galileo
- HydroJet
- Infusionsserien
- Laserbehandlungen
- Magnetfeld-Therapie
- Osteoporose-Behandlung
- Sacralinfiltrationen

Detaillierte Informationen finden Sie auf unserer Website www.drkoob-orthopaedie.de.

Termine und Wartezeiten

Patienten bekommen von uns feste Termine, wobei unsere optimierte Terminplanung Vereinbarungen innerhalb einer Woche ermöglicht. So vermeiden wir lange Wartezeiten; akute Beschwerden, Verletzungen und Notfälle werden selbstverständlich auch ohne Termin behandelt. Hilfreich ist in solchen Fällen ein Anruf vorab, damit unser Team den Ablauf besser planen kann. Denn ein reibungsloser Praxisablauf macht Ihren Aufenthalt bei uns einfach angenehmer.

Außerhalb der Sprechzeiten und am Wochenende erreichen Sie uns in dringenden Fällen unter unserer Notfall-Nummer: **0151 18847700.**

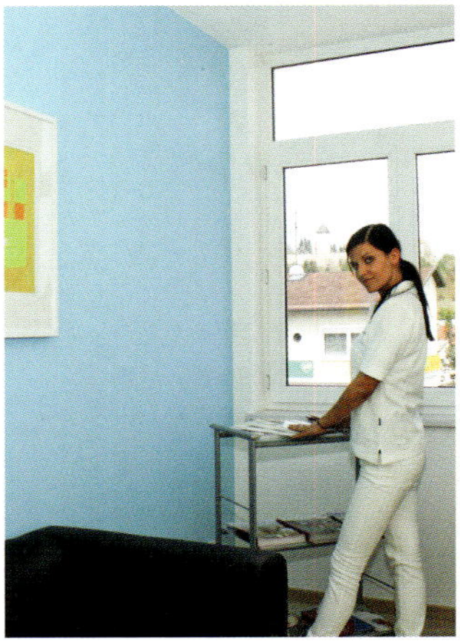

Neurochirurgie

Neurochirurgie – ein spezialisiertes Teilgebiet der modernen Medizin

Gegenstand der Neurochirurgie ist die Diagnostik und die Therapie operativ zu behandelnder Erkrankungen des Gehirns, des Rückenmarks und seiner Nervenwurzeln sowie der peripheren Nerven, d.h. der Nervenstrukturen außerhalb des Wirbelkanals. Auch werden chronische Schmerzen (z. B. im Rahmen von Tumorerkrankungen) durch gezielte nervennahe Interventionen (z. B. Schmerzkatheter, Stimulationselektroden u. ä.) vom Neurochirurgen behandelt.

Die Neurochirurgie als eigenständiges Fach hat sich seit ihren Anfängen in den 1920er-Jahren von Beginn an als mikrochirurgisches Fach entwickelt. Ein Meilenstein war in diesem Zusammenhang die Entwicklung des OP-Mikroskops, dessen Einsatz heute zum Standard bei allen neurochirurgischen Eingriffen geworden ist.

Degenerative Wirbelsäulenerkrankungen

Abnutzungsbedingte Rückenleiden (Bandscheibenvorfälle, Wirbelkanaleinengungen u.v.a.m.) stellen heute eine echte Volkskrankheit dar und machen bei jedem dritten Erwachsenen mindestens einmal im Leben eine ärztliche Behandlung notwendig. Hier kann der Neurochirurg als Wirbelsäulenspezialist den Rücken als zentrales Organ des Bewegungsapparats eingehend untersuchen und im Rahmen der zielgerichteten neurologischen Untersuchung mögliche Symptome einer Nervenschädigung erkennen.

Ambulante und teilstationäre Wirbelsäulenchirurgie

Die Entwicklung minimal-invasiver, mikrochirurgischer und endoskopischer Arbeitstechniken hat es erst ermöglicht, dass im ambulanten und teilstationären Umfeld Wirbelsäulenoperationen durchgeführt werden können. So können Patienten heute nach Bandscheibenoperationen und Eingriffen bei Wirbelkanalstenosen der Hals- und Lendenwirbelsäule bereits nach kurzer postoperativer Überwachungsphase nach Hause entlassen werden.

Neurochirurgie in der Praxis des niedergelassenen Arztes

Der niedergelassene Neurochirurg ist zu jedem Zeitpunkt der Behandlung Ihr persönlicher Partner. Unabhängig davon, ob Sie zur Rückengesundheit allgemeine Beratung suchen, ob ein ambulantes multimodales Konzept zur Schmerztherapie erarbeitet werden soll, ob nervennahe Injektionsbehandlungen geplant sind, ob eine ambulante Operation erfolgen soll, oder ob ein komplexer Wirbelsäuleneingriff im Rahmen eines stationären Aufenthalts in einer Klinik stattfinden muss – der Neurochirurg, dem Sie vertrauen, bleibt Ihr behandelnder Arzt.

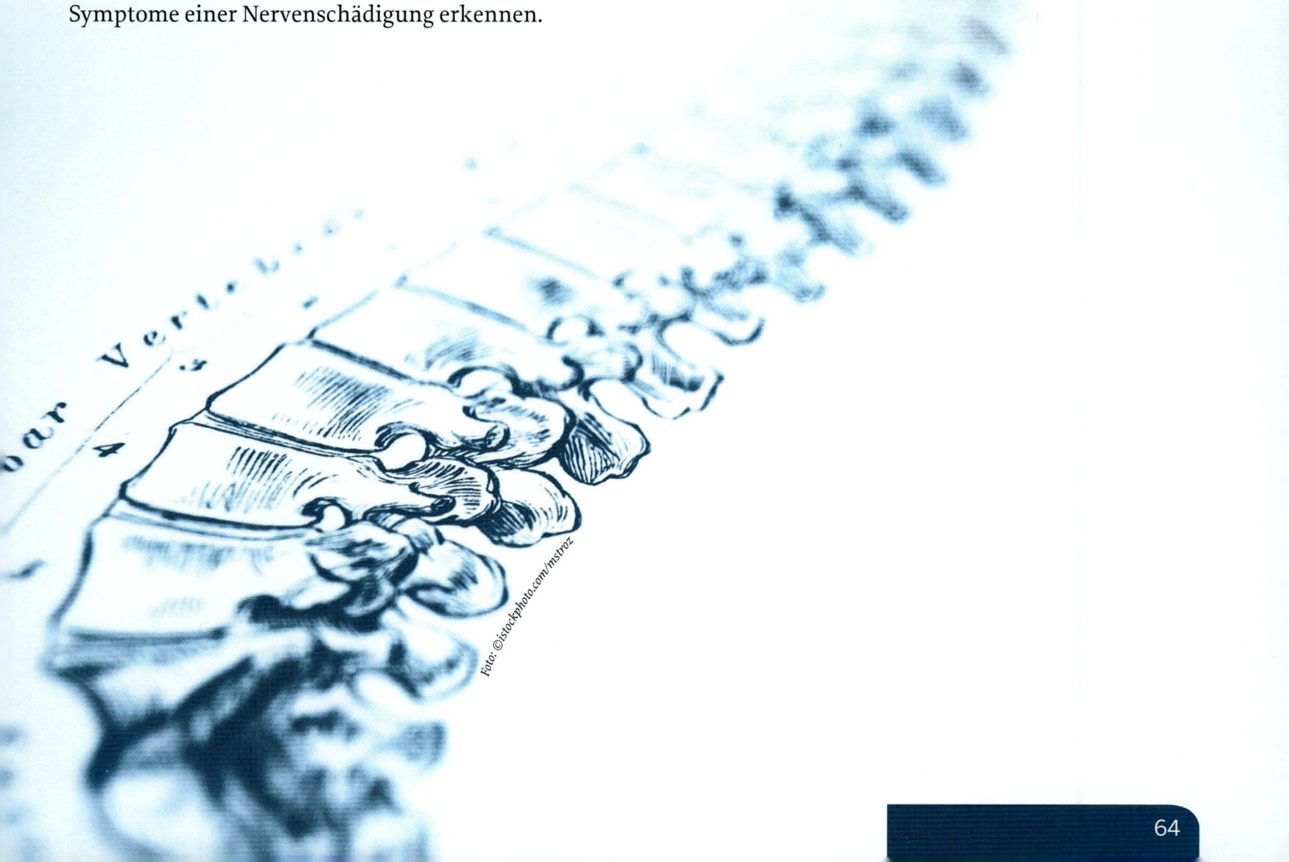

Foto: ©istockphoto.com/mstroz

Die Neurochirurgen im Gewerbepark

Dr. Holzschuh • Dr. Bartsch • Dr. Bauhuf • Dr. Neu

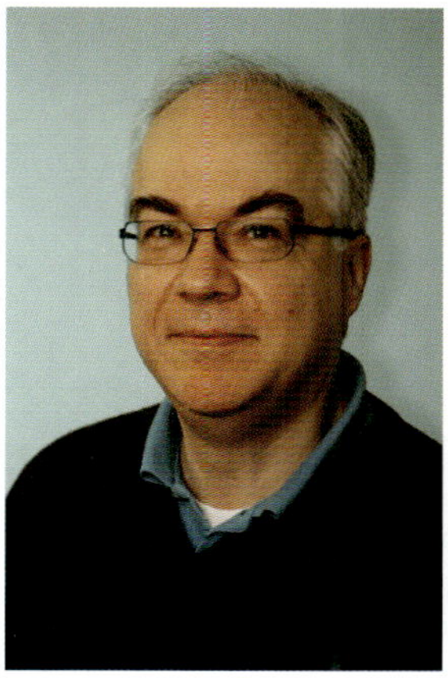
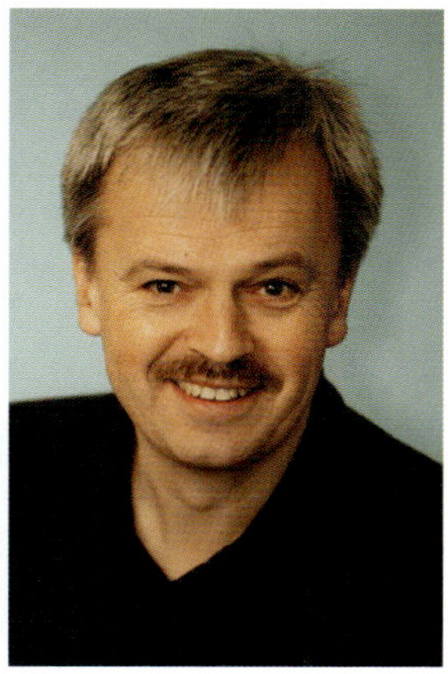
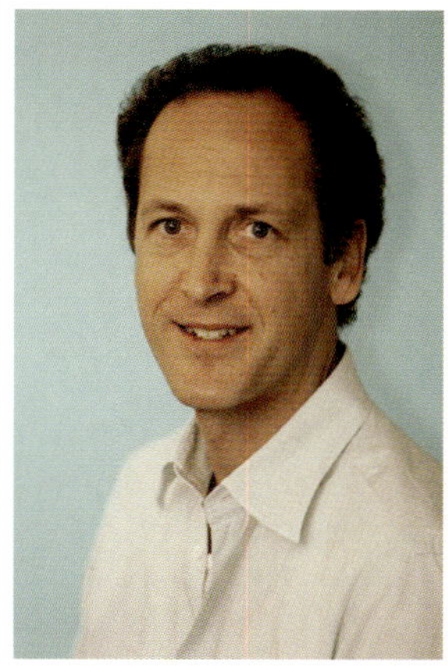
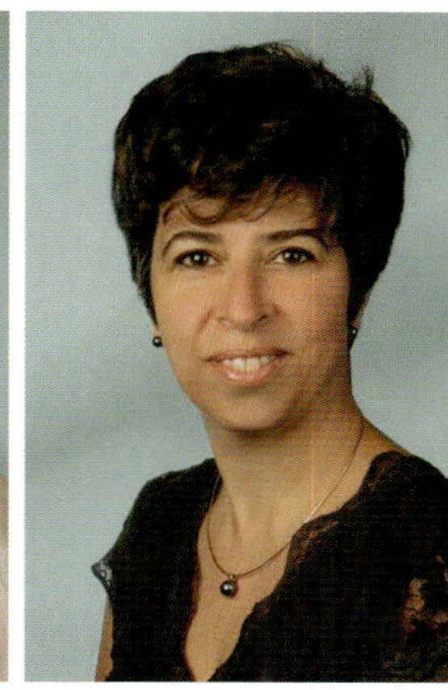

Unser Schwerpunkt: schmerzhafte Erkrankungen der Hals- und Lendenwirbelsäule

Bandscheibenvorfälle und Wirbelkanaleinengungen können zu chronischen Schmerzen, Einschränkung der Mobilität sowie zu dauerhaften neurologischen Schäden (z.B. Lähmungen, Gefühlsstörungen) führen.

Unser Behandlungskonzept

Wir entwickeln mit Ihnen auf der Basis einer spezialisierten Wirbelsäulendiagnostik ein individuelles Behandlungskonzept. Wesentliche Bausteine sind neben der allgemeinen Beratung zur Rückengesundheit die angemessene medikamentöse Therapie, die schmerztherapeutische Injektionsbehandlung an der Wirbelsäule sowie die operativen Behandlungen.

Ambulante und stationäre Behandlung

Die moderne Neurochirurgie mit minimalinvasiven und mikrochirurgischen Therapieverfahren ermöglicht vielfach ambulante Behandlungen, auch ambulante Operationen. Wenn aber dennoch ein Krankenhausaufenthalt notwendig wird, so bleiben wir auch dort als Operateur und konsiliarischer Arzt an Ihrer Seite.

Unser Qualitätsanspruch - zu Ihrem Vorteil

Anerkannte Behandlungsverfahren, die enge Kooperation mit Ihrem Hausarzt, Orthopäden, Neurologen und Physiotherapeuten, unsere fortlaufende Weiterbildung sowie ein professionelles Qualitätsmanagement geben Ihnen die Sicherheit, die Sie von einer spezialisierten Wirbelsäulenpraxis erwarten.

Sie erreichen uns:
0941 - 464480

Unsere Kooperationspartner:

Anästhesisten im Gewerbepark Regensburg

ASKLEPIOS
Orthopädische Klinik Lindenlohe

Die Kliniken des Landkreises Cham
Krankenhaus Roding

MITGLIED IM
REGENSBURGER ärztenetz

WIR SIND ZERTIFIZIERT
CERT iQ
DIN EN ISO 9001:2008

DIE NEUROCHIRURGEN
Dr. Holzschuh • Dr. Bartsch • Dr. Bauhuf • Dr. Neu

Im Gewerbepark C27 • 93059 Regensburg
Tel.: 0941 464480 • Fax: 0941 4644810

internet: www.neurochirurgie-regensburg.de
email: info@neurochirurgie-regensburg.de

SPRECHSTUNDEN:

Mo Di Mi	8^{00} - 13^{00}	und	14^{00} - 18^{00}
Do	10^{00} - 13^{00}	und	14^{00} - 18^{00}
Fr	8^{00} - 14^{30}		

Dr. med. Dirk Brandstädter
Facharzt für Neurologie

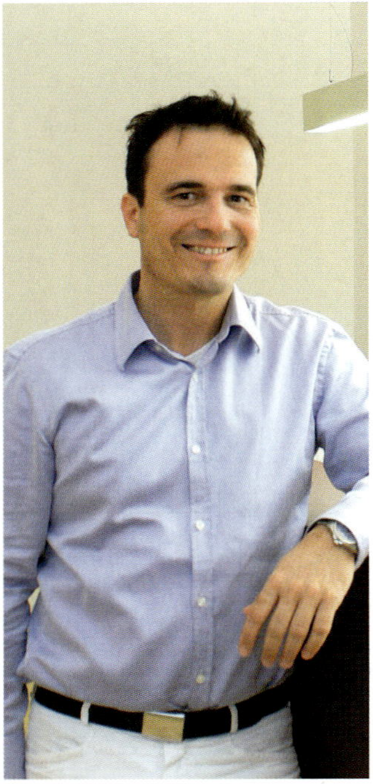

Dr. Dirk Brandstädter, Facharzt für Neurologie

Was ist Neurologie?
Als Facharzt für Neurologie befasse ich mich mit der Diagnose, Therapie und Rehabilitation von Erkrankungen des Gehirns und der Sinnessysteme (Sehen, Hören, Riechen, Gleichgewichtssinn etc.), des Rückenmarkes, der peripheren Nerven sowie der Muskulatur. In meiner Praxis im Haus der Gesundheit biete ich Ihnen die ganze Bandbreite moderner Diagnostik und Behandlungsmöglichkeiten neurologischer Erkrankungen an.

Die Praxis-Philosophie
Im Mittelpunkt meiner Arbeit steht der Patient als „Ganzes". Mein Ziel ist, allen Patienten eine optimale, individuelle und evidenz-basierte medizinische Versorgung auf höchstem Niveau anzubieten. Neben der Therapie der neurologischen Erkrankung spielt die Information und Aufklärung zu den Krankheitsbildern eine wesentliche Rolle.

Die Diagnosestellung
Bei neurologischen Krankheiten ist eine frühe und exakte diagnostische Zuordnung unerlässlich, da z. B. bei Krankheiten wie Multiple Sklerose neue Medikamente nicht nur die Anzahl der Schübe verringern, sondern auch die Krankheitsprogression langfristig hemmen.

Erste Anzeichen, die auf eine neurologische Krankheit hindeuten, sind unter anderem Schwindel, Rückenschmerzen, Kopfschmerzen, Taubheitsgefühle, Kribbeln, Zittern, Gang- oder Bewegungsstörungen, Lähmungen, Gedächtnis- und Konzentrationsstörungen, Seh- oder Hörstörungen (einschließlich Tinnitus) sowie allgemeine Erschöpfbarkeit.

Folgende Untersuchungen biete ich in meiner Praxis an:

Extrakranielle / transkranielle farbkodierte Duplexsonografie
Spezielle Ultraschalluntersuchung der Hals- und Hirngefäße zur Beurteilung von Gefäßwandablagerungen und Gefäßverengungen und damit zur Bewertung des individuellen Schlaganfallrisikos.

Elektroenzephalogramm (EEG)
Aufzeichnung der Gehirnaktivität, um Störungen der Gehirnfunktion aufzudecken (z. B. Epilepsie).

Elektromyografie (EMG)
Messung der elektrischen Muskelaktivität zur Beurteilung der Funktion des Muskels, z. B. bei Muskelkrankheiten oder Bandscheibenvorfällen.

Neurografie (NLG)
Untersuchung der Leitgeschwindigkeit der Nerven bei Einklemmungen von Nerven (z. B. beim Karpaltunnel-Syndrom)

Evozierte Potenziale (VEP, AEP, SEP)
Ableitung der Hirnaktivität, ausgelöst durch visuelle (VEP), akustische (AEP) oder sensible (SEP) Reize.

Ambulante Liquordiagnostik
Entnahme des Nervenwassers im Bereich der Lendenwirbelsäule z.B. bei Multipler Sklerose oder Borreliose

Neuropsychologische Untersuchungsverfahren
Standardisierte Testverfahren, z.B. zum Nachweis einer Demenzerkrankung

Die Therapie
Dank der Fortschritte der modernen Neurologie lassen sich heute auch chronische Erkrankungen wie Multiple Sklerose, Alzheimer, Parkinson oder Schlaganfälle meist erfolgreich behandeln.
Mit innovativen Methoden wie dem ambulanten Videomonitoring ist es beispielsweise bei Parkinson-Patienten möglich, die Medikation der Betroffenen optimal an ihre Bedürfnisse anzupassen. Und auch in der Migräne- und Epilepsiebehandlung erlauben heute neue Medikamente in der Regel eine zuverlässige Attacken- bzw. Anfallskontrolle.

Das Leistungsspektrum der neurologischen Praxis

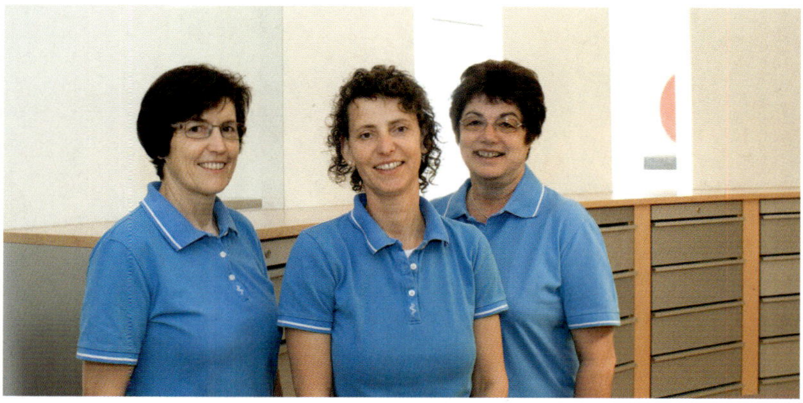

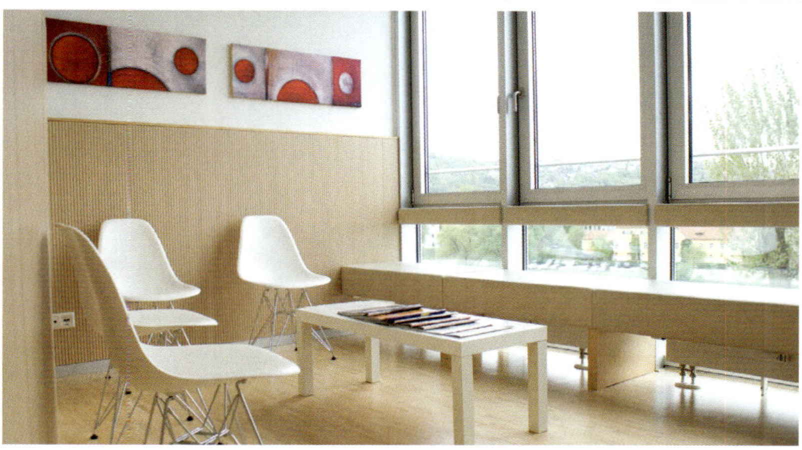

DR. MED. DIRK BRANDSTÄDTER
FACHARZT FÜR NEUROLOGIE
HAUS DER GESUNDHEIT

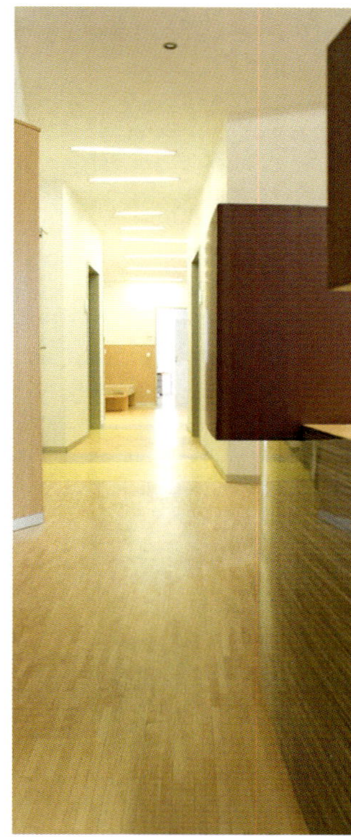

Die Schwerpunkte

- Rücken- und Bandscheibenerkrankungen
- Erkrankungen einzelner Nerven (z. B. Karpaltunnel-Syndrom)
- Schwindel und Gleichgewichtsstörungen
- Schlaganfall und dessen Früherkennung (Risikoprofil)
- Entzündliche Hirnerkrankungen (z. B. Multiple Sklerose oder Borreliose)
- Kopfschmerzerkrankungen (Migräne, Spannungskopfschmerzen)
- Muskelerkrankungen
- Morbus Parkinson und andere Bewegungsstörungen
- Demenzerkrankungen
- Hirngefäßerkrankungen
- Hirntumore
- Epilepsien
- Polyneuropathien
- Restless-Legs-Syndrom
- Neuro-Urologische Diagnostik
- Akupunktur und traditionelle chinesische Medizin (TCM)
- Gutachten
- Konsiliararzt der Goldberg Kliniken in Kelheim

Kontakt

Haus der Gesundheit
Donaupark 6
93309 Kelheim
Telefon 09441 5719
Fax 09441 28524
dirk-brandstaedter@t-online.de
www.brandstaedter.hdg-kelheim.de

Sprechzeiten

Mo, Di	8:00	bis 12:00
und	14:00	bis 17:00
Mi	8:00	bis 12:00
Do	8:00	bis 12:00
und	15:00	bis 18:00
Fr	8:00	bis 12:00

und nach Vereinbarung

Fachgebiet

Neurologie

Rehabilitation, Physiotherapie, Osteopathie – ein Dreiklang für Körper, Geist und Seele

Rehabilitation

Die Rehabilitation, die „Wiederherstellung“, hat das Ziel, nach einer Verletzung oder einem Unfall Menschen ihre früheren körperlichen Möglichkeiten zurückzugeben.

Unter Reha-Maßnahmen werden dabei nicht nur körperliche Trainingseinheiten verstanden, sondern auch die Betreuung bei möglichen psychischen oder sozialen Folgen. So steht „Reha“ auch ganz allgemein für die Rückgewinnung von Lebensqualität, wie zum Beispiel bei der Wiedereingliederung in den Beruf.

Körperliche Regeneration

Im Bereich der körperlichen Rehabilitation werden vor allem physiotherapeutische und ergotherapeutische Maßnahmen genutzt, um die Funktionen des Körpers wieder herzustellen. Aber nicht nur Physiotherapeuten sind gefragt, sondern im Verlauf einer Reha kooperieren viele Berufsgruppen. Ärzte, Therapeuten, Logopäden , Psychologen und Krankenpfleger arbeiten Hand in Hand.

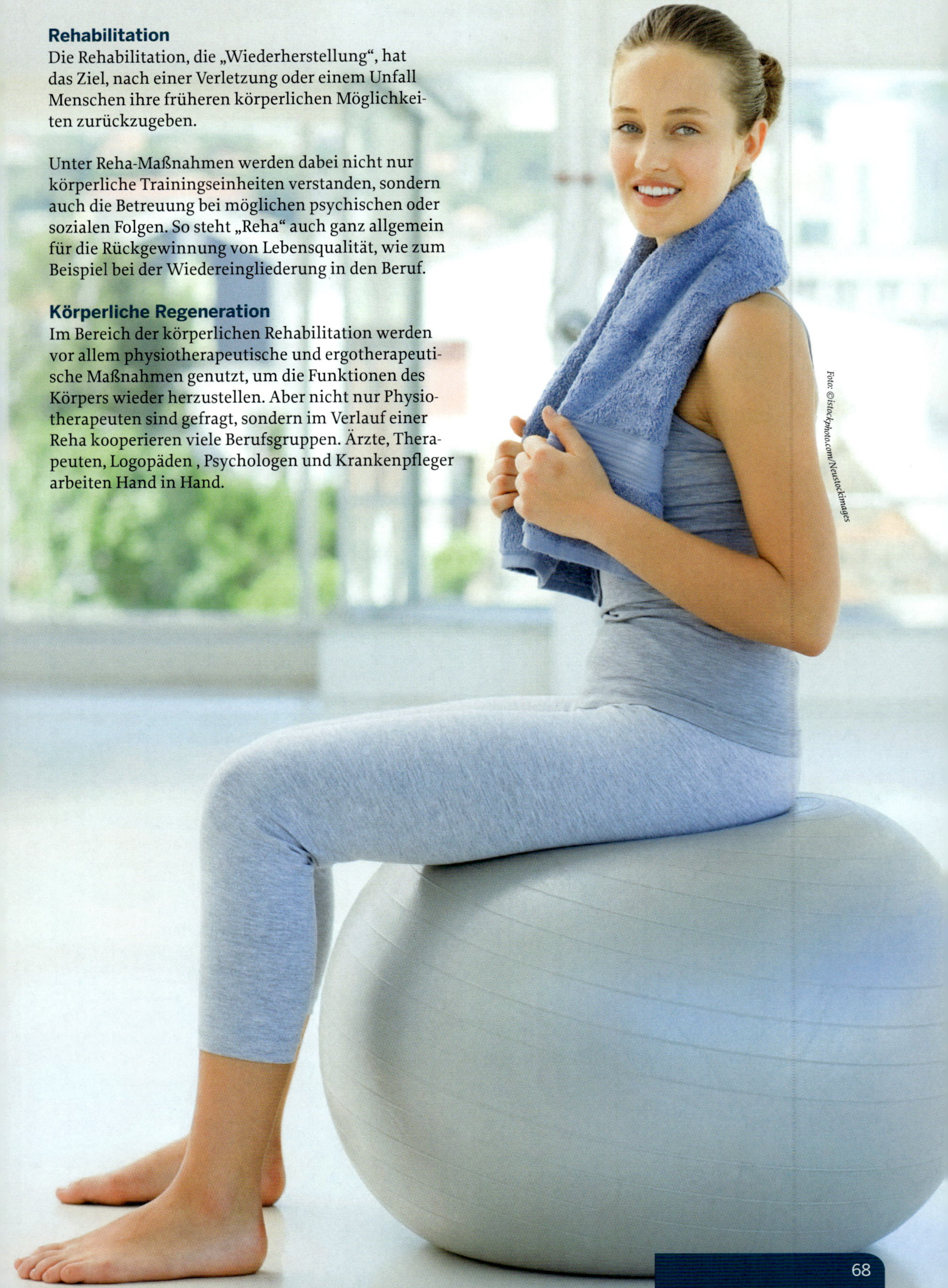

Foto: ©istockphoto.com/Neustockimages

Physiotherapie

Früher war die Physiotherapie vor allem als Krankengymnastik bekannt. Dieser Begriff ist irreführend; das Anwendungsgebiet der Physiotherapie ist heutzutage wesentlich breiter gefächert. Die Physiotherapie kommt nicht nur bei Kranken zum Einsatz, sondern die Anwendungsbereiche umfassen auch viele Präventivmaßnahmen.

Lieber vermeiden, statt korrigieren

Zum Beispiel zählen Fehlhaltungen und Fehlbelastungen durch die zunehmende Bürotätigkeit und dem Mangel an Bewegung zu den Volkskrankheiten. Mit Hilfe vorbeugender physiotherapeutischer Maßnahmen können dauerhafte Haltungsschäden und daraus resultierende Komplikationen vermieden werden.

Auch als Spezialtraining bei inneren Erkrankungen, zur Behandlung von Schmerzzuständen, motorischen Störungen, Arthrose, Bandscheibenvorfällen und vielem mehr wird die Physiotherapie genutzt. Die klassischen Behandlungsbereiche der Krankengymnastik zur Traumabehandlung nach Brüchen, Sehnenrissen, Amputationen, u.ä., sowie die Wiederherstellung der Beweglichkeit nach Unfällen zählen ebenfalls zum Einsatzbereich der Physiotherapie.

Fördern und fordern

Einer der Grundsätze der Physiotherapie lautet, den Körper des Patienten individuell zu fördern und zu fordern, aber nie zu überfordern. Gefördert wird die Eigenaktivität des Patienten in Form koordinierter Muskelaktivität und bewusster Wahrnehmung. Zur Anregung dieser Eigenaktivität werden neben den manuellen Fertigkeiten des Therapeuten auch physikalische Reize genutzt, wie Wärme, Kälte oder Druck.

Osteopathie

Die Osteopathie zählt in Deutschland zur Alternativmedizin und wurde im ausgehenden 19. Jahrhundert von dem Amerikaner Andrew Taylor Still entwickelt. Für ihn stand das Zusammenspiel von Knochen, Gelenken, Muskeln und Sehnen bei Bewegungen im Vordergrund. Sein Konzept beruht auf der Wahrnehmung des Körpers als untrennbare Einheit.
Ist eine Funktion fehlerhaft, so werden automatisch weitere Körperteile in Mitleidenschaft gezogen. In der Osteopathie wird der Körper ganzheitlich betrachtet und behandelt. Laut der Lehre von Still findet er nur so dauerhaft in sein natürliches Gleichgewicht zurück. Je nach ihrer Lokalisation im Körper können die Funktionsstörungen in drei Bereichen auftreten: im muskulo-skelettalen System, an den inneren Organen und im Nervensystem.

Reha am Rennplatz Martin Dietmaier

Der Mensch im Mittelpunkt

Reha
am Rennplatz

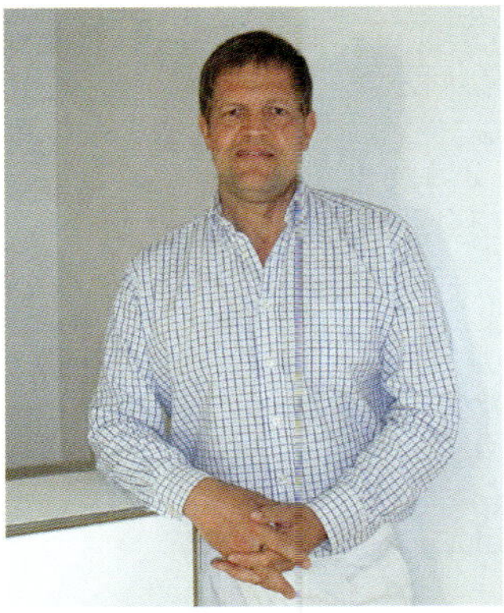

Martin Dietmaier

Privatärztliche Praxis für Manuelle muskuloskelettale Diagnostik und Therapie

Kontakt

Rennweg 4
93049 Regensburg
Telefon 0941 31866
www.reha-am-rennplatz.de

Fachgebiete

Manuelle Diagnostik
Ultraschalldiagnostik
Manuelle Therapie
Injektionstherapie der Wirbelsäule und Gelenke
Osteopathie
Physiotherapie
Physikalische Therapie

Privatärztliche Praxis für manuelle muskuloskelettale Diagnostik und Therapie

Die ärztliche Tätigkeit des Leiters der Einrichtung beruht auf zwei Jahrzehnten praktisch angewandter manueller Befunderhebung und Behandlungstechnik. Dies gilt für Patienten in den Bereichen Sport, Alltag sowie für Unfallverletzte und Patienten mit degenerativen Erkrankungen. Dabei liegt die Konzentration dieser konservativen Konzeption nicht auf der isolierten Anwendung einzelner Schulen und Methoden, sondern in der Kooperation von Medizin, Physiotherapie und Osteopathie.

„Nicht der Mensch ist für die Methode da, sondern die Methode für den Menschen“

Nach diesem Grundsatz bestimmt der Patient im Mittelpunkt der Betrachtung die individuelle Auswahl der jeweiligen Therapiemethoden, womit dem Prinzip der Patientenzentrierung als wesentliche Grundlage der Befundung und Behandlung entsprochen werden soll. Ein weiteres wichtiges Prinzip besteht in der Verknüpfung und gleichzeitigen Anwendung medikamentöser und manueller Therapie auf der Basis exakter klinischer, bildgebender sowie gegebenenfalls labortechnischer Vordiagnostik. Dafür sind die Erstellung eines Therapieplans und dessen unmittelbare praktische Umsetzung entscheidend. Ebenfalls dazu gehört die möglichst genaue Vorhersage von Behandlungsaufwand und zeitlicher Dauer bis zur Wiederherstellung, so dass für den Patienten größtmögliche berufliche und private Planungssicherheit besteht. Zusätzlich werden exakte und ausführliche Informationen zum Krankheitsgeschehen sowie zu geplanten ärztlichen und therapeutischen Maßnahmen gegeben, die für den Patienten entsprechende Motivation und eigenes Mitwirken ermöglichen.

Tätigkeitsschwerpunkte

- Ausführliche Erstanamnese
- Analyse von Dysfunktionen des Bewegungsapparates und Wechselwirkungen mit Organen
- Akutversorgung von Bandscheiben-Notfällen und Bewegungsstörungen der Wirbelsäule
- Akutversorgung von Sportverletzungen
- Arthroseprophylaxe und Arthrosefrühbehandlung
- Beratung zu Trainingstherapie und Eigenmaßnahmen
- Erstellen von Trainingsplänen
- Beratung zur Gesundheitsvorsorge
- Beratung zu notwendigen operativen Maßnahmen und medizinischen Spezialverfahren

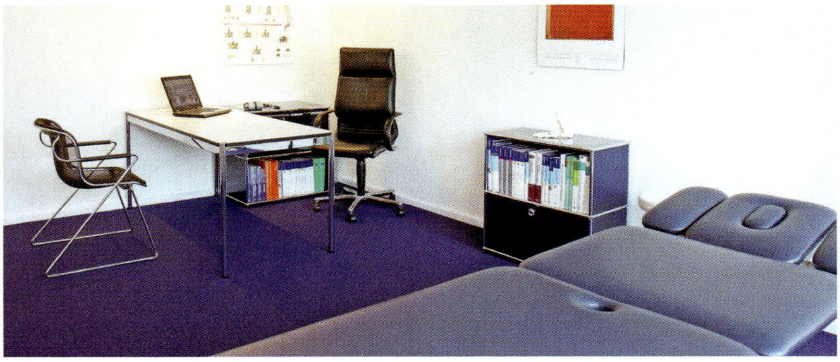

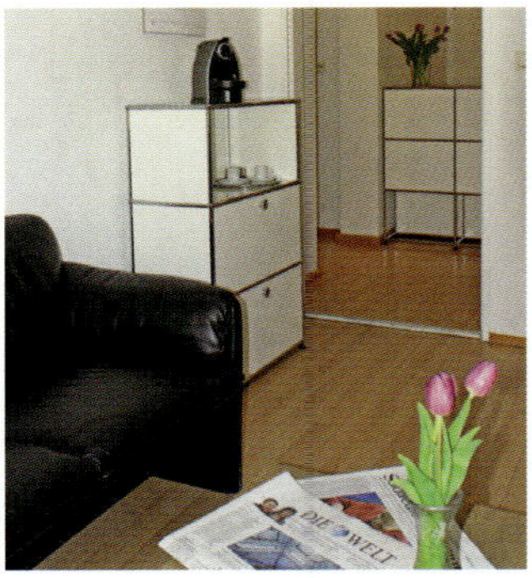

Reha am Rennplatz
Martin Dietmaier

Moderne Physiotherapie am Rennweg

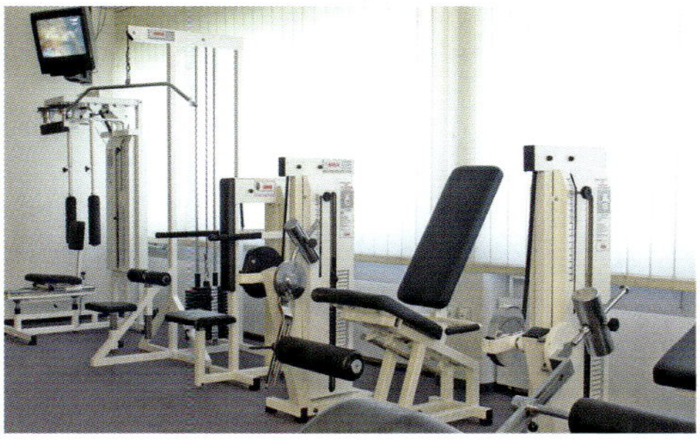

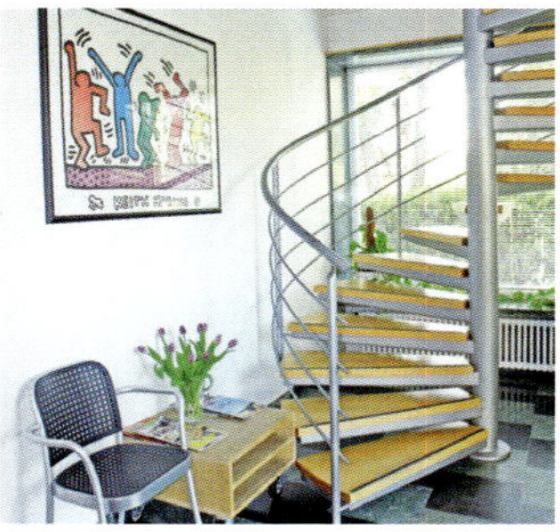

Praxis für Physiotherapie und Rehabilitation

› Kontakt
Rennweg 4
93049 Regensburg
Telefon 0941 31752
Telefax 0941 31761
www.reha-am-rennplatz.de

› Fachgebiete
Manuelle Therapie
Therapie nach Cyriax / McKenzie
Therapie nach Mulligan / McConnell
Sportphysiotherapie (DOSB)
Medizinische Trainingstherapie
Segmentale Stabilisation der Wirbelsäule
Myofasziale Triggerpunkttherapie
Klassische Massage
Manuelle Lymphdrainage
Physikalische Therapie
Funktionelle Verbände (Taping)

Praxis für Physiotherapie und Rehabilitation

Das Konzept unserer Praxis für Physiotherapie verbindet die theoretischen Grundlagen verschiedenster moderner Therapiekonzepte mit deren praktischer Umsetzung in Untersuchung und Behandlung. Dabei kommen insbesondere manuelle Methoden der Befunderhebung sowie wiederherstellende Techniken zum Einsatz.
Nach der Korrektur werden die Ergebnisse durch die Wiederbefundung hinsichtlich ihrer Effektivität kontrolliert. Dabei zeigen assistierende Messverfahren zur Objektivierung die therapeutischen Fortschritte an. So werden beispielsweise Beweglichkeit, Kraft, Schmerzausprägung oder Laborparameter untersucht und verglichen.
Die erzielten Besserungen werden durch angeleitete Trainingstherapie und Eigenmaßnahmen konserviert. Diese beinhalten Stabilisation, Mobilisation und Koordination und werden sowohl an Geräten wie auch ohne apparative Unterstützung durchgeführt. Nicht zuletzt gehören dazu turnusmäßige Kontrolluntersuchungen, die die Wirksamkeit der vom Patienten selbst durchgeführten Maßnahmen überprüfen und die Korrektur entstandener Defizite ermöglichen.

Institut für Fort- und Weiterbildung
Medizin • Physiotherapie • Sportwissenschaft

Der Leiter der Einrichtung übt an verschiedenen akademischen und beruflich weiterbildenden Lehrinstituten im deutschsprachigen Raum sowie im angeschlossenen Seminarinstitut eine langjährige Lehrtätigkeit aus. Hier werden auch in Zusammenarbeit mit Gastdozenten und Repräsentanten internationaler Physiotherapiekonzepte und medizinischer Gesellschaften Weiterbildungskurse und wissenschaftliche Seminare veranstaltet. Darüber hinaus findet jährlich ein interdisziplinärer Kongress zum neuesten Stand der Diagnostik, Therapie und Rehabilitation des Bewegungsapparates statt. Für Patienten werden Vorträge zu modernen und innovativen Behandlungskonzepten angeboten.

Institut für Fort- und Weiterbildung
Medizin • Physiotherapie • Sportwissenschaft

› Kontakt
Rennweg 4
93049 Regensburg
Telefon 0941 2803162
Telefax 0941 2803163
dietmaier@reha-am-rennplatz.de
www.reha-am-rennplatz.de

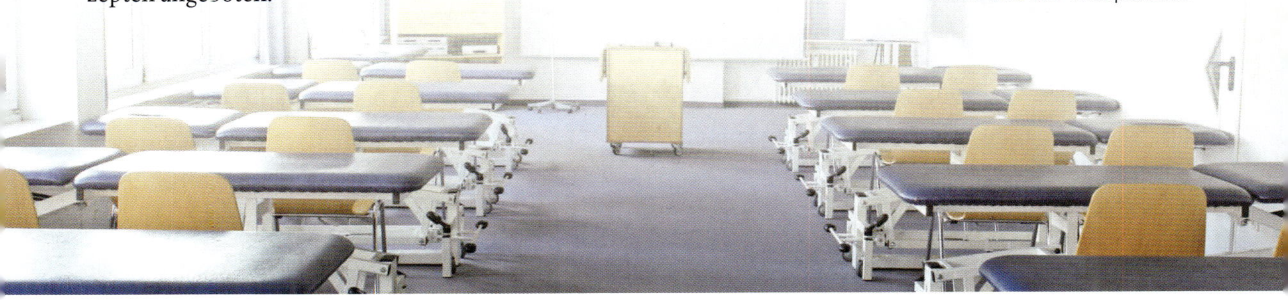

Europäisches Colleg für Osteopathie München – Paris

Anerkannter Beruf in Frankreich und England mit 100-jähriger Geschichte – jetzt auch als Ausbildung in Deutschland

Führendes Ausbildungsinstitut

In mehr als 20 Jahren entwickelte sich das COE mit seinen beiden Zentren in München und Paris zu einem der führenden Ausbildungsinstitute für Osteopathische Medizin in Europa. Einen Höhepunkt dieser Entwicklung stellt die staatliche Anerkennung der Berufsausbildung des COE zum „Osteopathen-DO" / zur „Osteopathin DO" durch das französische Gesundheitsministerium im Jahr 2007 dar.

Die Basis dieses Erfolges und unseres Rufes bildet unser fortwährendes Engagement für die osteopathische Ausbildung unserer Studenten. Mit dem Bezug der neuen Ausbildungsstätte in Paris / Cergy Ende 2006 verfügt das COE über Räumlichkeiten, die zu den großzügigsten zählen, die europaweit der Osteopathie für Lehre und Therapie zur Verfügung stehen.

Methode OSTEA

In unserer Osteopathieausbildung wird die klare, am COE entwickelte Osteopathie-Methode OSTEA gelehrt. Sie verbindet größtmöglichen therapeutischen Spielraum mit Reproduzierbarkeit und Effizienz.

Dank ihrer wissenschaftlichen Grundlage ist sie modern und gleichzeitig den Prinzipien der großen Gründungsväter der Osteopathie treu – allen voran Andrew Taylor Still. Insbesondere bei der Ausbildung der manuellen Fertigkeiten der Studenten beschreitet das COE innovative Wege.

Osteopathie: unsere Vision für das Gesundheitswesen
Was ist ein Osteopath, was ist sein Beruf?

Als freier Beruf gliedert sich die Osteopathie ideal in das Gesundheitswesen ein und eröffnet vielseitige Möglichkeiten: Von der Führung einer eigenen Praxis bis zum Sport. Die osteopathische Behandlung beruht auf den neuesten wissenschaftlichen Erkenntnissen und passt sich jedem Patienten entsprechend seiner körperlichen und psychischen Beschaffenheit an.

Der Beruf des Osteopathen: ein Beruf mit Zukunft!
Das COE lädt Sie ein, mit uns die Leidenschaft zum Beruf des Osteopath / -in, zu entdecken und zu teilen.

Internationaler Austausch

Im Kontakt mit deutschen, französischen und europäischen Institutionen setzt sich das COE beständig für die Anerkennung der Osteopathie ein und fördert aktiv ihre zukünftige Entwicklung.

Das COE bildet seit 1987 Osteopathen DO auf hohem Niveau, gemäß den nationalen und europäischen Standards aus.
Das Osteopathie Colleg hat seinen Sitz mitten in Europa

Unser Ziel: Ihr Erfolg!
Erkundigen Sie sich noch heute: www.oste-coe.de

COE • Europäisches Colleg für Osteopathie

- **Bürozeiten**
  Mo – Do 8:30 bis 17:30
  Fr 8:30 bis 12:00
- **Nach dem Abitur fünf Jahre Vollzeitausbildung mit französischer staatlicher Anerkennung und Vorbereitung zur Heilpraktikerprüfung inbegriffen**
- **Nach dem Medizinstudium und der Physiotherapieausbildung als Teilzeitausbildung**

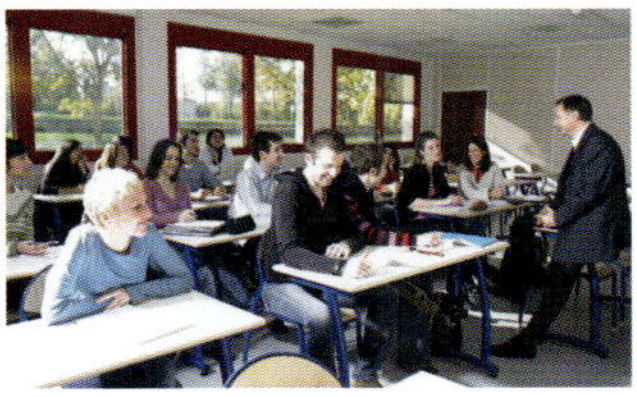

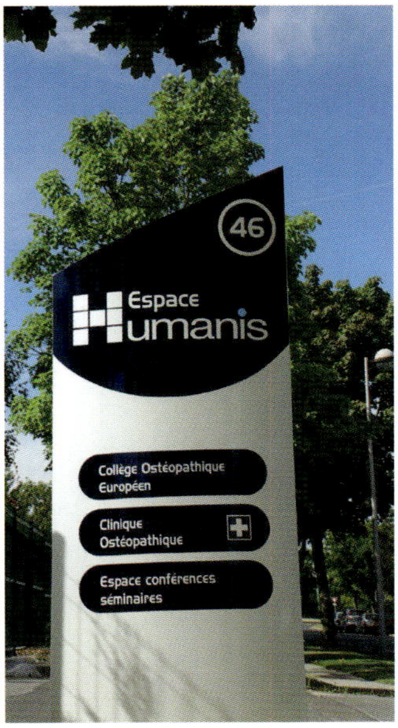

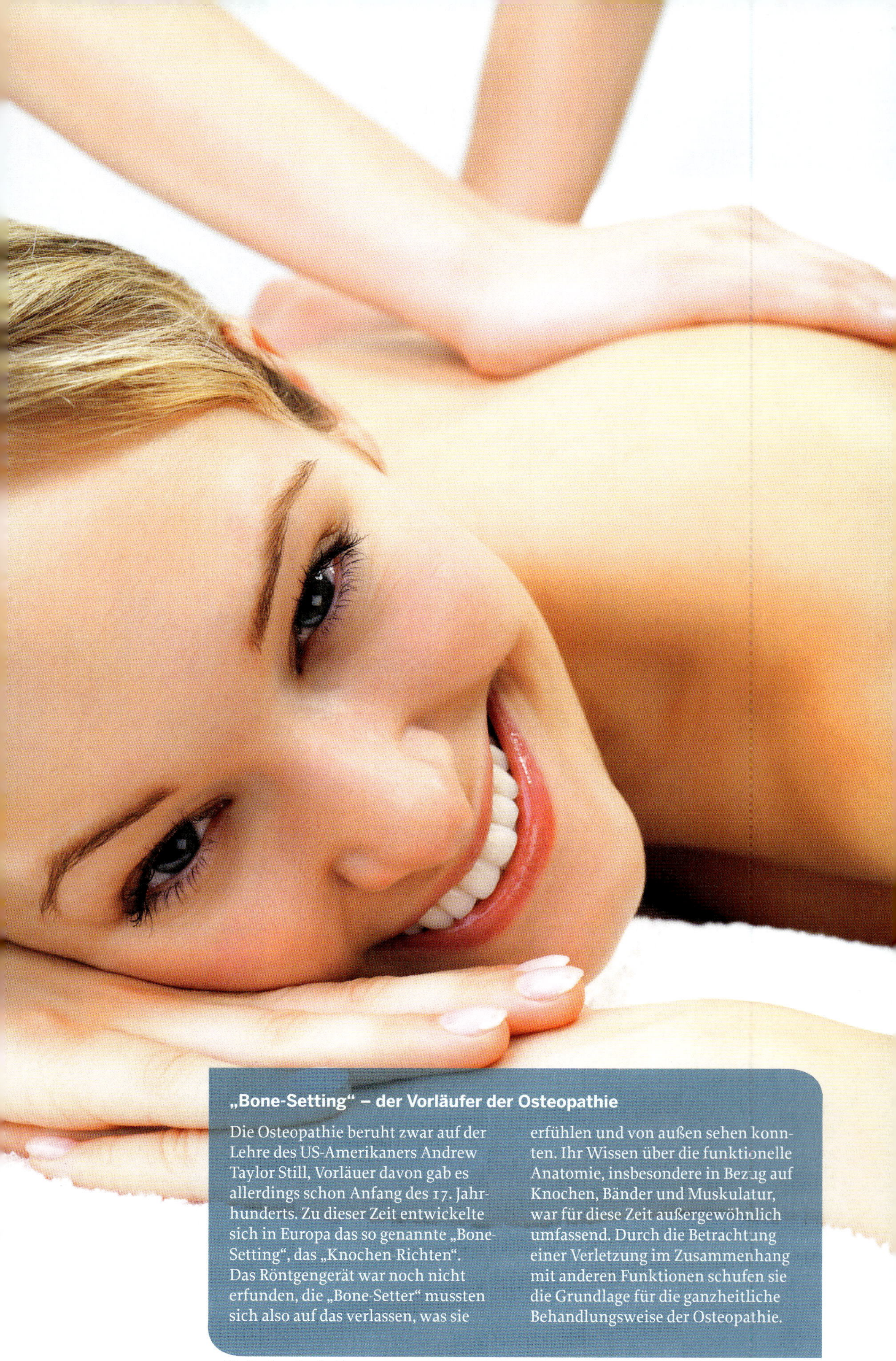

„Bone-Setting“ – der Vorläufer der Osteopathie

Die Osteopathie beruht zwar auf der Lehre des US-Amerikaners Andrew Taylor Still, Vorläuer davon gab es allerdings schon Anfang des 17. Jahrhunderts. Zu dieser Zeit entwickelte sich in Europa das so genannte „Bone-Setting“, das „Knochen-Richten“. Das Röntgengerät war noch nicht erfunden, die „Bone-Setter“ mussten sich also auf das verlassen, was sie erfühlen und von außen sehen konnten. Ihr Wissen über die funktionelle Anatomie, insbesondere in Bezug auf Knochen, Bänder und Muskulatur, war für diese Zeit außergewöhnlich umfassend. Durch die Betrachtung einer Verletzung im Zusammenhang mit anderen Funktionen schufen sie die Grundlage für die ganzheitliche Behandlungsweise der Osteopathie.

Foto: ©panthermedia.net/Yuri A.

Privat-Praxis für Osteopathie Erna Kleemann D.O. COE

„Ich freue mich darauf, Ihre Selbstheilungskräfte aktivieren zu dürfen."

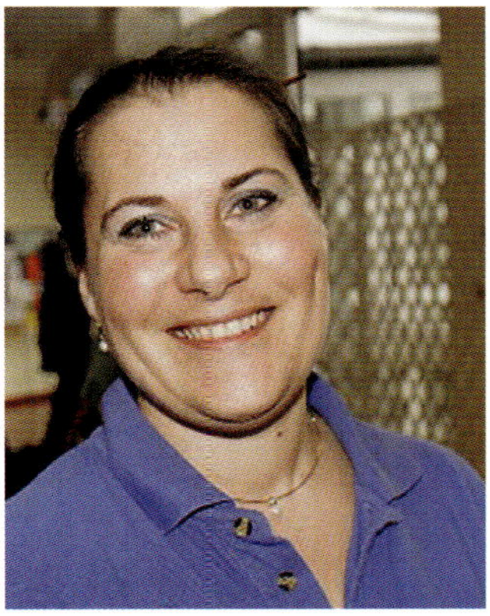

„Die Frage, die ich mir bei jedem Patienten – egal welches Problem vorliegt – stelle, ist nicht, ob es ein Fall für die Osteopathie ist; vielmehr frage ich mich, wie die Osteopathie und ich diesem Menschen und seinem Problem helfen können. Mit diesem Leitsatz lebe ich die Osteopathie vom Neugeborenen bis zum Greis. Da der Mensch im Leben – egal wie jung oder alt er auch ist – alle Erlebnisse und Träume speichert, ist es wichtig, diesen Menschen in seiner Ganzheit zu erfassen. Die Osteopathie ist ein Ansatz, um die Einheit von Körper, Geist und Seele wiederherzustellen. Ich freue mich darauf, Ihre Selbstheilungskräfte aktivieren zu dürfen."

Erna Kleemann D.O. COE, Physiotherapeutin

Privat-Praxis für Osteopathie Erna Kleemann D.O. COE

Meine Tätigkeiten:

- Ehrenamtliche Rettungsassistentin beim BRK Regensburg
- 1992–1995 angest. Physiotherapeutin im KH Barm. Brüder
- Seit 1995 Praxis für Physiotherapie
- Seit 2004 D.O. Praxis für Physiotherapie und Privat-Praxis für Osteopathie
- Lehrkraft für Osteopathie am COE München – Paris

Kontakt
Hauptstraße 21
93197 Zeitlarn
Telefon 0941 699699
www.praxis-ernakleemann.de

Sprechzeiten
Termine nach Vereinbarung

Praxis für Physiotherapie Erna Kleemann D.O. COE

Für Patienten aller Kassen und Privatversicherungen + Fitness- und Wellnessbereich / Ausstellung von Geschenk-Gutscheinen möglich

Leistungsspektrum:

- Physiotherapie
- Manuelle Therapie
- Sportphysiotherapie
- Lymphdrainage
- Medizinische Trainingstherapie
- Massagen
- Elektrotherapie, Ultraschall
- Wärmebehandlungen
- Kältebehandlungen
- Schlingentherapie / Extension
- Rückenschule
- Gruppengymnastik
- Geburtsvorbereitung
- Atemtherapie
- Behandlung auf neurophysiologischen Grundlagen
- Kinder und Säuglingsbehandlungen u. v. m.
- Hausbesuche
- Wellnessbehandlungen
- Fußbehandlungen

Kontakt
Hauptstraße 21
93197 Zeitlarn
Telefon 0941 699699
www.praxis-ernakleemann.de

Sprechzeiten

Mo	6:00	bis	18:00
Di	7:00	bis	20:00
Mi	6:00	bis	20:00
Do	7:00	bis	20:00
Fr	6:00	bis	16:00
Sa	9:00	bis	12:00

und nach Vereinbarung

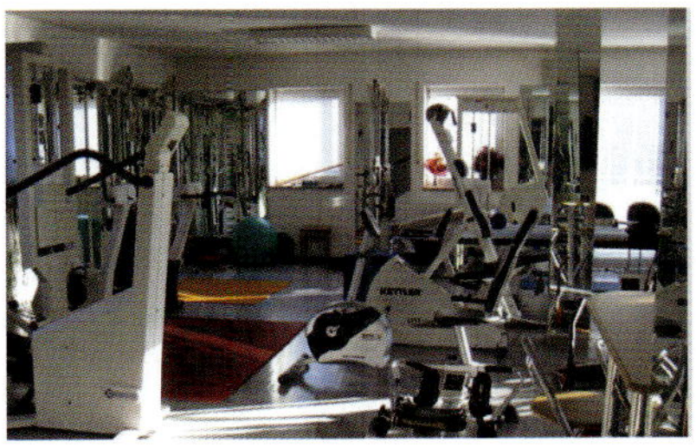

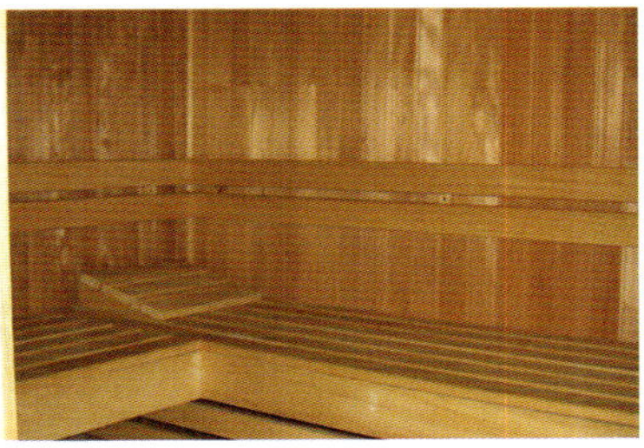

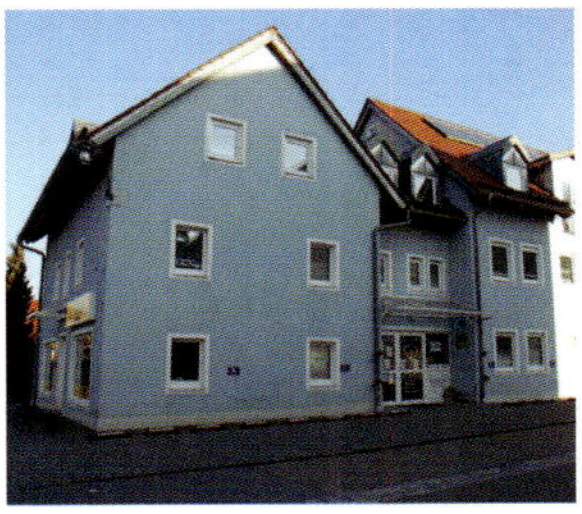

Osteopathie – der menschliche Organismus als Einheit

Osteopathie: Ursachen statt Symptome behandeln

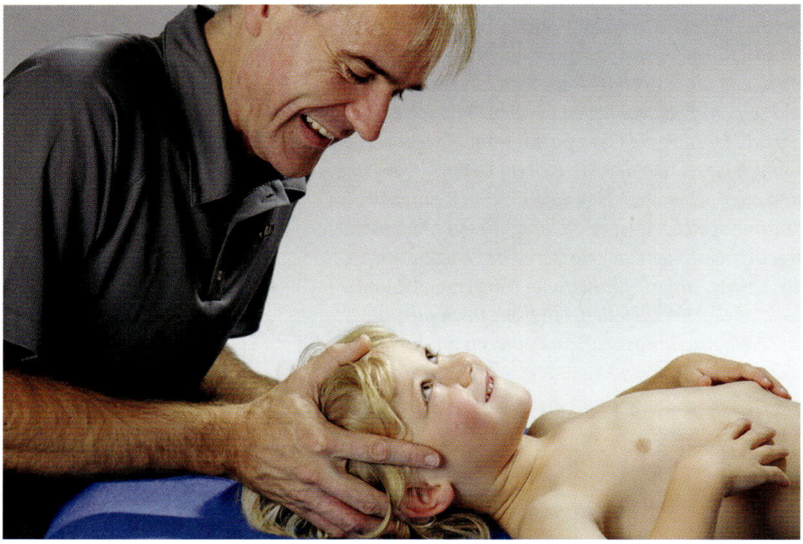

Deutsches Register DROM Osteopathischer Medizin

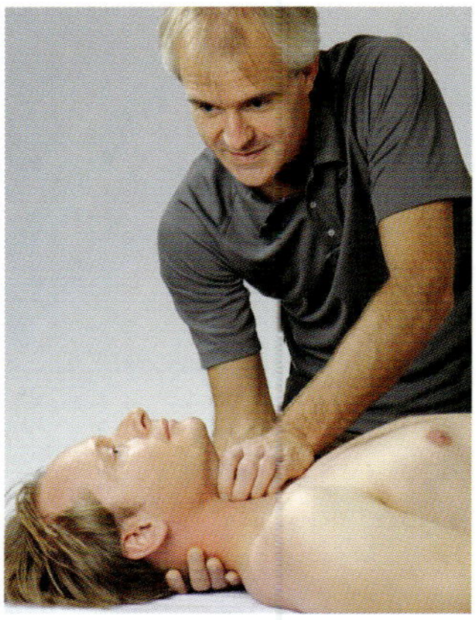

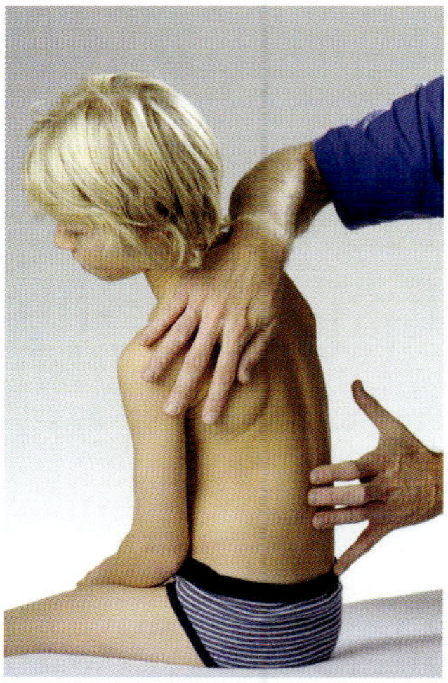

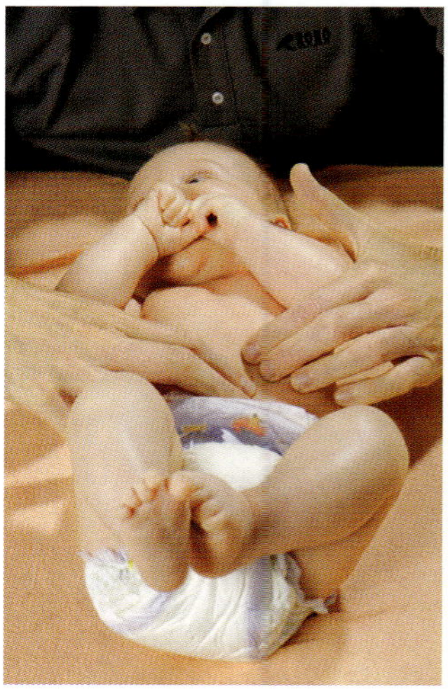

Patienten, die das erste Mal beim Osteopathen sind, wundern sich oft, warum der Osteopath ihre Beschwerden nicht direkt behandelt, sondern mit seinen Händen meist an ganz anderer Stelle arbeitet.

Auf der Suche nach den Ursachen

Der Grund ist einfach, auch wenn nicht immer offensichtlich. Osteopathen suchen nach den Ursachen von Beschwerden. Und diese liegen oft ganz woanders als die Beschwerden, die sie auslösen. So kann ein verstauchter Fuß Kopfschmerzen auslösen, ein erkranktes inneres Organ Rückenschmerzen verursachen oder die Dreimonatskolik eines Säuglings auf einen eingeengten Hirnnerv zurückzuführen sein. Erst wenn diese Ursachen gefunden und erfolgreich behandelt wurden, können auch die Beschwerden dauerhaft abklingen. Die Suche nach den Ursachen und deren Behandlung erfordert genaueste Kenntnisse der menschlichen Anatomie und feinfühlige, langjährig geschulte Hände, um erfolgreich osteopathisch behandeln zu können.

Eine untrennbare Einheit

Während die Schulmedizin gern in Fachrichtungen denkt, betrachtet die Osteopathie den menschlichen Organismus als untrennbare Einheit. So spürt sie Zusammenhänge auf, die andernfalls nicht zu erkennen wären. Der Osteopath kann diese Zusammenhänge mit seinen Händen ertasten. Sie zeigen sich ihm in Form von meist feinen Bewegungseinschränkungen und führen ihn von den Beschwerden zu ihrem eigentlichen Entstehungsort. Hier wendet der Osteopath seine manuellen Techniken an. Meist sind diese sehr sanft, denn er will dem Körper keine Korrekturen aufdrängen, sondern diese bei ihm hervorrufen. Medikamente und Instrumente benötigt der Osteopath dabei nicht. Auch ein Grund, weshalb Patienten die Osteopathie so schätzen.

Osteopathen finden

Der Fachverband der Osteopathen, das Deutsche Register Osteopathischer Medizin, DROM e.V., führt eine bundesweite Therapeutenliste mit qualifizierten Osteopathen: **www.drom.info**

Lutz M. Scheuerer, Monika Scheuerer – Physiotherapie und Osteopathie

Praxis für Physiotherapie und Osteopathie

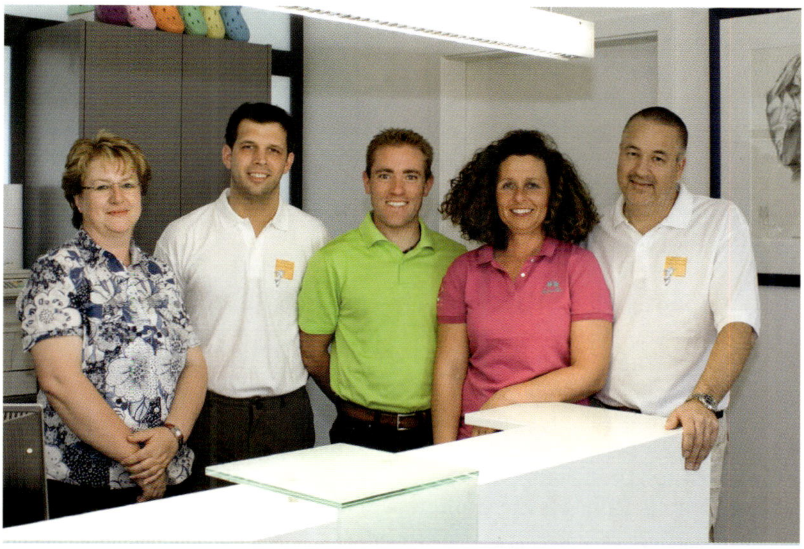

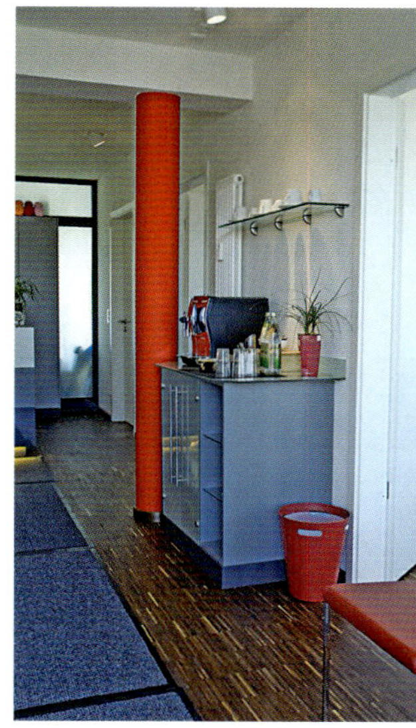

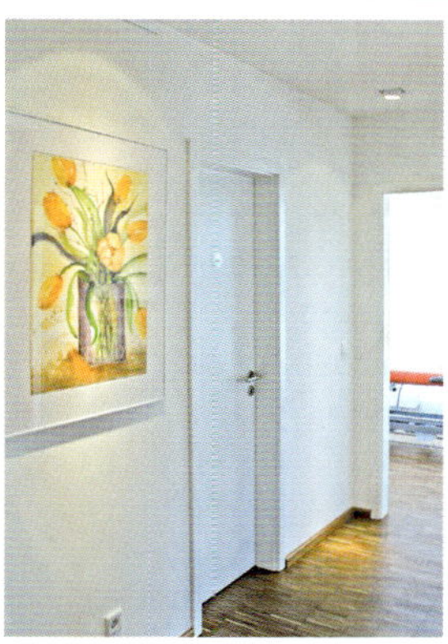

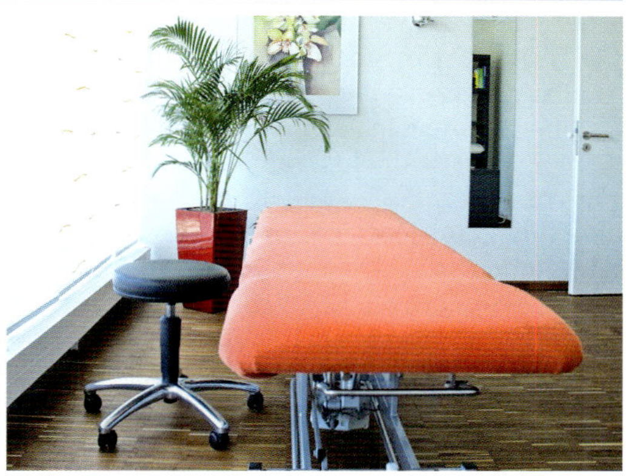

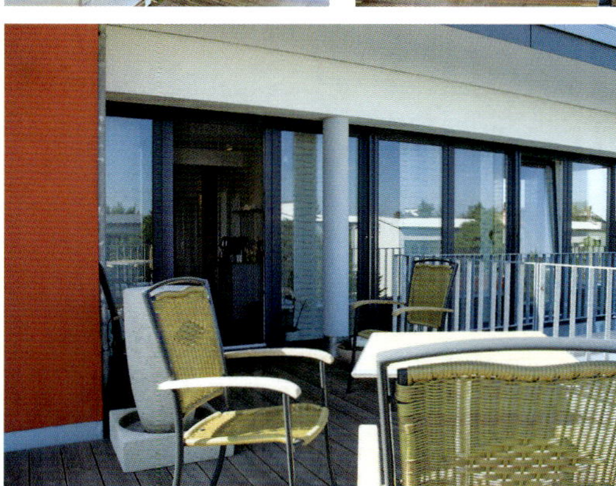

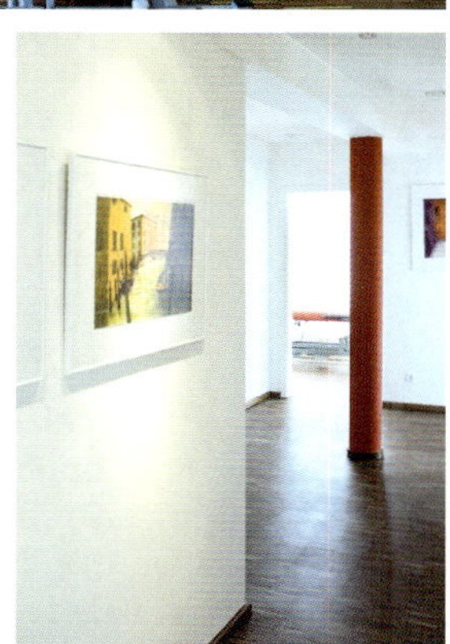

Praxis
Lutz M. Scheuerer
Monika Scheuerer

› Kontakt
Prüfeninger Straße 62
93049 Regensburg
Telefon 0941 607127-12
Fax 0941 607127-19
info@physio-scheuerer.de
www.physio-scheuerer.de

› Sprechzeiten
Termine nach Vereinbarung

› Fachgebiete
Osteopathie,
Manuelle Therapie,
Lymphdrainage,
Akupunktmassage
nach W. Geiger

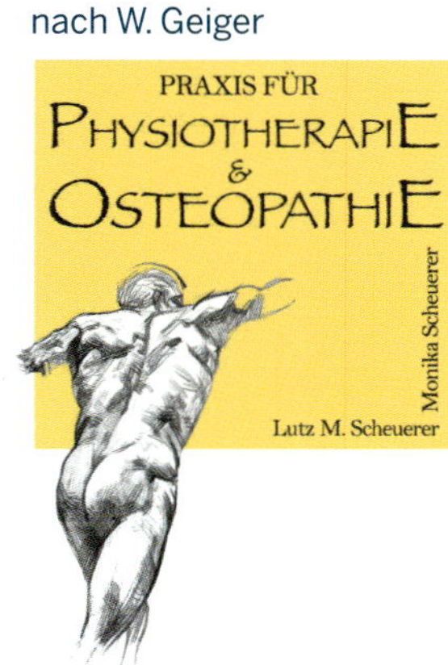

Nicht Ihre Krankheit, sondern Ihre Gesundheit ist uns wichtig!

Unsere Philcsophie lautet: Ihre Gesundheit, Ihr wichtigstes Gut, ist unser wichtigstes Anliegen. Deswegen setzen wir auf gezielte Behandlungen und genau aufeinander abgestimmte, individuelle Therapien, auch unter Miteinbeziehung von Fachärzten.

Physiotherapie Corpus Care Ganzheitliche Behandlungen

Moderne Physiotherapie im Herzen Regensburgs

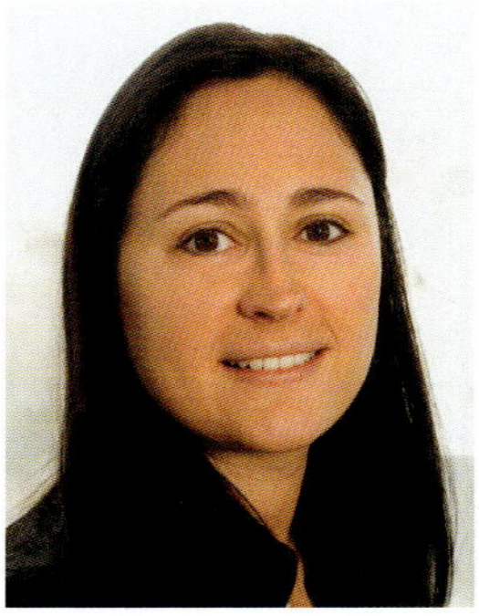

Nicole Lehner

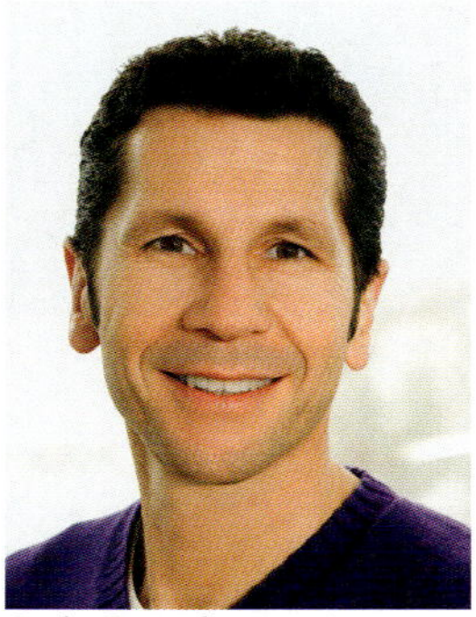

Carlos Sternecker

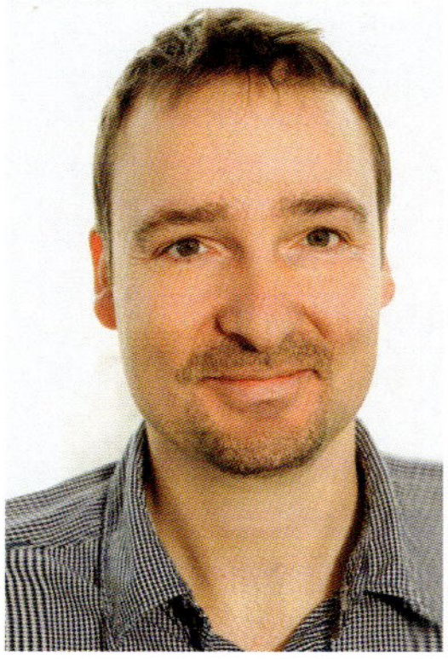

Joachim Schmidt

Der Mensch als Ganzes

Das intelligente und durchdachte Zusammenspiel der drei Gebiete Physiotherapie, Osteopathie und Rehabilitation sind die Grundpfeiler für das ganzheitliche Behandlungskonzept von Corpus Care. Das ganze, komplexe System „Mensch" steht bei Corpus Care im Mittelpunkt der Wahrnehmung. Denn wenn Sie der „Schuh drückt", kann die Ursache dafür ganz woanders liegen. Unter diesem Betrachtungsansatz des Menschen als Einheit erfährt hier jeder Patient eine ganz individuelle Betreuung und eine speziell auf ihn zugeschnittene Therapie.

Physiotherapeuten des Deutschen Olympischen Sportbunds

Der Erfolg dieses Praxiskonzeptes hat sich mittlerweile bewährt und Corpus Care hat sich international und national einen Namen gemacht. Neben Spielern aus der 1. Bundesliga und der Fußballnationalmannschaft U21 begaben sich auch schon die kroatische Fußballmannschaft und Olympioniken der deutschen Bob-, Skeleton- und Turnteams in die Hände der Corpus Care-Therapeuten. Die Therapeuten von Corpus Care sind entsprechend qualifiziert, zum Beispiel als Physiotherapeut des Deutschen Olympischen Sportbunds (DOSB).

Ob Spitzensportler oder nicht, ob groß oder klein, alt oder jung

Die Praxis ist jedoch keineswegs auf rein sportspezifische Therapien ausgerichtet. Im Gegenteil, in der entspannten Atmosphäre der neu eingerichteten Praxis ist jeder Patient willkommen. Das reicht von Säuglingen, die zum Beispiel sehr gut auf osteopathische Behandlungsansätze ansprechen, bis zur Rehabilitation und Regeneration nach Unfällen oder Verletzungen von Kindern, Jugendlichen und Erwachsenen. Angebote, die in Regensburg einzigartig sind, wie z.B. eine wöchentliche Rolfing-Stunde, runden das breite Therapiespektrum und den ganzheitlichen Ansatz ab. Das Rolfing dient der Gesundheitsvorsorge und dem körperlichen sowie seelischen Wohlbefinden.

Stetige Weiter- und Fortbildungen / Innovatives Therapiegerät

Die Therapeuten von Corpus Care halten sich durch regelmäßige Fortbildungen stets auf dem neuesten Stand in ihren jeweiligen Fachgebieten. Innovationen und Weiterentwicklungen der Physiotherapie und Osteopathie verfolgt das junge Team aufmerksam: So finden Sie bei Corpus Care ein spezielles System aus den USA, das gleichzeitig Kraft, Koordination und Beweglichkeit trainiert und das Körperbewusstsein schult. Dieses „Gyrotonic Expansion System"® finden Sie in Regensburg momentan nur bei Corpus Care.

Vorbeugend trainieren mit dem eigenen „Personal Trainer"

Ein wichtiges Augenmerk der Praxis liegt in der Prävention und Vorbeugung. Bei Corpus Care können Sie auch ohne „Verletzung" vorbeischauen und Ihr präventives Training absolvieren – selbstverständlich mit einem auf Sie zugeschnittenen Trainingsprogramm und unter Anleitung. Unter Aufsicht eines „Personal Trainers" erzielen Sie innerhalb kurzer Zeit bereits erste bzw. optimale Trainingserfolge.

Flexible Öffnungszeiten und lange Behandlungszeiten

Nach dem Motto „Klasse statt Masse" bietet Corpus Care anstelle der üblichen 20 / 40 Minuten wesentlich effektivere 30 / 60 minütige Therapiesietzungen an. Die Flexibilität des jungen Teams ist generell außerordentlich hoch: Die Physiotherapie hat auch samstags geöffnet.

Schauen Sie auch auf www.corpuscare.de vorbei.

Physiotherapie Corpus Care
Klasse statt Masse

Die Physiotherapeuten sind weit über die Grenzen von Regensburg hinaus gefragt und betreuen unter anderem nationale olympische Teams, Nationalmannschaften und andere Spitzensportler.

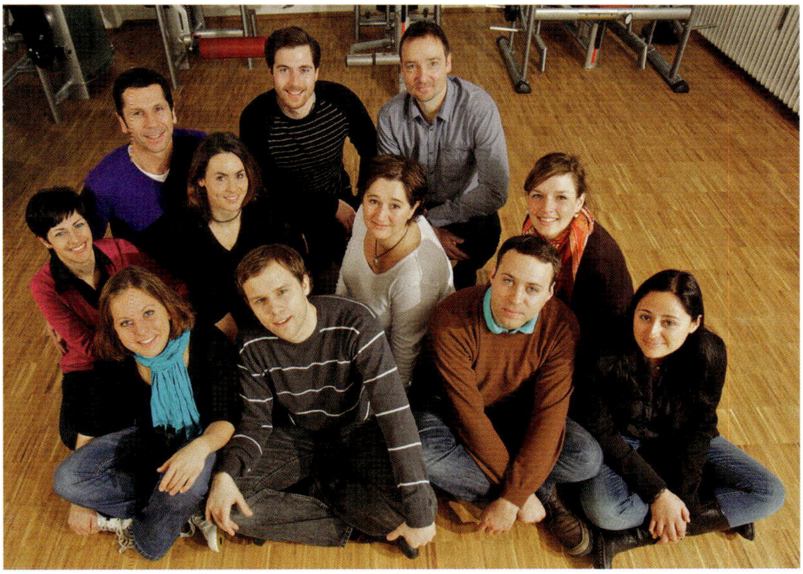

**Corpus Care –
die Praxis für die ganzheitliche physiotherapeutische Behandlung.**

Die neu eröffnete und topmoderne Praxis bietet Ihnen als Patient optimale Behandlungsmöglichkeiten mit den bestmöglichen Ergebnissen. Das Team von Corpus Care ist in allen Richtungen der modernen Physiotherapie ausgebildet:

Zum Leistungsspektrum gehören:

- Sportphysiotherapie
- KG am Gerät
- Cranio-Sacral-Therapie
- Osteopathie
- Kinderosteopathie
- Kinesio Taping
- Krankengymnastik
- Manuelle Therapie
- Lymphdrainage
- Massage
- Manuelle Therapie am Kiefergelenk
- Konventionelles Taping
- „Gyrotonic Expansion System"®

Zusätzlich bietet die Praxis Leistungsdiagnostik durch erfahrene Regensburger Sportmediziner und eine enge Zusammenarbeit mit orthopädischen Arztpraxen.

PHYSIOTHERAPIE Corpus care

Kontakt
Prüfeninger Straße 35
93049 Regensburg
Telefon 0941 46103-600
Fax 0941 46103-602
info@corpuscare.de
www.corpuscare.de

Sprechzeiten
Mo – Fr 7:00 bis 20:00
Sa 9:00 bis 14:00
nach Vereinbarung

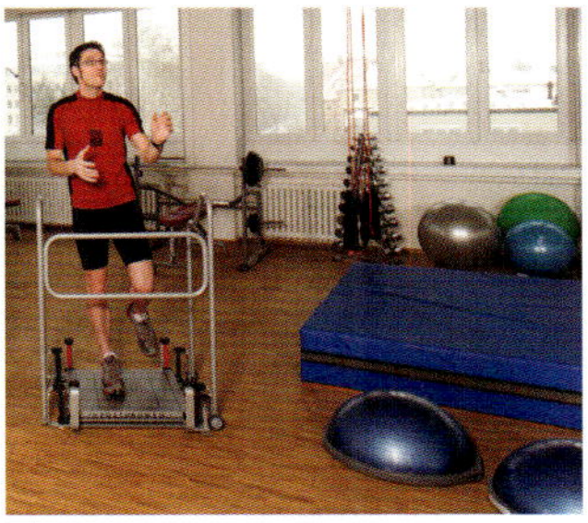

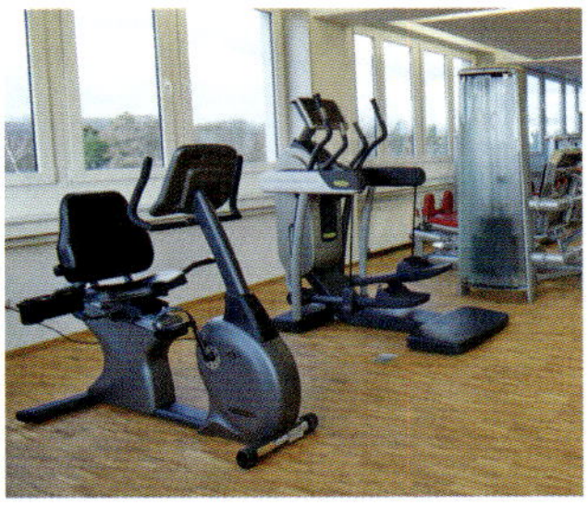

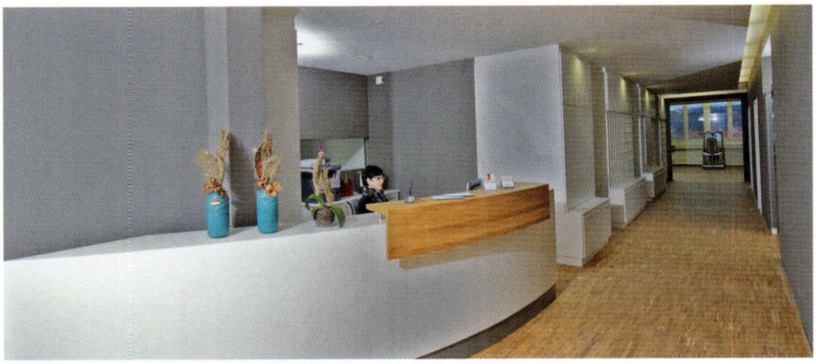

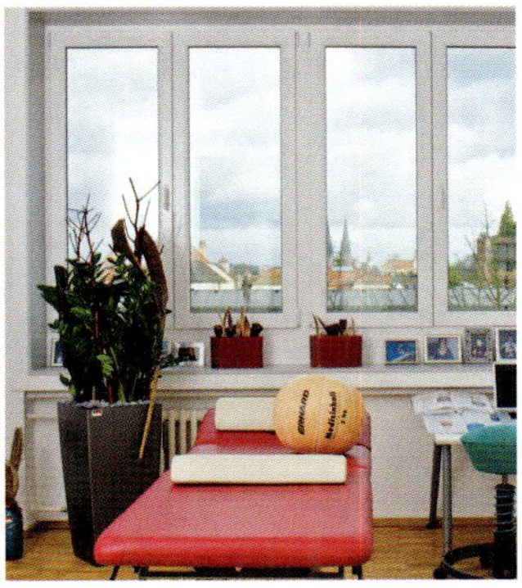

Martin Hoibl
Physiotherapie mit Herz und Hand

Das Physiotherapie-Team im Herzen der Altstadt

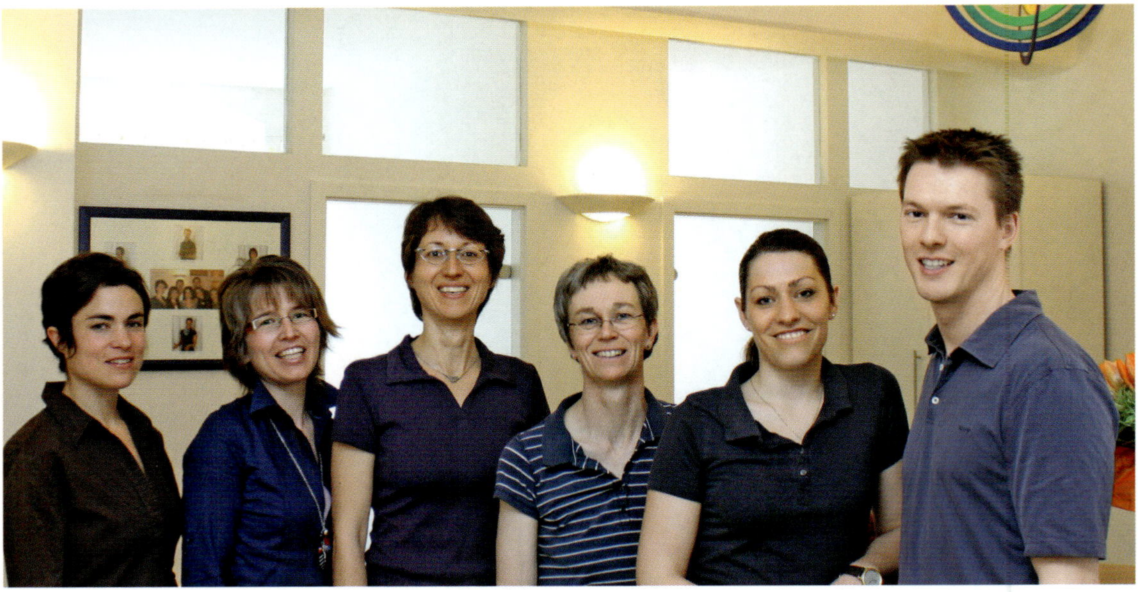

V. l. n. r.: Julia Mitlehner, Evelin Achhammer, Sabine Hartinger, Ute Meier, Anne Fischer, Martin Hoibl

Die Physiotherapiepraxis Martin Hoibl (vorm. Helmut Reh) liegt im Herzen der Altstadt in einem mittelalterlichen Patrizierhaus. Die entspannte Atmosphäre in historischem Rahmen trägt auch dazu bei, die Therapieziele im Einklang mit dem persönlichen Wohlbefinden des Patienten zu erreichen.

In unserem Team arbeiten erfahrene, hoch qualifizierte Therapeuten. Wir behandeln Patienten mit akuten Beschwerden sowie orthopädischen und traumatologischen Krankheitsbildern. Besonders am Herzen liegt uns die Betreuung von Patienten mit chronischen und neurologischen Erkrankungen, die wir oft über Jahre begleiten.

Wir behandeln:

- Akute und chronische Rückenschmerzen
- Muskel-, Nerven-, Gelenkbeschwerden
- Haltungsstörungen
- Nach Operationen
- Nach Sportverletzungen
- Lymphödeme (Schwellungen)
- Neurologische Erkrankungen
- Migräne
- Tinnitus
- Stress-Syndrome

Zusätzlich zur klassischen Physiotherapie bieten wir folgende Therapien an:

- Manuelle Therapie nach Cyriax und Maitland
- Lymphdrainage (auch zur Tumornachsorge)
- Cranio-Sacral-Therapie
- Krankengymnastik auf neurophysiologischer Basis nach Bobath
- Klassische Massage
- Skoliosebehandlung nach Lehnert-Schroth
- Kiefergelenksbehandlung (Craniomandibuläre Dysfunktion)
- Fußreflexzonentherapie nach Hanne Marquardt
- Kinesiotaping
- Beckenbodentraining nach dem Tanzberger Konzept
- Brügger-Therapie
- Fango
- Heißluft

Kontakt
Haidplatz 7
93047 Regensburg
Telefon 0941 57530
Fax 0941 5998002
www.physiotherapie-martin-hoibl.de

Bus
Altstadtbus /
Haltestelle Haidplatz

Praxiszeiten
Mo – Do 7:50 bis 19:30
Freitag 7:50 bis 15:00
Hausbesuche nach Vereinbarung

Fachgebiete
Physiotherapie
Neurologische Nachbehandlung
Manuelle Therapie
Cranio-Sacral-Therapie
Lymphdrainage

Physiotherapie Brummer
Praxis für Krankengymnastik und Massage

Physiotherapeut, Sportphysiotherapeut (DOSB), Osteopath BAO (Mitglied im DROM), PNF-Therapeut

physiotherapie**brummer**

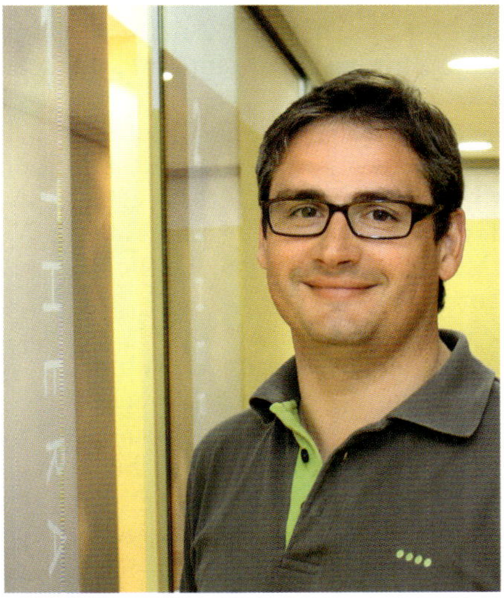

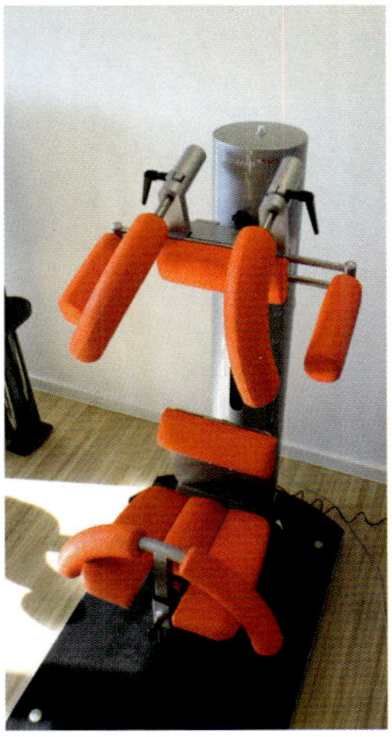

Praxisinhaber Wolfgang Brummer

Kontakt
Im Ärztehaus West:
Ziegetsdorfer Straße 113
93051 Regensburg
Telefon 0941 5993888 0
Fax 0941 5993888 5
info@pt-brummer.de
www.pt-brummer.de

Öffnungszeiten
Mo - Fr 07:00 bis 20:00
Samstag nach Vereinbarung

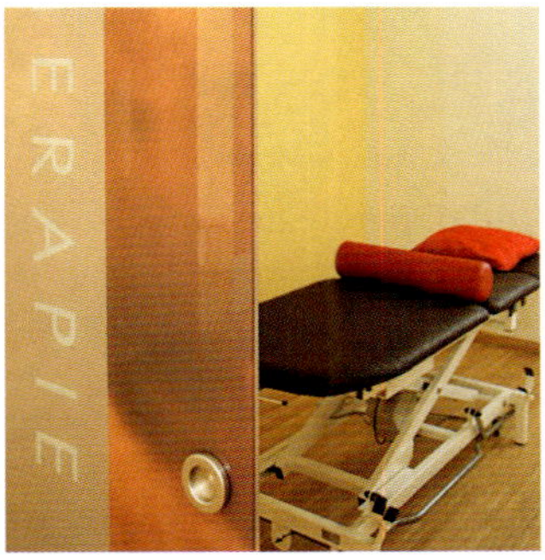

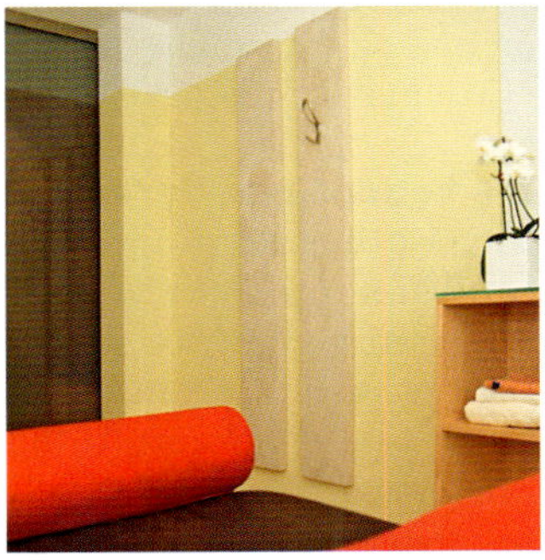

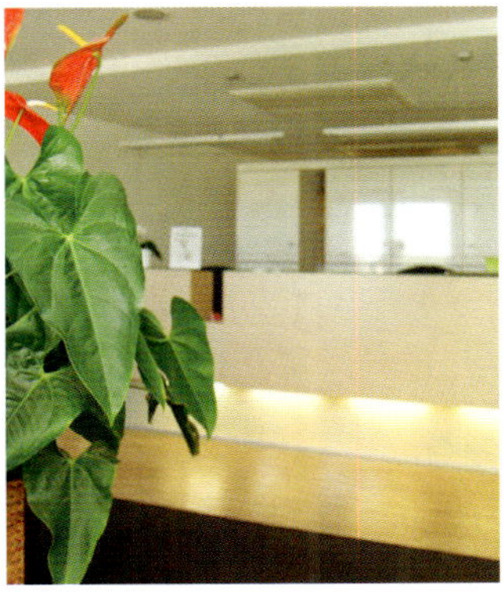

Erfahrung und Patienten sprechen für sich

Praxisinhaber Wolfgang Brummer ist bereits seit über 20 Jahren als Physiotherapeut tätig. Die langjährige Erfahrung in Kombination mit stetiger, kontinuierlicher Weiterbildung machen die Praxis zu einer der ersten Adressen in Regensburg. Auch der Deutsche Schützenbund vertraut in sportmedizinischen Fragen auf Wolfgang Brummer.

Krankenkassengeförderte Kurse und Biofeedbacktherapie

Die hervorragend ausgestattete Praxis bietet neben den üblichen Leistungen ein umfangreiches Kursangebot, das von der Krankenkasse gefördert wird. Selbstverständlich finden alle Kurse unter der Leitung von speziell geschultem Fachpersonal statt. Als einzige Physiotherapie-Praxis in Regensburg verfügt Wolfgang Brummer über ein Gerät zur dreidimensionalen Rückenkraftdiagnostik und Biofeedbacktherapie. Das spezielle Gerät von SinfoMed ist optimal zur Behandlung von Wirbelsäulenerkrankungen.

Ernährungsberatung inklusive

Mit der Diplom-Trophologin Christina Apel wird das umfangreiche Leistungsspektrum noch erweitert. Sie steht Ihnen bei Erkrankungen wie Übergewicht, Diabetes mellitus, Allergien etc. beratend und betreuend zur Seite. Nach aktuellsten naturwissenschaftlichen Erkenntnissen erstellt sie einen individuell auf Sie zugeschnittenen Ernährungsplan.

Therapieformen und Leistungsumfang:

- Krankengymnastik
- Krankengymnastik auf neurophysiologischer Grundlage
- Krankengymnastik am Gerät
- Krankengymnastik für Kinder
- Medizinische Trainingstherapie
- Sportphysiotherapie
- Massage
- Manuelle Lymphdrainage
- Elektrotherapie
- Wärmetherapie / Fango
- Manuelle Therapie
- McKenzie
- Kinesiotape
- Dorn-Breuß-Therapie
- Beckenbodentherapie
- Osteopathie
- u. v. m.

Physiotherapie für Jung und Alt

Von Klaus Eder

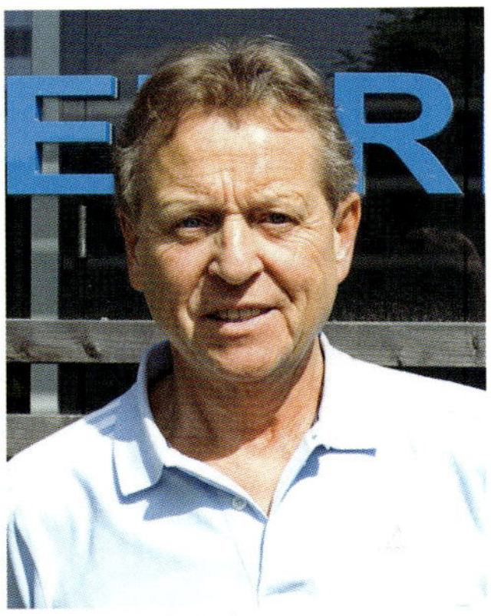

Klaus Eder, Physiotherapeut

Sportler kennen Eden Reha – doch das Rehabilitationszentrum von Klaus Eder in Donaustauf ist ein Rehazentrum für die ganze Familie, nicht alleine für Sportbegeisterte oder Profisportler.

Der erstklassige Ruf von Eden Reha beruht auf den Erfolgen, die das 50-köpfige Team um Klaus Eder schon bewirkte. 50 Physiotherapeuten, Krankenschwestern und Ärzte gehen individuell auf die Beschwerden der Patienten jeden Alters ein. Dabei kann das Expertenteam von Orthopädie und Traumatologie über degenerative Schäden am Haltungs- und Bewegungsapparat oder Verletzungsfolgen nach Sport-, Arbeits- und anderen Unfällen bis zur Rehabilitation und Prävention bei Operationen gleichermaßen effizient behandeln.

Ein Lebenslauf, der imponiert

Interessant und spannend liest sich die Erfolgs-Laufbahn von Klaus Eder: Der gebürtige Regensburger machte 1973 sein Staatsexamen für Physiotherapie in Berlin. Eine Station in Düsseldorf folgte, bis er 1976 eine Ausbildung in manueller Therapie in Norwegen absolvierte. Seit 1977 ist er selbstständig mit eigener Praxis in Regensburg, 1988 gründete er Eden Reha in Donaustauf. 1982 bis 1988 war er Physiotherapeut der deutschen Nationalmannschaft im Fechten, seit 1988 betreut er das deutsche Davis-Cup-Team. Bei den olympischen Spielen wurde er 1984, 1988, 1992, 2000, 2004 und 2008 als Physiotherapeut eingesetzt. Seit 1981 ist er schließlich Mitglied im Lehrstab des DOSB und schon seit 1979 arbeitet er als Lektor am sportwissenschaftlichen Institut der Universität Regensburg mit.

Viel Erfahrung bringt Klaus Eder in sein tägliches Engagement für den Patienten ein – vom Spitzensportler bis zur ganzen Familie. Seine Begeisterung und Leidenschaft für seinen Beruf überträgt er auf sein motiviertes Team, das den Patienten nicht nur umsichtig, fürsorglich und vor allem fachlich versiert behandelt, sondern ihm auch ein angenehmes Umfeld während seiner Reha bietet. Dazu gibt es neben den Therapieeinrichtungen in der Klinik ein umfangreiches Freizeitangebot: Caféteria, Gartenterrasse und Sauna verführen zur Entspannung und das landschaftlich schöne Umfeld, mit Blick auf das Donautal, lädt mit vielen Wanderwegen zum Lauftraining und Mountainbiking ein.

Außer der stationären und teilstationären Rehabilitation ist auch die ambulante Rehabilitation (EAP) möglich. Auch hierbei passt das Eden-Team das Therapieprogramm an die individuellen Wünsche und Möglichkeiten des ganzheitlich betreuten Patienten an.

Behandlungsspektrum von A bis Z

Alleine durch die große Anzahl fachlich geschulter und spezialisierter Mitarbeiter kann das Rehazentrum alle krankengymnastischen und physiotherapeutischen Behandlungsmethoden anbieten, die für eine effektive Wiederherstellung körperlicher Funktionen bei großer Behandlungsbandbreite wichtig sind. Das reicht von manueller Therapie nach Cyriax, McKenzie oder Brügger über Ostheopathie bis zu neurologischen Behandlungen nach Bobath, Voita und PNF. Mit Massage und Lymphdrainage wird der Heilungsfortschritt oftmals verbessert. Hydrotherapie, Elektrotherapie und Thermotherapie werden zielgerichtet und individuell eingesetzt und natürlich Sportphysiotherapie und medizinisches Aufbautraining. Auch Orthesenvorsorge und ein Bewegungsbad gehört zum Angebot von Eden Reha.

Fortschritte dank neuester medizinischer und wissenschaftlicher Erkenntnisse und Weiterentwicklungen sind aber oftmals auch abhängig von neuen Verfahren und Anwendungsmethoden. Hier investierte Eden Reha in neueste Technik und Geräte; damit kann eine medizinische Trainingstherapie auch mit computerassistierten und biomechanischen Lauf- und Ganganalysen durchgeführt werden. Bei diesen umfassenden Behandlungsmöglichkeiten ist Eden Reha mittlerweile in Fach- und Patientenkreisen weithin bekannt. Ein wichtiger Begriff ist Eden Reha schon lange im Sport: Seit Jahren steht Klaus Eder für qualifizierte physiotherapeutische Betreuung von Spitzensportlern und Olympiateilnehmern. Auch die deutsche Fußball-Nationalmannschaft und das deutsche Davis-Cup-Team werden von ihm und seinem hochqualifizierten Team betreut.

EDEN REHA
Das Rehazentrum für die ganze Familie

Rehabilitationsklinik für Sport- und Unfallverletzte

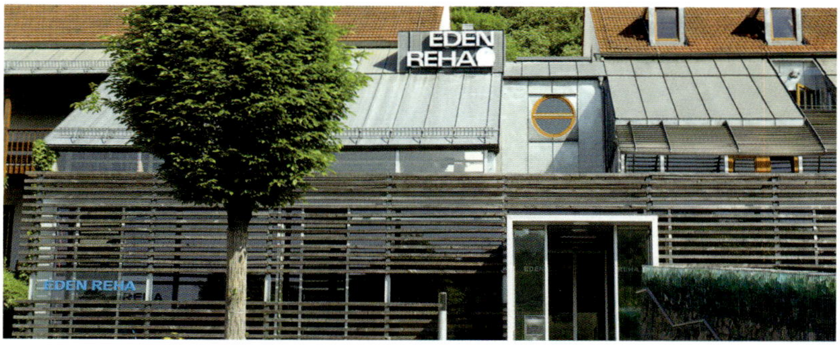

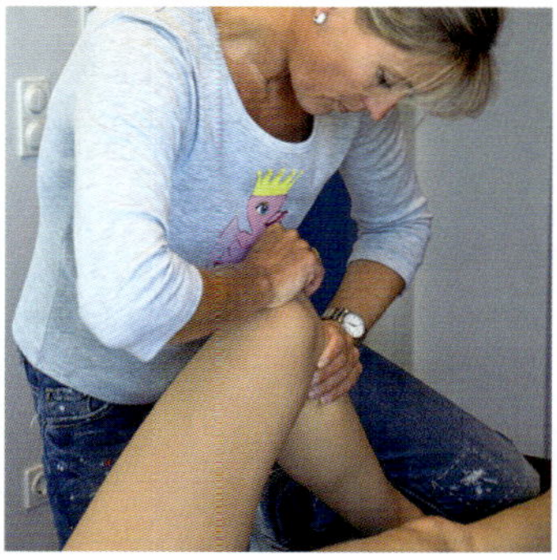

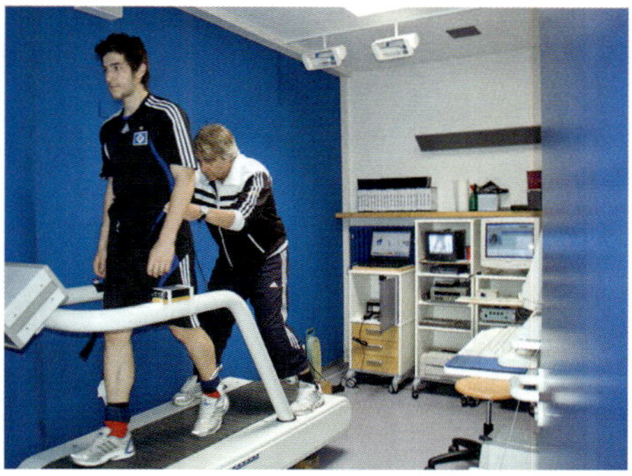

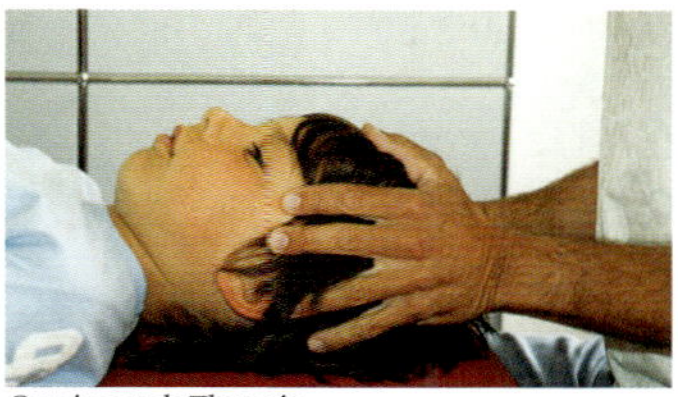

Craniosacrale Therapie

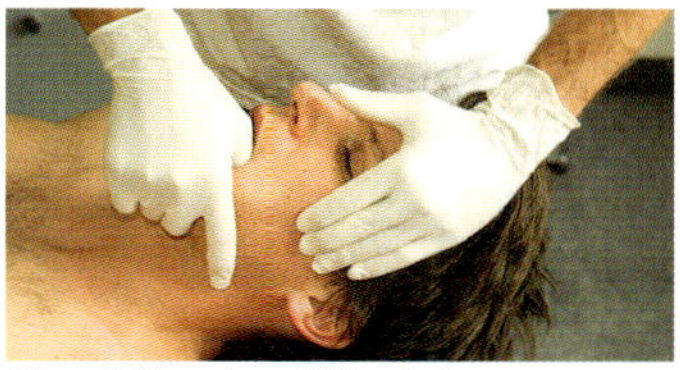

Manuelle Therapie am Kiefergelenk

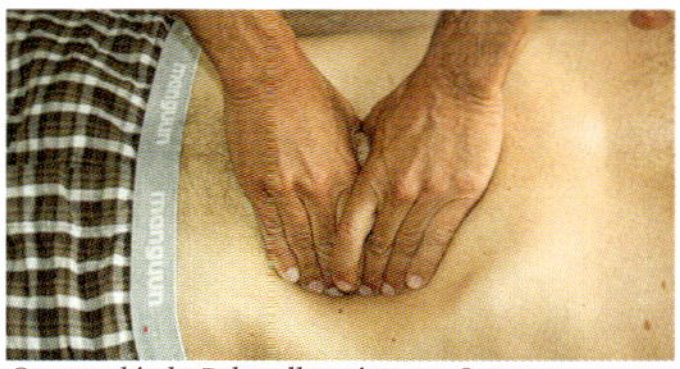

Osteopathische Behandlung innerer Organe

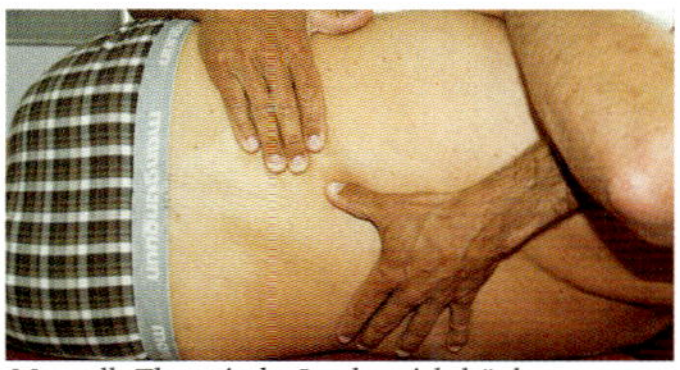

Manuelle Therapie der Lendenwirbelsäule

Das Rehazentrum für die ganze Familie mit einem Leistungsspektrum für Jung und Alt.

Unsere Behandlungsmethoden: Manuelle Therapie, Osteopathie, Massage, Bewegungsbad u. v. a.:

- Osteopathie
- Physiotherapie auf neurophysiologischer Grundlage
- Massage, Lymphdrainage, Akupunktmassage
- Elektro-, Laser- und Ultraschalltherapie
- Biomechanische Lauf- und Ganganalysen (nicht videogestützt)
- Thermotherapie, Hydrotherapie, Bewegungsbad, Sauna
- Medizinische Trainingstherapie inkl. computerassistierten Krafttrainingsgeräten

Alle Zimmer sind mit Dusche, WC, Kabelfernsehen und Telefon ausgestattet. Unser Serviceteam freut sich darauf, Ihnen den Aufenthalt so angenehm wie möglich zu gestalten und Sie rundherum zu verwöhnen.

EDEN REHA
Klaus Eder
Ursula Eder

Fortbildungszentrum
für Physiotherapie

Kontakt
Lessingstraße 39 – 41
93093 Donaustauf
Telefon 09403 38-0
Fax 09403 38-11
info@eden-reha.de
www.eden-reha.com

Öffnungszeiten
Mo – Do 7:00 bis 19:30
Fr 7:00 bis 17:00

Fachgebiete
Sportphysiotherapie
Manuelle Therapie
Osteopathie
Sportwissenschaften
Physiotherapie

Therapiearten zusätzlich zur klassischen Physiotherapie:

- Manuelle Therapie
- Osteopathie
- Craniosacrale Therapie
- Krankengymnastik nach Bobath, Cyriax und McKenzie
- PNF
- Sportphysiotherapie
- Medizinische Trainingstherapie
- Lymphdrainage
- Klassische Massage
- Wärmetherapie (Fango, Heißluft)
- Elektrotherapie
- Tape / Kinesio-Tape

Radiologie und Strahlentherapie: Der Blick in den Körper

Von Dr. Michael Allgäuer

Hightech-Geräte und moderne Computeranwendungen ermöglichen den Radiologen einen Blick in den menschlichen Körper. Mit Hilfe leistungsfähiger Bildgebungsverfahren stellen die Spezialisten heute präzise Diagnosen und damit die Weichen für eine erfolgreiche Therapie.

Im Jahr 1895 entdeckte der Physiker Wilhelm Conrad Röntgen eine bis dahin unbekannte Art von Strahlen und legte damit den Grundstein für die moderne Radiologie. Die Röntgenstrahlung ermöglichte es den Ärzten zum ersten Mal, ohne chirurgischen Eingriff in das Innere eines Körpers zu schauen. Ob Beinbruch oder Herzerkrankung, heute hilft die Radiologie, viele Krankheiten frühzeitig zu erkennen, zu heilen oder deren Fortschreiten zu verhindern. Aktuell sind in Deutschland rund 6 000 Fachärzte für Radiologie gemeldet. Damit bilden die Radiologen eine kleine ärztliche Fachgruppe, die allerdings eine Schlüsselrolle einnimmt: Mit Hilfe von Hightech-Geräten und moderner Datenverarbeitung stellen die Spezialisten ihre Diagnosen und ebnen den Weg für eine erfolgreiche Behandlung vieler Krankheiten. Auf den folgenden Seiten finden Sie eine Reihe kompetenter Ansprechpartner bei allen Fragen rund um Radiologie, Strahlentherapie und Nuklearmedizin.

Die moderne Radiologie

Die radiologische Untersuchung findet entweder im Krankenhaus oder in einer speziell ausgestatteten radiologischen Praxis statt. In der Regel wird der Patient von seinem Hausarzt an einen Radiologen überwiesen. Neben der klassischen Röntgentechnik nutzt die Radiologie heute mehrere andere hoch spezialisierte Verfahren, wie die Computertomographie (CT), die Magnetresonanztomographie (MRT) oder die Ultraschalltechnik. Dabei entscheidet der Radiologe, je nach Fragestellung, welches Verfahren für einen bestimmten Patienten am besten geeignet ist. Bei CT und MRT handelt es sich um so genannte Schnittbildverfahren, die – entweder durch Röntgenstrahlen oder durch Radiowellen – ein dreidimensionales Bild des Körpers erzeugen. Um bestimmte Organe untersuchen zu können, werden dem Patienten vor manchen Untersuchungen Kontrastmittel verabreicht.

Interventionelle Radiologie

Ein relativ junger, aber stark wachsender Zweig des Fachgebiets ist die interventionelle Radiologie. In diesem Fall wird der Radiologe vom Diagnostiker zum Therapeuten. Während er den Körper mit Röntgen, Ultraschall, CT oder MRT durchleuchtet, kann der Radiologe an vielen Organsystemen minimal-invasive Eingriffe durchführen und somit dem Patienten eine konventionelle Operation ersparen. Bei den Eingriffen werden meist millimeterdünne Katheter in Blutgefäße oder andere Gangsysteme eingeführt, um an die zu behandelnde Stelle zu gelangen. Diese Therapien sind für den Patienten weniger belastend und können in vielen Fällen ambulant durchgeführt werden.

Strahlentherapie und Nuklearmedizin

Schon bald nach Entdeckung der Röntgenstrahlen erkannten die Forscher, dass man energiereiche Strahlung nicht nur zur Diagnose, sondern auch zur Therapie bestimmter Erkrankungen einsetzen kann. Aus diesem Ansatz hat sich neben der Radiologie eine eigene Facharztrichtung, die Strahlentherapie, entwickelt. Bei der Behandlung chronisch-entzündlicher und degenerativer Erkrankungen, wie zum Beispiel dem so genannten Tennisellbogen, arbeitet die Strahlentherapie mit sehr geringen Strahlendosen. Höhere Dosen kommen bei der gezielten Bestrahlung und Zerstörung von Tumorzellen zum Einsatz. Eine weitere Fachrichtung ist die Nuklearmedizin. Durch die Gabe von gering radioaktiven Substanzen, die vom Patienten geschluckt oder in die Vene injiziert werden, kann der Nuklearmediziner krankhafte Stoffwechselprozesse innerhalb des Körpers sichtbar machen.

BARMHERZIGE
BRÜDER

Foto: ©panthermedia.net/Sean P.

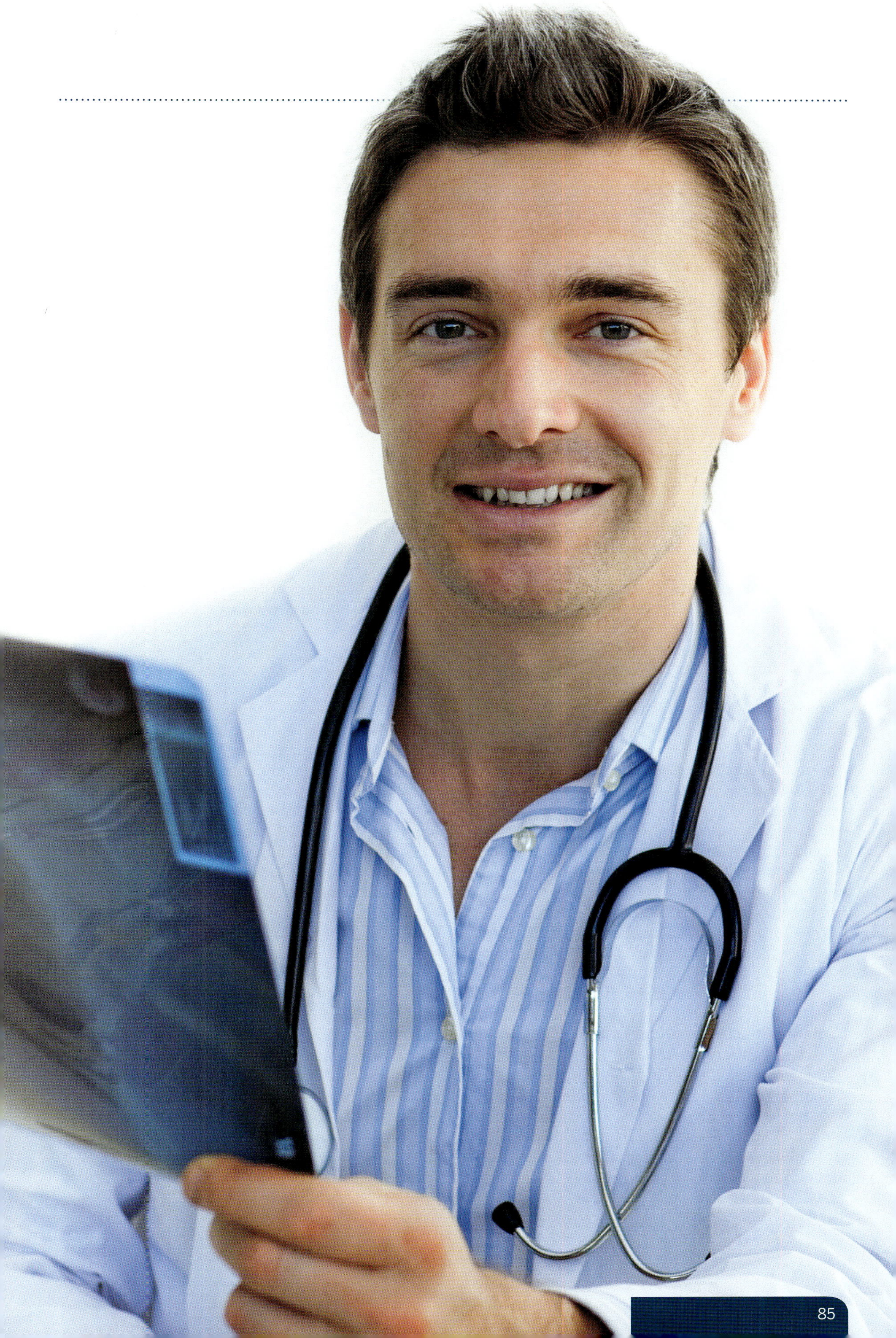

Strahlentherapie im Dienst Ihrer Gesundheit

Von Dr. Michael Allgäuer
Facharzt für Radiologische Diagnostik und Strahlentherapie

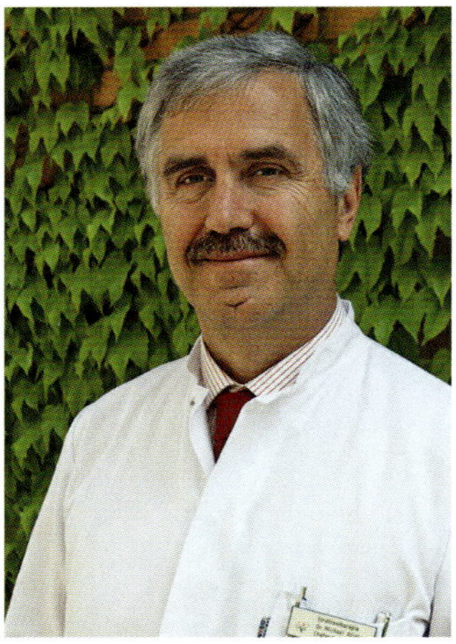

Dr. Michael Allgäuer

Sehr geehrte Patientin, sehr geehrter Patient,

ob Sie mit einer Krebserkrankung belastet sindoder „nur" mit chronischen Schmerzen zu uns kommen, wir wollen Ihnen mit unserem gesamten Können an den Standorten Regensburg und Straubing zu Dienste stehen.

Tumortherapie mit neuester Technik

Unsere Kernkompetenz ist eine moderne, patientenorientierte und qualitätsgesicherte Behandlung von Tumoren aller Art nach dem neuesten Stand von Medizin und Technik. Modernste Techniken wie die Hochpräzisionsbestrahlung, die IMRT (intensitätsmodulierte Bestrahlung) und die Bestrahlung am Linearbeschleuniger mit CT-Zusatz (einzigartiges Gerät, das nur an wenigen Standorten in Deutschland verfügbar ist) sind bei uns Standard, auch für Kassenpatienten.

Die Zusammenarbeit ausgewiesener Spezialisten mit Ihren vertrauten Ärzten in den Praxen und Heimatkrankenhäusern garantiert Ihnen eine umfassende und bestmögliche Versorgung bei Tumorerkrankungen in allen Stadien. Neben menschlicher Zuwendung und individueller Behandlungsstrategie bieten wir Ihnen ein komplettes Spektrum modernster Verfahren in Diagnostik und Therapie. Dafür wurden wir mit Zertifikaten auf Empfehlung der Deutschen Krebsgesellschaft e. V. ausgezeichnet. Wir unterziehen uns einer freiwilligen Qualitätssicherung durch den TÜV und sind nach DIN EN ISO 9001 zertifiziert.

„Entzündungsbestrahlung" oder „Reizbestrahlung" gutartiger Erkrankungen

Chronisch entzündliche Erkrankungen, wie der sogenannte Fersensporn, der Tennis-Ellbogen oder mancher Arthrose-Schmerz sprechen vielfach exzellent auf die Anwendung kleiner Strahlendosen in umschriebenen Arealen an, selbst wenn andere Behandlungsversuche vergebens waren. Dabei ist im Gegensatz zu Medikamenten, die systemisch den gesamten Körper belasten, oder zur Kortison-Anwendung von keinen Nebenwirkungen auszugehen. Wenn bei entsprechender Erfahrung die Indikation stimmt und die Grundsätze des Strahlenschutzes gewährleistet sind, sind Bedenken gegen Strahlen zu vernachlässigen. Über theoretische Risiken („Restrisiko") klärt Sie Ihr Facharzt für Strahlentherapie auf.

Behandlung durch ein Team von Spezialisten

Wir Fachärzte für Strahlentherapie, auch Radio-Onkologen genannt, sind spezialisiert auf dem Gebiet der Behandlung von Tumorerkrankungen und in der Anwendung von Strahlen bei gutartigen Erkrankungen.

Unsere fünf Medizinphysiker (Leitung Dr. Josef Scherer) sorgen für Präzision, Sicherheit und Technik. Die meisten Tumorerkrankungen werden von einem Spezialistenteam behandelt. Daher schließen wir uns zu Zentren „unter einem Dach" vereint oder auch „mehrhäusig" mit niedergelassenen Kollegen und externen Kliniken zusammen.

In den Tumorkonferenzen (Allgemeine Tumorkonferenz, Darmkonferenz, Lungenkonferenz, Tumorboard „Kopf & Hals", Kopfsprechstunde, Brustzentrumskonferenz und Prostatakonferenz), die überwiegend hausintern stattfinden, besprechen wir die meisten Fälle gemeinsam und erarbeiten spezielle Strategien für jeden Einzelfall:

Für optimale Komplexbehandlungen sind wir Mitglieder in folgenden zertifizierten Zentren:
- Brustzentrum Regensburg
- Mammazentrum Deggendorf
- Darmzentrum Krankenhaus Barmherzige Brüder
- Darmzentrum am Klinikum Straubing
- Prostatazentrum am Klinikum Straubing
- Tumorzentrum Regensburg

Ferner sind wir Mitglieder weiterer Zentren:
- Lungenzentrum Regensburg
- Prostatazentrum Regensburg
- Tumorboard „Kopf & Hals"

Ihr Facharzt-Team der Strahlentherapie:

Dr. Michael Allgäuer	Dr. Georg Hübner
PD Dr. Christof Schäfer	Dr. Nicola Leebmann
Dr. Klaus Harjung	Dr. Khalid Asskaryar

Krankenhaus Barmherzige Brüder Chefarzt Dr. Michael Allgäuer

MVZ – Fachbereich Strahlentherapie, Klinik für Strahlentherapie

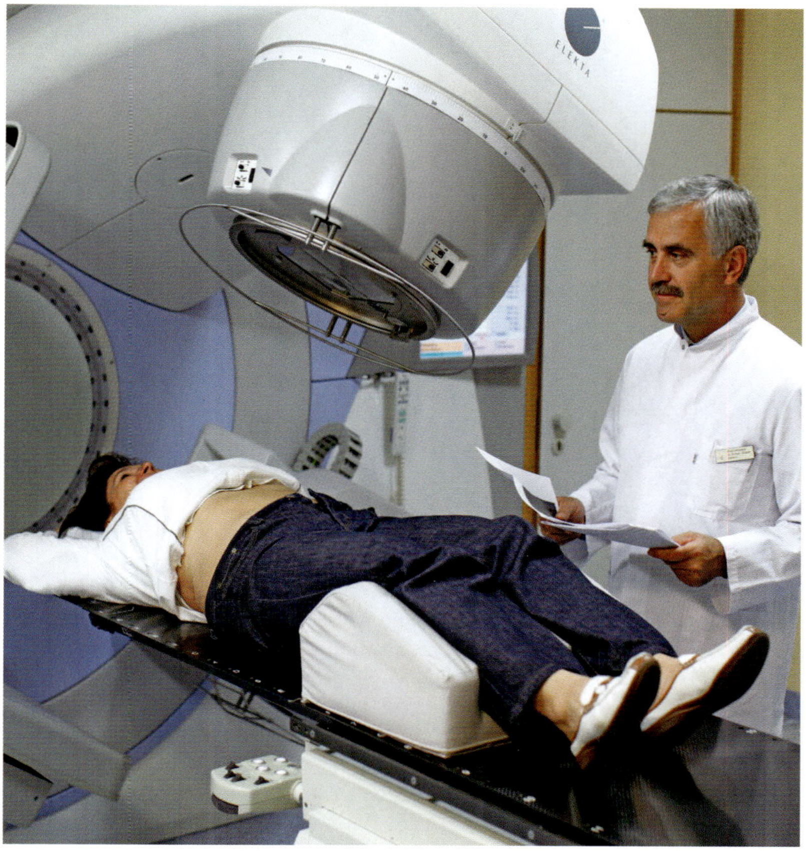

BARMHERZIGE BRÜDER

Standort Regensburg Strahlentherapie am Krankenhaus Barmherzige Brüder Regensburg

Kontakt
Strahlentherapie
Prüfeninger Straße 86
93049 Regensburg
Telefon 0941 369 - 2800
Fax 0941 369 - 2456

Sprechzeiten
Tumorambulanz / Nachsorge
Mo, Di, Do, Fr 8:00 bis 11:00

Gutartige Erkrankungen
Mittwoch 9:30 bis 11:00
Mo, Di, Do, Fr 14:00 bis 15:00

Standort Straubing Strahlentherapie am Klinikum St. Elisabeth

Kontakt
St. Elisabeth-Straße 23
94315 Straubing
Telefon 09421 710 - 1401
Fax 09421 710 - 1415

Sprechzeiten
Tumorambulanz / Nachsorge
Mo - Do 8:00 bis 11:00

Gutartige Erkrankungen
Freitag 9:00 bis 11:00
Donnerstag 14:00 bis 15:00

Behandlungsspektrum

In unserer Klinik bieten wir Ihnen:

- Untersuchung und Beratung bei gutartigen und bösartigen Tumorerkrankungen und bei chronischen Schmerzzuständen der Gelenkeund Weichteile
- Computertomographische Untersuchungen und Interventionen mit modernster Technik
- Vermittlung zu Spezialisten in unseren Häusern und zu Kooperationspartnern
- Die Sicherheit und Kompetenz eines großen Klinikums
- Die Gewähr einer interdisziplinären Behandlung mit unseren Partnern wie aus einer Hand
- Kombinationstherapien, zum Beispiel mit Chemotherapieoder Immuntherapie
- Strahlentherapie an Geräten modernster Technik und mit höchster Präzision
- Strahlentherapie bei optimalem Strahlenschutz und Überwachung durch die Abteilung für Medizinische Physik
- Teilnahme an renommierten Studien
- Eine umfassende medizinische Betreuung und Nachsorge unter Einbeziehung Ihrer behandelnden Ärzte

Die Radiologen Regensburg / Regenstauf Kompetenz und Menschlichkeit zum Wohl des Patienten

Die Radiologen Regensburg / Regenstauf bieten modernste Diagnostik in angenehmer Praxis-Umgebung

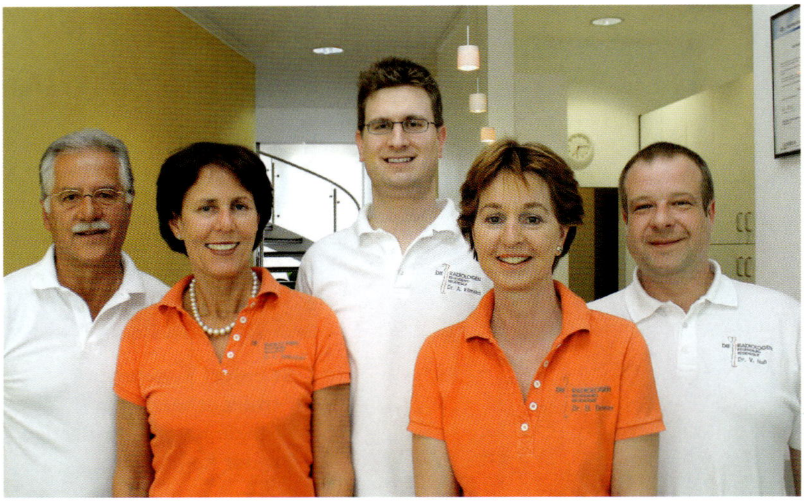

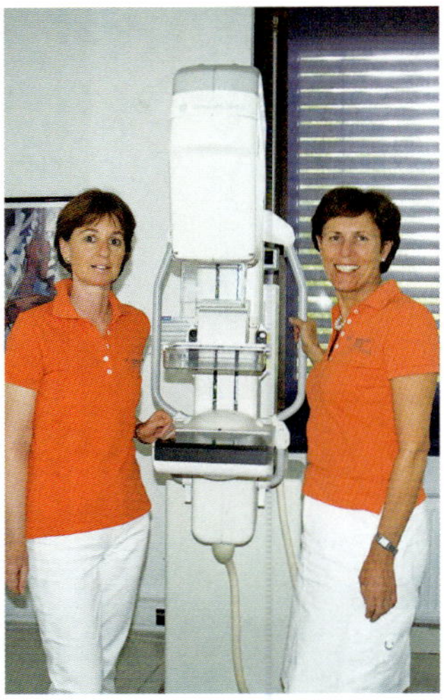

Der Mensch im Mittelpunkt

„Eine umfassende fachliche Kompetenz, modernste medizinische Geräte und eine optimale Kooperation mit anderen Fachrichtungen sollten heute in einer engagierten Praxis selbstverständlich sein.“ Hierin sind sich Dr. med. Elisabeth Gahleitner und Dr. med. Birgit Denner mit ihren Kollegen Paul Fischer, Dr. med. Volker Nuß und Dr. med. Andreas Kämena einig. Doch bei den Radiologen Regensburg / Regenstauf spielt ein weiterer Faktor eine wichtige Rolle: der Mensch. „Bei uns steht der Patient im Mittelpunkt“, erklären die fünf Ärzte einhellig. Er soll sich sowohl in der Praxis im Gewerbepark Regensburg als auch in der Eichendorffstraße 16 in Regenstauf nicht nur medizinisch-fachlich, sondern vor allem auch menschlich gut betreut fühlen. Deshalb gehören im Praxis-Team nicht nur regelmäßige medizinische Fortbildungen zum Programm, die Mitarbeiter werden auch im kompetent-freundlichen Umgang mit den Patienten geschult. Denn das Credo in beiden Praxen lautet: Nur wer sich wohl und gut betreut fühlt, kann das nötige Vertrauensverhältnis zum Arzt aufbauen. Mit dieser Einstellung liegen die Radiologen Regensburg / Regenstauf übrigens absolut im Trend. Längst hat man erkannt, dass sich die Atmosphäre in einer Praxis positiv auf das Behandlungsergebnis auswirken kann. Außerdem zeigen Befragungen, dass Patienten dem Faktor Menschlichkeit in der Bewertung höchste Priorität einräumen.

Modernste Technikausstattung

Wenn dann noch die fachliche Kompetenz stimmt, spricht das für ein funktionierendes Praxis-Konzept. Bei den Radiologen Regensburg / Regenstauf haben ärztliche Kompetenz, fachübergreifende Kooperation und Menschlichkeit den selben hohen Stellenwert wie die moderne Geräteausstattung. So wurde erst kürzlich das Herzstück der Praxis, der Magnet-Resonanz-Tomograph, rundum erneuert. Außerdem wurden zwei neue Sonogeräte angeschafft. „Wir sind technisch auf dem neuesten Stand“, versichert Dr. Denner.

Mammadiagnostik und Screening

Auf Basis dieser Ausstattung wurden die Kompetenzen des Teams immer weiter ausgebaut. Dr. Gahleitner und Dr. Denner zeichnen sich durch ihre langjährige Erfahrung in der Mammadiagnostik aus. Zusammen mit ihrem geschulten Team bieten sie sowohl bei ungeklärten Beschwerden als auch bei Vorsorgeuntersuchungen komplementäre Mammadiagnostik nach den S3-Leitlinien (Mammographie, Ultraschall, Kernspintomographie der Brust und Stanzbiopsie zur histologischen Abklärung). Die digitale Mammographie erlaubt eine sehr frühe Erkennung von Tumoren, die die Heilungschancen enorm steigert. Dr. Elisabeth Gahleitner ist programmverantwortliche Ärztin für das Mammographie-Screening-Programm für Frauen zwischen 50 und 69 Jahren. Dr. Birgit Denner ist Befunderin im Screening-Programm. Die Teilnahme am Programm bedeutet für die Ärztinnen die Pflicht zur regelmäßigen Fortbildung und zur jährlichen Mammographie-Prüfung innerhalb des Screening-Programmes.

Neueste Methode zur Herzuntersuchung

Dr. Volker Nuß bietet unter anderem mit einem Schwerpunkt in der Kernspintomografie des Herzens eine der derzeit modernsten Methoden der Untersuchung der Herzfunktion. Ohne Röntgenstrahlung oder Katheter wird lediglich durch die Verabreichung eines Kontrastmittels die Darstellung des schlagenden Herzens in Echtzeit möglich.

Zertifiziert nach DIN EN ISO 9001:2008

REGENSBURGER ärztenetz

brustzentrum regensburg im tumorzentrum regensburg

MEDI PARK

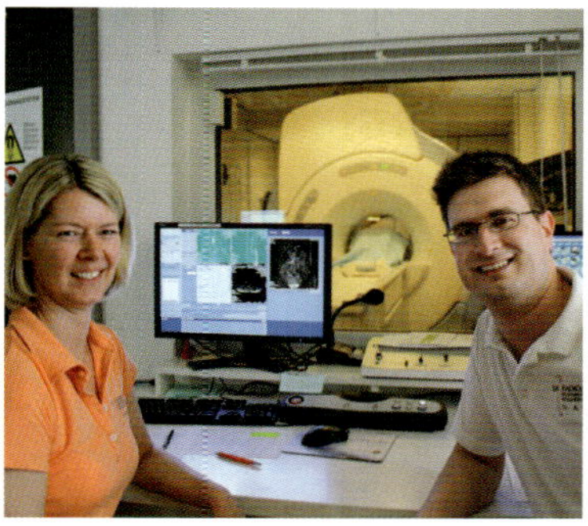

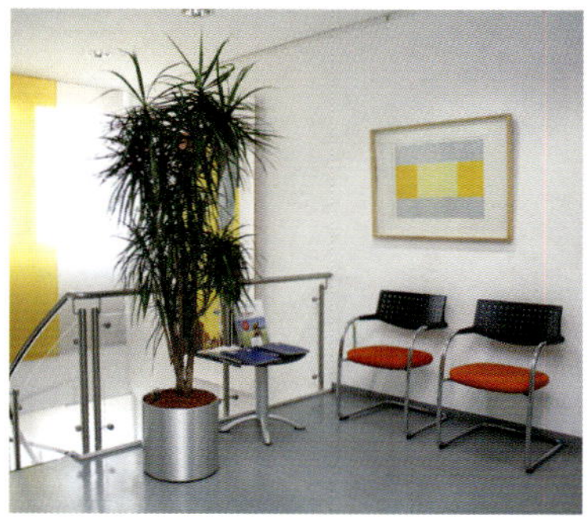

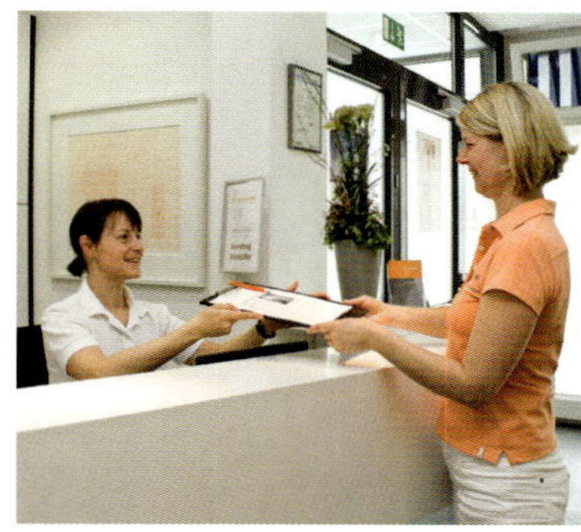

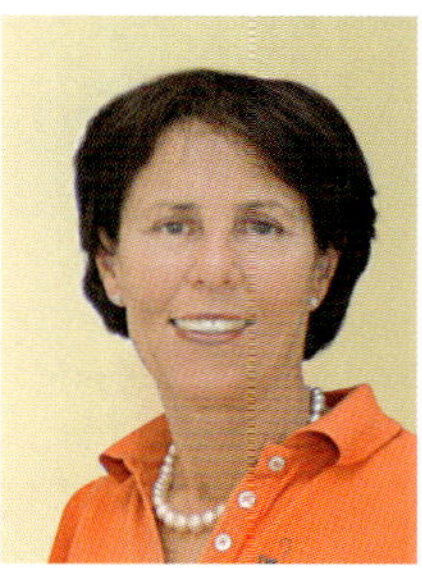

Dr. med. Elisabeth Gahleitner

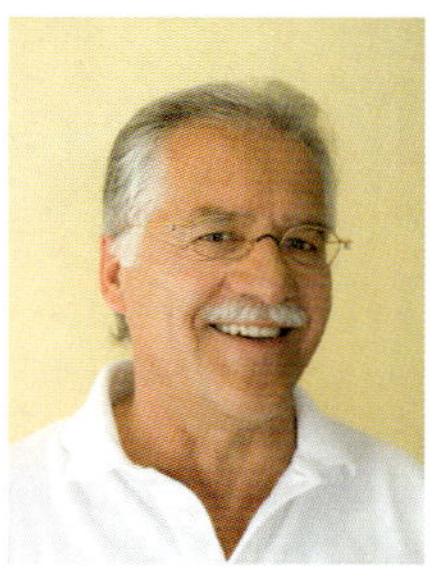

Paul Fischer

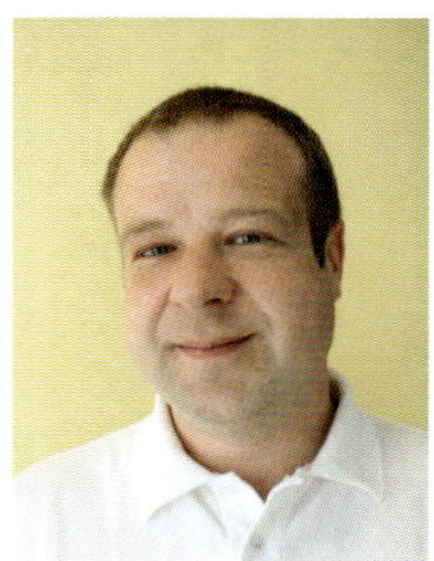

Dr. med. Volker Nuß

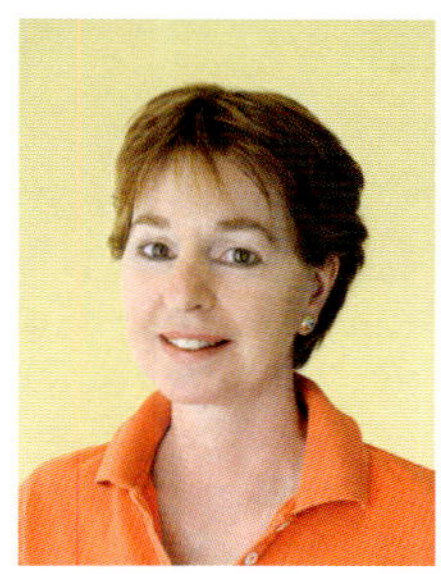

Dr. med. Birgit Denner

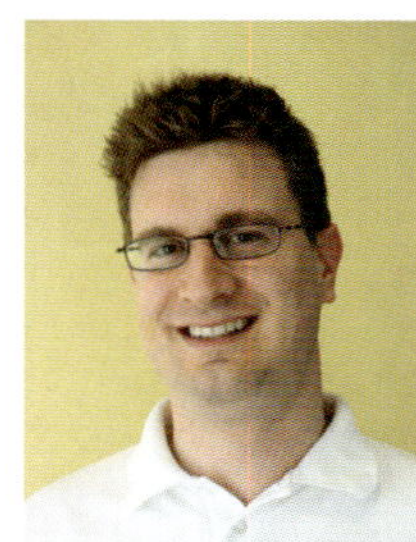

Dr. med. Andreas Kämena

Schwerpunkt Gelenks- und Wirbelsäulenerkrankungen

Die Diagnostik von Gelenks- und Wirbelsäulenerkrankungen und die Schmerztherapie des Rückens sind die Schwerpunkte von Dr. Andreas Kämena und Paul Fischer. Die beiden Ärzte führen zum Beispiel CT-gezielte Facettengelenks- und Wurzelblockaden durch. Ebenso gehört die direkte Magnet-Resonanz-Arthrographie der Hüfte zur Kompetenz der Ärzte. Die MR-Arthrographie erweitert die Möglichkeiten in der Diagnostik verglichen mit der herkömmlichen Magnet-Resonanz-Tomographie deutlich.

Hilfreiche Kontakte zum Uniklinikum

Bei allen Kompetenzfeldern der fünf Ärzte bei den Radiologen Regensburg / Regenstauf spielt die fächerübergreifende Kooperation mit ärztlichen Kollegen zur umfassenden Betreuung des Patienten eine wesentliche Rolle. Dr. Denner, die mehr als zehn Jahre am Uniklinikum Regensburg im Institut für Röntgendiagnostik tätig war, kann ihre Kontakte zum Klinikum auch weiterhin für ihre Patienten nutzen. Hieraus ergibt sich ein Kontakt zum Krankenhaus der Barmherzigen Brüder in Regensburg und den Kliniken Nordoberpfalz, die ihre Assistenzärzte zur Weiterbildung während der Facharztausbildung in die Praxis im Gewerbepark schicken. Hier werden die zukünftigen Radiologen umfassend in der Mammadiagnostik ausgebildet.

Konstante Qualitätskontrollen

Die Praxis im Gewerbepark ist Mitglied im MediPark, dem größten Facharztzentrum Ostbayerns, das neben einer Vielzahl an Fachärzten vor allem auch kurze Wege und Parkplätze direkt vor der Praxistür bietet. Die Zertifizierung nach ISO 9001:2008 und eine jährliche Rezertifizierung gehören zum Selbstverständnis der Praxis. Außerdem ist die Praxis Mitglied im Regensburger Ärztenetz und im Brustzentrum und Tumorzentrum Regensburg. Dies eröffnet den Patienten der Radiologen Regensburg / Regenstauf den Zugriff auf eine umfassende ärztliche Kompetenz.

DIE RADIOLOGEN
REGENSBURG · REGENSTAUF
Dr. E. Gahleitner
Paul Fischer
Dr. V. Nuß
Dr. B. Denner
Dr. A. Kämena

Dr. med. Elisabeth Gahleitner
Paul Fischer
Dr. med. Volker Nuß
Dr. med. Birgit Denner
Dr. med. Andreas Kämena

› Kontakt
Im Gewerbepark A 2
93059 Regensburg

Eichendorffstraße 16
93128 Regenstauf

› Zentrale Terminvergabe
Telefon 0941 585310

info@die-radiologen.com
www.die-radiologen.com

› Fachgebiete
Radiologische Diagnostik

Die Röntgenpraxis in Schwandorf

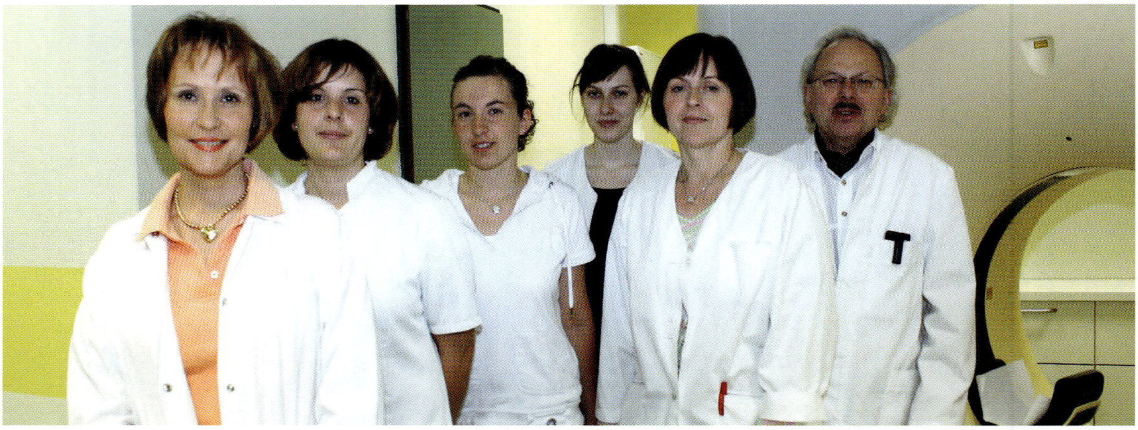

Seit Gründung der Röntgenpraxis in den 90er-Jahren erfolgt eine stetige Weiterentwicklung sowohl in qualitativ hochwertiger Bildgebung als auch in immer effizienterer Bildauswertung. Dabei stellt sich die Praxis mit einem breiten Untersuchungsspektrum vor, praktisch vom „Scheitel bis zur Sohle" allumfassend. Neben dem hervorragenden Bild- und Informationsmanagement wird großer Wert auf die Teamfähigkeit der kompetenten Fachkräfte gelegt. Dies zeigt sich auch an der vertrauensvollen Zusammenarbeit mit den Damen und Herren des CT-Notfalldienstes der Röntgenabteilung am St. Barabara-Krankenhaus. Zur Kommunikation bestehen diverse Vernetzungen mit Bildleitungen u.a. mit den Barmherzigen Brüdern Regensburg für Konsultationen oder Einzelfallbesprechungen. Damit erreichen wir ein Optimum der Versorgung der uns anvertrauten Patientinnen und Patienten.

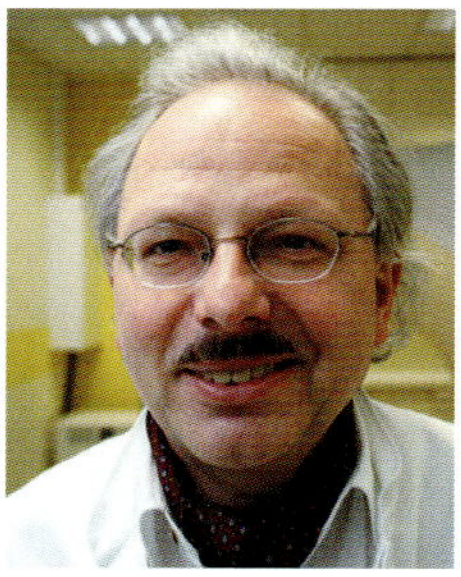

Dr. med. Hans-Gerhard Zilch

- Geboren in Schwandorf
- Studium in Regensburg und München
- Facharzt für Radiologie
- Gesamtfachkunde Nuklearmedizin / Fachkunde Strahlentherapie
- Rotkreuzkrankenhaus München (Prof. Dr. V. Buchtala) und Klinikum Passau (Prof. Dr. A. Breit)
- Promotion „magna cum laude" (sehr gut). Radiologische Experimentalarbeit über Knochentumore
- Niedergelassen in Schwandorf seit 1991
- Mitglied im Berufsverband der Deutschen Radiologen und der Bayer. Gesellschaft für Nuklearmedizin
- Über 80 wissenschaftliche Veröffentlichungen, zahlreiche Vorträge und Vorlesungen
- Univ.-Lehrbeauftragter für Radiologie der Medizinischen Fakultät, Klinikum Rechts der Isar der Technischen Universität München (TUM)

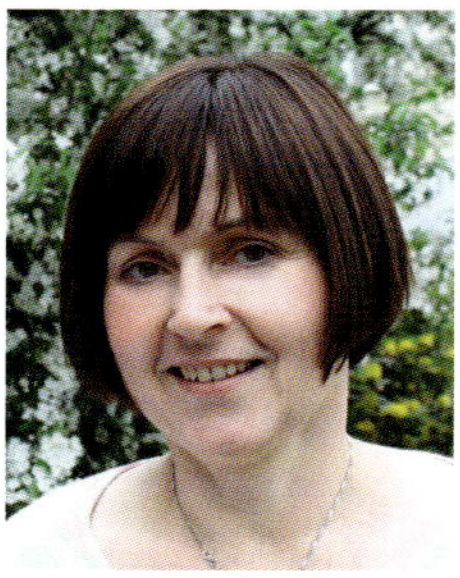

Dr. med. Petra Braun

- Geboren in Regensburg
- Studium in München
- Ausbildung zur Fachärztin für Diagnostische Radiologie Barmherzige Brüder Regensburg
- Niedergelassen in Schwandorf seit 1999
- Mitglied der deutschen und bayerischen Röntgengesellschaft
- Mitglied der Akademie für Fortbildung in der Radiologie
- Spezielle Interessen: Früherkennung von Brusterkrankungen (Mammographie)

MAMMOGRAPHIE SCREENING PROGRAMM

Im Herzen der Oberpfalz

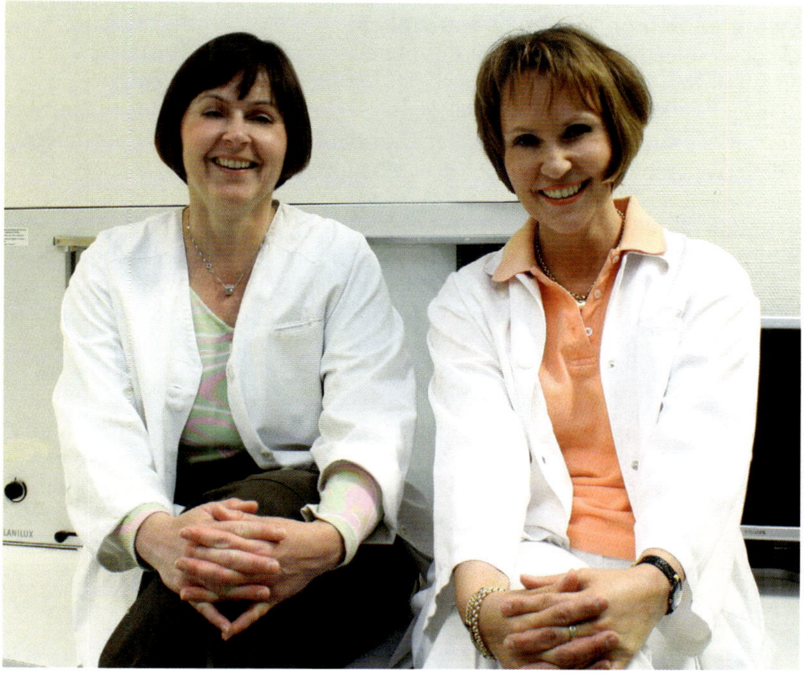

Dr. med. P. Braun, A. Zilch (Geschäftsführung)

Gemeinschaftspraxis
Radiologie - Nuklearmedizin
Dr. med. Zilch / Dr. med. Braun
92421 Schwandorf

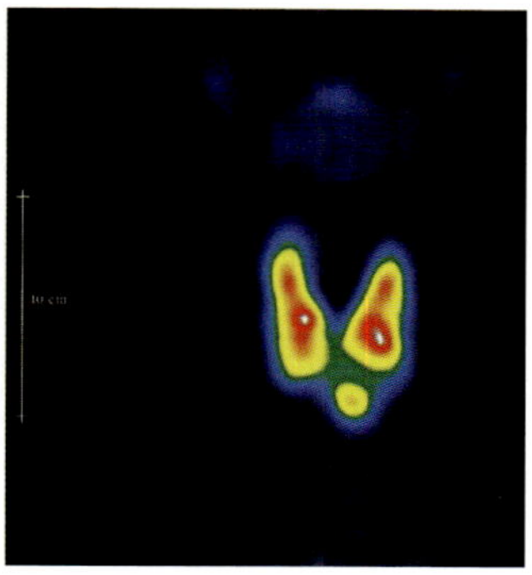

Schilddrüsenszintigraphie

Standort: Röntgenpraxis Schwandorf Marktplatz 28

- Sämtliche Röntgenuntersuchungen in modernster Digitaltechnik
- Mammographie: Vorsorge
- Nuklearmedizinische Untersuchungen (Szintigrafien):
  - Schilddrüse
  - Knochen
  - Lunge
- Ultraschalluntersuchungen (Sonografien)

Standort: CT- / MRT-Praxis St.-Barbara-Krankenhaus Schwandorf

- Mehrzeilen-Computertomographie (CT)
  - Sämtliche Untersuchungen am Körper
  - Bauch- und Brustorgane
  - Notfall-Diagnostik (Schlaganfall / Stroke unit)

- Traumatologie (Unfälle)
- Tumorerkrankungen
- Osteoporose-CT (quantitativ Osteodensitometrie)
- 3D-Rekonstruktionen
- Kernspintomographie (Magnetresonanz-MRT) sämtlicher Körperregionen ohne Strahlenbelastung
  - Gehirn und Rückenmark
  - Wirbelsäule
  - Gelenke und Bewegungsapparat

Kontakt
Röntgenpraxis Schwandorf
Marktplatz 28
92421 Schwandorf
Telefon 09431 1351
Fax 09431 42441

Sprechzeiten
Mo – Fr 8:00 bis 16:00

Kontakt
St. Barbara Krankenhaus
Telefon 09431 525401
Fax 09431 60000 20

Sprechzeiten
Mo – Fr 8:00 bis 16:30

Venenchirurgie: Macht müde Beine wieder munter

Von Dres. med. Beate Withöft und Lothar Schäfer

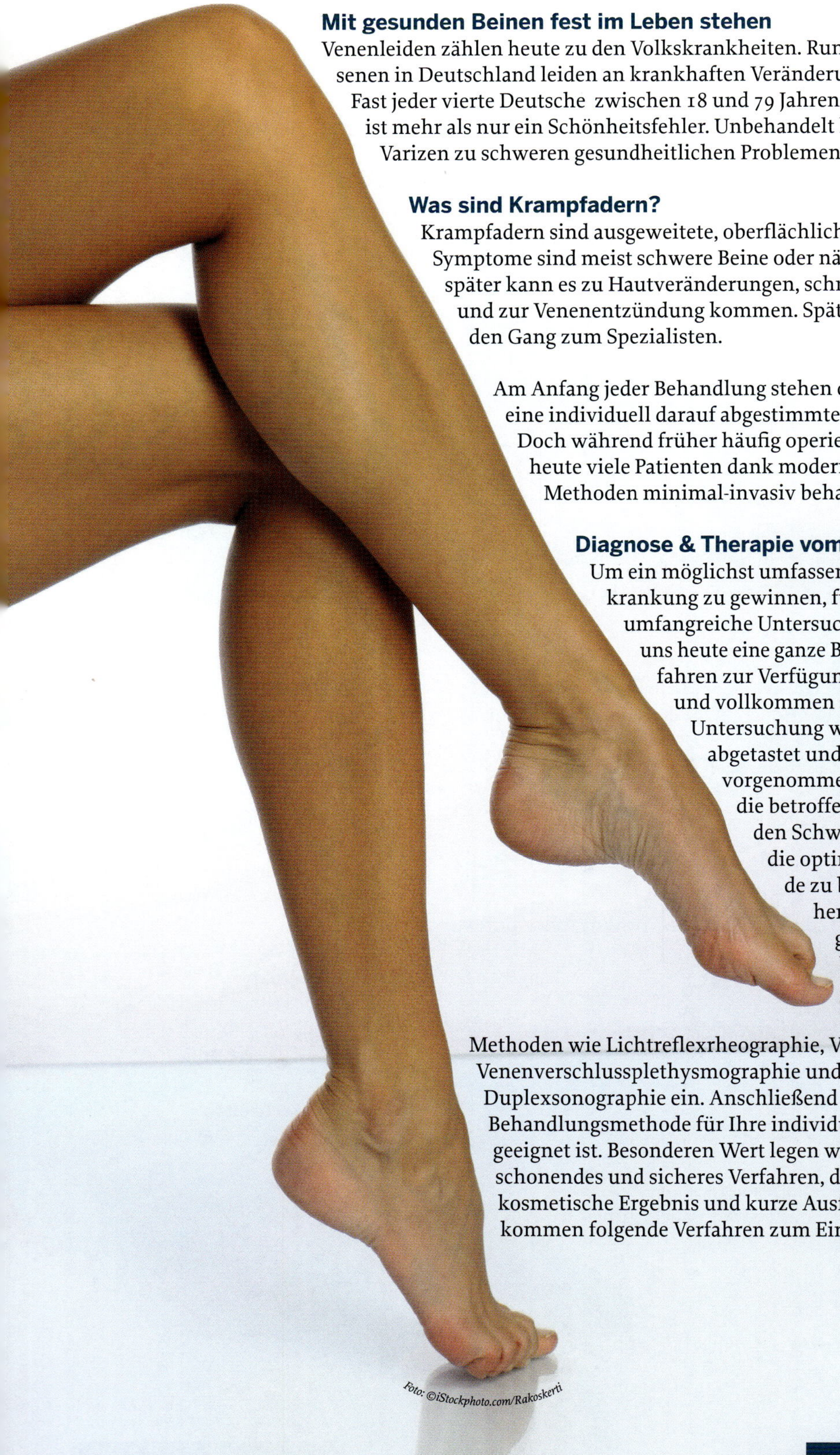

Foto: ©iStockphoto.com/Rakoskerti

Mit gesunden Beinen fest im Leben stehen

Venenleiden zählen heute zu den Volkskrankheiten. Rund 70 Prozent der Erwachsenen in Deutschland leiden an krankhaften Veränderungen des Venensystems. Fast jeder vierte Deutsche zwischen 18 und 79 Jahren hat Krampfadern, und das ist mehr als nur ein Schönheitsfehler. Unbehandelt können die so genannten Varizen zu schweren gesundheitlichen Problemen führen.

Was sind Krampfadern?

Krampfadern sind ausgeweitete, oberflächliche Venen der Beine. Erste Symptome sind meist schwere Beine oder nächtliche Wadenkrämpfe, später kann es zu Hautveränderungen, schmerzenden Schwellungen und zur Venenentzündung kommen. Spätestens dann ist es Zeit für den Gang zum Spezialisten.

Am Anfang jeder Behandlung stehen die genaue Diagnose und eine individuell darauf abgestimmte Therapieempfehlung. Doch während früher häufig operiert werden musste, können heute viele Patienten dank moderner Technologien und Methoden minimal-invasiv behandelt werden.

Diagnose & Therapie vom Spezialisten

Um ein möglichst umfassendes Bild einer Venenerkrankung zu gewinnen, führt der Facharzt zunächst umfangreiche Untersuchungen durch. Dazu steht uns heute eine ganze Bandbreite moderner Verfahren zur Verfügung. Diese sind ungefährlich und vollkommen schmerzfrei. Zu Beginn der Untersuchung werden die Beine genau abgetastet und spezielle Funktionstests vorgenommen. Es folgen Tests, um die betroffenen Venen zu lokalisieren, den Schweregrad festzustellen und die optimale Behandlungsmethode zu bestimmen. An Stelle der herkömmlichen Röntgendiagnostik, die heute nur noch bei speziellen Fragestellungen eingesetzt wird, setzen wir heute spezialisierte Methoden wie Lichtreflexrheographie, Venendruckmessung, Venenverschlussplethysmographie und vor allem die farbcodierte Duplexsonographie ein. Anschließend entscheiden wir, welche Behandlungsmethode für Ihre individuelle Situation am besten geeignet ist. Besonderen Wert legen wir auf ein möglichst schonendes und sicheres Verfahren, das zusätzlich das beste kosmetische Ergebnis und kurze Ausfallzeiten garantiert. Dabei kommen folgende Verfahren zum Einsatz:

Veröden von Varizen (Sklerotherapie)

Diese Methode wird vor allem bei kleineren Krampfadern und so genannten Besenreisern angewandt. Dabei wird ein Verödungsmittel in das betroffene Blutgefäß injiziert, dieses sorgt dafür, dass das betroffene Gefäß vom Körper abgebaut wird. Eine neue und äußerst wirksame Methode, die wir im Venen Centrum anwenden, ist die so genannte Schaumverödung, mit der sich auch größere Seitenäste und Stammvenen behandeln lassen. Der mit Luft angereicherte Verödungswirkstoff drückt das Blut aus dem behandelten Venenstück, so dass dieses in der exakt festgelegten Länge ausgeschaltet wird. Die Behandlung ist in der Regel schmerzfrei und wird ambulant durchgeführt.

Operative Therapie

Das Ziel der Operation ist die Entfernung der Krampfadern und eine Normalisierung der Blutzirkulation im Bein. Durch Schnitte in der Leiste oder der Kniekehle werden die Varizen über Sonden herausgezogen und entfernt. Die im Venen Centrum angewandte Methode des stadiengerechten und schonenden Stripping achtet darauf, dass nur die Venenabschnitte entfernt werden, die nicht mehr intakt sind, gesunde Teile der Venen bleiben erhalten. Die Eingriffe können in der Regel ambulant durchgeführt werden, das Tragen von Kompressionsstrümpfen ist, wenn überhaupt, dann nur für kurze Zeit notwendig.

Endovenöse Verfahren

Minimal-invasive Verfahren, bei denen die behandelten Venen im Körper bleiben, sind aufgrund der rasanten technologischen Weiterentwicklung auf dem Vormarsch. Sie stellen eine sinnvolle und schonende Alternative zur herkömmlichen Operation dar und führen zu ausgezeichneten kosmetischen Ergebnissen. Seit 2007 wird die besonders schonende RFITT-Methode (Bipolare Radiofrequenzinduzierte Thermo-Therapie) angewendet. Dabei wird eine dünne Sonde über eine Punktion im Unterschenkel eingeführt und unter Ultraschallkontrolle bis an die zu behandelnde Stelle geschoben. Anschließend wird die defekte Vene mit Hilfe einer Hitzesonde sanft verschlossen.

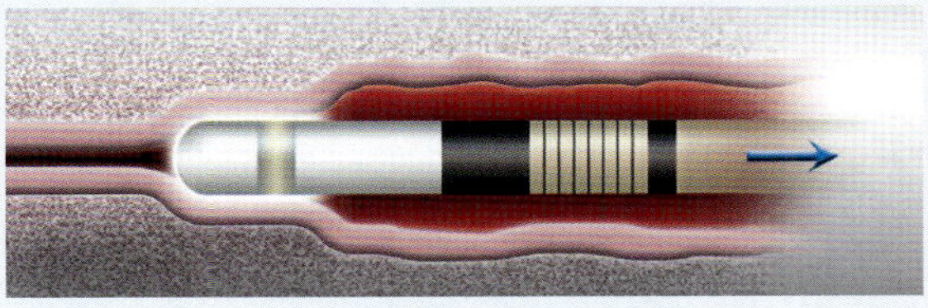

Bei der Celon Methode wird die Vene durch gezielte Behandlung mit Radiofrequenzenergie thermisch verödet. Die Vene ist nach dem Eingriff von außen nicht mehr sichtbar.

Kompressionstherapie

Das Tragen von Kompressionsstrümpfen ist die älteste Behandlungsmethode bei Venenleiden und zählt heute zu den Standardanwendungen, die alleine oder in Kombination mit anderen Therapien angewendet wird. Die Wirkung eines passgenauen, von einem Fachmann angemessenen Kompressionsstrumpfes beruht auf einem einfachen Prinzip: Der Strumpf übt von außen Druck auf die Venen aus und verengt sie so weit, dass die Venen sich nicht ausdehnen können. So strömt das venöse Blut nicht zurück in die Beine und kann schneller abfließen.

Naturheilverfahren und Homöopathie

Die naturheilkundliche und alternative Medizin bietet in der Venenheilkunde eine Vielzahl von ergänzenden, vielversprechenden Therapiemöglichkeiten. Vorteil dieser Methoden ist, dass sie in der Regel frei von Nebenwirkungen sind. Hier kommen beispielsweise Pflanzenheilkunde, Homöopathie, Kneipp'sche Anwendungen, Bewegungstherapie, Blutegelbehandlung, Akupunktur oder Mesotherapie zum Einsatz. Die Auswahl des Verfahrens wird von einem erfahrenen Therapeuten gemeinsam mit dem Patienten festgelegt.

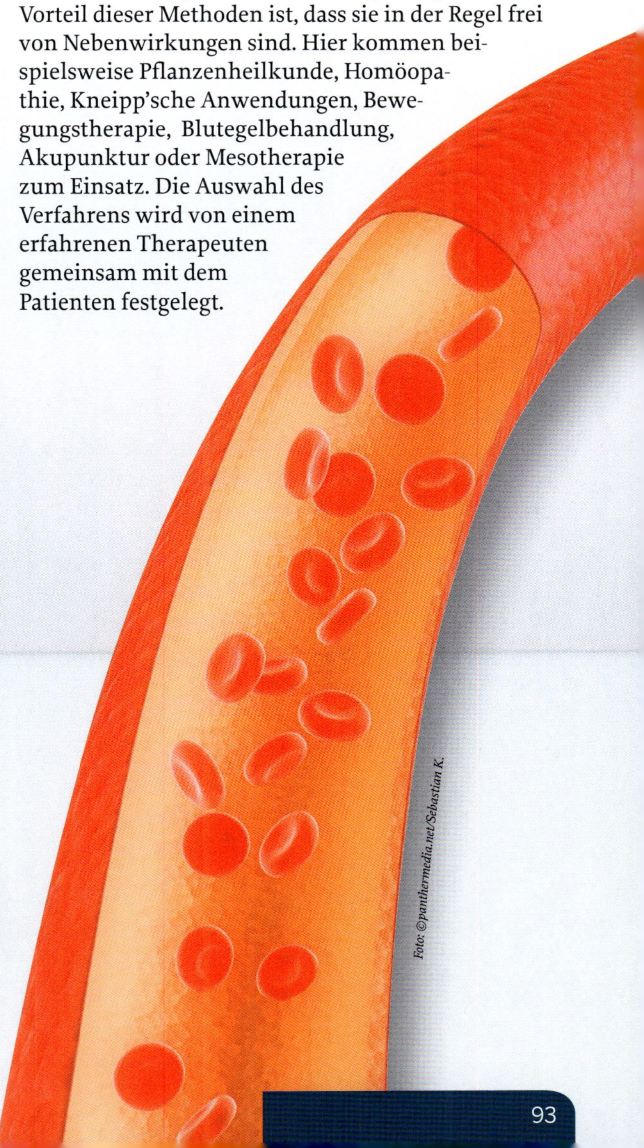

Foto: ©panthermedia.net/Sebastian K.

Thermotherapie gegen Krampfadern

Von Dres. med. Beate Withöft und Lothar Schäfer

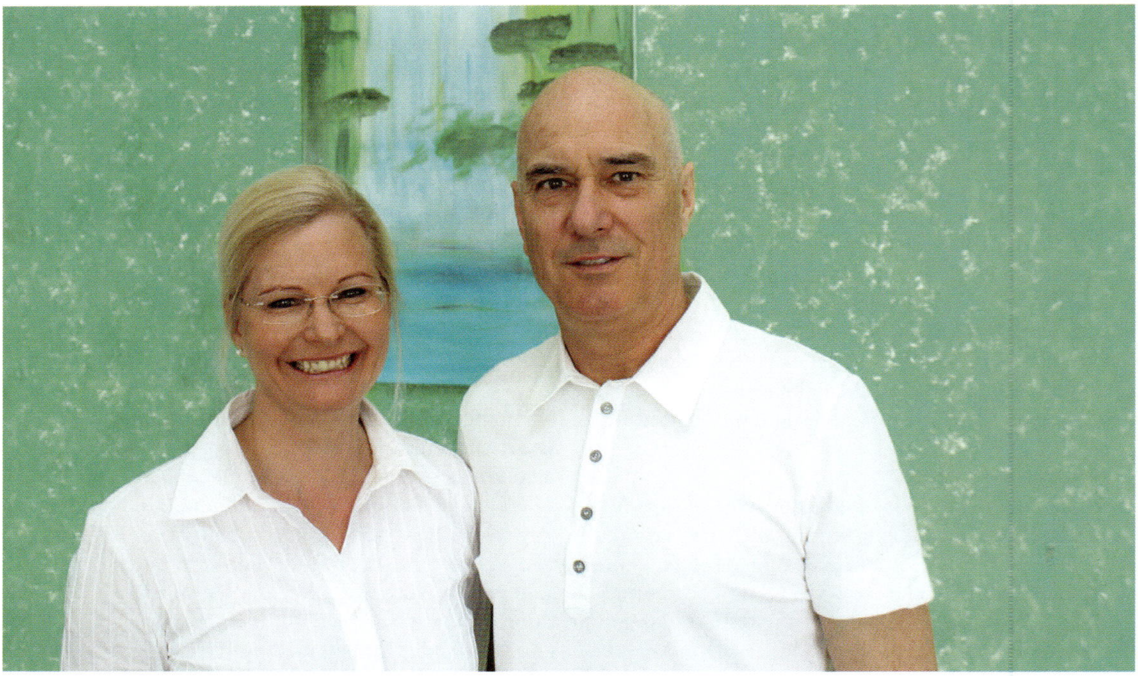

Die beiden Venenspezialisten Dr. med. Beate Withöft, Dr. med. Lothar Schäfer

Krampfadern entfernen ganz ohne Operation und Schmerzen? Dass dies möglich ist, beweist das Venen Centrum bereits seit einiger Zeit. Die neu entwickelte RFITT-Technologie und das Fachwissen der Spezialisten leiten eine neue Ära in der Behandlung von Venenleiden ein.

Neue Technologien auf dem Vormarsch

Seit einigen Jahren haben sich die Laser- und die Radiowellentherapie in den Venenpraxen etabliert. Beide Methoden sind sehr schonend und können in der Regel ambulant durchgeführt werden. Noch sanfter und ebenso wirksam ist die RFITT-Methode (bipolare Radiofrequenzinduzierte Thermo-Therapie), die seit 2007 zur Behandlung von Krampfadern eingesetzt wird. Sie gilt als äußerst sicheres Verfahren mit hervorragenden kosmetischen Ergebnissen.

Beste Ergebnisse mit RFITT

Bei diesem Verfahren wird die betroffene Vene durch eine gezielte Behandlung mit Radiofrequenzenergie thermisch verödet. Die lokale und genau dosierte Abgabe von Radiofrequenzenergie bewirkt, dass sich die Vene zusammenzieht und verschließt. Die so behandelte Vene verbleibt im Körper und ist von außen nicht mehr sichtbar. Die RFITT-Methode kann ambulant durchgeführt werden und reduziert das Risiko von Narben, Blutergüssen oder Infektionen auf ein Minimum. Im Gegensatz zu operativen Verfahren ist die Schmerzbelastung sehr gering und die Patienten sind nach der Behandlung deutlich schneller wieder mobil. Innerhalb von ein bis zwei Tagen können sie wieder ihrer gewohnten Tätigkeit nachgehen, Sport ist nach einer Woche wieder möglich.

Die bipolare Radiofrequenzinduzierte Thermo-Therapie (RFITT) wird seit einiger Zeit im Venen Centrum mit hervorragenden Ergebnissen angewendet. Für ausführliche Informationen stehen wir Ihnen gerne zur Verfügung.

Venen Centrum
Dr. med. Beate Withöft und Dr. med. Lothar Schäfer

Fachpraxis für ambulante und stationäre Venenoperationen, RFITT-Methode, Laser-Therapie, Schaumverödung, Thrombosediagnostik

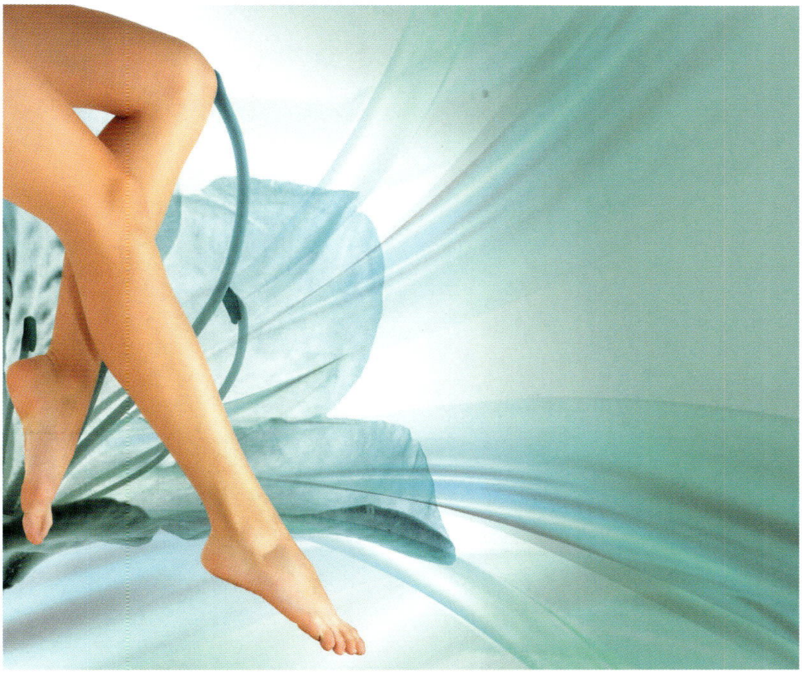

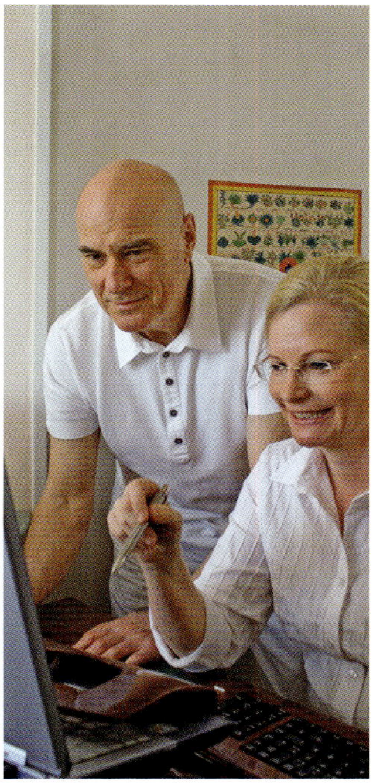

Willkommen in unserem Venen Centrum!

Wir sind seit vielen Jahren auf die Diagnose und Behandlung von Venenerkrankungen spezialisiert. Seit Juli empfangen wir Sie in unseren neuen, mit modernsten Standards ausgestatteten Praxisräumen im Haus der Gesundheit Neutraubling. Hier bieten wir Ihnen die ganze Bandbreite an Diagnose- und Behandlungsmöglichkeiten an. Im Zentrum unserer Arbeit stehen dabei immer die individuelle Betreuung und die für jeden Patienten maßgeschneiderte Therapie. Für Operationen steht uns im Haus der Gesundheit ein moderner OP zur Verfügung. Die meisten Eingriffe werden im Venen Centrum ambulant durchgeführt, bei Bedarf können Patienten aber auch stationär aufgenommen werden.

Nach einer ausführlichen Beratung untersuchen wir Ihre Beine mit modernen Verfahren wie der farbcodierten Duplexsonographie, der Dopplersonographie oder der Venenverschlussplethysmographie. Dank dieser effektiven Methoden können wir in der Regel auf das herkömmliche Röntgen verzichten. Eine Ausnahme bilden lediglich spezielle Fragestellungen.

Bei der Therapie stehen bei uns minimal-invasive und schonende Verfahren an erster Stelle. Mit dem neuartigen RFITT-Verfahren, der Laser-Therapie oder der Schaumverödung erreichen wir beste medizinische und kosmetische Ergebnisse und sorgen dafür, dass Sie schnell wieder auf gesunden Beinen stehen. Dr. Beate Withöft wendet die minimal-invasiven Methoden bereits seit vielen Jahren an und ist in diesem Bereich eine der führenden Expertinnen in Nordostbayern. Unterstützt wird sie seit rund einem Jahr von Dr. Lothar Schäfer, der eine mehr als zehnjährige Erfahrung als Leitender Oberarzt in der Mosel-Eifel-Klinik, einer der führenden Venen-Fachkliniken in Deutschland, mitbringt.

Wir freuen uns auf Ihren Besuch!

Venen Centrum
Dr. Beate Withöft Dr. Lothar Schäfer

› Kontakt

Regensburger Straße 13
93073 Neutraubling
Telefon 09401 607969-20
Fax 09401 607969-40
info@venen-centrum.eu
www.venen-centrum.eu

› Praxiszeiten

Mo – Do 8:00 bis 12:00
15:00 bis 17:00
Fr 8:00 bis 12:00
Bitte vereinbaren Sie einen Termin.

› Fachgebiete

Ambulante und stationäre Venenoperationen
RFITT-Methode
Laser-Therapie
Schaumverödung
Thrombosediagnostik

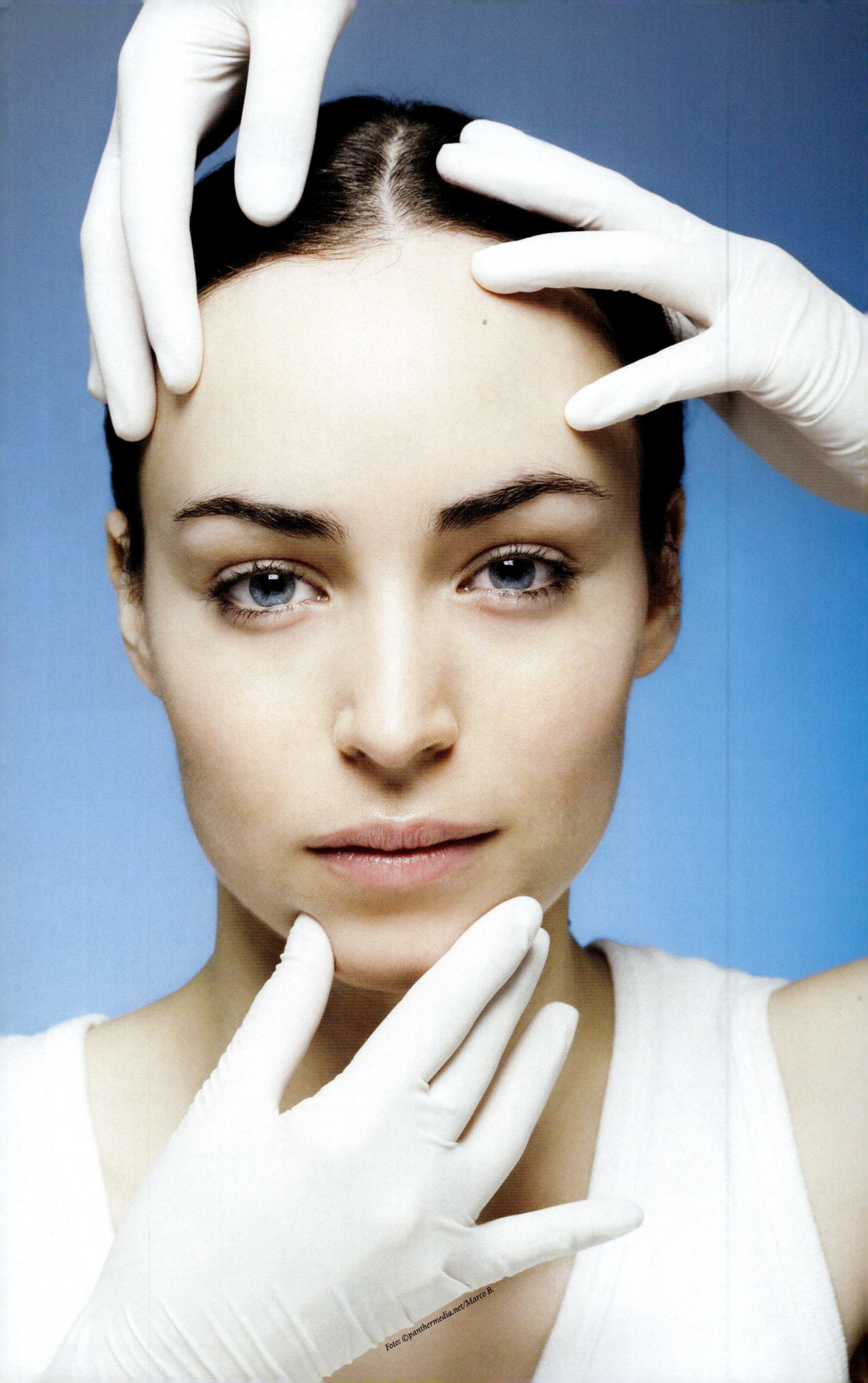
Foto: ©panthermedia.net/Marco B.

Plastische Chirurgie: mehr als Äußerlichkeiten

Von Priv. Doz. Dr. med. Marcus Spies

Die Plastische Chirurgie beschäftigt sich mit dem Äußeren des menschlichen Körpers und verändert doch viel mehr als Äußerlichkeiten. Neben dem Streben nach einem harmonischen Aussehen will sie die Form und die Funktionsfähigkeit einzelner Körperpartien (wieder-)herstellen. Damit verbessert sie die Lebensqualität des Patienten entscheidend.

BARMHERZIGE BRÜDER

Die Gründe, sich an einen Plastischen Chirurgen zu wenden, können vielfältig sein: Sie reichen vom Wunsch nach besserem Aussehen über die Korrektur von Fehlbildungen bis zur ästhetischen und funktionellen Wiederherstellung nach einem Unfall oder einer Operation. Eine Vielzahl neuer Techniken, wie endoskopische oder mikrochirurgische Eingriffe, erlauben heute schonende und präzise Operationen mit besten optischen Ergebnissen. Mittlerweile können viele Eingriffe ambulant und ohne Vollnarkose durchgeführt werden. Das umfangreiche Fachgebiet der Plastischen Chirurgie wird heute in vier Hauptrichtungen unterteilt.

1. Ästhetische Chirurgie

Die Ästhetische Chirurgie befasst sich mit Eingriffen, die dem Menschen ein verändertes, jüngeres oder harmonischeres Aussehen verleihen. Die gewünschten Veränderungen sind in der Regel medizinisch nicht notwendig; allerdings stärkt eine gelungene Operation das Selbstbewusstsein des Patienten und trägt damit viel zur Verbesserung der Lebensqualität bei. Vor jeder Behandlung steht die ausführliche Beratung durch einen Spezialisten. Dabei muss der behandelnde Arzt die gewünschten Ergebnisse und chirurgischen Möglichkeiten genau abgleichen und den Patienten über eventuelle Risiken informieren. Häufige Eingriffe sind die Liposuction (Fettabsaugung), die Straffung von Gewebe (Lifting) oder die Korrektur der weiblichen Brust.

2. Rekonstruktive Chirurgie

Die sichtbaren Folgen eines Unfalls, einer Tumoroperation oder angeborene Fehlbildungen können die Psyche eines Menschen schwer belasten. Ziel der Rekonstruktiven Chirurgie ist die Wiederherstellung von Körperform und -funktion. Mit Hilfe aufwändiger mikrochirurgischer Verfahren können Spezialisten heute Haut, Weichteile, Muskeln, Sehnen, Knochen und Knorpel wiederherstellen und so Erscheinungsbild und Funktionsfähigkeit einzelner Körperregionen verbessern. Die Möglichkeiten reichen vom einfachen Wundverschluss mit ästhetisch unauffälligen Narben über Hauttransplantationen bis zu freien Gewebetransplantationen oder Replantation von abgetrennten Gliedmaßen.

3. Verbrennungschirurgie

Die Verbrennungschirurgie widmet sich dem größten und empfindlichsten Organ des Menschen, der Haut. Leichte Verbrennungen heilen in der Regel innerhalb von 10 bis 14 Tagen ab. Ist die Haut jedoch in tieferen Schichten geschädigt, muss sie plastisch-chirurgisch versorgt werden. Bei schweren Verbrennungen kommt der Patient oft als Notfall in die Klinik. Im Vordergrund stehen dann Kreislaufstabilisierung, die Gabe von Schmerzmitteln und die Verhinderung von Infektionen. Meist wird im Laufe der Behandlung abgestorbenes Gewebe abgetragen und gesundes Gewebe auf die Stelle transplantiert. Neben der Wiederherstellung der vollen Beweglichkeit, kümmert sich die Verbrennungschirurgie auch um die Behandlung von entstellenden Narben.

4. Handchirurgie

Die Hand ist das wichtigste Werkzeug des Menschen. Erst das komplexe Zusammenspiel von Gelenken, Muskeln, Sehnen und Nerven ermöglicht uns das Greifen und damit das Begreifen unserer Umwelt. Aus diesem Grund nimmt die Handchirurgie in der Medizin eine wichtige Stellung ein. Der Handchirurg ist ein speziell ausgebildeter Facharzt, der Kenntnisse aus der Plastischen Chirurgie, Neurochirurgie, Unfallchirurgie und Orthopädie vereint. Er befasst sich mit der Diagnose und Behandlung von Verletzungen, chronischen Erkrankungen oder Fehlbildungen der Hand sowie von Schulter, Oberarm und Unterarm. Ziel der meist mikrochirurgischen Behandlungen ist, die volle Funktionsfähigkeit der Hand (wieder-)herzustellen oder chronische Schmerzen zu beseitigen.

Hilfe fürs Leben – mit Plastischer Chirurgie Lebensqualität erhalten und verbessern

Von Priv. Doz. Dr. med. Marcus Spies

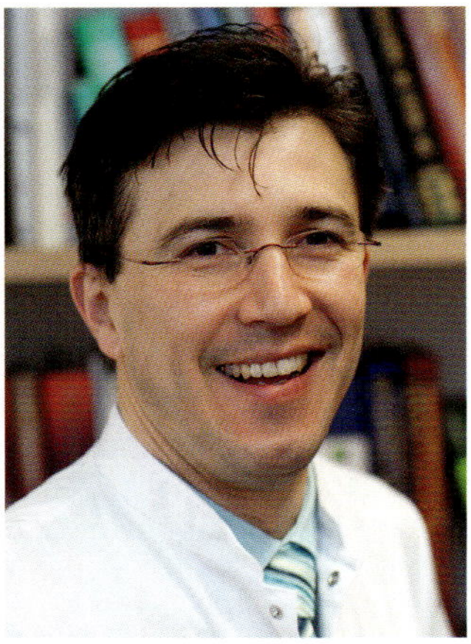

Priv. Doz. Dr. med. Marcus Spies

Das Krankenhaus Barmherzige Brüder Regensburg ist überregional für seine Klinik der Unfallchirurgie und Orthopädie bekannt. Die Versorgung von verletzten Patienten wird durch die Klinik für Plastische, Hand- und wiederherstellende Chirurgie ergänzt. Der Schwerpunkt dieser Klinik ist die Wiederherstellung der Form und Funktion von Körperteilen. Nicht nur nach Unfällen, wie z. B. Motorradunfällen oder Verbrennungen, sondern auch bei anderen Erkrankungen, bei denen es zu Entstellungen oder Funktionsverlusten kommt.

Vom frühen Orient zum heutigen Okzident

Die Geschichte der Plastischen Chirurgie datiert zurück bis weit in die Zeit vor Christus. Bereits im Indien des 6. Jahrhunderts wurden Operationen zur Wiederherstellung der Nase mit heute noch gebräuchlichen Operationstechniken durchgeführt.

In der Klinik von Chefarzt Priv. Doz. Dr. med. Marcus Spies wird nach neuesten medizinischen Erkenntnissen gearbeitet. „Technisch ist heutzutage unglaublich viel machbar, das geht hin bis zur kompletten Transplantation von Händen und Gliedmaßen“, erzählt er aus seinem praktischen Alltag. Abgetrennte und schwerverletzte Gliedmaßen, die nicht nur wieder am Körper angefügt sind, sondern auch ihre alte Funktion übernehmen – solche Aufgabenstellungen sind wesentlicher Teil seiner Tätigkeit. „Obwohl wir zahlenmäßig mehr rekonstruktive Eingriffe durchführen, wird die ästhetische Chirurgie in unserer Klinik nicht vernachlässigt. Dies ist in vielen Fällen nicht nur sinnvoll, sondern auch für den Patienten sehr wichtig. So ist bei der Behandlung des Brustkrebses die Wiederherstellung der Brust für viele Frauen ein nahezu lebenswichtiger Punkt. Speziell hier kann durch neue Techniken eine täuschend echte Wiederherstellung mit körpereigenem Gewebe, z. B. aus dem Unterbauch oder aus dem Gesäßbereich, erfolgen.“

Ähnliche Operationsverfahren, die ebenfalls auf speziellen mikrochirurgischen Techniken basieren, können dazu dienen, körpereigenes Gewebe, wie z. B. Muskeln an andere Körperstellen zu verpflanzen, an denen durch einen Unfall oder Krebserkrankungen Defekte entstanden sind. Die erzielte Lebensqualität für den Betroffenen ist unbezahlbar.

Vollständige Wiederintegration ins Leben

Immer wieder werden durch die Zusammenarbeit der Klinik für Unfallchirurgie und der Klinik für Plastische, Hand- und wiederherstellende Chirurgie das Leben und die Extremitäten eines Menschen gerettet. Nach mehreren Operationen und ausgedehnten Rehabilitationsmaßnahmen kann dieser in die Normalität und in die Arbeitswelt zurückkehren. Besonders Motorradunfälle führen häufig zu einer Verletzung des Arm-Nerven-Geflechts und damit zu einer kompletten Lähmung des Arms und der Hand. Nur in wenigen spezialisierten Kliniken in Deutschland, wie z. B. an der Klinik für Plastische, Hand- und wiederherstellende Chirurgie, können diese Patienten mit speziellen mikrochirurgischen Operationen oder kombinierten Muskel- und Sehnenverpflanzungsoperationen behandelt werden.

Schönheitsoperationen: Nutzen und Gefahren

Priv. Doz. Dr. med. Spies weiß aber auch um Sinn, Nutzen und Notwendigkeit sowie Gefahren von Schönheitsoperationen. Hier können mit gezielten Operationen Formstörungen und kleine Schönheitsfehler korrigiert werden. Damit ist häufig eine Verbesserung des Wohlbefindens und eine Steigerung des Selbstbewusstseins verbunden. Durch Schönheitsoperationen allein können aber Persönlichkeitsschwächen oder mangelndes Selbstbewusstsein nicht ersetzt werden. Auch diese Art von Operationen können mit Komplikationen verbunden sein. Mehrwöchige Rekonvaleszenz-Zeiten sind z. B. nach einer ausgedehnten Straffung von Haut-Fett-Gewebe im Bauch, Gesäß und Oberschenkelbereich (Body-Lift) erforderlich.

Operationen bergen immer ein Risiko und so gibt es sogar bei häufigen Eingriffen wie der Fettabsaugung jährlich einige Todesfälle. Viele Patienten unterschätzen die Belastungen und die Gefahren solcher Eingriffe und vertrauen sich oft auch Operateuren ohne entsprechender Ausbildung an. Bei derartigen Eingriffen ist es von großem Vorteil, wenn gerade im Fall von Komplikationen eine funktionierende Klinik mit allen medizinischen Möglichkeiten zur Verfügung steht.

Krankenhaus Barmherzige Brüder Priv. Doz. Dr. med. Marcus Spies

Rekonstruktive oder wiederherstellende Plastische Chirurgie, Handchirurgie, Ästhetische Chirurgie, Verbrennungschirurgie

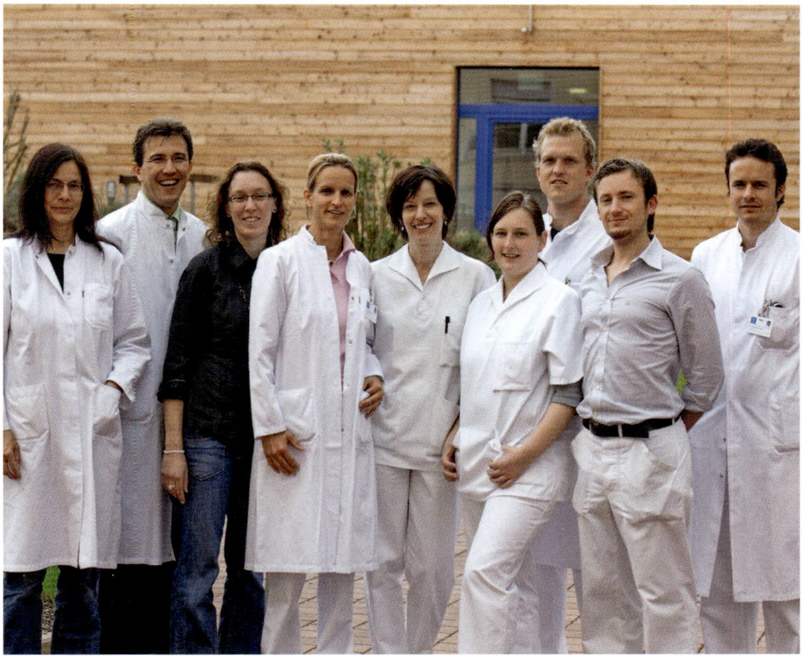

BARMHERZIGE BRÜDER

brustzentrum regensburg im tumorzentrum regensburg e.v.

Krankenhaus
Barmherzige Brüder
Priv. Doz. Dr. med.
Marcus Spies

Kontakt
Prüfeninger Straße 86
93049 Regensburg
Telefon 0941 369-2261
Fax 0941 369-2265
www.barmherzige-regensburg.de

Sprechzeiten

Mo - Fr	8:00	bis	9:00
Mo	11:00	bis	15:00
Mi	12:00	bis	15:00
Fr	11:00	bis	15:00

Kindersprechzeiten (in der Klinik St. Hedwig)
Mo 13:00 bis 15:00

Mo bis Fr: BG-Sprechzeiten, Postoperative Nachkontrolle

Mo: Handchirurgie, Plastische Chirurgie,

Kindersprechstunde

Mi: Plastisch-ästhetische Chirurgie

Fr: Handchirurgie, Plastische Chirurgie

Zur Terminvereinbarung bitte unter der Telefonnummer 0941 369-2261 oder 0941 369-3500 melden.

Priv. Doz. Dr. med. Marcus Spies ist Mitglied in der:

- Deutschen Gesellschaft der Plastischen, Rekonstruktiven und Ästhetischen Chirurgen
- Deutsche Gesellschaft für Handchirurgie
- Deutsche Gesellschaft für Chirurgie
- Deutsche Gesellschaft für Senologie

DEUTSCHE GESELLSCHAFT DER PLASTISCHEN, REKONSTRUKTIVEN UND ÄSTHETISCHEN CHIRURGEN

Behandlungsspektrum

In unserer Klinik bieten wir das gesamte Spektrum des Faches Plastische Chirurgie an:

- Rekonstruktive oder wiederherstellende Plastische Chirurgie
- Handchirurgie
- Ästhetische Chirurgie
- Verbrennungschirurgie
- Klinik für schwere Handverletzungen

Unsere Behandlungsschwerpunkte:

- Die Wiederherstellung von äußerer Form und Funktion nach schweren Unfällen, Verbrennungen oder Tumoroperationen
- Die gesamte Handchirurgie mit der Versorgung schwerer Weichteil-, knöchernen oder Gelenkverletzungen, Unfallspätfolgen, rheumatische und degenerative Erkrankungen der Hand
- Die Wiederherstellung bei Nervenlähmungen an Gesicht oder Extremitäten
- Die plastische Chirurgie bei angeborenen Fehlbildungen
- Die ästhetische und wiederherstellende Brustchirurgie sowie ästhetische Operationen bei Formstörungen

Handchirurgie: Komplexe Strukturen verlangen erfahrene Spezialisten

Hände: wertvolle Instrumente

Der Verlust der Hand oder der Funktion der Hand bedeutet mehr als der Verlust des unvergleichlichen Arbeitsinstrumentes, mehr als eine körperliche Verstümmelung, er bedeutet eine erschreckende Beeinträchtigung der menschlichen Gesamtpersönlichkeit. Darum ist es die verantwortungsvolle Aufgabe des Handchirurgen, dem Menschen dieses kostbare Kleinod mit allen Mitteln zu erhalten, nichts unnötig zu opfern und keine Mühe zu seiner Wiederherstellung zu scheuen (nach W. Wachsmuth, Chirurg, Würzburg 1972).

„High-Tech" in der Handchirurgie

Die Handchirurgie hat sich in den letzten drei Jahrzehnten zu einem eigenständigen Fach entwickelt. Die komplizierte Anatomie der Hand mit ihren feinen Strukturen, Sehnen, Nerven, Blutgefäßen macht es erforderlich, dass sich Spezialisten mit ihr befassen. Die Mikrochirurgie, das gewebeschonende Operieren, neue Erkenntnisse der Biomechanik der Handwurzel, die Entwicklung feiner Implantate und Optiken haben zu Operationstechniken geführt, die es heute in vielen Fällen ermöglichen, die Funktion der Hand nach Verletzungen oder Erkrankungen wiederherzustellen.

Komplexes Gelenk

Das Handgelenk ist eines der kompliziertesten Gelenke des menschlichen Körpers. Beteiligt sind Elle und Speiche, acht Handwurzelknochen sowie zum Teil auch die angrenzenden Mittelhandknochen. Die Stabilisierung erfolgt durch Bänder zwischen den Handwurzelknochen, einen Faserknorpelkomplex ellenseitig (Diskus) sowie weitere Bandsysteme, die diese Strukturen verbinden. Dadurch werden einerseits verschiedenste, fein abgestufte Bewegungen (Streckung, Beugung, Abspreizbewegung, Umwendbewegung), andererseits auch ein kraftvolles Zugreifen ermöglicht.

Typische Handgelenksverletzungen

Erkrankungen und besonders Verletzungsfolgen im Bereich des Handgelenkes können starke Schmerzen verursachen, bei Nichtbehandlung zu einer dauerhaften Bewegungseinschränkung und im Extremfall zu einer Versteifung des Handgelenkes führen. Zu erwähnen ist hier beispielsweise die Verletzung des sogenannten SL-Bandes. Damit ist das Band zwischen zwei Handwurzelknochen, Kahnbein (Skaphoid) und Mondbein (Lunatum), gemeint. Dieses Band ist einer der wichtigsten Stabilisatoren der Handwurzel. Bei einer Verletzung, z. B. durch einen Sturz auf das überstreckte Handgelenk, kann das Band reißen. Dadurch kommt es zu einer Fehlstellung der Handwurzelknochen und im weiteren Verlauf durch Knorpelabrieb zur Arthrose.

Auch der ellenseitige Faserknorpelkomplex kann verletzt werden. Symptome sind ellenseitige Handgelenkschmerzen sowie Schmerzen bei der Umwendbewegung.

Mit freundlicher Genehmigung Thieme Compliance GmbH, 91058 Erlangen

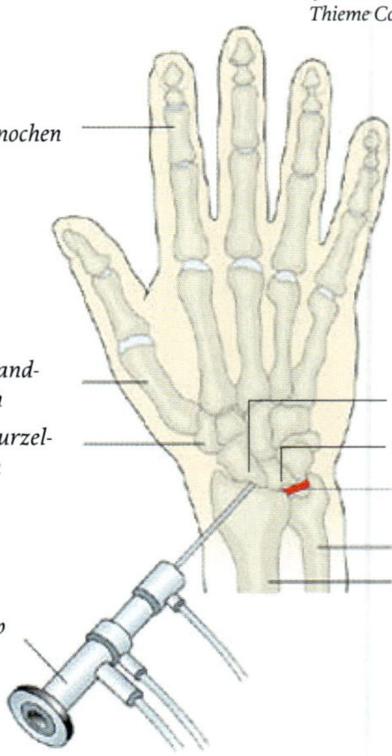

Diagnose und Behandlung

Am Anfang der Behandlung von Handgelenkverletzungen steht die genaue Untersuchung des Handgelenkes durch den Handchirurgen. Weiterführende Untersuchungen sind immer Röntgenaufnahmen und häufig eine Kernspintomografie. Ergibt sich hierdurch der Verdacht auf eine Bandverletzung, sollte die Spiegelung des Handgelenkes (Handgelenkarthroskopie) geplant werden. Es handelt sich hierbei um einen relativ kleinen Eingriff unter ambulanten Bedingungen. Dabei gelangt man mit einem feinen Instrument (Arthroskop) in das Handgelenk. Der Patient spürt davon nichts, denn dieser Eingriff wird in Betäubung des Arms oder in einer leichten Narkose durchgeführt.

Spiegelung des Handgelenks

Bei der Spiegelung lassen sich die Verletzungen der Bänder der Handwurzel und die Verletzungen des ellenseitigen Faserknorpelkomplexes, auch entzündliche Veränderungen im Innenraum des Gelenkes nicht nur sicher feststellen oder ausschließen, sondern teilweise sogar gleich während der Spiegelung behandeln. Manchmal ist auch eine weitere Operation notwendig.

Weitere Informationen:
Praxis für Handchirurgie – Dr. Bartelmann,
Im Gewerbepark C27, 93059 Regensburg,
Telefon 0941 5862552.

Praxis Dr. med. Ulrich Bartelmann

Facharzt für Chirurgie – Handchirurgie

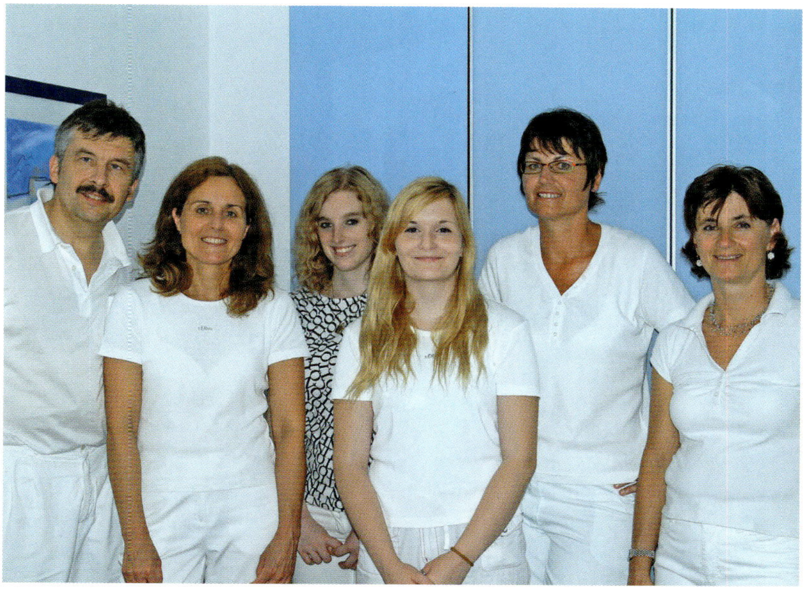

Von links nach rechts: Dr. Ulrich Bartelmann, Susanne Bartelmann, Romina Reindl, Sabrina van den Berg, Cornelia Taschner, Dr. Cornelia Coppeneur-Krieger (Fachärztin für Chirurgie, Assistenzärztin)

Handchirurgische Operationen

- einschließlich Handgelenkarthroskopie – Sehnenchirurgie – Nervenchirurgie (Mikrochirurgie) – Rheumachirurgie

Spezielle Behandlungen

- Schmerzhaftes Handgelenk
- Sportverletzungen
- Arbeitsunfälle
- Erkrankungen an der Hand
- Fehlbildungen der Hand
- Verletzungen an der Hand und an der Handwurzel, Frakturen – Bandverletzungen, Sehnenverletzungen – Nervenverletzungen
- Verletzungsfolgen an Bändern, Sehnen und Nerven, fehl- bzw. nicht verheilte Frakturen

Werdegang von Dr. Bartelmann

- Mikrochirurgische Ausbildung 1979
- Handchirurgische Tätigkeit seit 1985
- Facharzt für Chirurgie 1989
- Zusatzbezeichnung Handchirurgie 1994
- Beteiligt am Aufbau und Leitender Oberarzt der Klinik für Handchirurgie in Bad Neustadt / Saale 1991 – 2001
- Niedergelassen in Regensburg als Handchirurg seit 2002, in eigener Praxis seit 2003

Mitgliedschaften und weitere Tätigkeiten

- Mitglied in mehreren Fachgesellschaften der Handchirurgie, Ausrichtung von Kongressen, Instruktor an Handkursen
- Ernennung zum Ordentlichen Mitglied der Deutschen Gesellschaft für Handchirurgie 2000
- Gutachter im Auftrag der Berufsgenossenschaften, der Schlichtungsstellen der Landesärztekammern in ganz Deutschland und der Sozialgerichte

Dr. Ulrich Bartelmann
HANDCHIRURG

Kontakt
Im Gewerbepark C 27
93059 Regensburg
Telefon 0941 5862552
Fax 0941 5865745
bartelmann@arcor.de
www.handchirurgie-online.com

Sprechzeiten

Mo	8:30 bis 17:00
Mi	8:30 bis 13:00
Fr	8:30 bis 13:00

jeweils nach Vereinbarung

Operationstage
Di, Do 8:30 bis 17:00

Fachgebiete
Handchirurgie

Operationen
Ambulante Eingriffe im Operationszentrum Im Gewerbepark C 25 in Regensburg

Stationäre Eingriffe als Konsiliararzt der Asklepios Orthopädischen Klinik Lindenlohe in Schwandorf

www.handchirurgie-diah.de

DGH DEUTSCHE GESELLSCHAFT FÜR HANDCHIRURGIE

Unsere Hände: fühlen, tasten, greifen

Die menschliche Hand ist ein anatomisches Meisterwerk. Hinter alltäglichen Dingen, wie etwa dem Greifen eines Glases oder dem Halten von Besteck, steckt ein ausgeklügeltes Zusammenspiel aus Sehnen, Muskeln und Knochen. Mit einem kleinen Zahlenbeispiel lässt sich die Komplexität dieses wertvollen Instruments am besten verdeutlichen: In der menschlichen Hand befinden sich 27 einzelne Knochen – das entspricht einem Viertel der Knochen des menschlichen Körpers. 17 000 Fühlkörperchen (140 pro cm^2) in der Handinnenfläche ermöglichen es, Druck-, Bewegungs- und Vibrationsreize zu ertasten und zu erfühlen.

Eine Operation an diesem perfekten Verbund an Muskeln, Knochen, Sehnen und Bändern erfordert höchstes Geschick und noch mehr Wissen. In einer 36-monatigen Weiterbildung können Fachärzte für Plastische Chirurgie, Chirurgie oder Orthopädie die Zusatzqualifikation zum Handchirurg erwerben.

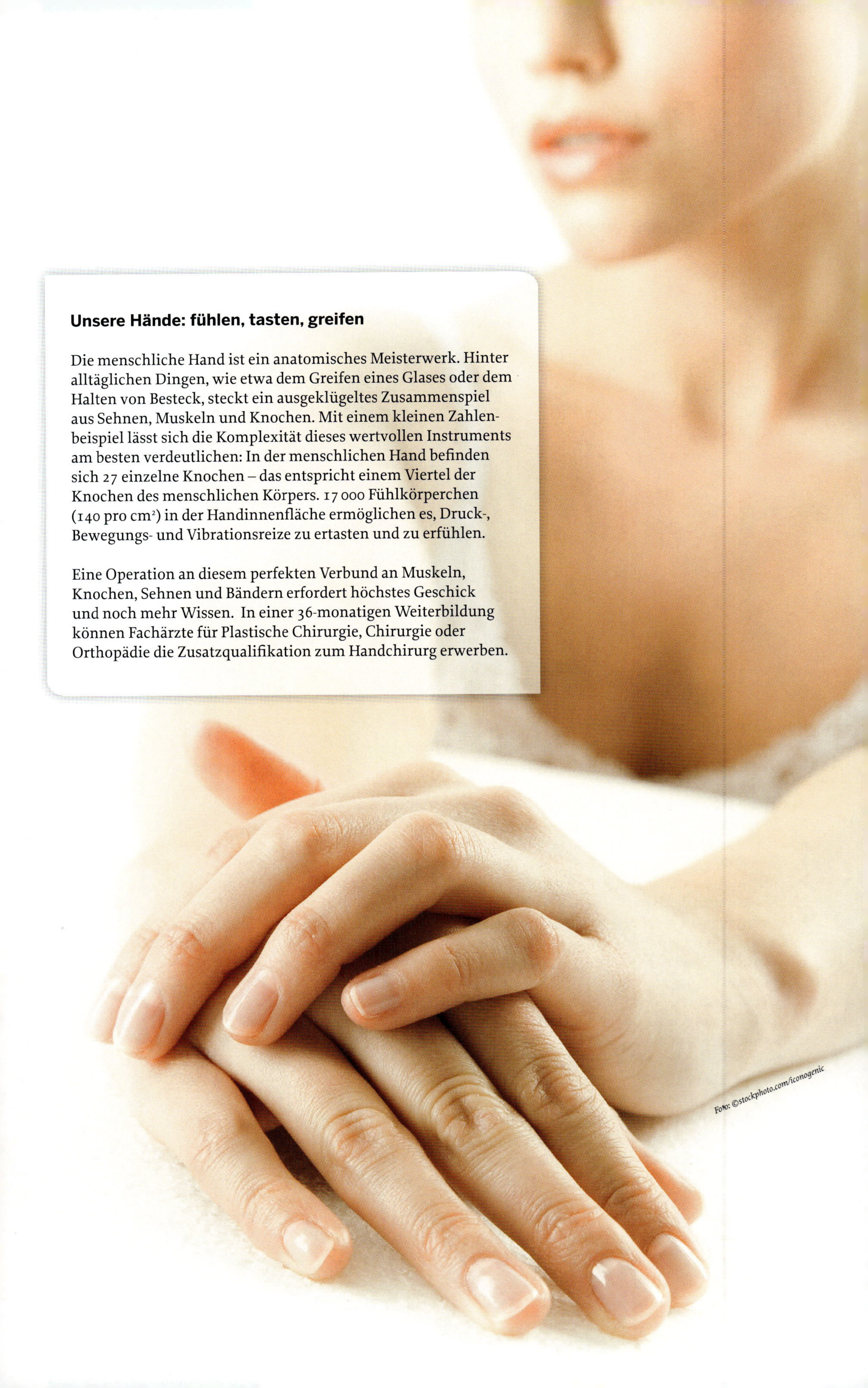

Foto: ©stockphoto.com/iconogenic

Dr. med. Stefan Ruf – Facharzt für Plastische und Ästhetische Chirurgie / Handchirurgie

Facharzt für Plastische und Ästhetische Chirurgie
Facharzt für Chirurgie und Handchirurgie

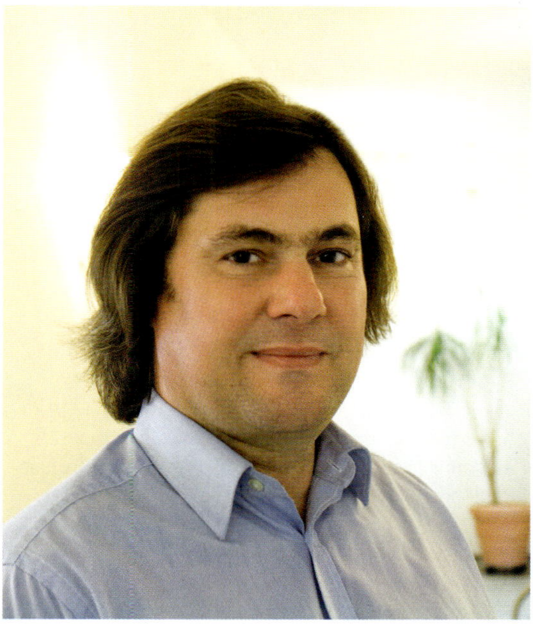

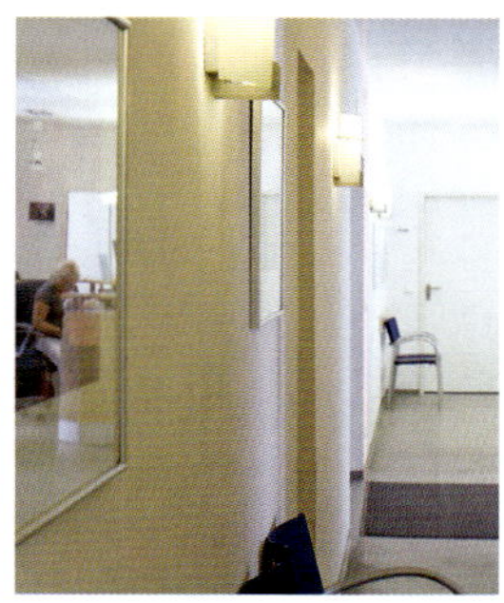

› Kontakt
Ludwigstraße 8
93047 Regensburg
Telefon 0941 58625-50
Fax 0941 58625-51
praxis@plastische-und-handchirurgie.de

› Sprechzeiten
Mo – Fr nach Vereinbarung

› Fachgebiete
Plastische und Ästhetische Chirurgie
Chirurgie
Handchirurgie

› Mitgliedschaften
Deutsche Gesellschaft der Plastischen, Rekonstruktiven und Ästhetischen Chirurgen
Deutsche Gesellschaft für Handchirurgie

Langjährige Tätigkeit an renommierten medizinischen Einrichtungen

Dr. Stefan Ruf gilt als einer der erfahrensten Chirurgen für Plastische und Ästhetische Chirurgie sowie Handchirurgie in der Region Regensburg. Nach der Ausbildung zum Facharzt für Chirurgie an der Universität Erlangen erfolgte die Weiterbildung zum Facharzt für Plastische und Ästhetische Chirurgie sowie Handchirurgie an der Universität Bern in der Schweiz. Danach folgten Studienaufenthalte in den USA. Zurück in Deutschland war er von 1992 bis 2001 als Leiter der Plastischen Chirurgie und Handchirurgie an der Universität Regensburg tätig.

Durchführung von ambulanten und stationären Operationen

Dr. Stefan Ruf hat seit 2002 seine eigene Praxis in der Regensburger Innenstadt. Im Evangelischen Krankenhaus ist er als Konsiliararzt tätig und kann so seine Patienten auch stationär behandeln.

Das Arbeitsgebiet umfasst das gesamte Spektrum der Plastisch-Ästhetischen und Plastisch-Rekonstruktiven Chirurgie sowie der gesamten Handchirurgie, einschließlich mikrochirurgischer Rekonstruktionen.

Handchirurgische Operationen
- Fehlbildungen an der Hand
- Verletzungen an der Hand
- Korrektur von Verletzungsfolgen
- Nervenchirurgie
- Rheumachirurgie
- Endoskopische Verfahren
- Handgelenkarthroskopie
- Erkrankungen der Hand, des Handgelenks und des Ellenbogens

Plastisch-chirurgische Operationen
- Plastisch-ästhetische Chirurgie
- Gesichtschirurgie
- Brustchirurgie
- Fettabsaugung
- Defekte der Körperoberfläche
- Fehlbildungen
- Tumore
- Problemwunden
- Narben

› Noma e. V. Regensburg
Der Facharzt zeichnet sich durch sein besonderes soziales Engagement aus: Dr. Stefan Ruf reist seit 12 Jahren jährlich nach Niger in Westafrika, um – selbstverständlich unentgeltlich – entstellte Kinder zu operieren (www.hilfsaktionnoma.de).

Wenn Stress im Beruf aufs Gehör schlägt

Vom Institut für Überdruck-Medizin

Hyperbare Sauerstofftherapie (HBO) ist eine ideale Ergänzung zur Standardbehandlung von Hörsturz oder Tinitus und eine zusätzliche Chance.

Plötzlich ist alles leiser geworden. Und dann der Schock beim Telefonieren – stimmt etwas mit dem Hörer nicht? Beim Wechseln wird klar: Am Telefon liegt es nicht, ein Ohr ist ganz oder nahezu taub geworden.

Wie ein Blitz aus heiterem Himmel: Hörsturz mit und ohne Tinnitus

Sind Führungskräfte unendlich belastbar? Wenn zuviel auf einmal kommt, dann können auch Menschen, die sonst hart im Nehmen sind, vor Momenten und Gefühlen der Überlastung nicht gefeit sein. Als empfindliches Sinnesorgan ist es dann oft das Ohr, das sich in solchen Momenten meldet und mit regelrechten Warnsignalen Alarm schlägt, wie z.B. einem Klingeln im Ohr. Wird dies zum Dauerton oder tritt plötzliche Taubheit wie ein Blitz aus heiterem Himmel auf, ist Handeln angesagt. „Stress kann zu körperlichen Beschwerden, wie beispielsweise einem einseitigen Hörverlust oder zu Ohrgeräuschen führen", erklärt Dr. med. Urs Braumandl, leitender Chefarzt. „Ein Hörsturz oder Tinnitus sollte möglichst rasch fachärztlich behandelt werden."

Rascher Besuch beim HNO-Arzt sinnvoll

Oft gehen solche Beschwerden innerhalb einiger Tage von alleine weg, vor allem wenn man die Stresssymptome zu deuten weiß und ihnen mit Entspannungstechniken begegnen kann. Wenn nicht, ist ein Besuch des Hals-Nasen-Ohren-Arztes dringend erforderlich, um etwaige Ursachen eines Hörverlustes oder auch plötzlicher Ohrgeräusche festzustellen. Wichtig ist aber auch, bei andauernden Beschwerden nicht zu früh zu resignieren, rät Dr. Braumandl. Da es kein hundertprozentig wirksames Heilverfahren bei Hörsturz und Tinnitus gibt, ist eine Kombination der verschiedenen Behandlungsmöglichkeiten am effektivsten. Zumindest rasch nacheinander sollten die Durchblutung fördernden Medikamente, gegebenenfalls durch Infusionen und eventuell Cortison verstärkt, genommen werden.

Einsatz der hyperbaren Sauerstofftherapie (HBO) bei Hörstörungen sinnvoll

Parallel hierzu oder bei fehlendem Behandlungserfolg steht mit der HBO eine den Infusionen mindestens ebenbürtige, zusätzliche Methode zur Verfügung. „Aufgrund des anderen therapeutischen Ansatzes, dem hohen Sauerstoffgehalt im Körper, kann die HBO als zusätzliche Chance auf eine Wiedergewinnung des Hörvermögens betrachtet werden". Bei der HBO wird Sauerstoff unter Überdruck eingeatmet. In einer so genannten Therapie-Druckkammer erhöht sich der Sauerstoff um das 20-fache im Blut. Der Körper erhält ein Überangebot an Sauerstoff, das ihn in die Lage versetzt, Sinneszellen, z.B. im Ohr, und Gewebe zu regenerieren. Nichts zu tun, weil keine der möglichen Therapie-Optionen als absolut sicher in der Wirkung anzusehen ist, hält der Arzt für falsch. „Der beste Zeitpunkt für den Therapie-Beginn ist innerhalb der ersten 14 Tage nach Beginn der Erkrankung, aber auch innerhalb der ersten 3 Monate sind noch sehr gute Ergebnisse zu erzielen."

Führungsverantwortung braucht Gesundheit

Wie wichtig gutes Hören ist, kann nur derjenige wirklich verstehen, dessen Gehör gleichfalls nachgelassen hat oder der einen Hörsturz erlitten hat. „Menschen, die im Leben Verantwortung tragen, vernachlässigen oft die eigene Gesundheit", weiß Dr. Braumandl. Signale des Körpers, einen Gang zurückzuschalten, würden ignoriert. Da das Gehör zudem oft sehr lange scheinbar folgenlos Belastungen und Lärm erträgt, dachten viele Menschen, dass es sich schon von alleine geben wird. Wer indes langfristige Hörstörungen vermeiden und damit auch seine Arbeitsfähigkeit erhalten und kommunikativ bleiben will, sollte bei starken und andauernden Hörstörungen oder Ohrgeräuschen den Arzt aufsuchen. "Gerade bei Führungskräften, die möglichst schnell ihre volle Leistungsfähigkeit wieder erlangen wollen und müssen, kann die Konzentration auf alle zur Verfügung stehenden Maßnahmen erforderlich sein. Mit der Kombination von Infusionen, Cortison und HBO kann möglichst sicher ein rascher Therapie-Erfolg erzielt werden", so der Chefarzt.

Foto Hintergrund: ©fotolia.com/Victor Zastol'skiy

Bei einseitigem Hörverlust oder plötzlich auftretenden Ohrgeräuschen ist Eile angesagt

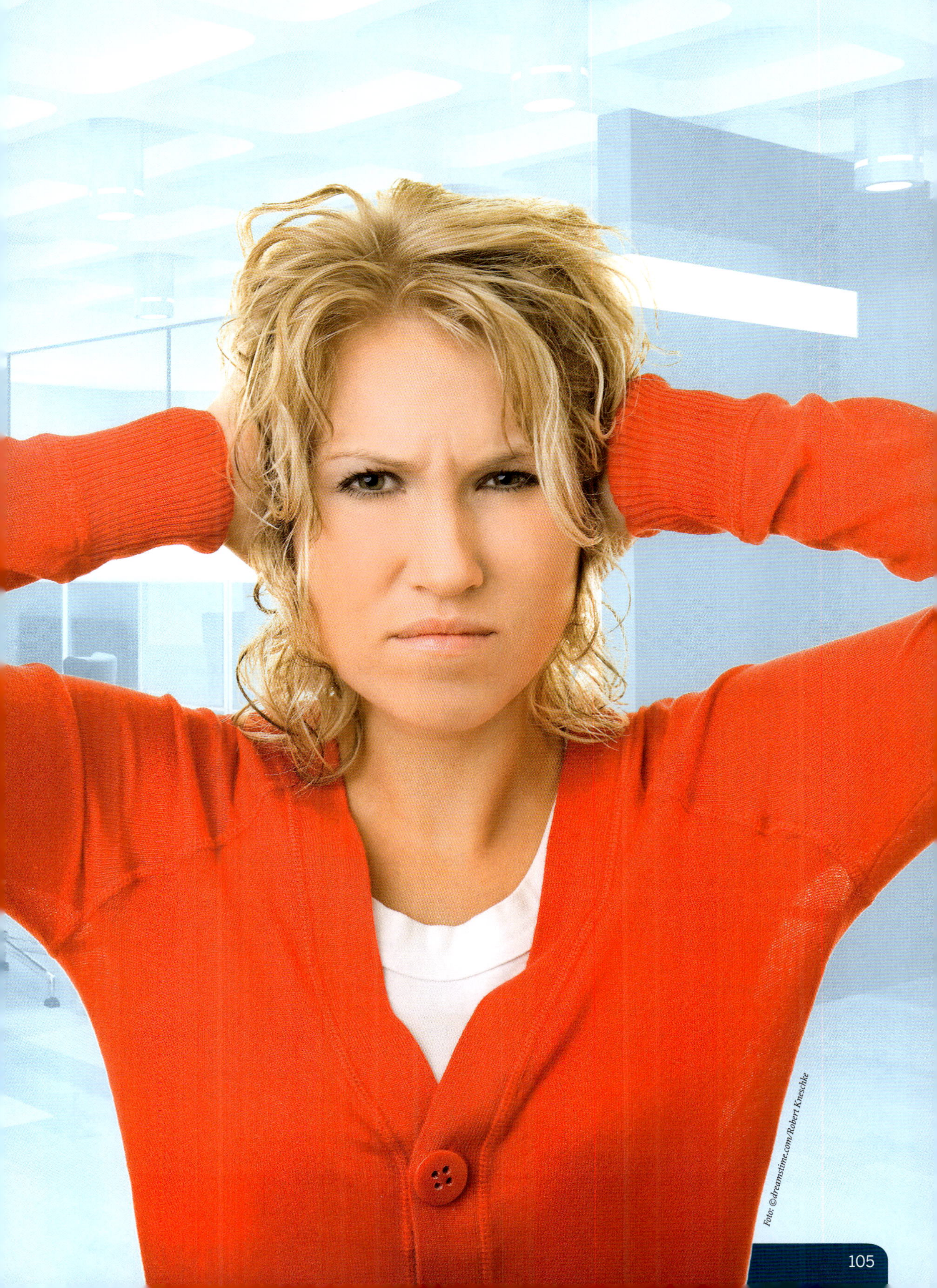

Foto: ©dreamstime.com/Robert Kneschke

Auf Ihre Gesundheit achten: „Mit Ohrensausen in die Arbeit?“

Stress im Beruf kann zu Hörsturz und Tinnitus führen

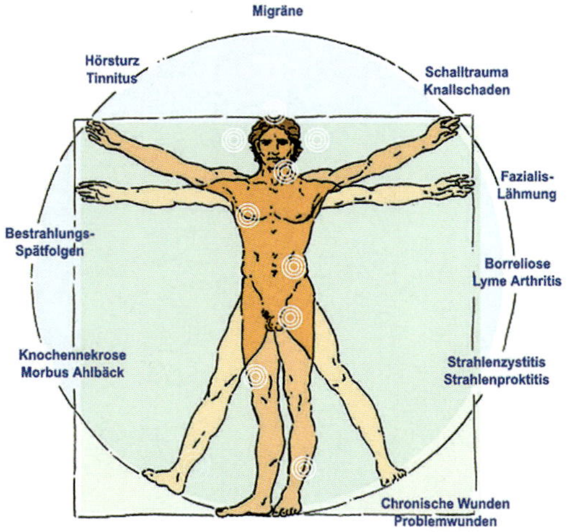

Arbeit heute bedeutet für viele Erwachsene Stress: Stress während der Arbeit oder danach, beim Unter-einen-Hut-Bringen von beruflichen und privaten Anforderungen und Erwartungen. Oft liegen die Ursachen in grundlegenden Zweifeln und Unsicherheiten in der Zukunftsplanung. Habe ich die richtige Entscheidung getroffen? Lohnt sich der Aufwand heute für die unsicheren Ergebnisse in der Zukunft? Auf jeden Fall ist es lohnenswert, solche Fragen möglichst früh zu reflektieren. Denn Prioritäten können schneller und klarer gesetzt werden und sicherer verfolgt werden.

Stress verringern durch bewusste Entspannung

Entscheidend für einen bewussten und lösungsorientierten Umgang mit Stress ist die Balance zwischen Anspannungs- und Entspannungsphasen. Fehlt diese Ausgeglichenheit, kann es zur Überbelastung kommen. Nicht selten schlägt der Körper mit kleinen Warnsignalen Alarm, z. B. mit einem Klingeln im Ohr. Wird dies zum Dauerton, ist Handeln angesagt. „Stress kann zu körperlichen Beschwerden, wie beispielsweise einem plötzlichen einseitigen Hörverlust oder zu Ohrgeräuschen führen“, erklärt der Chefarzt Dr. Braumandl. „Ein Hörsturz oder Tinnitus sollte möglichst rasch fachärztlich behandelt werden.“

Gutes Hören ist wichtig

Da das Hörvermögen durch Stress beeinträchtigt werden kann, ist ein bewusster Umgang mit Belastung sinnvoll. Spätestens im Alltag sollten Entspannungstechniken erlernt und angewendet werden. „Je eher die Personen lernen, mit Stress umzugehen, desto leichter wird ihnen Alltag und Beruf fallen“, rät der Arzt. „Außer dem Stress können auch der Besuch einer Diskothek, eines Open-Air-Konzertes oder eines lauten Kinos durch die Lärmeinwirkung zur Hörminderung und / oder zum Ohrgeräusch führen. Ein Gehörschutz stellt hier die wichtigste Prophylaxe dar.“

Zusätzliches Therapieangebot bei Hörsturz und Tinnitus

Doch was tun, wenn Tinnitus oder Hörsturz durch die üblicherweise angewendeten Therapien beim HNO-Arzt nicht besser werden? Dann steht zusätzlich die Hyperbare Sauerstofftherapie (HBO) für die Behandlung von Hörstörungen zur Verfügung. „Damit haben Patienten eine weitere, den bisherigen Therapien mindestens ebenbürtige Chance auf Wiederherstellung der Gesundheit“, so Dr. Braumandl. Ebenfalls steht die HBO-Therapie in den Leitlinien der wissenschaftlichen Gesellschaft für Hals-Nasen-Ohren Heilkunde.

Nur hyperbarer Sauerstoff setzt im Körper Regenerationskräfte frei.

Heilung durch Sauerstoff in der Druckkammer

Ohne Sauerstoff ist menschliches und tierisches Überleben nicht möglich. Der Körper benötigt Sauerstoff, auch zur Regeneration. Zur Regeneration dann, wenn körpereigene Zellen geschädigt sind, beispielsweise durch einen Hörsturz mit und ohne Tinnitus, durch eine nicht heilende Wunde, durch ein Knochenmarködemsyndrom oder nach Bestrahlungen.

Der Erhalt von zusätzlichem Sauerstoff

Sauerstoff gibt es in Flaschen. Mit einer Maske kann er ohne Probleme eingeatmet werden. Dies reicht bei Erkrankungen des Herzens oder der Lunge. Eine Regeneration von Gewebe und Kapillaren oder von Sinneszellen ist allerdings nicht zu erwarten. Dafür sorgt der Sauerstoff nur unter Überdruck, in einer Therapie-Druckkammer.

Die Wirkung von Sauerstoff im Überdruck

Dr. Urs Braumandl, leitender Chefarzt am Institut für Überdruck-Medizin: „Eine Erhöhung des Sauerstoffgehalts im Gewebe wird nur unter Überdruckbedingungen erreicht, also in der hyperbaren Sauerstofftherapie (HBO). In der HBO nimmt der Körper bis zum 20-fachen an Sauerstoff auf. Im Gewebe, z. B. auch im Innenohr, wird eine Steigerung des Sauerstoffs um das 4- bis 5-fache erreicht. Durch den unter Überdruck eingeatmeten Sauerstoff bilden sich neue, kleine Blutgefäße und regenerieren Körperzellen, die vom Sauerstoffmangel bedroht sind.“ Deshalb ist die Überdruckmedizin eine Therapieform mit Zukunft. Die Therapie kann auch dann noch mit Erfolg eingesetzt werden, wenn Standard-Behandlungen unbefriedigend verlaufen sind, so der Arzt.

Das Institut für Überdruckmedizin: ein zertifiziertes Zentrum

Der Mensch steht bei uns im Mittelpunkt

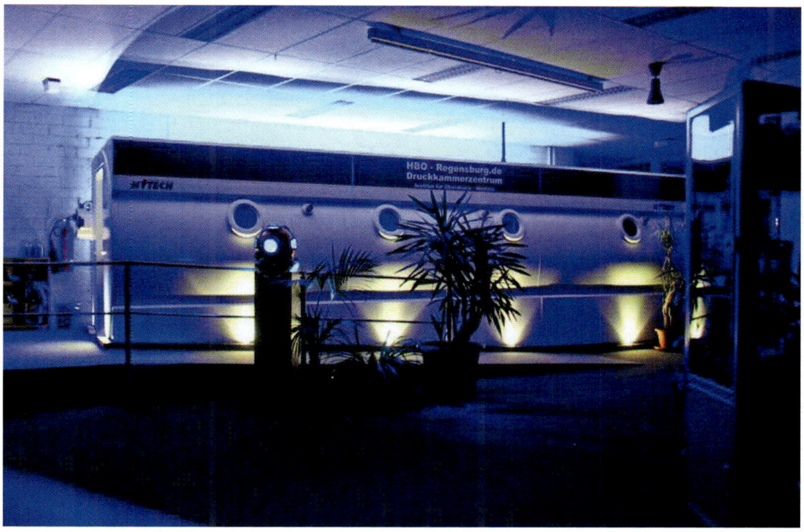

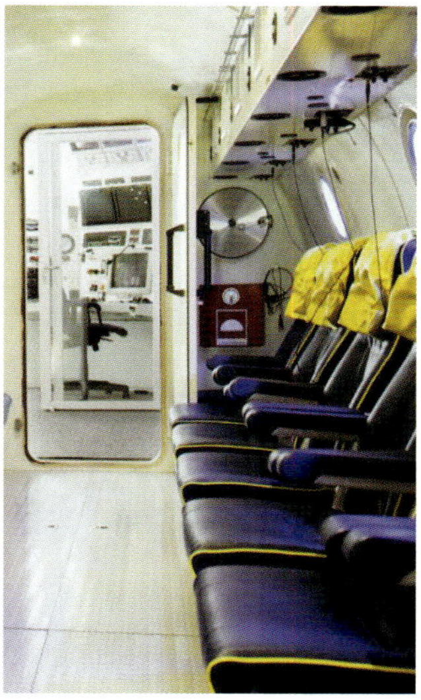

Unser engagiertes Team garantiert ein hohes fachliches Niveau durch qualifizierte Ausbildung, langjährige Berufserfahrung und ständige umfangreiche Weiterbildung sowie Qualitätsmanagement. Wir garantieren geringe Wartezeiten und flexible Terminabsprachen. Die Medizin hat besonders in den letzten Jahren rasante Fortschritte erzielt.
Besondere Schwerpunkte unserer Praxis sind **hyperbare Sauerstofftherapie (Druckkammer)** und **Tauch- und Überdruck-Medizin**

Behandlung (Indikationen) durch hyperbare Sauerstofftherapie:

- Akuter Hörsturz / Tinnitus
- Problemwunden (z. B. offene Beine)
- Bestrahlungsschäden
- Migräne / Clusterkopfschmerzen
- Schlecht heilende Hautverpflanzung
- Verbrennungswunden / Quetschverletzungen
- Knochen-Infektionen (Osteomyelitis)

Notfallbehandlung bei:

- Kohlenmonoxid- / Rauchgasvergiftungen
- Tauchunfall
- Gasbrand-Infektionen
- Arterielle Luft- / Gasembolie

Selbstverständlich werden Sie ausführlich vor Beginn der HBO-Therapie durch unsere Mitarbeiter über den Ablauf informiert.

Gerne nehmen wir uns in einem kostenlosen Vorgespräch Zeit für Sie.

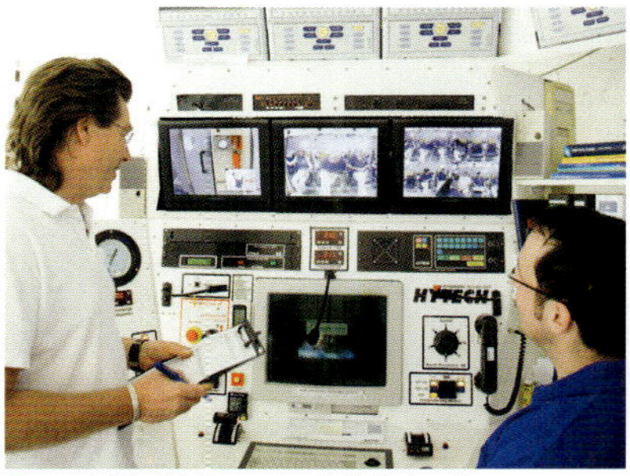

Dr. med. Urs M. Braumandl (links) und Richard Leberle am Fahrstand

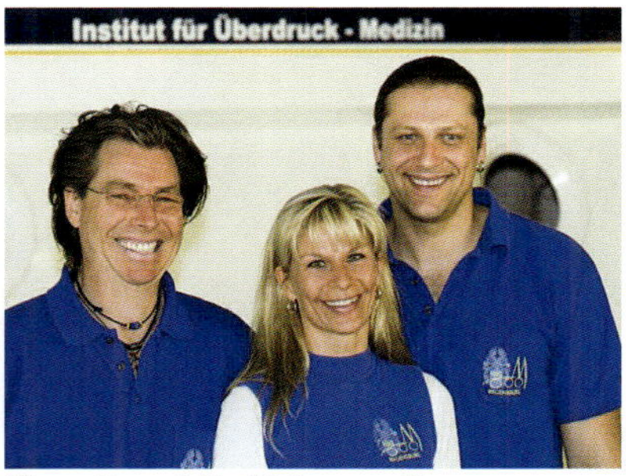

V.l.n.r.: Dr. med. Urs M. Braumandl, Dipl. psych. Dipl. oec. Isabell Braumandl, Frank Zirngibl

HBO REGENSBURG

Institut für Überdruckmedizin

Kontakt
Im Gewerbepark A 45
93059 Regensburg
Telefon 0941 46614-0
Fax 0941 46614-22
info@hbo-regensburg.de
www.hbo-regensburg.de

Sprechzeiten
Mo – Do 9:00 bis 17:00
Fr 9:00 bis 13:00
Außerhalb der Sprechzeiten Termine nach Vereinbarung

Fachgebiete
Sportmedizin
Tauch- & Überdruckmedizin (GTÜM / EDTC)
Reisemedizin (CRM / DTG)
Alpin-, Trekking- und Expeditionsmedizin
Gelbfieberimpfstelle Nr. 212

Der Wunsch nach einem makellosen Körper

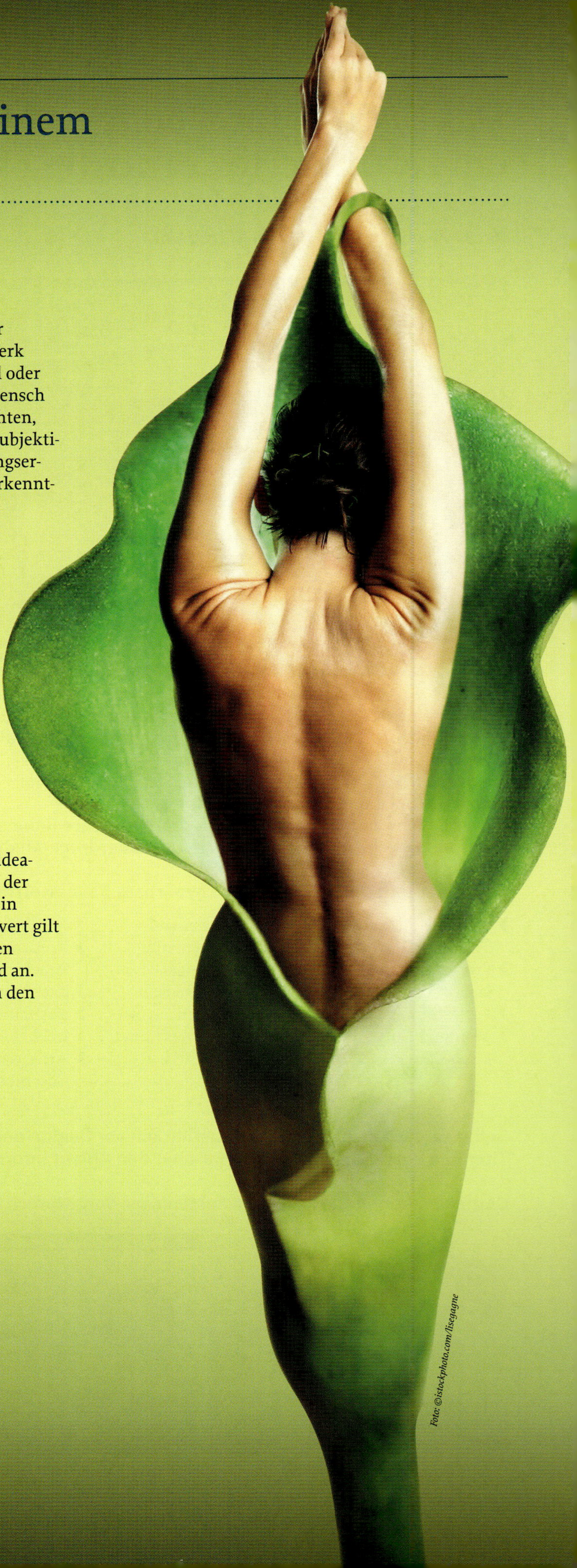

Schönheit – was ist das?
Immanuel Kant, einflussreicher Philosoph der Neuzeit, definierte diesen Begriff in seinem Werk „Kritik der Urteilskraft“ als ästhetisches Urteil oder Geschmacksurteil. So gesehen müsste jeder Mensch Schönheit als etwas ganz Individuelles betrachten, der persönliche Geschmack wäre etwas sehr Subjektives. Umso verblüffender sind die Untersuchungsergebnisse von Verhaltensbiologen, die zu der Erkenntnis kamen, dass das Empfinden, was als schön erachtet wird, ein Produkt der menschlichen Evolution ist.

Ästhetik unterliegt dabei den Gesetzen der Symmetrie. Man hat herausgefunden, dass die Ausgewogenheit von linker und rechter Gesichts- sowie Körperhälfte verantwortlich für das ist, was wir als schön wahrnehmen und bezeichnen. Das war schon zu Urzeiten so, und das ist es auch heute noch.

So kommt es, dass in unserer Gesellschaft Menschen mit solchen symmetrischen Gesichtszügen und Proportionen als Schönheitsideale gelten. Ideale, denen allerdings der Großteil der Menschheit nicht gerecht wird. Da Schönheit in unserer Gesellschaft allerdings als erstrebenswert gilt und in vielerlei Hinsicht von Vorteil ist, streben zahlreiche Männer und Frauen dieses Idealbild an. Das erklärt auch die steigende Nachfrage nach den umfangreichen Leistungsspektren der Schönheitschirurgie.

Foto: ©istockphoto.com/lisegagne

MKG, Plastische Operationen, Ästhetische Medizin und Chirurgie

Unterschiedliche Motivation und Beweggründe

Ästhetische Operationen liegen bei Menschen jeder Altersklasse immer mehr im Trend. Vor allem aber die Gruppe der 25 bis 50-Jährigen macht einen großen Anteil der Patienten von Schönheitschirurgen aus. Die Gründe, sich einer solchen Maßnahme zu unterziehen, können dabei völlig unterschiedlich sein. Meist ist es der Wunsch nach einem jüngeren Aussehen oder einer schlankeren Figur. Häufig sind es auch Korrekturen von Körperteilen wie Nase, Mund oder Brüsten. Meist sind die Eingriffe rein kosmetischer Natur. Hinzu kommen zum Beispiel Unfallopfer, deren Hoffnung auf Wiederherstellung ihres Äußeren in der plastischen Chirurgie liegt.

Egal aus welchem Grund man sich für eine Schönheitsoperation entscheidet, wichtig ist immer eine gründliche Aufklärung über den Eingriff, seine Risiken und natürlich den Operateur. Dabei ist eine umfassende Information über die Qualifikation der Ärzte von entscheidender Bedeutung. Wichtige Fragen sind zum Beispiel:

- Wie viele Jahre Berufserfahrung hat der Arzt?
- Wie viele Operationen führt der Arzt jährlich durch?
- Gilt das vorgeschlagene Operationsverfahren als bewährt?
- Wie viele Operationen mit genau dieser Technik, die dem Patienten empfohlen wird, hat der Arzt bereits durchgeführt?
- Welche Referenzen kann der Mediziner vorweisen?
- Ist die Klinik für den Fall von Komplikationen gerüstet?
- Klärt der Arzt ausreichend über die Risiken auf?
- Geht der Mediziner auf den Patienten ein?

Verfügt der Mediziner über einen Zusatz zu seinem Titel wie „Plastische Chirurgie", so weist dies auf eine Zusatzqualifikation mit einer umfassenden Weiterbildung auf dem Gebiet der plastischen Operationen hin. Mit Dr. med. Dr. med. dent. Gábor Császár verfügt Regensburg über eine echte Koryphäe auf dem Gebiet der Mund-, Kiefer-, Gesichtschirurgie sowie der Schönheitschirurgie am Körper. Sein exzellenter Ruf eilt ihm deutschlandweit voraus.

Die gängigsten Schönheits-OPs :

- Fettabsaugung
- Brustverkleinerung / -vergrößerung
- Hautstraffung
- Lidstraffung
- Facelift
- Oberschenkelstraffung
- Ohren-, Lippen- oder Nasenkorrekturen

Die Akzeptanz von Schönheitsoperationen steigt stetig an. Heute sind immerhin bereits rund 30 Prozent der Frauen bereit, einen solchen Eingriff bei sich durchführen zu lassen. Beruhigend ist, dass viele kleinere Maßnahmen bereits als Standardeingriffe gelten und für gute Operateure zur Routine geworden sind. Aufgrund von optimierten Verfahren sinkt auch das Risiko von Komplikationen während und nach der Operation. Um ein perfektes Ergebnis zu erreichen, sollten allerdings dezente Eingriffe vorgenommen werden, damit es nicht zu einer unerwünschten Optik kommt.

Die Klinik im Königsgarten unter der Leitung von Dr. med. Dr. med. dent. Gábor Császár hat sich auf dieses Gebiet der Medizin spezialisiert und bietet Ihnen viele Lösungsmöglichkeiten aus einer Hand. Vereinbaren Sie einfach einen unverbindlichen Beratungstermin.

Klinik im Königsgarten – Dr. med. Dr. med. dent. Gábor Császár

Praxis & Klinik von Dr. Dr. Gábor Császár bietet einzigartiges Behandlungskonzept

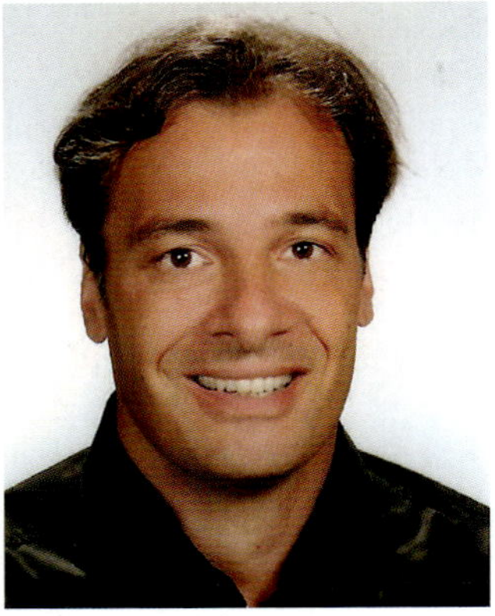

Dr. med. Dr. med. dent Gábor Császár

Zähne als Zeichen der Gesundheit

Der erste Eindruck zählt. Diese Weisheit hat sich schon oft bewahrheitet. „Schönheit und Gesundheit sind wichtige Themen", weiß Dr. med. Dr. med. dent Gábor Császár. Er bietet Hilfe rund um das Thema Beauty und Wohlbefinden. Denn: „Schönheit ist ein Lebensgefühl. Ein strahlendes Aussehen bleibt unvergesslich." Gesundheit, Vitalität und Schönheit – ein Dreiklang, der in der Praxis & Klinik unter der Leitung von Dr. Dr. Gábor Császár sichtbar wird. Das einzigartige Behandlungskonzept ermöglicht die ganzheitliche Korrektur des Gesichts, Kiefers und der Zähne unter Berücksichtigung aller zusammengehöriger Faktoren.

Spezialgebiete: Mund-, Kiefer-, Gesichtschirurgie und Plastische Operationen

Das Spezialgebiet der Praxis & Klinik im Königsgarten in Regensburg ist die Mund-, Kiefer- und Gesichtschirurgie sowie Plastische Operationen mit besonderem Hinblick auf die Ästhetische Gesichtschirurgie. „Zufriedenheit mit seinem Äußeren wirkt sich positiv auf die Psyche jedes einzelnen Menschen aus. Kleine Korrekturen können oft schon deutliche Veränderungen mit einer großen Wirkung auf unsere Selbstzufriedenheit hervorrufen", weiß Dr. Dr. Gábor Császár

Schönheit bedeutet auch Wohlbefinden

Schönheit ist mittlerweile weit mehr als eine oberflächliche Betrachtung, sondern eben untrennbar mit dem eigenen Wohlbefinden verbunden. Diese Philosophie der Ästhetik vertritt das hochqualifizierte Ärzteteam unter der Führung von Dr. Dr. Gábor Császár. Das Konzept der Praxis ist einzigartig: Ausgehend vom Inbegriff der Schönheit – dem strahlenden und weißen Lächeln – können die Patienten ein komplettes Angebot an Schönheitskorrekturen in Anspruch nehmen.

Außerdem besteht die Möglichkeit, dass zum Beispiel ein Patient neben der Kieferkorrektur gleichzeitig eine Nasen- oder Kinnkorrektur vornehmen lässt, um das optimale Ergebnis zu erreichen. Von kleineren Eingriffen, wie der Faltenunterspritzung, bis zu operativen Fehlbiss-Korrekturen und den klassischen Leistungen wie der Mund-, Kiefer-und Gesichtschirurgie, bleibt kein Wunsch bei Dr. Dr. Gábor Császár unerfüllt. Auch fehlende Zähne werden durch modernste Implantationstechnik ersetzt und nötige Knochensubstanz schonend wiederhergestellt.

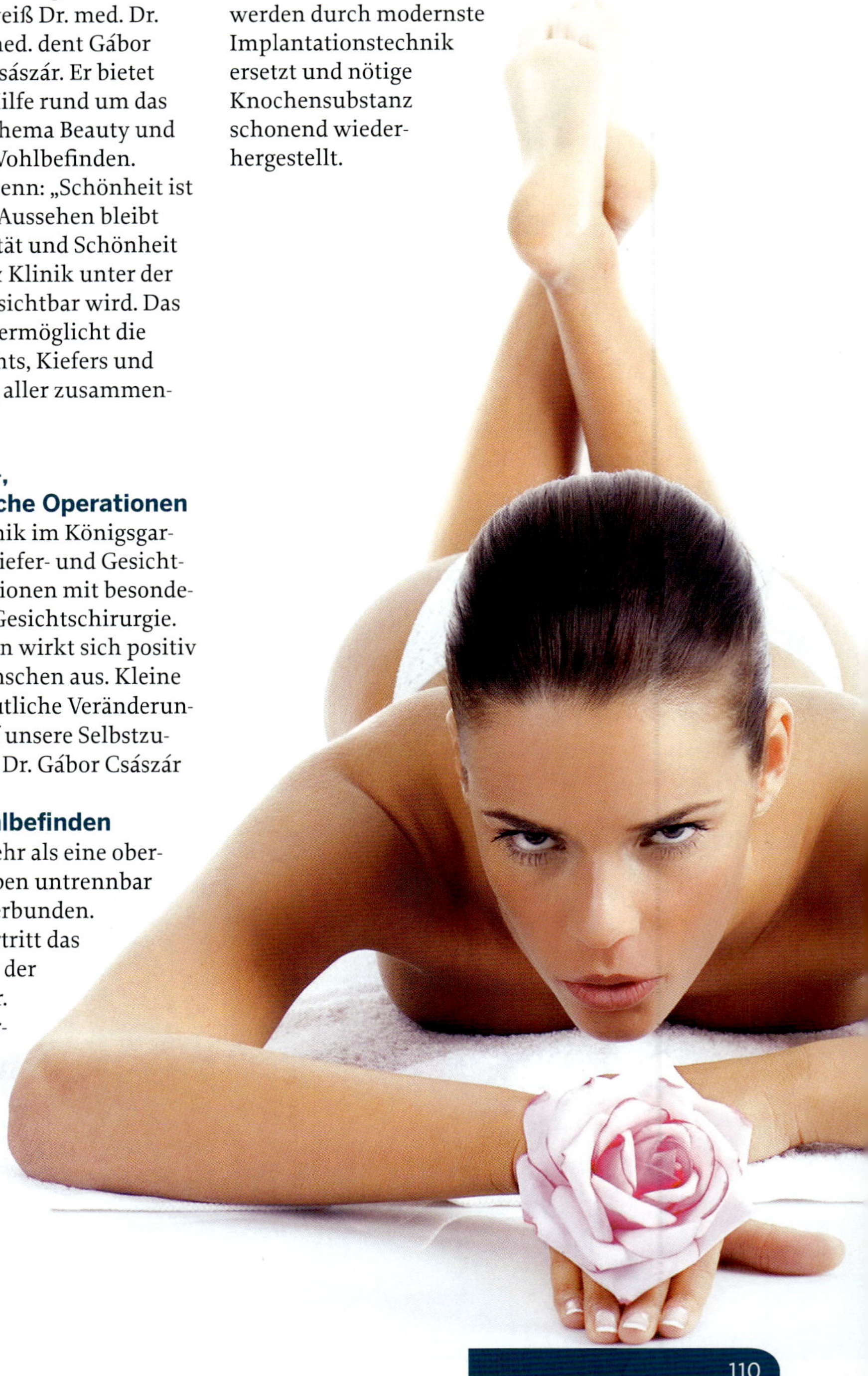

Strahlendes Aussehen bleibt unvergesslich

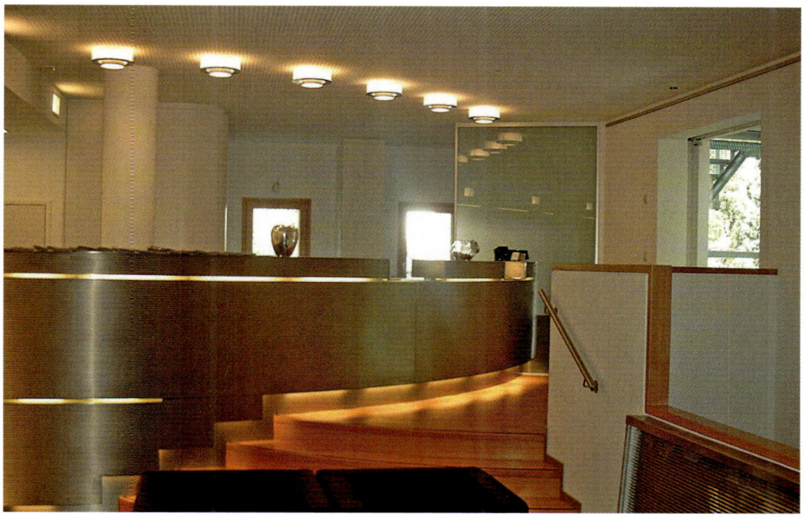

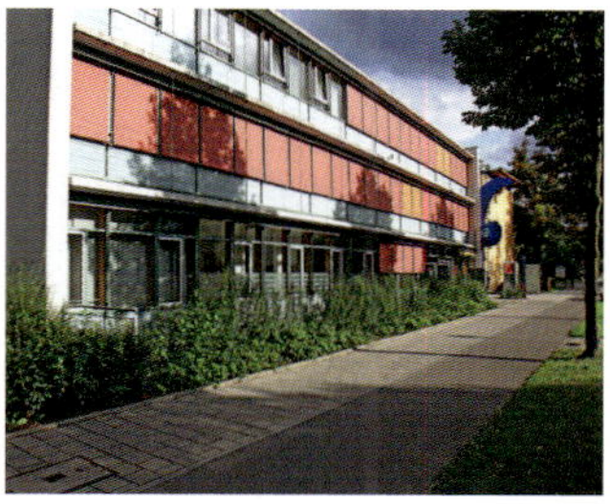

Die Praxis & Klinik von Dr. med. Dr. med. dent Gábor Császár im Königsgarten in Regensburg.

Modern, freundlich und lichtdurchflutet – so präsentieren sich die Praxisräume von Dr. med. Dr. med. dent Gábor Császár.

Von Kopf bis Fuß

Zu dem ganzheitlichen Konzept gehören weiterhin natürlich die Möglichkeiten der Brustvergrößerung und -straffung durch einen Spezialisten sowie die Beseitigung von Problemzonen durch die angesagte Vibration-Tumeszenzliposuktion, einer ungemein schonenden Methode der Fettabsaugung.

Während der Behandlung werden alle Ansprüche der Patienten an Komfort und Modernität in der angeschlossenen Privatklinik erfüllt. „Unser Praxis-Klinik-Konzept bietet mit modernster Ausstattung ein Höchstmaß an Komfort und medizinischer Qualität. Patienten werden auf aktuellem Stand der Mund-, Kiefer- und Gesichts-Chirurgie und der ästhetischen Chirurgie versorgt", sagt Dr. Dr. Gábor Császár. All diese chirurgischen Eingriffe erfordern eine hochspezialisierte Ausbildung und Erfahrung. Dr. Dr. Gábor Császár ist selbst Experte auf seinem Gebiet und erwarb nach seiner umfangreichen medizinischen und zahnmedizinischen Ausbildung seine Expertise für ästhetische Gesichtschirurgie an einer der angesehensten Kliniken in New York. Als Oberarzt an der renommierten Universitätsklinik in Regensburg war er lange in der plastisch-ästhetischen und profilverbessernden Chirurgie tätig.

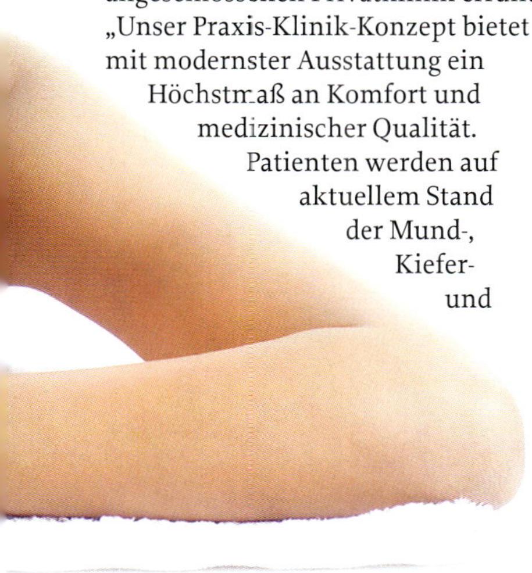

Die Behandlungsschwerpunkte auf einen Blick:

- Neue Zähne durch Zahnimplantate
- Kieferknochenaufbau
- Operative Fehlbisskorrekturen und Kieferorthopäde
- Profilverbessernde Eingriffe
- Kinnkorrekturen
- Gesichts- und Halsstraffungen
- Nasenkorrekturen
- Ober- und Unterlidkorrekturen
- Brustvergrößerungen und Straffungen
- Fettabsaugung – Bodyforming
- Faltenbehandlung aller Art

Dr. med. Dr. med. dent
Gábor Császár

Kontakt
Praxis & Klinik
im Königsgarten
Lilienthalstraße 58
93049 Regensburg
Telefon 0941 2082266
oder 0941 2082267
info@aesthetikklinik.de
www.aesthetikklinik.de

info@schoenheitskorrektur.de
www.schoenheitskorrektur.de

Sprechzeiten
nach Vereinbarung

INTERNATIONALE GESELLSCHAFT FÜR ÄSTHETISCHE MEDIZIN e.V.

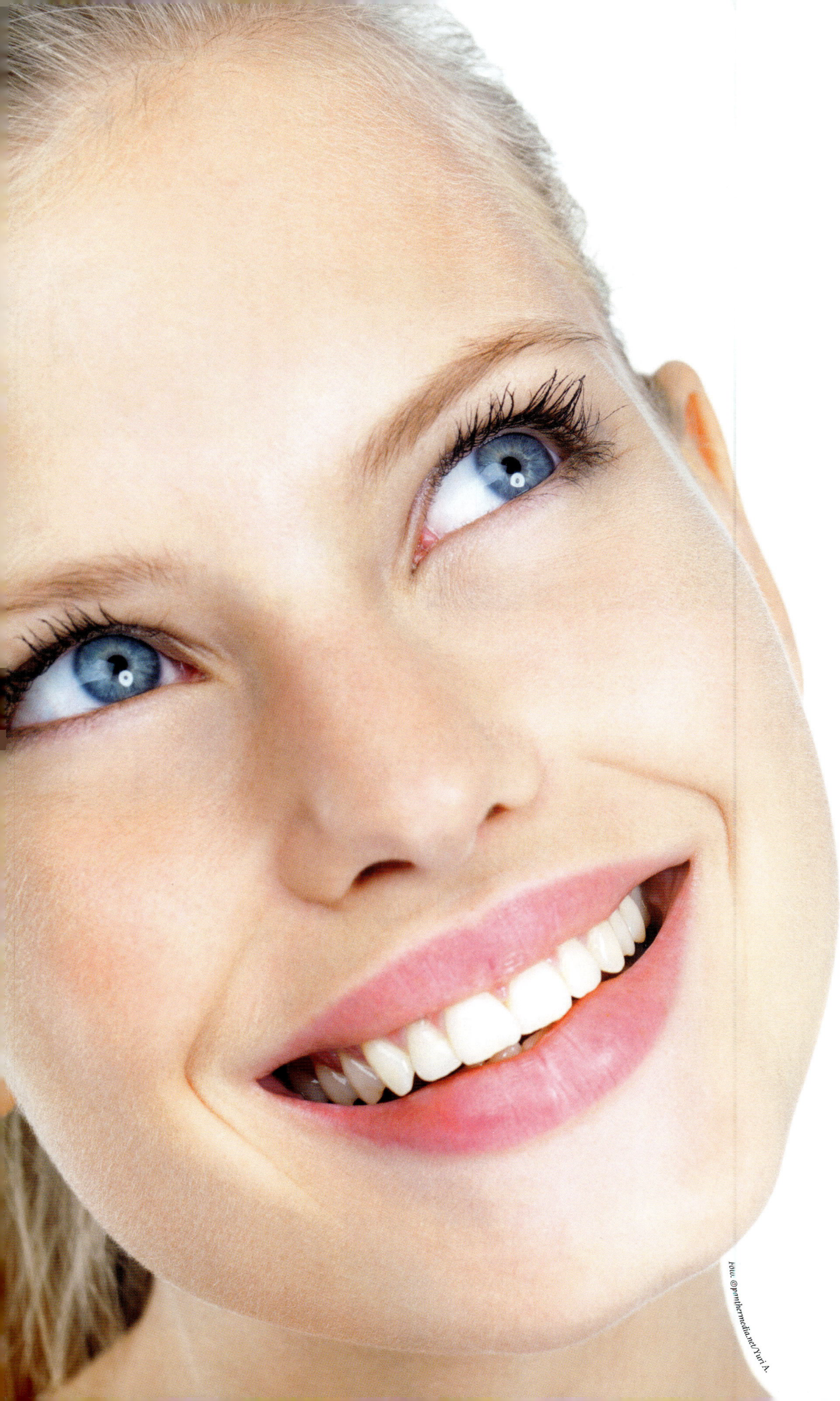

Foto: ©panthermedia.net/Yuri A.

Die Mund-Kiefer-Gesichtschirurgie – so komplex wie das Gesicht einzigartig

Anspruchsvolle Ausbildung

Mund-Kiefer-Gesichtschirurgen sind hoch spezialisierte Fachärzte, die einen langen und anspruchsvollen Ausbildungsweg hinter sich haben: In Deutschland muss ein Mund-Kiefer-Gesichtschirurg sowohl das Studium der Humanmedizin als auch das der Zahnmedizin absolvieren. Danach folgt eine fünfjährige klinische Facharztweiterbildung in einer Spezialklinik.

Nach Erlangen des Facharzttitels hat der MKG-Chirurg die Möglichkeit, durch eine weitere Spezialausbildung die Zusatzbezeichnung „plastisch-ästhetische Operationen“ (Subspezialisierung) zu erhalten. Mit dieser Weiterbildung kann der MKG-Chirurg auch kosmetisch-chirurgische Eingriffe tätigen.

Hochkomplexer Teil des menschlichen Körpers

Die hohe Qualifikation der Mund-Kiefer-Gesichts-Chirurgen trägt der anatomischen und funktionellen Komplexität des Gesichtes und der Kiefer Rechnung. Das Leistungsspektrum der Mund-Kiefer-Gesichtschirurgen ist dementsprechend umfangreich. Sie sind zuständig für die Erkennung, Behandlung, Prävention und Rehabilitation von Erkrankungen, Verletzungen, Frakturen, Fehlbildungen und Formveränderungen der Zähne, der Mundhöhle, der Kiefer und des Gesichtes. Neben der funktionellen Rehabilitation (Kauen, Schlucken, Sprechen) bildet auch die ästhetische Rehabilitation des Patienten einen wichtigen Schwerpunkt.

Plastisch-Ästhetische Chirurgie

Die gebündelten Kompetenzen des Mund-Kiefer-Gesichtschirurgen qualifizieren ihn auch als Spezialisten für moderne Aufgabenfelder, sprich der ästhetischen Chirurgie. Ein Mund-Kiefer-Gesichtschirurg mit der Zusatzbezeichnung „plastisch-ästhetische Operationen“ führt zum Beispiel Profil-, Nasen-, Lidkorrekturen, Facelift, Gesichtsdesign und Unterspritzungen durch.

Die Aufgabenfelder der Mund-Kiefer-Gesichtschirurgen:

1. Diagnostik und Therapie von Entzündungskrankheiten, Funktionsstörungen und Schmerzsyndromen

- Entzündungen ausgehend vom Zahnsystem
- Kieferhöhlenerkrankungen
- Speicheldrüsenerkrankungen
- Schmerzsyndrome und Funktionsstörungen des Kiefergelenks
- Atembedingte Schlafstörungen
- Erkrankungen der Kiefer- und Gesichtsnerven
- Mikrochirurgische Wiederherstellung der Nervenfunktion

2. Dentalveoläre Chirurgie

- Entfernung verlagerter, frakturierter und luxierter Zähne und Zahnkeime (Weisheitszahnentfernung)
- Wurzelspitzenresektion / Zystenbehandlung
- Parodontalchirurgische Eingriffe
- Chirurgische Verbesserung des Prothesenlagers

3. Dentale Implantologie

- Einsetzen dentaler Implantate – bei Bedarf auf Basis computergestützter Planung
- Kieferaufbauten und rekonstruktive Chirurgie bei extrem reduziertem Kiefer
- Nervverlagerungen

4. Behandlung von Fehlbildungen im Mund-Kiefer-Gesichtsbereich

- Operative Korrektur von Lippen-Kiefer-Gaumenspalten
- Operative Korrektur von Fehlbildungssyndromen und Störungen der Schädelentwicklung
- Primär und sekundär sprechverbessernde Operationen
- Operative Korrektur von Form- und Lageanomalien der Kiefer (z. B. „Progenie“, Oberkiefer-Unterentwicklung)

5. Ästhetische Chirurgie

- Ober- und Unterlidkorrekturen
- Facelifting
- Faltenbehandlung (Filler, Eigenfett, Botulinum Toxin, Lasertherapie)
- Nasenkorrekturen/Ohrmuschelkorrektur
- Profilplastik / Regionale Fettabsaugung

6. Unfall- und plastische Wiederherstellungschirurgie

- Operative Versorgung von Weichteilverletzungen und Frakturen des Gesichtsschädels
- Plastische und wiederherstellende Chirurgie von Weichteil- und Knochendefekten, einschließlich mikrochirurgischer Techniken
- Kosmetische Korrektur von Unfallnarben und ästhetische Wiederherstellung nach Unfall- und Tumorbehandlung

7. Diagnostik von Systemerkrankungen, Präkanzerosen und Tumorkrankheiten der Mundhöhle, des Gesichtsschädels und der Gesichtshaut

8. Tumorbehandlung

- Chirurgische Behandlung aller Tumore des gesamten Gesichtsbereiches, einschließlich funktioneller und ästhetischer Wiederherstellung
- Nicht-operative Therapiekonzepte und adjuvante Verfahren bei bösartigen Tumoren
- Lasertherapie

Professor Dr. med. Dr. med. dent. Ralf Dammer

Facharzt für Mund-Kiefer-Gesichtschirurgie, plastische Operationen

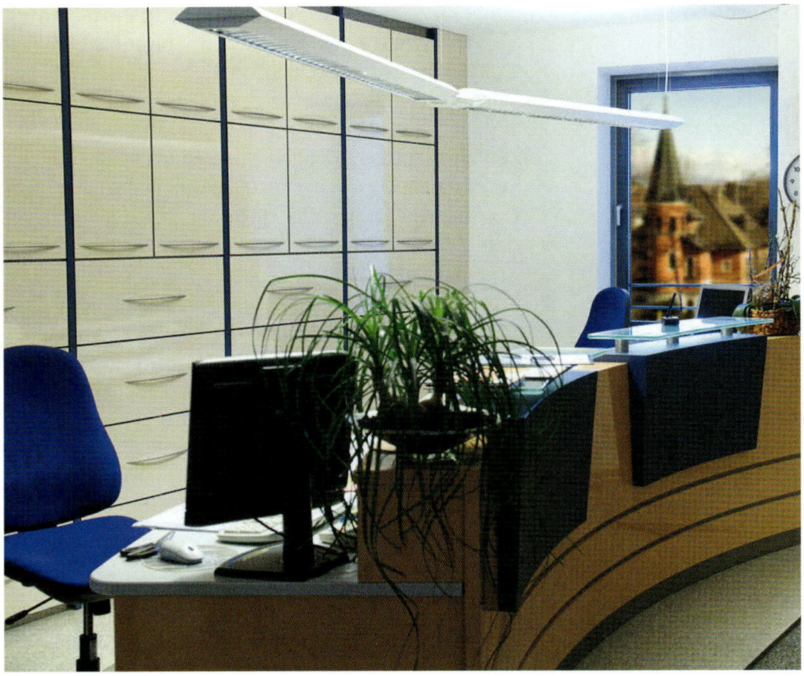

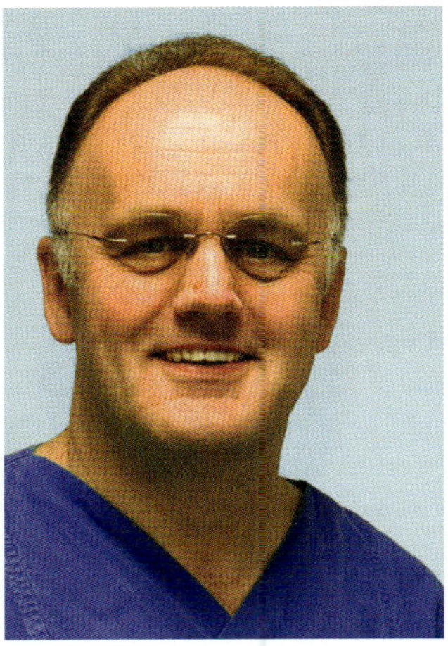

Professor Dr. med. Dr. med. dent. Ralf Dammer

Professor
Dr. med. Dr. med. dent.
Ralf Dammer

Fundierte Mund-Kiefer-Gesichtschirurgie

Professor Dammer ist seit 2001 in eigener Praxis tätig. Schwerpunkt ist die solide, fundierte MKG-Chirurgie für Patienten jeden Alters, umfassende Beratung und schonende, einfühlsame Behandlung.

Professor Dammer führt ambulante Operationen durch, erfahrene Anästhesisten überwachen die Narkose. Größere Eingriffe erfolgen als Belegarzt im Klinikum St. Elisabeth in Straubing.

Professor Dammer hält aufgrund seiner Lehrbefugnis am Universitätsklinikum Regensburg / Lehrstuhl MKG-Chirurgie regelmäßig Vorlesungen und Seminare.

Leistungsspektrum

Der Facharzt und Zahnarzt ist unter anderem spezialisiert auf:

- Schwierige Zahnentfernung, Wurzelspitzenresektion, septische Chirurgie, Speicheldrüsenerkrankungen
- Einsetzen von Implantaten, Knochenaufbau, Zahntransplantation
- Plastisch ästhetische Chirurgie – z. B. Korrektur von Narben, Schlupflidern, abstehenden Ohren, Missbildungen, Muttermalen
- Tumorchirurgie (Mundschleimhaut, Zunge, Kieferknochen, Gesicht)
- Unfallchirurgie – Verletzungen der Kiefer, Zähne, Gesichtsweichteile
- Kiefergelenkserkrankungen
- Korrektur von Kiefer- und Zahnfehlstellungen

Weitere Hinweise unter www.mkgchirurgie-dammer.de

Kontakt

Im Turm
Bahnhofplatz 1a
94315 Straubing
Telefon 09421 96877-7
Fax 09421 96877-9
info@mkgchirurgie-dammer.de
www.mkgchirurgie-dammer.de

Sprechzeiten

Mo – Di	8:00 bis 12:00
	14:00 bis 18:00
Mi	8:00 bis 12:00
Do	8:00 bis 12:00
	14:00 bis 19:00
Fr	8:00 bis 15:00

Fachgebiete

Facharzt für Mund-Kiefer-Gesichtschirurgie
Plastische Operationen
Belegarzt im Klinikum St. Elisabeth

MKG® Regensburg – Passau

Mund-, Kiefer- und Gesichtschirurgie Plastische Operationen

QM zertifiziert nach ISO 9001

Dr. Dr. Joachim Friesenecker
Dr. Michael Hübner (Oralchirurg)
Dr. Dr. Joachim Lachner
Dr. Dr. Koord Smolka

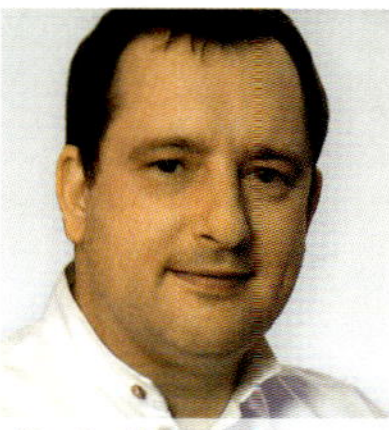
Dr. Dr. Joachim Friesenecker

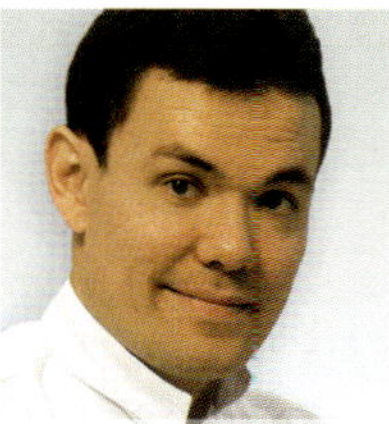
Dr. Michael Hübner

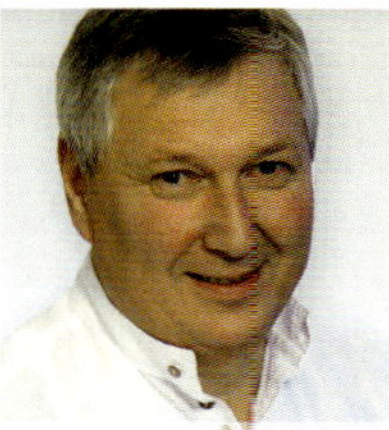
Dr. Dr. Joachim Lachner

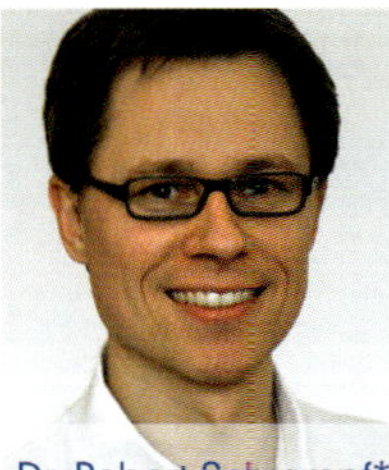
Dr. Robert Schrempf*

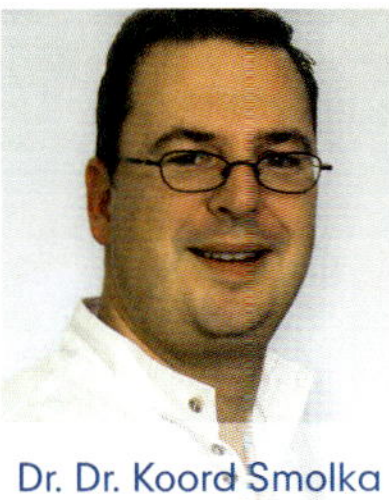
Dr. Dr. Koord Smolka

MKG-Praxis Regensburg

Bahnhofstraße 13
D-93047 Regensburg
Tel.: (0941) 585 10 50
Fax: (0941) 585 10 55
mkg-chirurgie-regensburg@web.de
www.mkg-chirurgie-regensburg.de

MKG-Praxis am Krankenhaus Barmherzige Brüder

Im Facharztzentrum
Prüfeninger Straße 86
D-93049 Regensburg

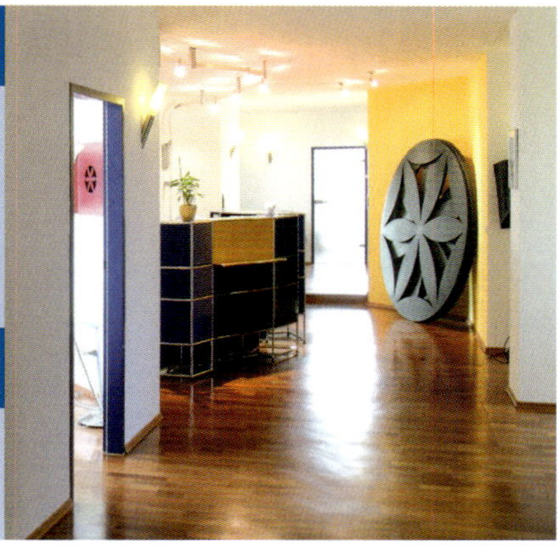

Unsere MKG-Praxen für Mund-, Kiefer- und plastische Gesichtschirurgie bestehen an den Standorten Regensburg und Passau. Die Praxisleistungen decken das gesamte ambulante und stationäre Spektrum unseres Fachgebietes ab, z. B.:

- Zahnärztliche Chirurgie
- Implantologie (Zertifizierter Tätigkeitsschwerpunkt)
- Parodontologie auf Überweisung von Ihrem Zahnarzt
- Endodontie auf Überweisung von Ihrem Zahnarzt
- Kombiniert kieferorthopädisch-kieferchirurgische Therapie
- Behandlung von Lippen-Kiefer-Gaumenspalten inkl. Korrektur von Spätfolgen
- Ästhetische Chirurgie: Lasertherapie, kosmetisch-plastische Gesichtschirurgie
- Unfallchirurgie im Kopf- und Halsbereich
- Tumorchirurgie

Durch unseren dritten Praxisstandort am Krankenhaus Barmherzige Brüder, Regensburg, möchten wir unseren stationären Patienten einen zusätzlichen Service bieten und die direkte Zuweisung an unsere MKG-Klinik vereinfachen. Schwierige Fälle können dort in Abstimmung mit allen relevanten Fachkollegen behandelt und so bestmöglich versorgt werden. Die regelmäßig stattfindende, interdisziplinäre Tumorkonferenz für Kopf-/Halstumoren hat sich dafür als ideale Plattform etabliert.

MKG-Praxis Kohlbruck

Emil-Brichta-Straße 5
D-94036 Passau
Tel.: (0851) 756 11 23
Fax: (0851) 756 23 14
info@mkg-chirurgie-passau.de
www.mkg-chirurgie-passau.de

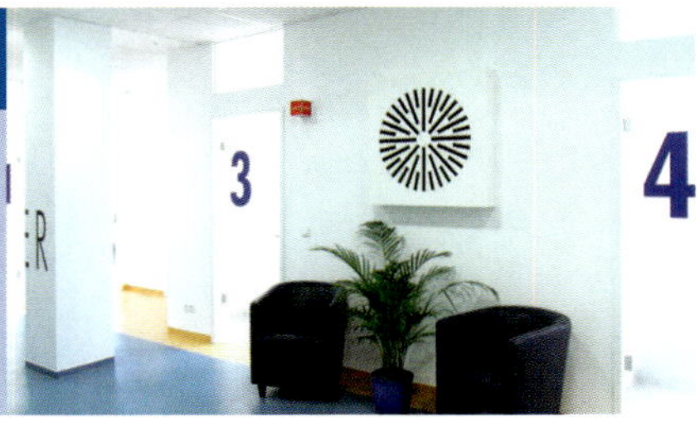

Belegabteilung: KH Barmherzige Brüder Regensburg Prüfeninger Str. 86 mit Kinderklinik St. Hedwig
*Angestellter Facharzt für MKG-Chirurgie

Praxis Dr. med. dent. Götz Braumandl

Moderne Implantologie mit einer computerunterstützten Planung und Umsetzung

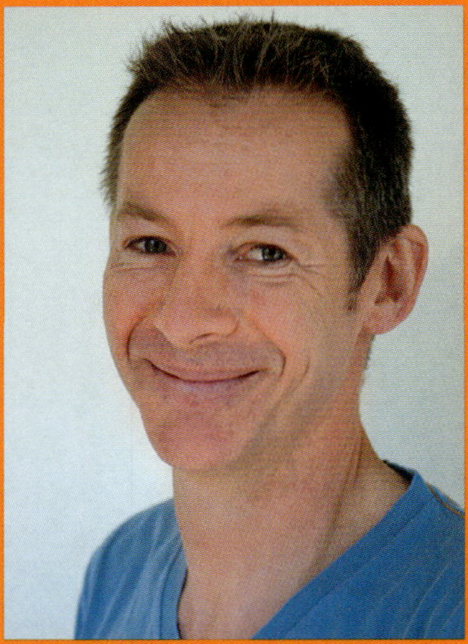

Dr. med. dent. Götz Braumandl

Die Präzision, mit der Implantate in die prothetisch korrekte Position gesetzt werden können, wird durch die dreidimensionale Implantatplanung in Kombination mit einer computerunterstützten Schablonenherstellung sowie Implantationsertion deutlich erhöht. Der Vorteil liegt in der optimalen Ausnutzung des knöchernen Lagers in der Nähe gefährdeter Nachbarstrukturen (z. B. der Nerv des Unterkiefers oder des Kieferhöhlenbodens) und macht Implantationen möglich, die ohne dieses Verfahren nicht denkbar sind. Der vollständig geführte Implantationsvorgang spart Operationszeit ein, setzt aber einen erhöhten Zeitaufwand in der Planungsphase voraus.

Minimal-invasive Behandlung
Im Mittelpunkt steht die minimal-invasive Behandlung des Patienten. Der erhöhte Aufwand dieses Verfahrens und die damit verbundenen höheren Kosten sind dann gerechtfertigt, wenn die oben genannten Vorteile sowie das Erreichen des therapeutischen Ziels notwendig sind. Die Praxis stellt ein ausgereiftes, alltagstaugliches Verfahren mit höchster Präzision zur Verfügung.

- Computerunterstützte Implantologie
- Zahnsanierungen in Sedierung und Narkose
- Zahnärztliche Chirurgie

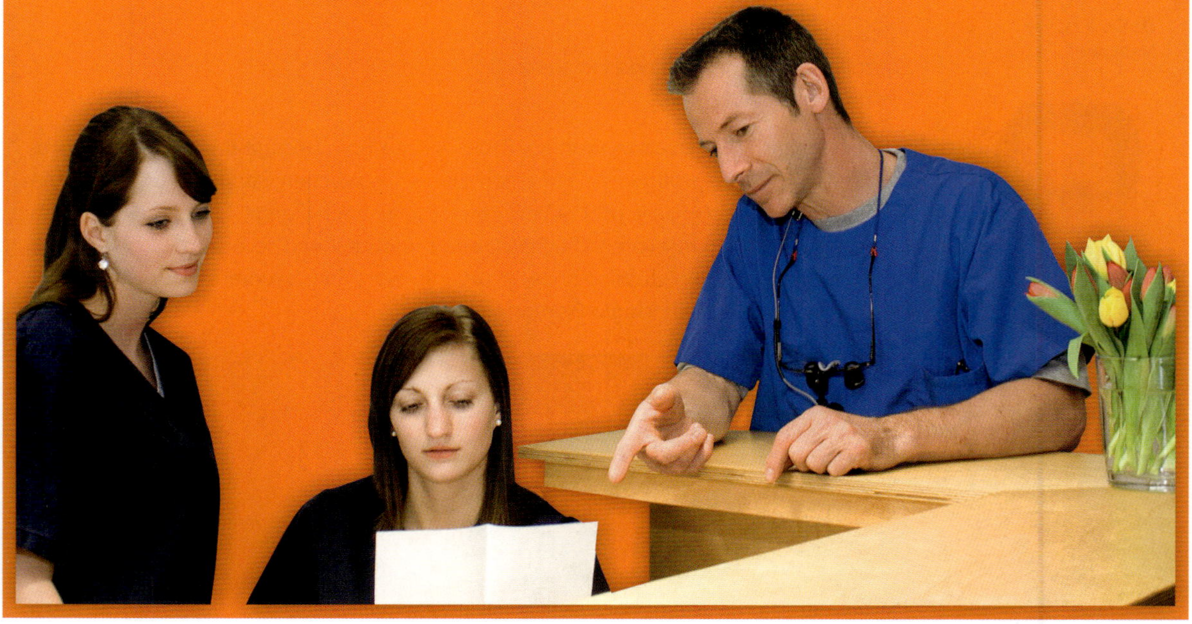

Oralchirurgie / Tätigkeitsschwerpunkt Implantologie

In der hochmodernen Praxis erwartet Sie ein freundliches Team.

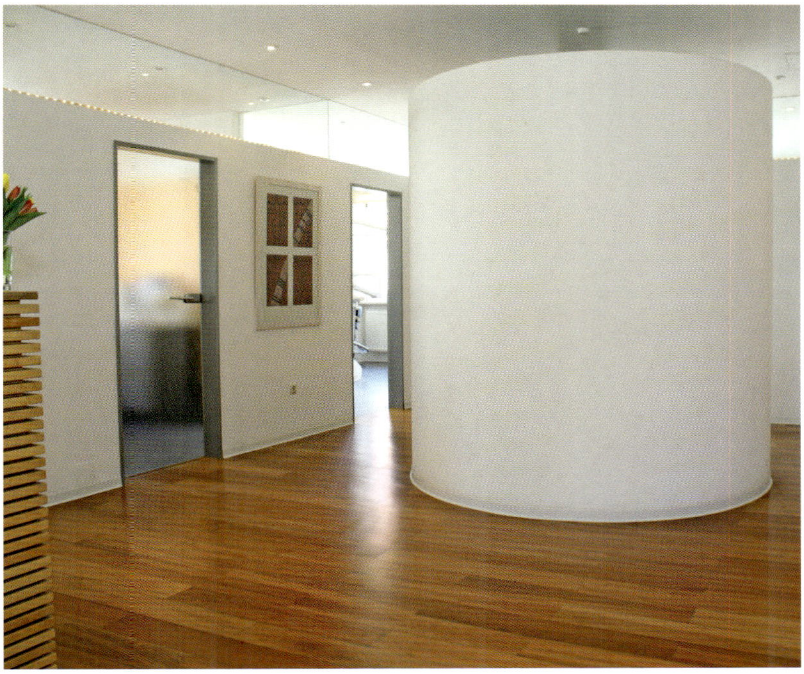

Nittendorf

› Kontakt
Am Marktplatz 5
93152 Nittendorf
Telefon 09404 962696
praxis@dr-braumandl.de

› Sprechzeiten
Sprechzeiten nach Vereinbarung

Enge Zusammenarbeit mit Zahnärzten

Die Überweisungspraxis als Teil eines gut funktionierenden Netzwerks mit zuweisenden Zahnärzten / Innen über die Grenzen der Oberpfalz hinaus, legt größten Wert auf patientenorientierte Arbeit und fachliche Kcmpetenz. Als Patient legt man großen Wert auf die Empfehlung seines / r Zahnarztes / ärztin.

Der Langzeiterfolg hängt neben einer sicheren Planung entscheidend von der optimalen Mundhygiene des Patienten ab. Wir prüfen und informieren Sie in unserer Prophylaxesprechstunde individuell und kompetent.

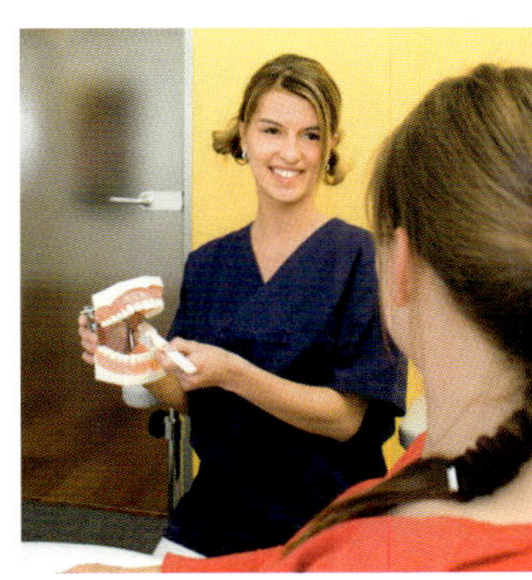

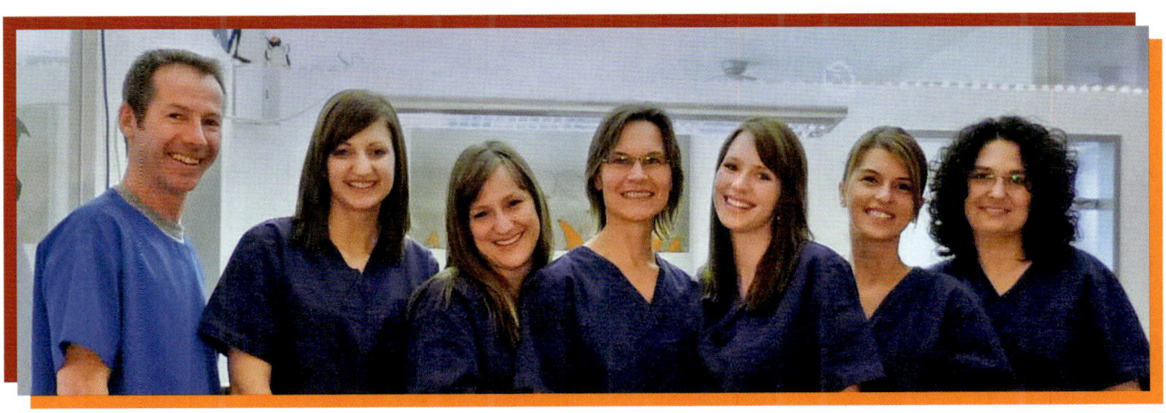

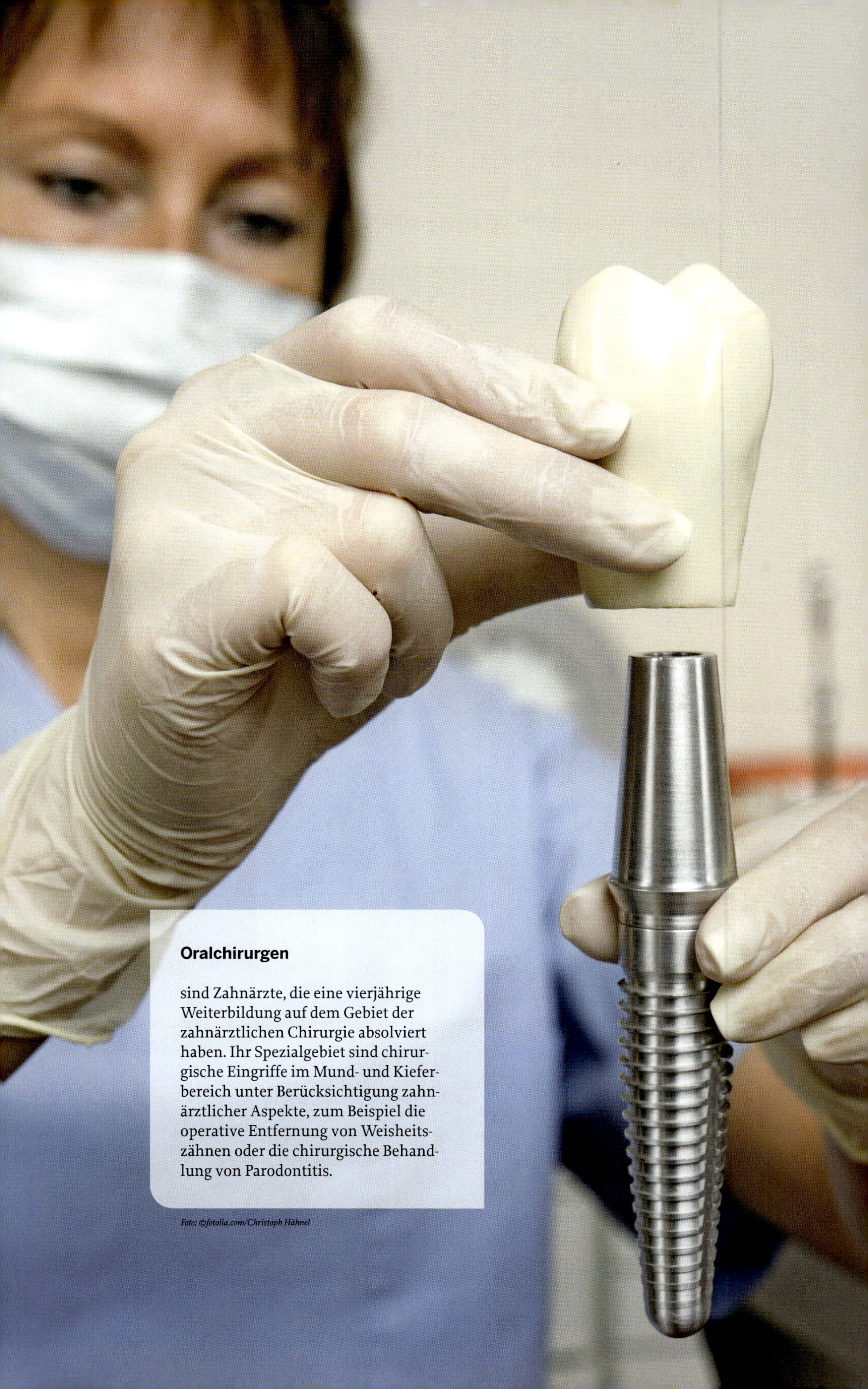

Oralchirurgen

sind Zahnärzte, die eine vierjährige Weiterbildung auf dem Gebiet der zahnärztlichen Chirurgie absolviert haben. Ihr Spezialgebiet sind chirurgische Eingriffe im Mund- und Kieferbereich unter Berücksichtigung zahnärztlicher Aspekte, zum Beispiel die operative Entfernung von Weisheitszähnen oder die chirurgische Behandlung von Parodontitis.

Foto: ©fotolia.com/Christoph Hähnel

20 Jahre Erfahrung in der Oralchirurgie

Zertifizierte Tätigkeitsschwerpunkte Implantologie und chirurgische Parodontologie

20 Jahre Erfahrung in der Oralchirurgie

Seit mehr als 20 Jahren widmen wir uns dem komplexen Spektrum der Oralchirurgie. Unsere stetig gewachsene Erfahrung in Kombination mit regelmäßigen Fortbildungen gewährleisten unseren Patienten stets eine kompetente Betreuung am Puls der Zeit.

Praxisschwerpunkt Implantologie

Das Einbringen von künstlichen Zahnwurzeln in den Kiefer als Ersatz für verlorene Zähne und zur Stabilisierung von Prothesen ist unser Spezialgebiet. Mit jährlich über 700 Implantaten gehören wir zu den führenden Praxen Bayerns auf diesem Gebiet. Sollte der Kieferknochen für die Implantate nicht ausreichen, befassen wir uns zudem mit entsprechenden knochenaufbauenden Maßnahmen.

Weiteres Leistungsspektrum

Neben der Implantologie bieten wir Ihnen das komplette Spektrum der zahnärztlichen Chirurgie an. Von der operativen Zahnentfernung über die Wurzelspitzenresektion nach modernsten endodontologischen Kriterien bis hin zur komplexen chirurgischen Parodontaltherapie.

Patientenfreundliche Methoden

Bei allen chirurgischen Eingriffen kommen patientenfreundliche Methoden zur Anwendung, etwa der besser verträgliche Dämmerschlaf anstelle einer Vollnarkose – außer diese ist natürlich erwünscht. Unsere umfassende Nachsorge garantiert den Behandlungserfolg.

Überweisungspraxis

Dank unserer langjährigen Erfahrung haben wir eine enge Kooperation mit zahlreichen Zahnärzten in und um Regensburg erreicht, die unseren Überweisungsstamm bilden. Zahlreiche Kollegen allgemeinzahnärztlicher und kieferorthopädischer Praxen aus diesem Raum vertrauen bereits auf unsere Kompetenz und überweisen ihre Patienten für oralchirurgische Eingriffe an uns.

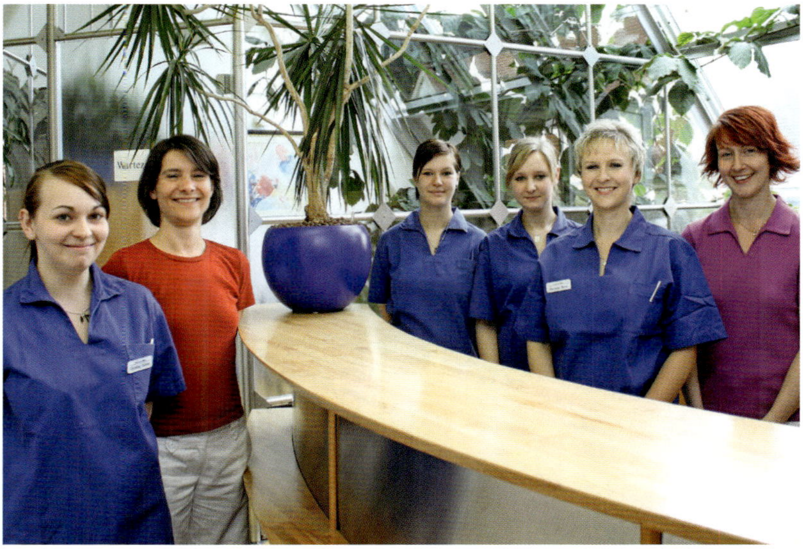

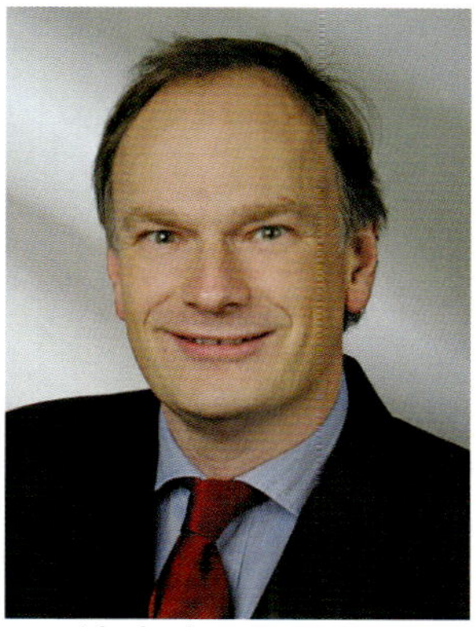

Dr. Michael Dehen

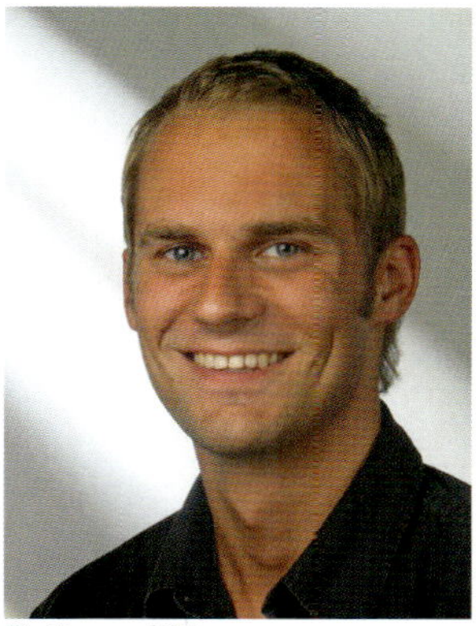

Dr. Emanuel Käser

Praxis Dr. Michael Dehen
Fachzahnarzt für Oralchirurgie

› Kontakt

Neupfarrplatz 6a
93047 Regensburg
Telefon 0941 566620
Fax 0941 566735

› Sprechzeiten

Mo	8:00 bis 12:00
	14:00 bis 18:00
Di	8:00 bis 12:00
	14:00 bis 19:00
Mi	8:00 bis 12:00
	14:00 bis 17:00
Do	8:00 bis 12:00
	14:00 bis 18:00
Fr	8:00 bis 14:00

› Fachgebiete

Implantologie und chirurgische Parodontologie

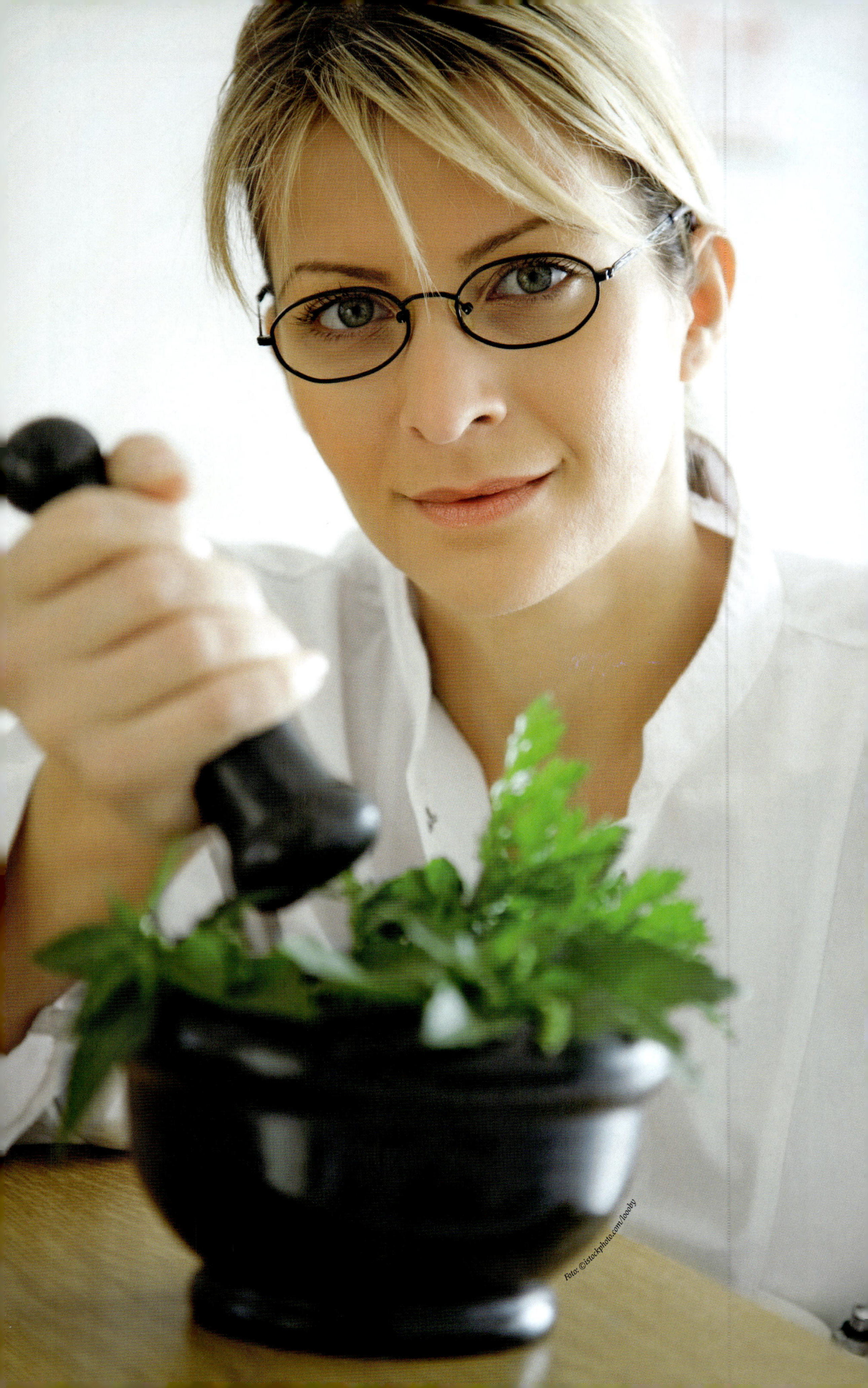

Foto: ©istockphoto.com/loooby

Naturheilmedizin
Ganz natürlich und sanft

Von Monika Heinrich

Die Naturheilkunde geht davon aus, dass wir Menschen als Teil der Natur, nur aus der Natur unsere körpereigenen Heilkräfte beziehen können. Desweiteren versucht sie, den Menschen ganzheitlich, also im Zusammenspiel seines körperlichen, seelischen und geistigen Befindens sowie seines psychosozialen Umfelds zu sehen. Klassische Naturheilverfahren sind unter anderem:

Phytotherapie
Traditionelle und moderne Pflanzenheilkunde, bei der überwiegend aus getrockneten Pflanzenteilen Tinkturen, Trockenextrakte bzw. Arzneitees hergestellt werden.

Hydro- und Thermotherapie
Wasser- und Wärmebehandlungen im Rahmen der physikalischen Therapie in Form von Güssen, Wickeln, Überwärmungsbädern etc.

Bewegungstherapie
Passive und aktive Physiotherapie wie z. B. Wirbelsäulenschule, Bobath- oder Voithabehandlungen, manuelle Therapie, Massagen, stressabbauende körperliche Aktivitäten wie Ausdauersport, Yoga, Qi-Gong, Entspannungstechniken, wie z. B. autogenes Training.

Ernährungstherapie
Vollwert-Kost, Ayurvedische Ernährung nach den drei Doshas, diverse Diätformen wie Heilfasten, Schroth-Kur, Mayr-Kur etc.

Ordnungstherapie
Aufstellungen, Atem- und Lösungsverfahren, körperorientierte Psychotherapie.

Reiztherapie / Regulationstherapie
Klassische Homöopathie, Schüsslersalze, Bachblüten, Ayurveda, TCM (Traditionelle Chinesiche Medizin). Speziell die letztgenannten Therapieformen entstammen den ältesten Lehren der Menschheit von Gesundheit, Krankheit und Heilung. Beim Ayurveda stehen intensive äußerliche und innerliche Reinigungs verfahren im Vordergrund. Die TCM basiert auf drei Säulen: Akkupunktur, chinesische Phythotherapie und Tuina, eine spezielle Massagetechnik.

Shiatsu: shi = Finger, atsu = Druck
In Japan entwickelte sich daraus Shiatsu, eine manuelle Behandlung, basierend auf den Prinzipien der TCM, die darauf abzielt, den Energiefluss in den Meridianen wieder herzustellen.

Shiatsu wirkt unterstützend bei:
- Erkrankungen des Bewegungsapparates
- Migräne
- Burn-out-Syndrom
- Neurologischen Erkrankungen wie Multiple Sklerose, Restless-Legs-Syndrom, Parkinson etc.
- Rheumatischer Formenkreis
- Psychosomatische Erkrankungen wie Annorexie, Bulimie, Reizdarm, Reizmagen etc.
- Lebenskrisen
- Depressive Verstimmungen
- Unterstützung des Immunsystems
- Schmerztherapie
- ADHS / ADS
- Unterstützung in der Schwangerschaft

Das ist eine kleine Auswahl der Vielfalt alternativer Heilmethoden, die alle ihre Berechtigung und ihre Anhänger haben. Der Vorteil an den meisten naturheilkundlichen Verfahren: Man kann sie nebenwirkungsfrei oder -arm ausprobieren. Auf den folgenden Seiten können Sie sich genauer darüber informieren.

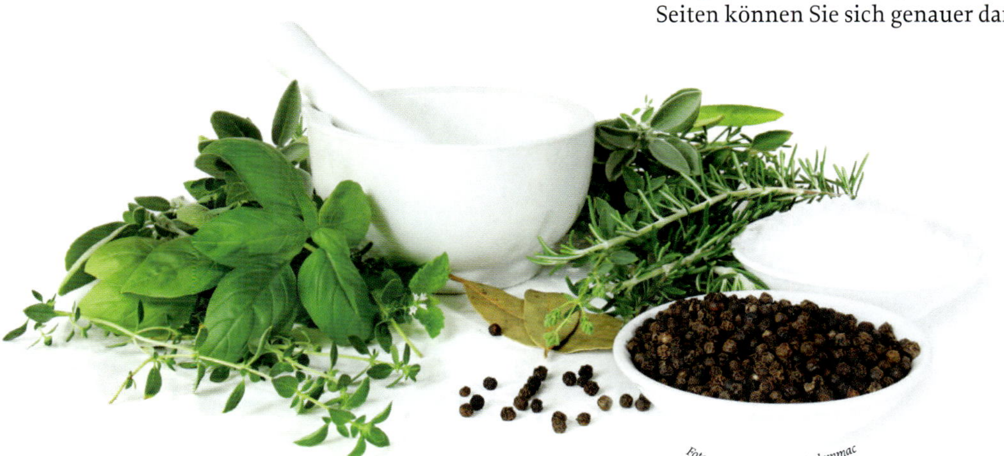

Foto: ©istockphoto.com/robynmac

Monika Heinrich
Heilpraktikerin, Diplom-Shiatsu-Therapeutin

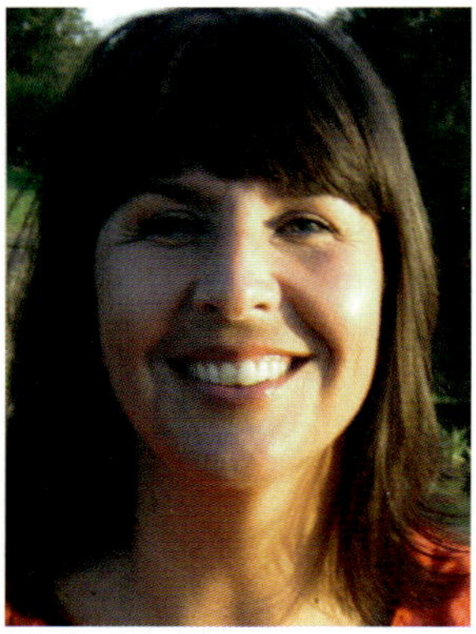

Monika Heinrich

Energetische Körperarbeit bringt Seele, Geist und Körper wieder in Einklang

Shiatsu

The healing touch.

Krankheiten als Hinweis auf fehlende Harmonie

Krankheiten sind Ausdruck von Störungen im harmonischen Fluß der Energie; sie sind Hilferufe aus unserem Inneren, um auf die fehlende Harmonie hinzuweisen. Erst wenn unsere Lebensenergie, das sogenannte Qi (japanisch Ki) überall in uns ungehindert fließen kann, fühlen wir uns gesund.

Shiatsu – für Jung und Alt geeignet

Shiatsu, eine Kombination zwischen Akkupressur und energetischer Körperarbeit, kann Kräfteungleichgewichte im Körper ausgleichen. Das Besondere am Shiatsu ist seine Einfachheit und Klarheit und das individuelle sich Einschwingen auf den jeweiligen energetischen Zustand des Menschen. Shiatsu ist für alle Altersstufen geeignet und kann als Einzeltherapie eingesetzt werden oder auch als Begleitung von naturheilkundlichen oder schulmedizinischen Behandlungen.

Qualitätszertifikat: Anerkennung durch GSD

Wichtig bei der Suche nach einem geeigneten Therapeuten ist die Anerkennung durch die GSD (Gesellschaft für Shiatsu in Deutschland). Dadurch ist eine profunde, mehrjährige Ausbildung gewährleistet. Auf deren Website www.shiatsu-gsd.de können Sie nach qualifizierten Therapeuten in Ihrer Nähe suchen.

Monika Heinrich
Heilpraktikerin,
Diplom-Shiatsu-Therapeutin

› Kontakt
Roritzerstraße 2
93047 Regensburg
Telefon 0941 63080922
Fax 0941 3456-99
info@shiatsu-in-regensburg.de
www.shiatsu-in-regensburg.de

› Telefonsprechstunde
Mo – Di 12:00 bis 13:00
Do – Fr 12:00 bis 13:00

› Sitzungstermine
nur nach telefonischer Vereinbarung

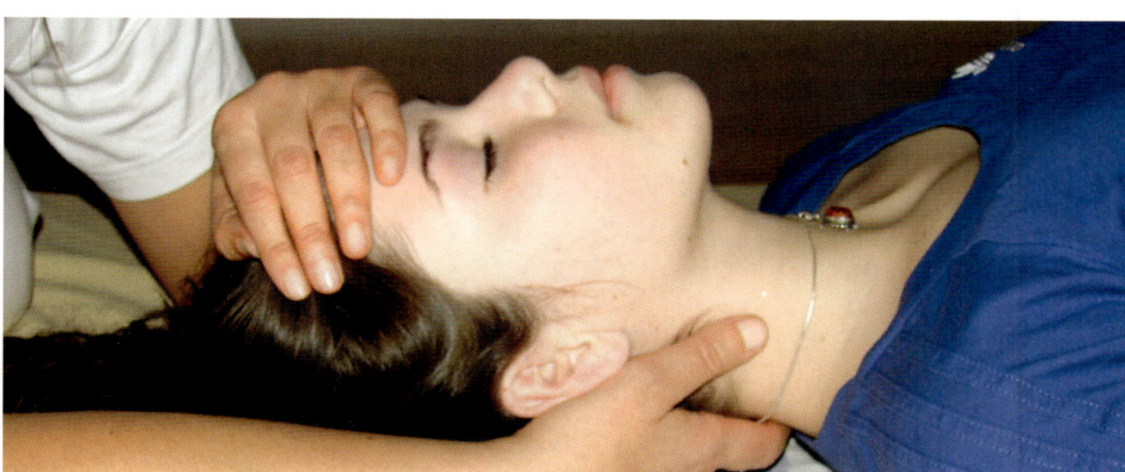

Praxis für ganzheitliche Medizin Barbara Kufer-Lohkamp & Harald B. Lohkamp

Individuelle Lösungen für einzigartige Menschen

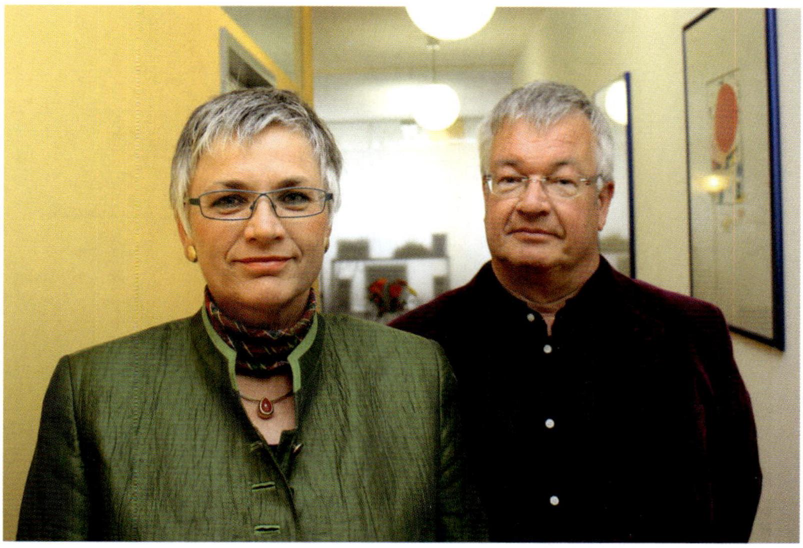

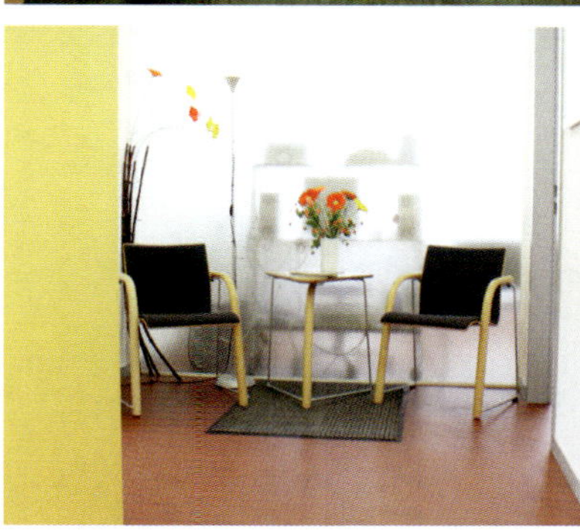

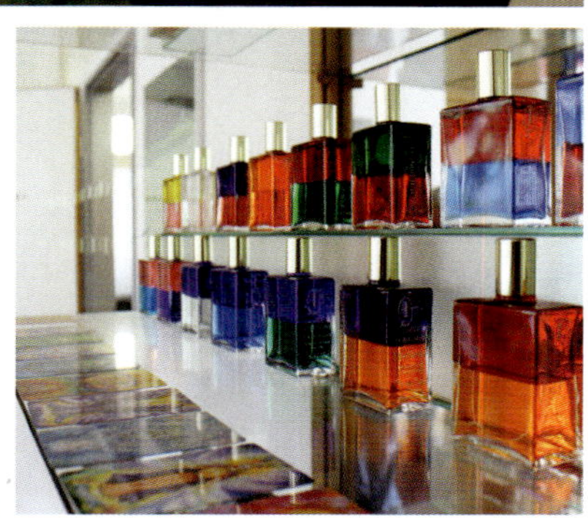

HARALD B. LOHKAMP
BARBARA KUFER-LOHKAMP
Allgemeinärzte Homöopathie

Praxis für ganzheitliche Medizin Barbara Kufer-Lohkamp und Harald B. Lohkamp

Kontakt

Boelckestraße 38
93051 Regensburg
Telefon 0941 21350
Fax 0941 21371
praxis.loku@t-online.de
arztpraxis-kufer-lohkamp.de

Sprechzeiten

Mo – Fr 8:00 bis 12:00
Mo, Di, Do 16:00 bis 19:00

Fachgebiete

Allgemeinmedizin
Homöopathie

Jeder Mensch hat eigene Vorlieben, Verhaltensmuster und seine Weise, auf die Herausforderungen des Lebens zu reagieren. Wir suchen mit Ihnen gemeinsam einen Weg, mit Störungen, Krankheiten und Krisen umzugehen.

Behandlungsschwerpunkte

- Entwicklung neuer Perspektiven im Umgang mit sich selbst und den Herausforderungen des Lebens durch Visionssuche und das Aufdecken neuer Erkenntniswege
- Freilegen des eigenen inneren positiven Wesenskerns, um ihn als Kraftquelle zu nutzen
- Stoffwechsel- & Gewichtsprobleme
- Nahrungsmittelunverträglichkeiten & Allergien
- Immunschwäche & Infektanfälligkeit
- Regeneration nach langen Erschöpfungsphasen
- Krisen- & Konfliktlösung

Wir nutzen das Wissen aus verschiedenen Bereichen wie Homöopathie, Ernährungsberatung, Darmsanierung, Kinesiologie, Akupunktur, Neuraltherapie, Eigenblutbehandlung, Radionik, Aura-Soma und Ozon-Sauerstofftherapie neben den üblichen Methoden der Medizin.

Allgemeinmedizinische und naturheilkundliche Praxis Dr. med. Elke Kistner

Die Natur kann unterstützend helfen.

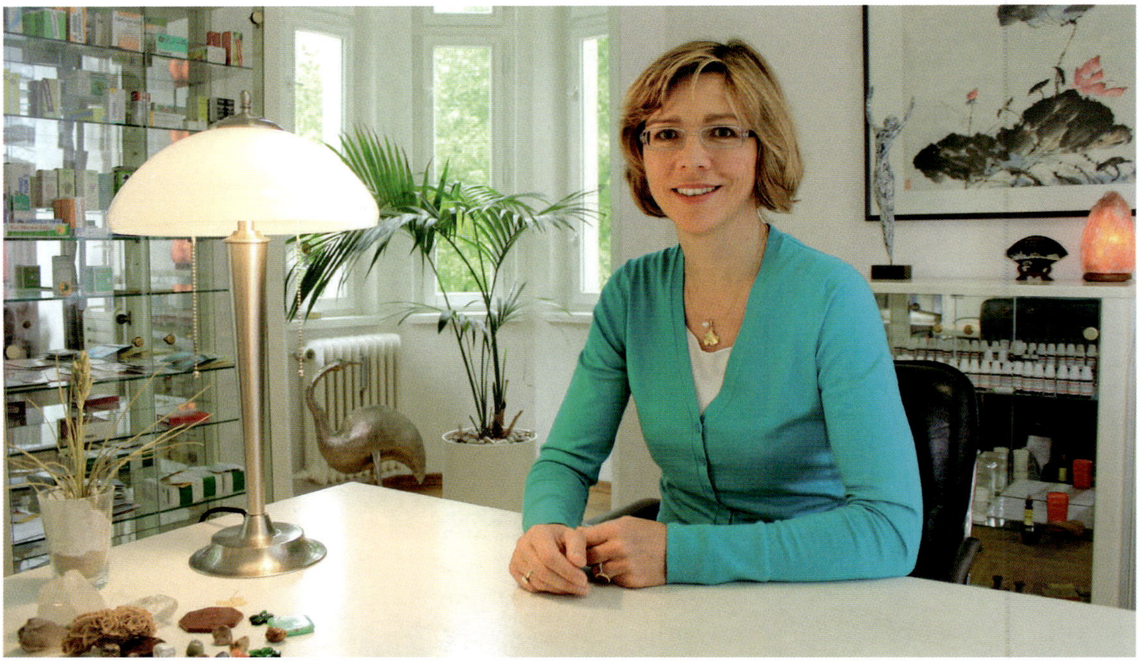

Dr. med Elke Kistner

Kurzporträt von Dr. Elke Kistner

Dr. Elke Kistner ist Fachärztin für Allgemeinmedizin, Naturheilverfahren, Chirotherapie, Manuelle Medizin und Akupunktur mit umfangreichen Fortbildungen im Bereich Traditionelle Chinesische Medizin. Beide Fächer hat sie bereits als Dozentin an verschiedenen Instituten unterrichtet. Viele Regensburger kennen Sie außerdem durch ihre Vorträge zu Themen rund um Naturheilkunde, Traditionelle Chinesische Medizin oder gesunde Ernährung. Nach einer Ausbildung zur Qi-Gong und Taiji-Lehrerin in China leitet Dr. Elke Kistner regelmäßig Qi-Gong und Taiji-Kurse und ist Autorin zweier Qi-Gong DVSs. Darüber hinaus leitet sie die Medizinische Kräftigungstherapie bei Kieser Training Regensburg und ist ehrenamtliche Betreuerin des Regensburger Hildegard-Kreises.

Integrative Medizin

Gesundheit bedeutet, sich rundum wohl zu fühlen und mit sich selbst und seiner Umwelt in Einklang zu leben. Wird ein Mensch krank, so heißt die entscheidende Frage: Warum? Bei jeder Krankheit richtet sich daher mein Blick auf den ganzen Menschen und nicht nur auf die Behandlung einzelner Symptome. Integrative Medizin bedeutet, das Wissen aus der Allgemeinmedizin mit dem der Naturheilkunde zu vereinen und so die Wurzel einer Erkrankung zu finden. Am Anfang jeder Behandlung steht daher ein ausführliches Beratungsgespräch, nach dem ich die folgende Therapie gemeinsam mit dem Patienten plane.

Allgemeinmedizin

Als Hausärztin bin ich mit meinem Team aus drei Arzthelferinnen für meine Patienten die erste Ansprechpartnerin bei allen gesundheitlichen Fragen. Wir begleiten unsere Patienten von der Beratung über die ausführliche Diagnostik bis zur Therapie durch den gesamten Heilungsprozess. Besonderen Wert legen wir auf die Prävention von Krankheiten und erarbeiten für unsere Patienten gerne Programme zur Entgiftung, gesunden Ernährung und Bewegungsförderung. Ob Gesundheits-Check, EKG, Allergietestung, Fahrradergometrie, Lungenfunktionsprüfung, Sonografie oder Laboruntersuchungen: In meiner Praxis biete ich Ihnen alle Leistungen einer modernen allgemeinmedizinischen Praxis.

Darüber hinaus biete ich Ihnen viele individuelle Leistungen an:

- Tauchuntersuchung
- Sporttauglichkeitsuntersuchung
- Gesundheitszeugnis für die Gastronomie
- Reiseimpfungen

Wissenschaftliche Medizin und Naturheilkunde arbeiten zusammen

Moderne allgemeinmedizinische Praxis.

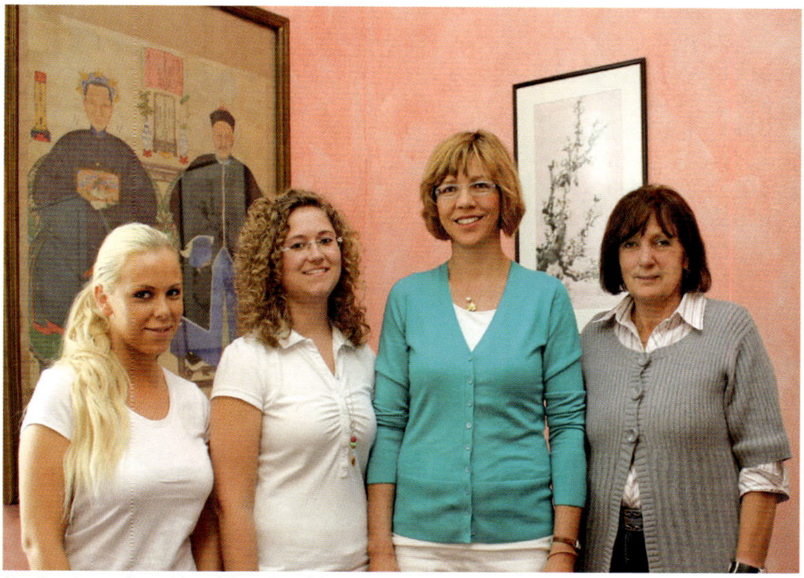

Das Praxisteam freut sich auf Ihren Besuch!

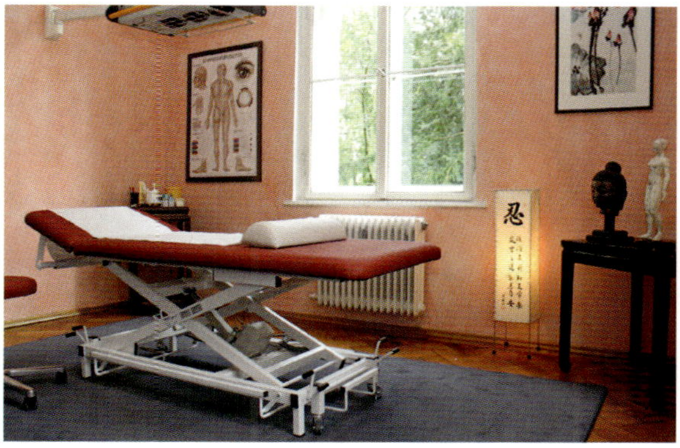

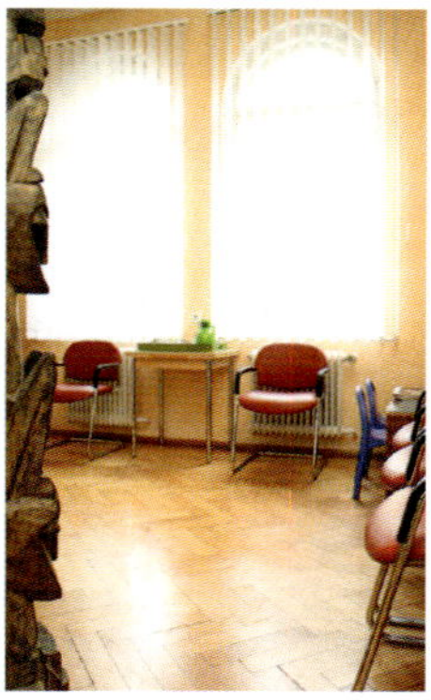

Dr. med. Elke Kistner

Fachärztin für
Allgemeinmedizin
Naturheilverfahren
Akupunktur
Manuelle Medizin
Chirotherapie

Kontakt
Landshuter Straße 11
93047 Regensburg
Telefon 0941 51635
dr.elkekistner@t-online.de
www.praxis-drkistner.de

Sprechzeiten
Mo, Do 15:00 bis 18:00
und nach Vereinbarung

Integrative Medizin

Die Selbstheilungskräfte des Körpers anzuregen und das innere Gleichgewicht wiederherzustellen, ist das Ziel aller naturheilkundlichen Therapien. Sie helfen insbesondere, chronische oder immer wiederkehrende Beschwerden zu heilen oder zu lindern. Damit Sie gesund werden oder gesund bleiben, bieten wir Ihnen in unserer Praxis eine große Bandbreite ganzheitlicher Therapien an. Die Methoden aus dem Bereich der Komplementärmedizin wirken sanft und verzichten weitgehend auf chemische Zusatzstoffe. Unerwünschte Nebenwirkungen treten so gar nicht erst auf.

- TCM: Traditionell Chinesische Medizin
- Akupunktur, Moxibustion
- Darmsanierung / Hydro-Colon-Therapie
- Tuina-Massage
- Hildegard-Heilkunde
- Phytotherapie
- Schröpfen (blutig und unblutig)
- Blutegelbehandlung
- Und vieles mehr

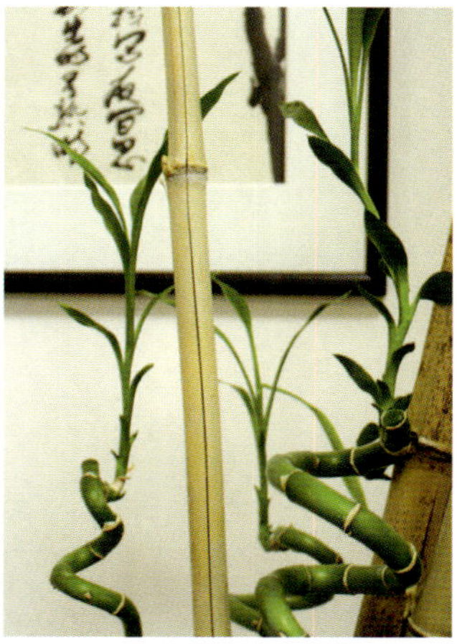

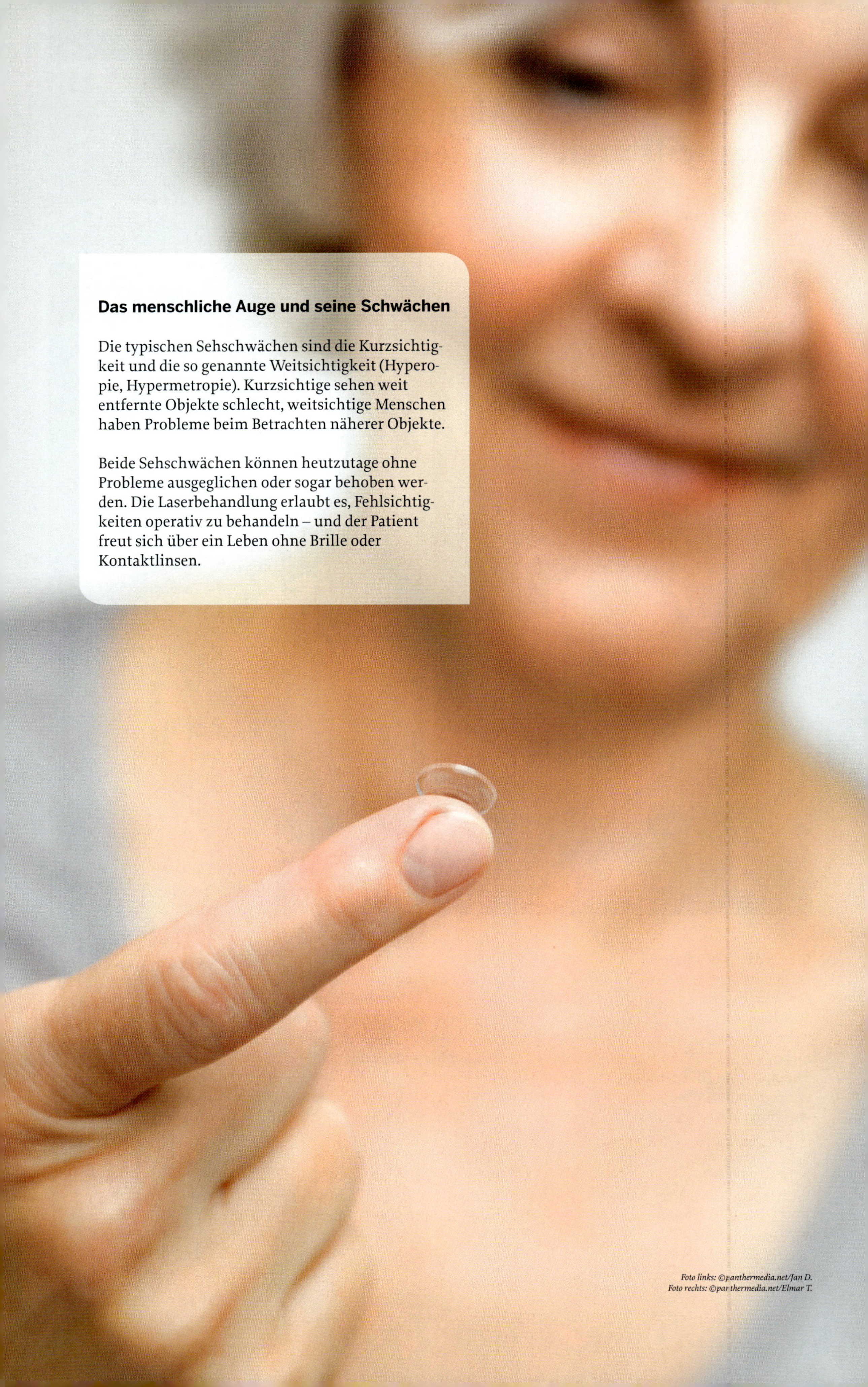

Das menschliche Auge und seine Schwächen

Die typischen Sehschwächen sind die Kurzsichtigkeit und die so genannte Weitsichtigkeit (Hyperopie, Hypermetropie). Kurzsichtige sehen weit entfernte Objekte schlecht, weitsichtige Menschen haben Probleme beim Betrachten näherer Objekte.

Beide Sehschwächen können heutzutage ohne Probleme ausgeglichen oder sogar behoben werden. Die Laserbehandlung erlaubt es, Fehlsichtigkeiten operativ zu behandeln – und der Patient freut sich über ein Leben ohne Brille oder Kontaktlinsen.

Foto links: ©panthermedia.net/Jan D.
Foto rechts: ©panthermedia.net/Elmar T.

Augenheilkunde
Gutes Sehen – Leben mit allen Sinnen

Von Prof. Dr. Gerhard Hasenfratz

Das Sehen ist eine der wichtigsten Sinneswahrnehmungen des Menschen. Die Augen leisten Erstaunliches: Wir können Tausende von Farben unterscheiden, einen schnell fliegenden Ball sehen und verfolgen und in Bruchteilen von Sekunden Bilder und Buchstaben erkennen. Für manche Menschen sind die Augen „das Tor zur Seele". An ihnen lässt sich der Zustand eines Menschen erfassen, seine Unruhe Freude oder Aufregung. Für die Medizin ist es ein besonderer Fachbereich.

Die Augenheilkunde zählt zu den chirurgischen Disziplinen, obwohl es viele hochentwickelte und wirksame Hilfsmittel und Medikamente gibt.

Erst ab dem 19. Jahrhundert wurden durch das Aufkommen des Mikroskops Einzelheiten über Anatomie und Funktionsweise der Augen bekannt. Erste Kliniken wurden Anfang des 19. Jahrhunderts in Erfurt und Budapest eröffnet. 1813 wurde die erste Universitätsklinik für Augenkranke eröffnet, anschließend entwickelte sich die Augenheilkunde ständig weiter. Alleine in den vergangenen 50 Jahren geschahen viele bahnbrechende Entwicklungen:

- Die Entwicklung der Intraokularlinse, welche die Starbrille überflüssig gemacht hat.
- Die Entdeckung der Sonnenlichtkoagulation, Vorläufer der Laserkoagulation, welche die Behandlung der Diabetischen Retinopathie ermöglicht.
- Die Entwicklung der Vitrektomie, der Entfernung des Glaskörpers.
- Die Occlusionstherapie: das zeitweise Abdecken eines Auges bei früh erworbener Sehschwäche.
- Die Entwicklung computergesteuerter Lasersysteme zur Behandlung von Fehlsichtigkeiten.

Das Behandlungsspektrum eines Augenarztes umfasst jedoch nicht nur die operative Seite, sondern auch Beratung und die Anwendung von Heil- und Hilfsmitteln.

BARMHERZIGE BRÜDER

Beratungen
Für Kinder oder auch zum Glaukom (Grüner Star).

Konsultation
Bei Erkrankungen im höheren Alter, die das tägliche Leben durch erhebliche Sehstörungen beeinträchtigen, z. B. grüner und grauer Star sowie altersbedingte degenerative Erkrankungen der Netzhaut.

Heil- und Hilfsmittel
Anwendung von Medikamenten wie Augentropfen, -gel, -salbe, Tablette, als Injektion oder Infusion. Aber auch die Untersuchung zur Korrektur bei Sehschwächen mit Brillen und Kontaktlinsen führt der Augenarzt durch.

Operationen
Der Augenarzt stellt die optischen Medien wieder her, verbessert motorische und elastische Balance; reduziert oder beseitigt Kopfzwanghaltungen, die durch die Sicht bedingt sind; entfernt erkranktes Gewebe, senkt den Augendruck und korrigiert Ametropie (Fehlsichtigkeit) durch chirurgische Eingriffe.

Dabei hat jeder Augenarzt seine eigene Spezialisierung und Fokussierung. Welche Dienstleistungen und besonderen Angebote die Spezialisten in Regensburg und Ostbayern haben, erfahren Sie auf den folgenden Seiten.

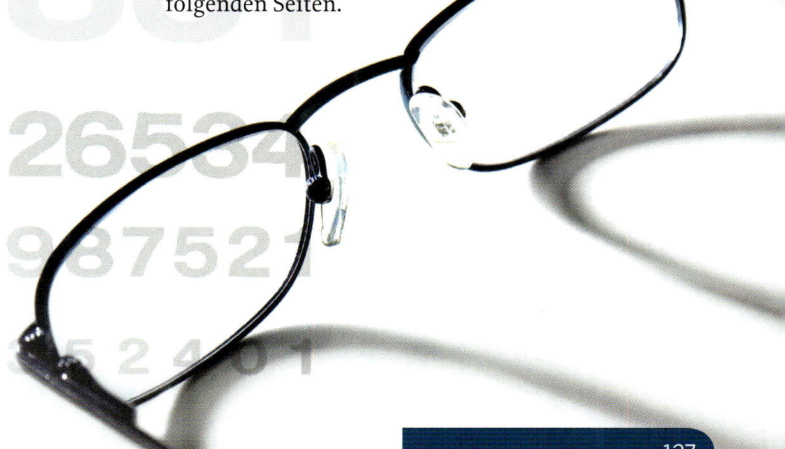

Die optimale Patientenversorgung ist das wichtigste Ziel

Augen-Beleg-Klinik im Krankenhaus Barmherzige Brüder Regensburg mit augenärztlicher Gemeinschaftspraxis von Prof. Dr. Gerhard Hasenfratz, Prof. Dr. Andreas Remky und Frau Dr. Anke Lallinger

Bewährte Kooperation zur optimalen Versorgung

Seit über vier Jahren besteht eine enge Kooperation des Krankenhauses Barmherzige Brüder Regensburg und der Augen-Beleg-Klinik von Prof. Dr. Hasenfratz. Eingebunden in diese Kooperation sind die im Facharzt-Zentrum (Haus St. Vinzent) untergebrachte und seit Herbst 2009 nach DIN ISO 9001 zertifizierte augenärztliche Gemeinschaftspraxis von Prof. Dr. Gerhard Hasenfratz, Prof. Dr. Andreas Remky und Frau Dr. Anke Lallinger sowie das Augen-Laser-Centrum (Leitung: Dr. A. Lallinger). Darüber hinaus konnte das Augen-Diagnostik-Center der Regensburger Augenärzte (Geschäftsführer Dr. J. Stryz) für spezielle diagnostische Untersuchungen für Patienten mit Grünem Star (Glaukom) bzw. zur Früherkennung des Grünen Stars im Facharzt-Zentrum eingerichtet werden. Diese damals neuartige Kooperation hat sich sehr bewährt und bietet den Patienten mit Augenerkrankungen ein sehr weitreichendes diagnostisches, therapeutisches und operatives Angebot. Drei weitere Schwerpunkte des therapeutischen und operativen Spektrums sollen hier im Rahmen dieser kurzen Präsentation der Augen-Beleg-Klinik genannt werden:

Behandlung des Grauen Stars

Schwerpunkt der ambulant durchgeführten Operationen ist die Behandlung des Grauen Stars. Außerdem erfolgen u. a. Operationen des Grünen Stars, Operationen im Bereich der Lider und der Tränenwege und Laser-Operationen. Alle Operationen können auch unter stationären Bedingungen durchgeführt werden, insbesondere Operationen im Bereich des Glaskörpers und der Netzhaut.

Behandlung der Macula-Degeneration mit neuartigen Substanzen

Seit Anfang 2009 können Patienten mit altersbedingter Macula-Degeneration – eine das Sehen im höheren Lebensalter sehr stark beeinträchtigende Veränderung der Netzhaut – unter Leitung von Prof. Remky, der seit Oktober 2008 das augenärztliche Team verstärkt, durch sog. intravitreale Injektionen (Eingabe von speziellen Medikamenten in das Auge) ambulant behandelt werden. Durch diese Injektionen soll das Fortschreiten der Macula-Degeneration verhindert werden, bei bestimmten Formen dieser Erkrankung kann auch eine Seh-Verbesserung erreicht werden.

Operative Behandlung des grünen Stars

Mit Prof. Dr. Remky wurde das Angebot an Diagnostik und insbesondere im Bereich der operativen Therapien, auch speziell bei Glaukom-Erkrankungen (Grüner Star) für unsere Patienten wesentlich erweitert und verbessert.

Refraktive Laser-Chirugie bei Fehlsichtigkeiten

Seit über sieben Jahren bietet das Augen-Laser-Centrum Laser-Behandlungen zur Korrektur von Fehlsichtigkeiten an. Diese sind die Kurzsichtigkeit (Myopie) , die Weitsichtigkeit (Hyperopie) sowie die Stabsichtigkeit (Astigmatismus). Das Spektrum der angebotenen Laser-Operation umfasst alle wissenschaftlich anerkannten und nachweislich äußerst erfolgreichen Verfahren. Die Laserbehandlung erfolgt mit einem Hochfrequenz-Lasergerät der neuesten Generation. Das Augen-Laser-Centrum steht unter der Leitung von Frau Dr. Anke Lallinger, die über eine mehrjährige Erfahrung auf dem Gebiet der Laser-Chirurgie verfügt.

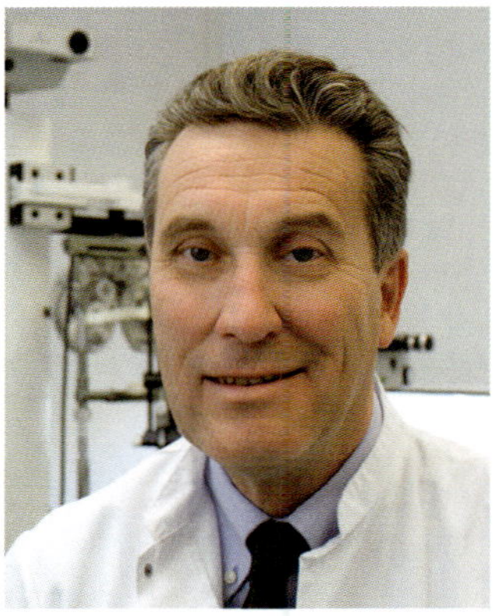

Prof. Dr. Gerhard Hasenfratz
Chefarzt für Augenheilkunde
Leiter Augen-Beleg-Klinik

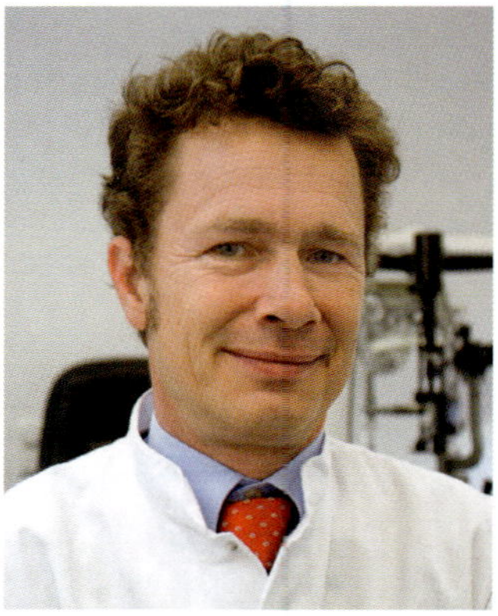

Prof. Dr. Andreas Remky
Stellvertretender Leiter
der Augen-Beleg-Klinik

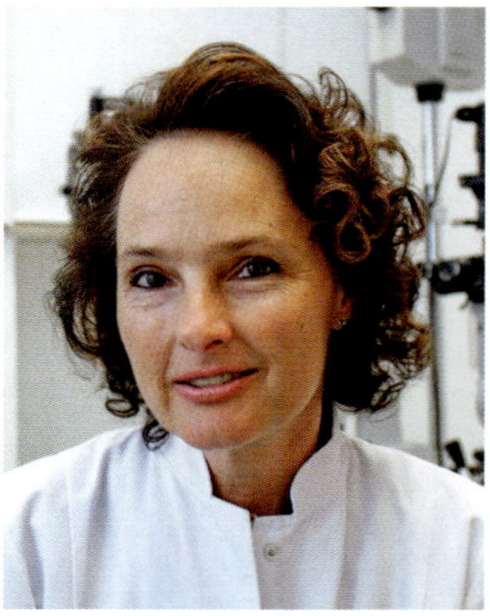

Frau Dr. Anke Lallinger
Ärztin für Augenheilkunde und
Leiterin Augen-Laser-Centrum

Der Patient steht im Mittelpunkt

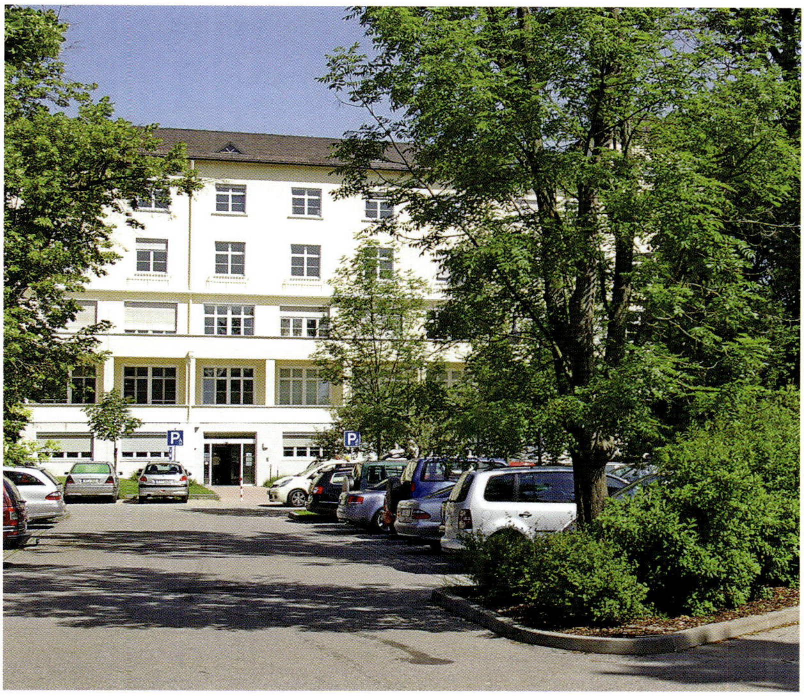

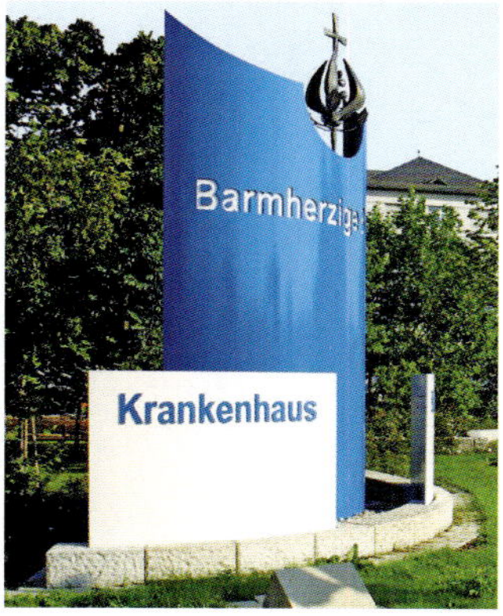

Information und Aufklärung der Patienten genießen höchste Priorität: Es finden monatliche Informationsabende für interessierte Patienten statt, individuelle Gespräche sowie eine eingehende und umfassende Augenuntersuchung mit ausführlichem Aufklärungsgespräch gehen der eigentlichen Laser-Operation voraus. Die Laserbehandlung wird ambulant durchgeführt, in der Regel ist die Sehkraft schon am ersten Tag wieder sehr gut.

Die Behandlung ist schmerzfrei, die sehr guten Ergebnisse sind mit einer sehr hohen Genauigkeit zu erzielen und die Langzeitergebnisse sind stabil. Da wissenschaftlich anerkannte Kriterien für die Laser-Behandlungen zu Grunde gelegt werden, ist die Operation nicht bei allen interessierten Patienten durchführbar: z. B. bei zu starken (hohen) Fehlsichtigkeiten, bei Kindern und Jugendlichen. Auch sollten keine Augenerkrankungen vorliegen.

Gegebenenfalls kommen andere refraktive Operationsmethoden (z. B. das Einsetzen einer künstlichen Linse) in Frage, die ebenfalls an der Augen-Beleg-Klinik durchgeführt werden. Sehr großen Wert wird im Augen-Laser-Centrum auch auf die Nachsorge und die Kontrolluntersuchungen gelegt, um einen möglichst optimalen Heilverlauf zu erzielen. Für die Patienten ist eine Laser-Operation zur Behandlung der Fehlsichtigkeit eine hervorragende Chance, die Welt „mit neuen Augen" ohne eine Sehhilfe (Brille, Kontaktlinse) zu sehen und zu erleben.

Augenärztliche Praxis
Prof. Dr. Gerhard Hasenfratz
Prof. Dr. Andreas Remky
Frau Dr. Anke Lallinger

› Sprechzeiten Augenfachärztliche Praxis
Mo - Fr 9:00 bis 12:00
14:00 bis 17:00
(außer Donnerstag)

› Terminvereinbarungen / Allgemeine Sprechstunde
Telefon 0941 5043-2910

Sprechstunde
Prof. Dr. Hasenfratz und
Prof. Dr. Remky
Telefon 0941 5043-2920

Laser-Centrum
Dr. Lallinger
Telefon 0941 5043-92952

› Operationstermine
Telefon 0941 5043-2930

QUALITÄTSMANAGEMENT
ZERTIFIZIERT NACH DIN EN ISO 9001
reZERT
IN DER MEDIZINISCHEN VERSORGUNG

Augenklinik

Vertrauen durch Kompetenz

Interview mit Dr. med. Thomas Brandl von der Augenärztlichen Gemeinschaftspraxis des Ärztehauses im Gäubodenpark Straubing

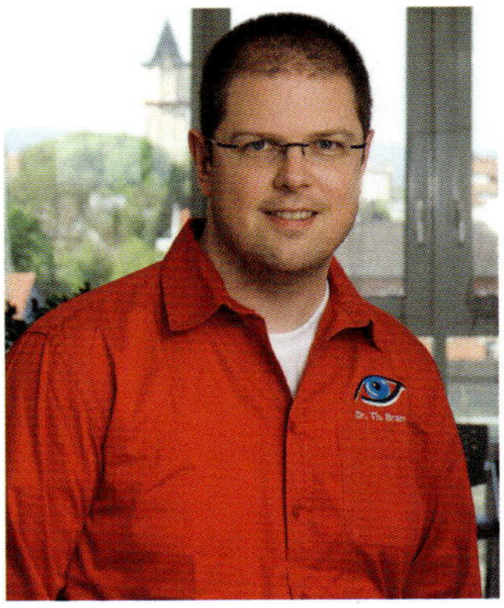

Was genau passiert bei der Operation des Grauen Stars?

„Der Graue Star ist eine altersbedingte Trübung der Augenlinse, durch die der Patient verschwommener und schlechter sieht und zudem eine höhere Blendungsempfindlichkeit aufweist. Die Katarakt-Chirurgie stellt einen Eingriff dar, der in der Regel ambulant durchgeführt werden kann und in lokaler Anästhesie erfolgt. Diese Operation wird in Kleinschnitttechnik durchgeführt, d. h. der Zugang zum Auge misst weniger als drei Millimeter Länge. Anschließend wird mit Hilfe von Ultraschall die eingetrübte natürliche Linse abgesaugt und eine neue, künstliche Linse eingesetzt. Der Patient kann in den meisten Fällen bereits wenige Tage nach der Operation wieder gut sehen."

Bei welchen Patienten kann eine Augenlaser-Operation durchgeführt werden und welche Alternativen gibt es?

„Bei Kurz- und Weitsichtigkeit sowie Stabsichtigkeit besteht die Möglichkeit der Laserbehandlung. Dies ist jedoch nur bis zu einer gewissen Dioptrienzahl möglich. Bei Altersweitsichtigkeit wird trotz des vorherigen Laserns zusätzlich eine Lesebrille benötigt. Es gibt aber eine Methode, bei der auch die Altersweitsichtigkeit behoben wird: der Refraktive Linsenaustausch. Obwohl hier keine Eintrübung der Linse besteht, wird eine Operation ähnlich der Katarakt-Chirurgie durchgeführt. Beim Refraktiven Linsenaustausch wird jedoch keine Standard-Einstärken-Linse eingesetzt, sondern eine spezielle Gleitsichtlinse. Mit dieser hat der Patient – vereinfacht ausgedrückt – seine Gleitsichtbrille nicht mehr auf der Nase sitzen, sondern als Linse fest im Auge implantiert. Nach dem Eingriff und dem Ersetzen der körpereigenen mit der Gleitsichtlinse kann man sowohl in Nähe als auch in der Ferne scharf sehen – und dies bis ins hohe Alter!"

Wie entsteht die altersbedingte Makuladegeneration und wie kann sie behandelt werden?

„Ab dem 50. Lebensjahr erhöht sich das Risiko bei jedem Menschen, an einer altersbedingten Makuladegeneration zu erkranken. In der Makula, dem für das scharfe Sehen verantwortlichen Teil der Netzhaut, können Ablagerungen von Abfallstoffen aus dem Sehvorgang auftreten. Man kann sich das wie Altersflecken auf der Haut vorstellen. Dadurch wird die Netzhaut nicht mehr gut mit Nährstoffen versorgt. Der Körper versucht dies auszugleichen, in dem er neue Gefäße bildet. Diese sind aber von schlechterer Qualität, die Gefäße werden brüchig und es tritt Flüssigkeit aus, was mit einer Verminderung des Sehvermögens einhergeht. Als Gegenmittel werden Medikamente, die das Gefäßwachstum hemmen, in den Glaskörper des Auges injiziert. Dadurch wird ein Fortschreiten der Erkrankung gestoppt oder zumindest stark verlangsamt, so dass die Sehschärfe stabilisiert oder gar verbessert wird. Im Vorfeld dieser Behandlung ist eine spezielle Untersuchung notwendig: Eine Gefäßdarstellung des Augenhintergrundes mit dem Farbstoff Fluoreszein wird durchgeführt. Mit den in unserer Praxis vorhandenen Geräten können diese Erkrankungen eindeutig diagnostiziert und dann therapiert werden."

Wo und wie werden die verschiedenen Operationen durchgeführt?

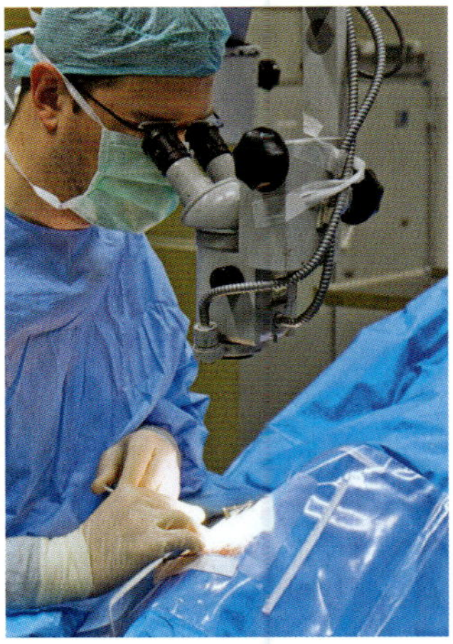

„Wir operieren als Belegärzte im Straubinger St. Elisabeth Klinikum. Die Operationen werden in der Regel ambulant durchgeführt, nur bei einem schlechten gesundheitlichen Allgemeinzustand des Patienten wird er stationär aufgenommen. Ab 1. Juli 2010 haben wir durch eine Kooperation mit der Chirurgischen Praxisklinik Straubing die Möglichkeit, die Eingriffe zusätzlich im Ärztehaus im Gäubodenpark in der Hebbelstraße 14 a durchzuführen, wo sich der OP nur ein Stockwerk unter unserer Augenärztlichen Gemeinschaftspraxis befindet."

Augenärztliche Gemeinschaftspraxis im Ärztehaus im Gäubodenpark

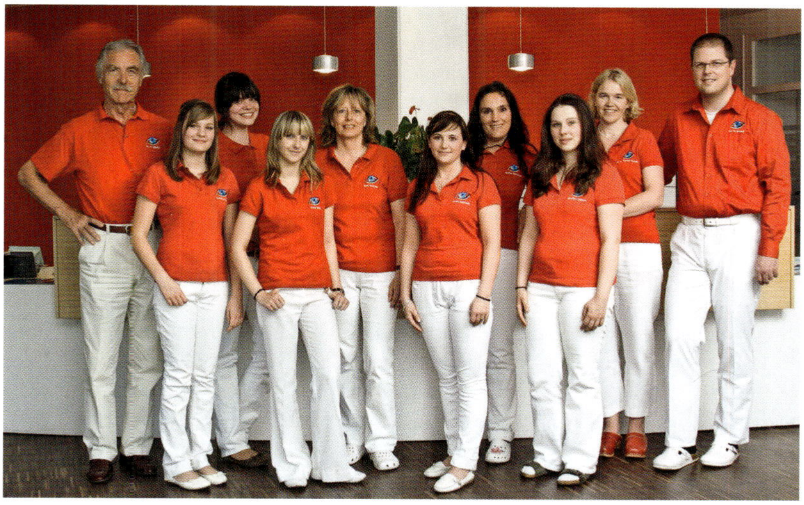

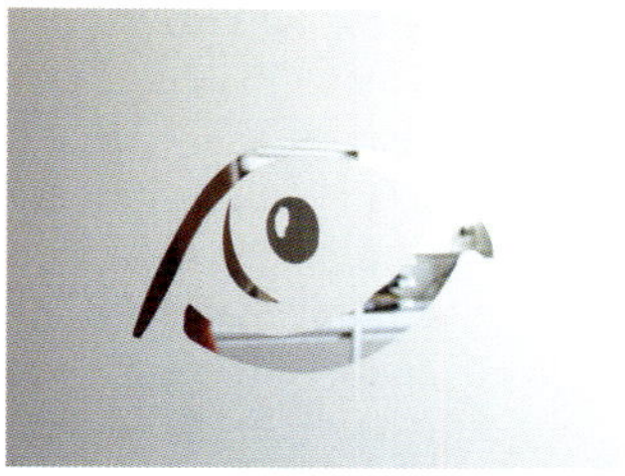

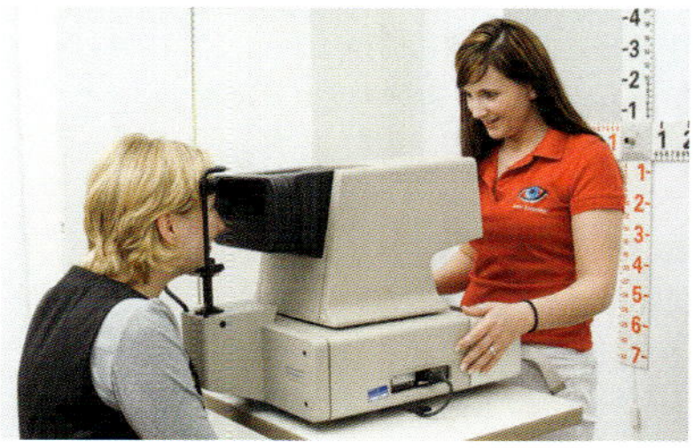

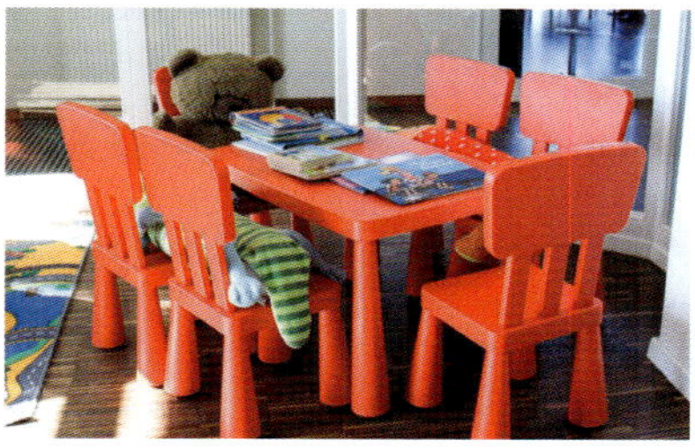

Augenärztliche Gemeinschaftspraxis im Ärztehaus im Gäubodenpark
Fachärzte für Augenheilkunde
Dr. med. Helmut Münich
Dr. med. Thomas Brandl
Dr. med. Evalies Fischer-Schießl

Kontakt
Hebbelstraße 14a
94315 Straubing
Telefon 09421 50777
Fax 09421 50953
praxis@augenaerzte-straubing.de
www.augenaerzte-straubing.de

Sprechzeiten

Mo, Do	7:30	bis	18:30
Di	8:00	bis	12:00
und	14:30	bis	18.30
Mi	8:00	bis	12:00
und	14:00	bis	18.00
Fr	8:00	bis	12:00
und	13:00	bis	17:00

Zertifiziert nach DIN EN ISO 9001

Leistungsspektrum und Tätigkeitsschwerpunkte im Rahmen der gesetzlichen Krankenversicherungen:

- Behandlung sämtlicher Augenkrankheiten
- Abklärung von Sehstörungen
- Sehschule, Diagnostik und Therapie des angeborenen und erworbenen Schielens
- Ultraschalluntersuchungen (Biometrie)
- Fluoreszenzangiografie
- Netzhautuntersuchung bei Diabetes und Bluthochdruck
- Untersuchung bei der Einnahme bestimmter Medikamente
- Gesichtsfelduntersuchung (bei Grünem Star, Makuladegeneration, Netzhauterkrankungen, neurologischen Erkrankungen und Diabetes)
- Operation des Grauen Stars
- Operation des Grünen Stars
- Lidchirurgie

Zusätzliche Angebote:

- Früherkennung Grüner Star (Glaukom)
- Früherkennung von altersbedingter Makuladegeneration (AMD)
- Intravitreale Injektion bei AMD
- Kosmetische Lidchirurgie
- Glättung altersbedingter Hautfalten mit Botulinumtoxin
- Anpassung von Kontaktlinsen
- Untersuchungen für Autofahrer
- Arbeitsmedizinische Vorsorge-Untersuchung gemäß G37

Augenarztpraxis Dres. med. Lodes – Dr. Rass Schwerpunkt: Operationen

Zahlreiche Staroperationen am Auge in eigenen OP-Räumen

Gutes Sehen ist Lebensqualität

Rund um gutes Sehen dreht sich alles in der Augenarztpraxis Dres. Lodes – Dr. Rass. Im Ambiente der Praxis und betreut von einem freundlichen Mitarbeiterteam können sich Patienten wohlfühlen. Verbunden mit dem optimalen Seh-Ergebnis ist dies das höchste Ziel der Arbeit des gesamten Praxisteams. Dazu zählt auch die eingehende Beratung der Patienten, die in zahlreichen Sprechstunden, aber auch im individuellen Einzelgespräch erfolgt. Dabei beginnt die Beratung schon bei der Sehkraft der Kleinsten und reicht bis zu Möglichkeiten bei schwerwiegenden Augenproblemen wie z. B. der Makula-Degeneration. Hier wird im höheren Alter das Sehen durch die Veränderung der Netzhaut stark beeinträchtigt. Mit der Eingabe spezieller Medikamente in den Augapfel kann man das Fortschreiten der Degeneration aufhalten.

Neben den allgemeinen augenärztlichen und selbstverständlich auch Notfall-Leistungen liegt das Hauptgewicht der Praxis bei operativen Leistungen. Hier wiederum ist der operative Schwerpunkt in der modernen Kataraktchirurgie. In zwei hochmodern ausgestatteten Augen-OPs führt Dr. Heiko Lodes in Schwandorf und Regensburg viele Male pro Woche erfolgreich die Graue Star-Operation durch.

Kataraktchirurgie

Der Graue Star (Katarakt) ist eine meist im mittleren und höheren Alter auftretende Trübung der natürlichen Augenlinse. Die Trübung der Linse entwickelt sich bei jedem Menschen mit zunehmenden Alter. Neben dem sogenannten Alters-Star gibt es eine Reihe weiterer Starformen, die in jüngerem Lebensalter spürbar werden können und verschiedene Ursachen haben, z. B. Verletzungen, bestimmte Medikamenteneinnahmen oder Systemerkrankungen. Der Graue Star ist die häufigste Augenerkrankung und die Star-Operation ist eine der sichersten Operationen, die weltweit durchgeführt wird.

Mit Hilfe der modernen Technik und unter Verwendung feinster Instrumente erfolgt diese Operation unter Sicht mit einem Mikroskop. Über einen kleinen tangentialen Schnitt (2,2 – 3 mm) wird im ersten Teil der Operation der getrübte Anteil der Linse mit Ultraschall zerkleinert und abgesaugt, bis nur die klare Linsenkapsel erhalten bleibt. Im zweiten Teil der Operation wird eine zarte, aus Acryl bestehende, gefaltete Kunstlinse ins Auge eingebracht und in der Linsenkapsel ausgefaltet. Die Kunstlinse sitzt jetzt genau an derselben Stelle, an der auch die eigene Linse vorher gesessen hat.

Schnelle Genesung

Die Operation wird ambulant und in örtlicher Betäubung durchgeführt. Liegen keine anderen Augenerkrankungen vor, ist in der Regel schon am ersten Tag nach der Operation das Sehen deutlich besser. Eine optimale (Lese-)Brille kann nach ca. sechs bis acht Wochen angepasst werden. Für dauerhafte Zufriedenheit und langfristigen Erfolg der Operation sind vor der OP eine genaue Untersuchung des gesamten Auges und eine ausführliche Aufklärung durch den Operateur notwendig. Eine genaue Bestimmung der Kunstlinsenstärke (Brechkraft) und die Auswahl der Art der einzusetzenden Kunstlinse sind erforderlich.

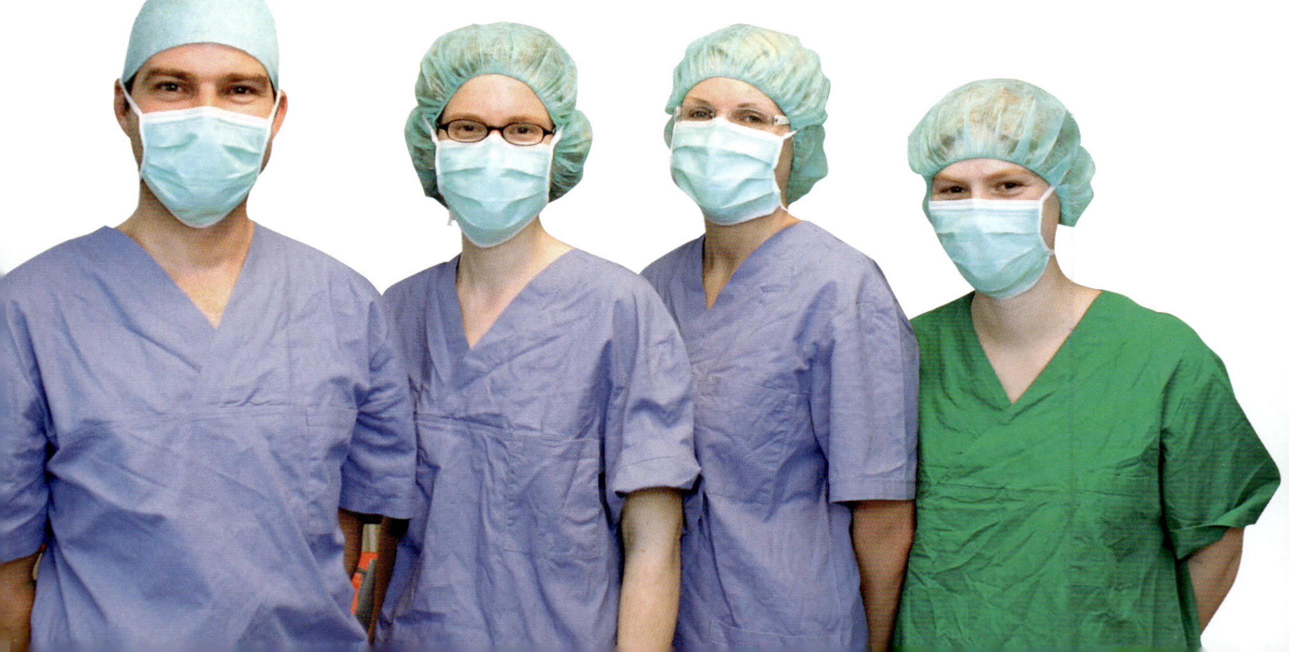

Wohlfühlen und optimales Seh-Ergebnis – Das Ziel der Praxis

Eingehende Beratung und zahlreiche Sprechstunden
Der Patient im Mittelpunkt

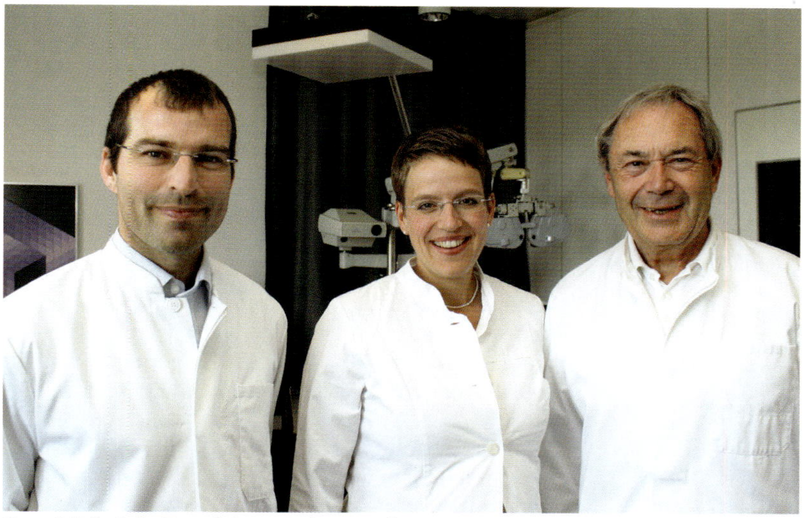

Dr. med. Heiko Lodes, Dr.med. Annette Lodes, Dr. med. Günter Rass

Überörtliche Gemeinschaftspraxis
Dres. med. Lodes
Dr. med. Rass

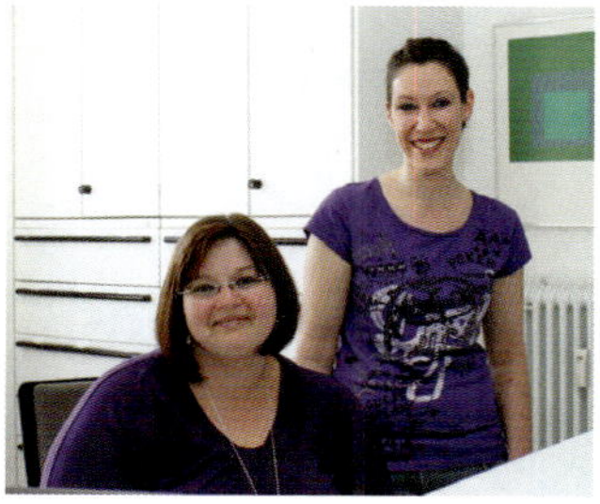

Das Team freut sich auf Ihren Besuch!

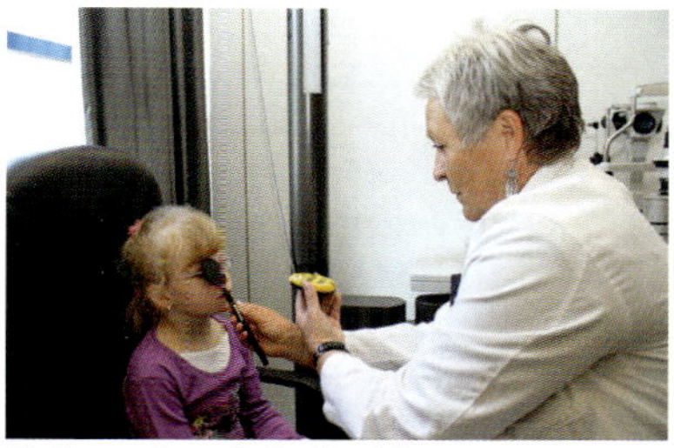

Kindersprechstunde für die Kleinsten

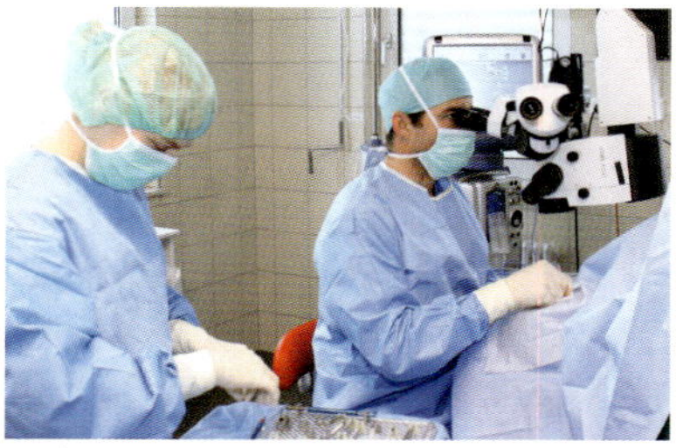

Während einer Augenoperation

Leistungen:

- Augenärztliche Grund- und Notfallversorgung
- Glaukomsprechstunde
- Makulasprechstunde
- Diabetikersprechstunden
- Kindersprechstunde
- Sehschule
- Kontaktologie
- Gutachten
- Führerscheine aller Art
- Sportbootführerschein
- Fliegerärztliche Gutachten
- Tauglichkeitsuntersuchung für die Arbeit an Bildschirmarbeitsplätzen
- u. v. m.

Diagnostische Leistungen:

- Perimetrie (Gesichtsfelduntersuchung)
- Tonometrie (Augendruckmessung)
- Pachymetrie (Hornhautdickenmessung)
- Topographie (Darstellung der Hornhautoberfläche)
- Optische Biometrie
- Ultraschall
- HRT (Laser-Scanning-Tomographie zur Sehnervenvermessung)

Operative Leistungen:

- Kataraktchirurgie (Grauer Star)
- Glaukomchirurgie (Grüner Star)
- Intravitreale Medikamenteneingabe
- Laserchirurgie
- Lidchirurgie
- Botox-Behandlungen

Kontakt
Adolf-Schmetzer-Str. 11- 13
93055 Regensburg
Telefon 0941 793077
Fax 0941 7957158
info@lodes-rass.de
www.lodes-rass.de

Sprechzeiten
Mo – Mi 8:00 bis 12:00
und 15:00 bis 18:00
Do 8:00 bis 15:00
Fr nach Vereinbarung

Kontakt
Augenarztpraxis Schwandorf
Friedrich-Ebert-Straße 27/29
92421 Schwandorf
Telefon 09431 39860-0
Fax 09431 39860-21

Sprechzeiten
Mo – Fr 8:00 bis 12:00
und 14:00 bis 17:00
und nach Vereinbarung

Ambulanter OP Schwandorf
Praxisklinik Dr. Held

Ambulanter OP Regensburg:
Castra Regina Center

Hals-Nasen-Ohrenheilkunde, Kopf- und Halschirurgie

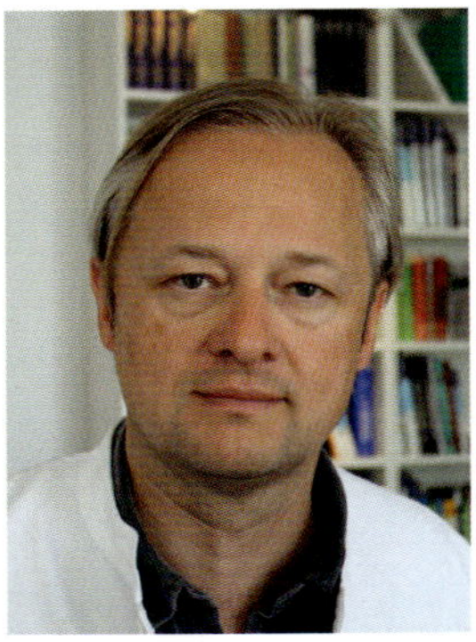

Prof. Dr. med. Jürgen Ußmüller vom HNO ZENTRUM REGENSBURG

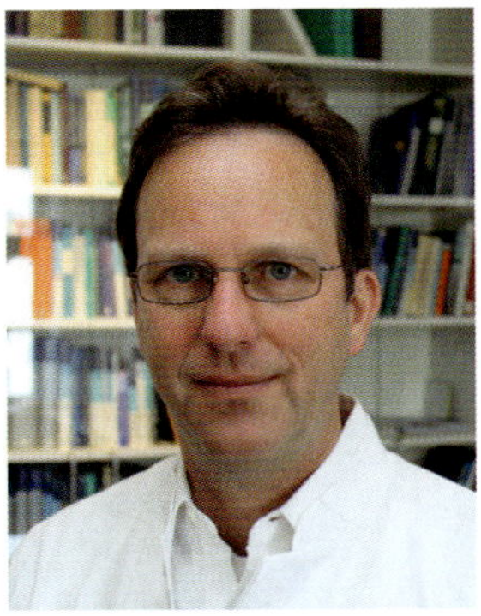

Prof. Dr. med. Jan Kiefer vom HNO ZENTRUM REGENSBURG

Hören, Riechen, Schmecken und der Gleichgewichtssinn, dazu lebenswichtige Funktionen wie Atmen, Schlucken und Sprechen, all dies umfasst die Hals-Nasen-Ohrenheilkunde als das Fachgebiet der Sinne. Beeinträchtigungen dieser Sinnesorgane oder Funktionen durch Erkrankungen schränken unser Wohlbefinden und unsere Lebensqualität ganz unmittelbar ein und erfordern daher ein kompetentes Erkennen und Behandeln. Ansprechpartner dafür ist der Hals-Nasen-Ohrenarzt.

Diagnostik in der HNO-Heilkunde

Am Anfang steht immer das persönliche Gespräch und eine genaue klinische Untersuchung mit direkter Untersuchung der Organe im Kopf- und Halsbereich. Dafür stehen uns als Hilfsmittel Endoskope und das Mikroskop zur Verfügung, die uns einen noch genaueren Einblick als mit dem bloßen Auge erlauben. Dann folgen die speziellen Untersuchungen der einzelnen Funktionen.

Die Prüfung des Gehörs erfordert umfangreiche diagnostische Tests (Hörtest, Tympanometrie, Hirnstammaudiometrie, Otoakustische Emmissionen), um die genaue Ursache und Lokalisation der Erkrankung zu erkennen. Prüfungen der Gleichgewichtsorgane mittels der Videonystagmographie gehören heute genauso zur speziellen Diagnostik der HNO-Heilkunde wie etwa allergologische Tests, Durchflussmessungen der Nase, Geruchs- und Geschmackstests und die Diagnostik der Stimmfunktion, z. B. mittels der Stroboskopie. In der bildgebenden Diagnostik werden häufig ultrasonografische Verfahren zur Beurteilung des Halses und der Nasennebenhöhlen eingesetzt. Darüber hinaus andere moderne Verfahren wie die Computertomographie (CT), die Kernspintomographie (MRT) und die Digitale Volumentomographie (DVT), die bei sehr geringer Strahlenbelastung ausgezeichnete Bildqualität liefert.

Therapeutische Verfahren in der HNO-Heilkunde

Dem umfangreichen Spektrum an Erkrankungen in der Hals-Nasen-Ohrenheilkunde entspricht eine ebenso große Vielfalt an therapeutischen Verfahren. Durch die gute Zugänglichkeit der Organe im Hals-Nasen-Ohrenbereich lässt sich vielfach eine gezielte lokale Therapie durchführen, bei der die therapeutischen Substanzen direkt aufgebracht werden. Dies vermeidet eine Belastung des Organismus oder Nebenwirkungen. Dabei greifen die HNO-Ärzte auf eine lange Erfahrung in der Auswahl der geeigneten Substanzen zurück, z. B. zur lokalen Therapie von Entzündungen des Gehörgangs, der Nase oder des Rachens und des Kehlkopfes. Für die medikamentöse Therapie kommen neben klassischen pharmakologischen Therapeutika häufig auch Medikamente auf pflanzlicher Basis oder Homöopathika zum Einsatz. Mit der Hyposensibilisierung steht uns auch eine wirksame Langzeittherapie der Allergie zur Verfügung. Schließlich verwendet der HNO-Arzt gezielte physikalische Therapien wie z. B. Inhalationen mit verschiedenen Wirkstoffen oder lokale Bestrahlungen.

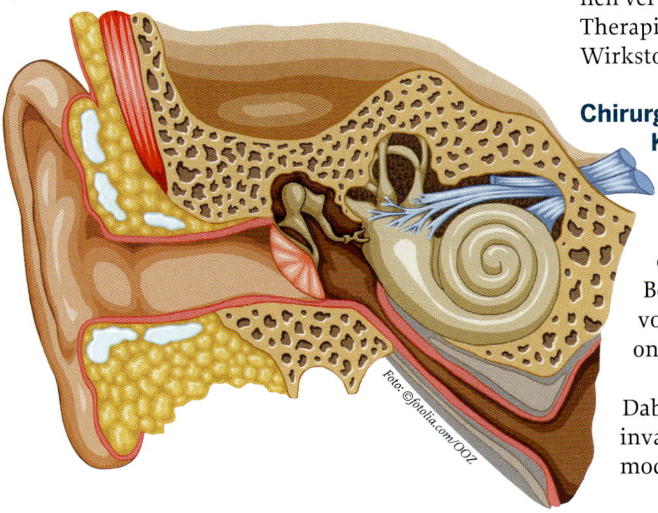

Foto: ©fotolia.com/OOZ

Chirurgische Therapie in der HNO-Heilkunde, Kopf- und Halschirurgie

Neben der konservativ-medikamentösen und physikalischen Therapie hat die HNO-Heilkunde, Kopf- und Halschirurgie zahlreiche operative Verfahren zur Behandlung und Beseitigung von Entzündungen, Entfernung von Tumoren und zur Verbesserung der Funktion sowie der Ästhetik hervorgebracht.

Dabei war die Entwicklung schonender, minimalinvasiver Therapieverfahren unter Einbeziehung modernster Technik schon immer das

Markenzeichen der Hals-Nasen-Ohrenheilkunde, Kopf- und Halschirurgie. So wurde sowohl das Operationsmikroskop wie auch das Endoskop zur Durchführung von Operationen erstmals im Fachgebiet HNO-Heilkunde angewendet, lange bevor diese Methoden in anderen Fachdisziplinen Einzug hielten.

Nasen- und Nasennebenhöhlenchirurgie

In der Chirurgie der Nase und der Nasennebenhöhlen konnten zunehmend funktionelle, die Schleimhaut schonende Operationstechniken unter Zuhilfenahme optischer Hilfsmittel wie Mikroskop und Endoskop etabliert werden.

Mittelohrchirurgie

Die Mittelohrchirurgie erlaubt heute neben der Beseitigung von Entzündungen auch eine Gehörverbesserung durch immer weiter verfeinerte Operationstechniken. Die Entwicklung von Hörimplantaten gehört zu den bahnbrechenden Errungenschaften der vergangen drei Jahrzehnte. Mit der Cochlear-Implantation bei ertaubten und gehörlosen Patienten kann erstmals ein Sinnesorgan funktionell ersetzt werden. Die Implantation von aktiven Mittelohrimplantaten erlaubt eine direkte Schallübertragung auf das Innenohr und wird z. B. bei Malformationen des Ohres eingesetzt.

Operationen der Kopfspeicheldrüsen

Die Operationen der großen Kopfspeicheldrüsen werden vorzugsweise mikroskopisch durchgeführt, um ein Höchstmaß an Sicherheit bezüglich der Schonung der wichtigen Gesichtsnervenäste (Nervus facialis) zu erreichen. Endoskopische Verfahren ermöglichen eine drüsenerhaltende Entfernung von Speichelsteinen.

Tumorchirurgie

Auch in der Therapie bösartiger Tumoren im Kopf- und Halsbereich haben sich schonendere Operationsverfahren etabliert, z.B. können im Rachenbereich und am Kehlkopf mit Hilfe verfeinerter mikroskopischer Laser-Operationen bei gleichzeitiger Jet-Beatmung millimetergenaue Gewebeschnitte vorgenommen werden. So bleiben wesentliche Funktionen wie Sprechen, Stimme, Schlucken und eine natürliche Atmung über Mund und Nase erhalten. Die operative Behandlung wird häufig ergänzt durch eine Strahlentherapie und gegebenenfalls eine Chemotherapie.

Plastisch-Ästhetische Chirurgie

Natürlich gehören zum Gebiet der Hals-Nasen-Ohrenheilkunde auch die plastisch-ästhetischen Operationsverfahren. Verfeinerte und schonende Operationsmethoden ermöglichen heute fast jede gewünschte Formkorrektur, z. B. der Nase, des Ohres oder des Gesichts. Gute ästhetische Chirurgie im Kopf- und Hals-Bereich sollte neben der Ästhetik immer eine gute funktionelle Chirurgie zur Erhaltung der wichtigen Funktionen, z. B. der Atmung und des Hörens, beinhalten. Die Plastisch-Ästhetische Chirurgie ist daher in der Hand des Hals-Nasen-Ohrenarztes mit der Zusatzqualifikation „Plastische Operationen“ gut aufgehoben.

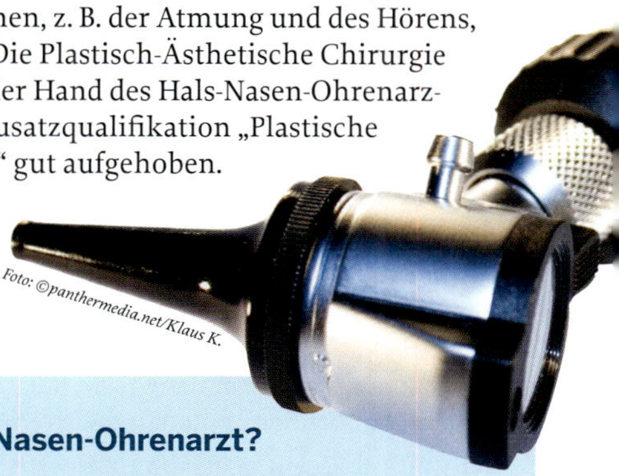

Foto: ©panthermedia.net/Klaus K.

Welche Beschwerden führen Sie als Patient zu Ihrem Hals-Nasen-Ohrenarzt?

- Hörverlust, Ohrgeräusche (Tinnitus), Ohrschmerzen oder Sekretion aus dem Ohr sind Hinweise auf eine Erkrankung des äußeren Ohrs, des Mittelohrs oder des Innenohrs.
- Schwindel, Fallneigung, Gangunsicherheit und daraus resultierende Stürze sind ursächlich häufig auf Störungen des Gleichgewichtsorgans zurückzuführen.
- Behinderte Nasenatmung, Schnupfen, Kopfschmerzen im Bereich der Nasennebenhöhlen sind häufige Beschwerden und können durch anatomische Engstellen, Entzündungen oder Allergien bedingt sein.
- Schwellungen, Schmerzen im Kopf- oder Halsbereich können z. B. Hinweise auf Tumore sein.
- Halsschmerzen oder Schluckstörungen weisen auf akute oder chronische Entzündungen hin, aber auch Geschwülste der oberen Speisewege können die Ursache sein.
- Heiserkeit, Husten, auch Atemnot deuten auf Störungen im Bereich des Kehlkopfes hin.
- Vermehrtes Schnarchen und Schlafstörungen werden nicht selten durch anatomische Anomalien im Bereich der oberen Atemwege hervorgerufen.

Für jede dieser Beschwerden hat Ihr HNO-Arzt das geeignete diagnostische Konzept und die entsprechende Therapie.

Hals-Nasen-Ohrenheilkunde, Kopf- und Halschirurgie

Das HNO ZENTRUM REGENSBURG

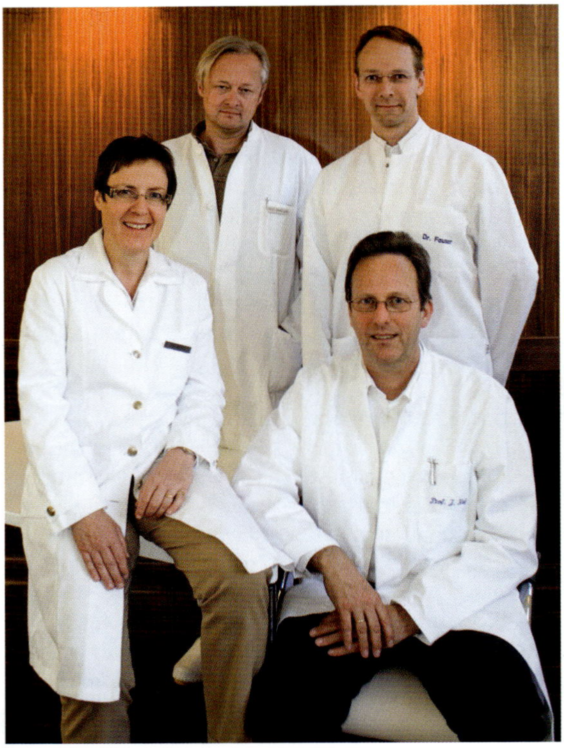

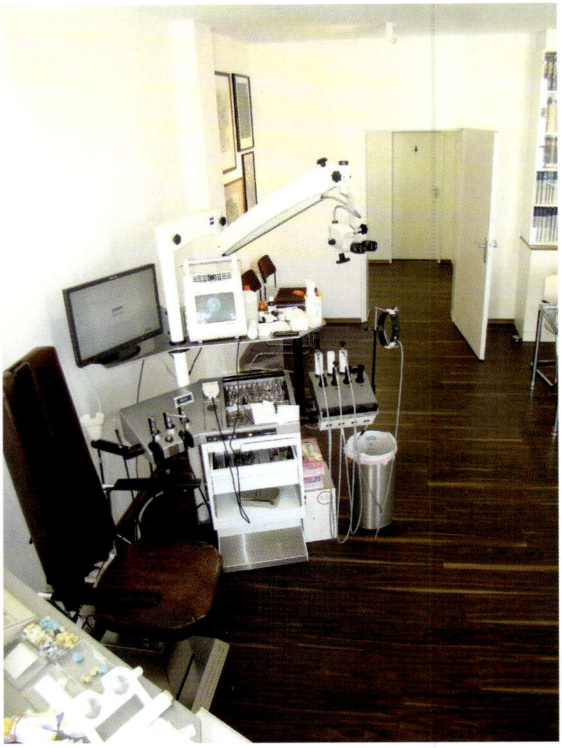

Aufgebaut wurde das HNO Zentrum von Dr. Bernt Eichelberg mit der Zielsetzung, das vollständige Leistungsspektrum der Hals-Nasen-Ohrenheilkunde, Kopf- und Halschirurgie auf der Basis einer vertrags- und privatärztlichen Praxis zu etablieren. Es umfasst heute die beiden Praxisstandorte am Neupfarrplatz und im Facharztzentrum des Krankenhauses der Barmherzigen Brüder, an denen die HNO-Ärzte, Prof. J. Ußmüller, Dr. C. Mattis-Nahr, Prof. J. Kiefer, Dr. C. Fauser und Dr. B. Eichelberg tätig sind. Persönliche Betreuung in angenehmer Atmosphäre, modernste Diagnostik, bewährte und innovative Therapieformen sowie zeitnahe Termine für Untersuchungen bietet Ihnen das HNO ZENTRUM REGENSBURG auf über 600 m² Praxisfläche. Dabei bleibt die Behandlung von der ersten Untersuchung bis zum Abschluss der Therapie in einer Hand.

Operationen werden von uns in drei Regensburger Krankenhäusern ambulant sowie belegärztlich durchgeführt. So führen wir Operationen bei Kindern bevorzugt in der Klinik St. Hedwig durch, die Ihnen ein hohes Maß an Erfahrung und Sicherheit für Ihr Kind bietet. Im Evangelischen Krankenhaus Regensburg finden Sie eine persönliche Betreuung in angenehmer Atmosphäre.

Mit dem Krankenhaus Barmherzige Brüder steht uns ein Klinikum der Maximalversorgung mit allen Fachdisziplinen, Intensivstationen, Notfall-Klinik und hochmodern ausgestatteten Operationssälen zur Verfügung, das die Durchführung komplexer Operationen, z. B. Tumorchirurgie und Cochlear-Implant ermöglicht.

HNO-Belegabteilungen:

- Krankenhaus Barmherzige Brüder
- Evangelisches Krankenhaus
- Klinik St. Hedwig (KUNO)

Besondere Kompetenz bieten wir Ihnen für folgende Schwerpunkte:

- Erkrankungen der Nase und Nasennebenhöhlen
- Schwerhörigkeit und Ohrgeräusche (Tinnitus)
- Gleichgewichtsstörungen / Schwindel
- Allergien
- Schnarchen und Schlafstörungen
- Tumorerkrankungen im HNO-Gebiet
- HNO-Erkrankungen bei Kindern
- Speicheldrüsenerkrankungen
- Ästhetik
- Geruchs- und Geschmacksstörungen
- Stimmstörungen

HNO ZENTRUM REGENSBURG
[überörtliche Gemeinschaftspraxis]

Prof. Dr. med. Jürgen Ußmüller
Dr. med. Candida Mattis-Nahr
Prof. Dr. med. Jan Kiefer
Dr. med. Claudius Fauser
Dr. med. Bernt Eichelberg*

Modernste Verfahren für funktionelle und bildgebende Diagnostik im HNO-Bereich

www.hals-nasen-ohrenaerzte.de

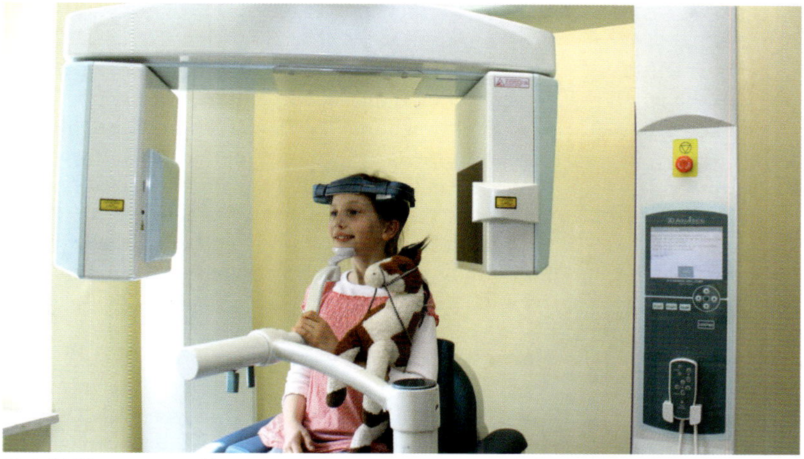

Digitale Volumentomographie

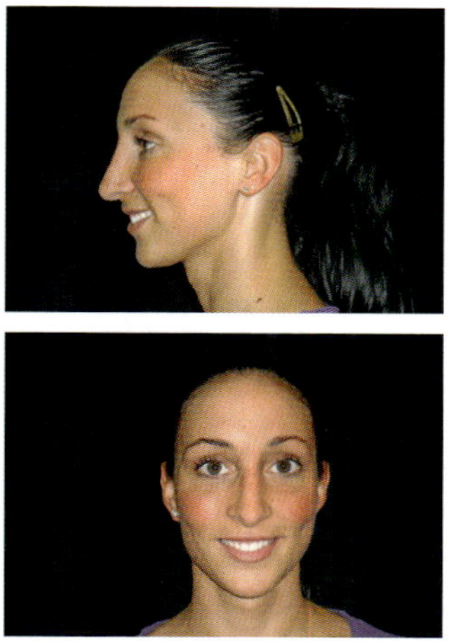

Ergebnis nach Nasenplastik

Mit der digitalen Volumentomografie (DVT) setzen wir eines der modernsten und schonendsten Verfahren der bildgebenden Diagnostik ein. Dieses Verfahren ermöglicht die detaillierte Darstellung des Mittel- sowie Innenohrs und die dreidimensionale Abbildung der Nasennebenhöhlen sowie der Zahnstrukturen bei geringstmöglicher Strahlenbelastung. Eine Aufnahme dauert nur wenige Sekunden und eignet sich auch für die Untersuchung von Kindern.

Schnarchen und Störungen des Schlafs:

Nach ausführlicher ambulanter Diagnostik (Polygrafie und endoskopische Untersuchungen) werden wir Sie über die unterschiedlichen Möglichkeiten der Therapie informieren. In vielen Fällen lässt sich durch eine schonende Laser-gestützte Gaumensegelplastik eine dauerhafte Reduktion des Schnarchens erreichen.

Operative Leistungen:

Im HNO Zentrum Regensburg werden im Jahr mehr als 1 700 Patienten operiert. Die Art der Eingriffe reicht von der HNO-Chirurgie bei Kindern, z. B. Tonsillektomie, über die minimal-invasive, funktionelle Chirurgie der Nase und Nasennebenhöhlen bis hin zu hochspezialisierten Eingriffen, z. B. der gehörverbessernden Ohrchirurgie einschließlich Cochlear-Implant bei ertaubten Patienten.

Besondere chirurgische Leistungen (Auswahl):

- Funktionelle Nasen- und Nasennebenhöhlenchirurgie
- Ohrchirurgie und Hörimplantate
- Laser- und Kehlkopfchirurgie
- HNO-Chirurgie für Kinder
- Speicheldrüsenchirurgie
- Tumorchirurgie
- Plastische Operationen (Rhinoplastik, Ohrmuschelplastik, Lidplastik, Schnarchoperationen)

Plastisch / Ästhetische Chirurgie:

Bei plastischen / ästhetischen Operationen ist unser Ziel, natürliche, ansprechende und individuelle Formen unter sorgfältiger Berücksichtigung der Funktion zu verwirklichen. Verfeinerte und schonende Methoden ermöglichen uns gezielte Formkorrekturen, z. B. der Nase, der Ohrmuscheln oder des Gesichts, die im präoperativen Gespräch nach den individuellen Vorstellungen und Voraussetzungen mit Ihnen geplant werden.

Kontakt

HNO-Praxis
Neupfarrplatz 12
93047 Regensburg

HNO-Klinik + Praxis
Krankenhaus
Barmherzige Brüder
Prüfeninger Str. 86
93049 Regensburg

Telefon 0941 599387-0
Fax 0941 599387-38

Sprechzeiten

Mo, Mi, Fr	7:30	bis 13:00
Di, Do	8:00	bis 13:00
Mo – Do	15:00	bis 18:00

Fachgebiete

Hals-Nasen-Ohrenheilkunde
Kopf- und Halschirurgie

*a.T. gem.§19 BO

Aktuelle Aspekte der Urologie

Von Dr. med. Tobias Lindenmeir

Urologische Krankheitsbilder

Die Urologie beschäftigt sich mit Erkrankungen der Nieren und der ableitenden Harnwege (Harnleiter, Harnblase und Harnröhre) sowie der männlichen Geschlechtsorgane (Penis, Hoden, Nebenhoden, Prostata, Samenblasen und Samenleiter). Dabei kommt es häufig zu Überschneidungen mit anderen Fachgebieten wie Nephrologie, Gynäkologie, Dermatologie oder der Allgemeinchirurgie.

Entzündungen

Ein Schwerpunkt ist die Behandlung von Entzündungen. Dazu gehören Nierenbeckenentzündungen, akute und chronische Blasenentzündungen und beim Mann zusätzlich Entzündungen der männlichen Geschlechtsorgane (Prostata, Hoden, Nebenhoden). Eine Aufgabe dabei ist die akute Behandlung, nicht weniger wichtig ist aber dann im Anschluss auch die korrekte Abklärung der jeweiligen Ursache. Dazu stehen verschiedenste diagnostische Instrumente zur Verfügung, wie z.B. die Sonografie, die Endoskopie (Blasenspiegelung) oder verschiedenste Röntgendiagnostik, ggf. auch mit Kontrastmitteldarstellung der Nieren. Auch spezifische Geschlechtserkrankungen (Syphilis, Gonorrhoe) werden mit vom Urologen behandelt.

Steinerkrankungen

Nieren- und Harnleitersteine sind oft auch als Wohlstandserkrankung benannt, da die Anzahl der Steinerkrankungen immer dann zunimmt, wenn es den Menschen besonders gut geht. Umgekehrt finden sich in schlechten, z.B. in Nachkriegszeiten deutlich weniger Steinerkrankungen. In den allermeisten Fällen besteht zwar eine Veranlagung zur Steinbildung, eine echte Stoffwechselerkrankung liegt jedoch nur sehr selten vor. Wichtig ist neben der akuten Behandlung, z. B. im Rahmen einer Nierenkolik, eine Anpassung der Lebensgewohnheiten (Ernährungsumstellung, genügend Flüssigkeitszufuhr, ausreichend körperliche Bewegung), da bei bestehender Veranlagung ein hohes Risiko besteht, erneut Steine zu bilden.

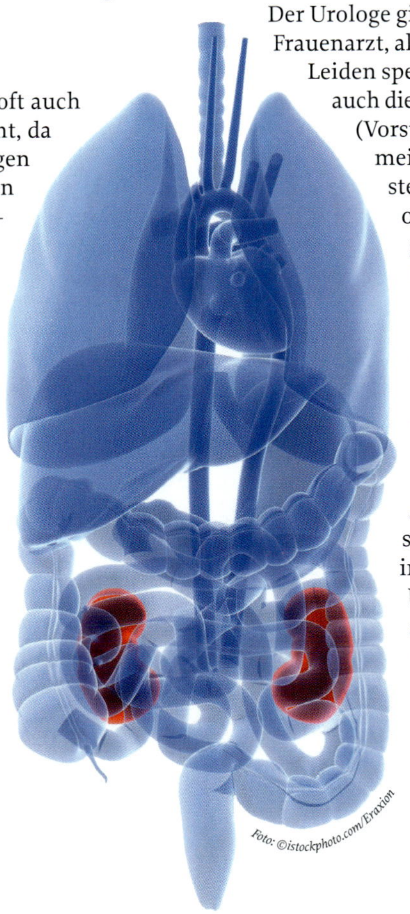
Foto: ©istockphoto.com/Eraxion

Kleinere Steine haben eine hohe Chance, von alleine abzugehen, wobei dies häufig mit mehr oder weniger starken „Koliken" einhergehen kann. Größere Steine bedürfen dann meist der „Hilfe" vom Urologen. Dazu stehen verschiedenste Maßnahmen zur Verfügung. Neben minimal-invasiven Techniken wie der perkutanen (Punktion durch die Flanke) und endoskopischen (Harnleiterspiegelung) Steinbehandlung ist die ESWL (extrakorporale Stoßwellenbehandlung) ein etabliertes Verfahren. In wenigen Fällen ist jedoch auch heute noch eine offene Operation nötig, oft in Kombination mit einer der anfangs genannten Techniken.

Harninkontinenz

Auch die Abklärung und Behandlung der Harninkontinenz ist u. a. die Domäne des Urologen. Dabei ist es wichtig, durch geeignete Untersuchungen den genauen Charakter der Inkontinenz zu bestimmen. Je nach Form ist dann eine medikamentöse oder operative Therapie möglich. Während primär hauptsächlich Frauen von der Harninkontinenz betroffen sind, leiden zunehmend auch Männer nach entsprechenden operativen Eingriffen (z. B. Radikaloperation bei Prostatakrebs) darunter.

Der Männerarzt

Der Urologe gilt auch als „Gegenstück" zum Frauenarzt, als sogenannter Männerarzt, da viele Leiden spezifisch für Männer sind. Dazu zählt auch die gutartige Vergrößerung der Prostata (Vorsteherdrüse). Im Anfangsstadium meist gut medikamentös zu behandeln, stehen im fortgeschrittenen Stadium operative Methoden im Vordergrund. Dabei wird das vergrößerte Drüsengewebe transurethral (durch die Harnröhre ohne offenen Schnitt) mit einer elektrischen Schlinge oder einem Laserstrahl abgetragen. Bei sehr großen Drüsen erfolgt die Entfernung über einen offenen Bauchschnitt.

Alle Aspekte der Männergesundheit sowie die Problematik des Mannes im Alter („Aging Male") werden vom Urologen abgedeckt. Dazu gehört auch die Abklärung / Behandlung von Potenzstörungen oder Fertilitätsstörungen (unerfüllter Kinderwunsch).

Krebserkrankungen in der Urologie

Neben den oben aufgeführten gutartigen Erkrankungen ist die Diagnostik und Behandlung (einschließlich Vor- und Nachsorge) von Tumorerkrankungen bedeutender Schwerpunkt einer urologischen Tätigkeit. Dazu zählen bösartige Erkrankungen der Nieren und Harnleiter, der Harnblase, der Prostata, der Hoden und des Penis. Stehen zunächst meist operative Behandlungsstrategien im Vordergrund ist ergänzend oder bei fortgeschrittenen Stadien einer Krebserkrankung auch eine enge Kooperation mit Kollegen der Onkologie und der Strahlentherapie wichtig, um den Patienten ein suffizientes Gesamtkonzept anzubieten.

BARMHERZIGE BRÜDER

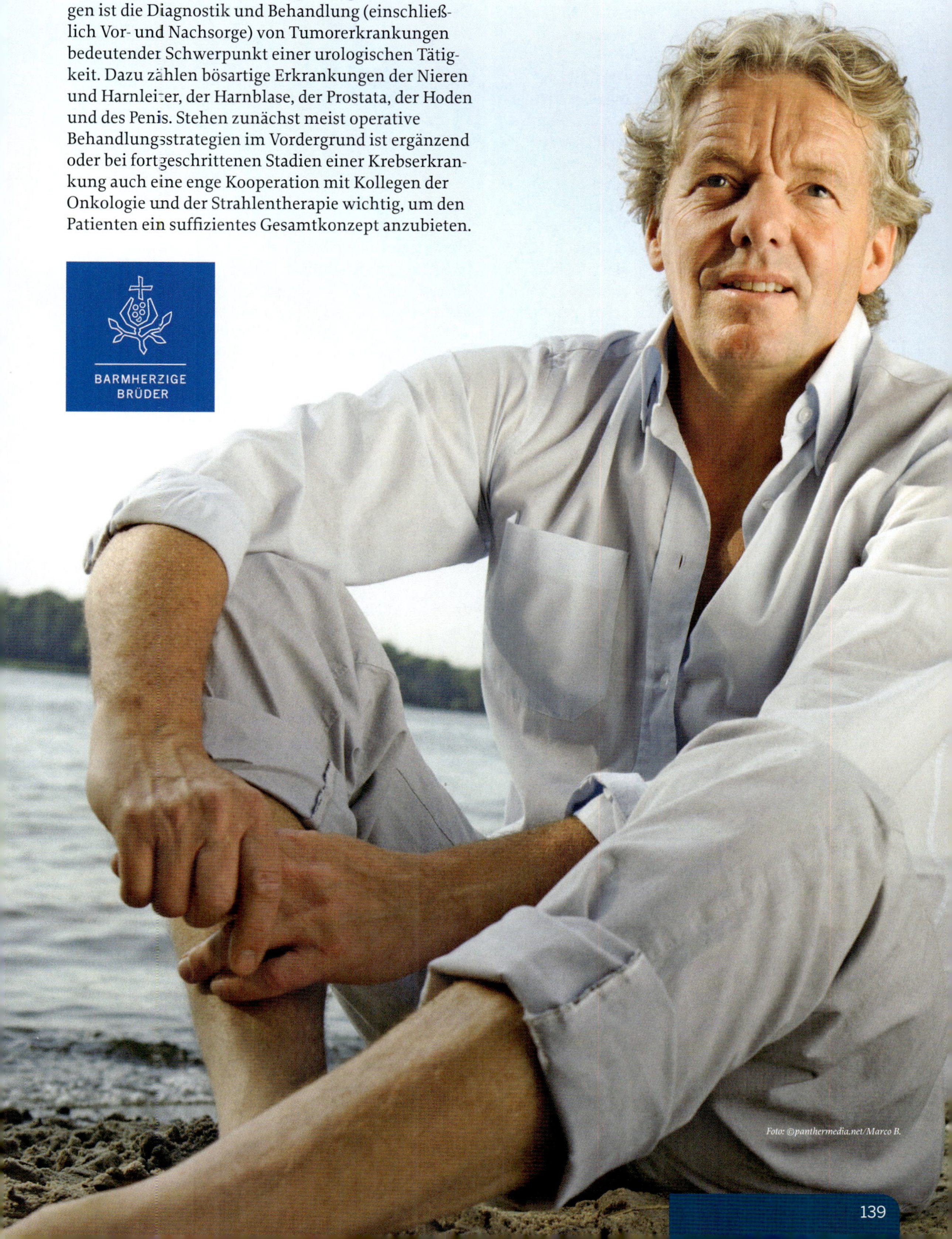

Foto: ©panthermedia.net/Marco B.

Prostatakrebs: Erkennung und operative Behandlung in der Urologie

Von Dr. med. Tobias Lindenmeir

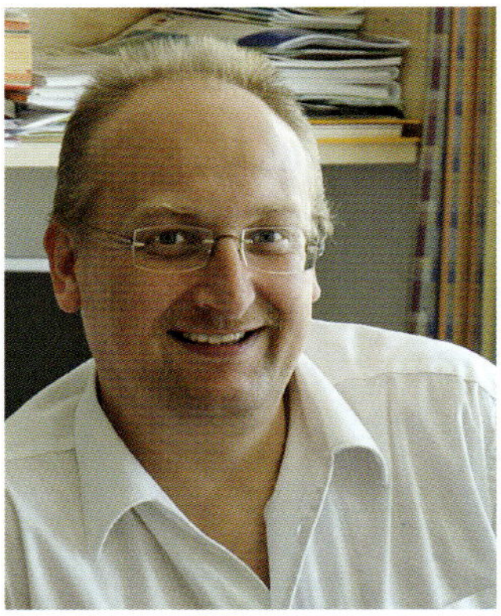

Dr. med. Tobias Lindenmeir

Wichtig: regelmäßige Vorsorge

Der Prostatakrebs ist mittlerweile der häufigste bösartige Tumor des Mannes. Nahezu 25 Prozent aller neu diagnostizierten Krebserkrankungen des Mannes in Deutschland gehen von der Prostata aus. Der Prostatakrebs verursacht im Anfangsstadium üblicherweise keinerlei Beschwerden – umso wichtiger ist die regelmäßige Vorsorge zur Früherkennung. Nur so besteht eine Chance, dass der Krebs im örtlich auf die Drüse beschränkten Stadium entdeckt und behandelt werden kann – im Frühstadium mit gutem Erfolg. Doch die Vorsorge sieht von Seiten der gesetzlichen Krankenkassen lediglich die Anamnese (Befragung) und die körperliche Untersuchung einschließlich des Austastens der Prostata durch den After vor. Jedoch sind viele Prostatakarzinome im frühen und damit im potentiell heilbaren Stadium klinisch nicht nachweisbar, d. h. der Tastbefund wird keinerlei Auffälligkeiten zeigen, Beschwerden bestehen nicht. Die meisten Urologen empfehlen deswegen zusätzlich die Ultraschalluntersuchung der Prostata durch den After und die Bestimmung des PSA-Wertes im Blut. Diese Blutuntersuchung wird meist von den gesetzlichen Krankenkassen nicht bezahlt. Unserer Erfahrung nach werden die allermeisten örtlich begrenzten Prostatakarzinome lediglich durch eine PSA-Erhöhung im Verlauf über jahrelange Beobachtung diagnostiziert. Diese lokal begrenzten, früh entdeckten Karzinome haben erwiesenermaßen die besten Chancen auf Heilung.

Auf den Verdacht folgt die Biopsie

Bei Verdacht auf ein Prostatakarzinom muss die Diagnose durch eine Prostatabiopsie gesichert werden. Diese wird üblicherweise mit einer Ultraschallsonde durch den After in örtlicher Betäubung durchgeführt. Eventuell sind ergänzende Untersuchungen nötig, bevor eine passende Therapie eingeleitet werden kann. Ist der Tumor auf die Prostata begrenzt, besteht eine hohe Chance, dass er komplett entfernt werden kann.

Behandlungsmöglichkeiten bei Prostatakrebs

Beim lokal begrenzten Prostatakarzinom ist die radikale operative Entfernung der Prostata die Therapie der Wahl, vor allem bei jüngeren Patienten. Dies kann durch eine offene Operation mittels Bauch- bzw. Dammschnitt erfolgen, oder im Rahmen einer sogenannten „minimal-invasiven" laparoskopischen Technik über eine Bauchspiegelung: Durch den niedrigeren Blutverlust bei dieser Technik erholt sich der Patient meist schneller nach der Operation. Dagegen scheinen die onkologischen Ergebnisse der offenen Methoden besser zu sein, d. h. die Tumorbehandlung an sich. Es hat sich gezeigt, dass nach laparoskopischen bzw. roboterassistierten Eingriffen bereits innerhalb des ersten halben Jahres nach OP signifikant mehr Patienten eine weiterführende Therapie benötigten. Auch die Rate der Harninkontinenz nach Operation scheint bei laparoskopischen Techniken erhöht zu sein. Neben der Harninkontinenz ist die Beeinträchtigung der erektilen Funktion (Potenz) eine Folge der Radikaloperation der Prostata. Je nach Ausbreitung der Erkrankung kann durch zunehmend verfeinerte OP-Techniken versucht werden, die erektile Funktion zu erhalten. Zumindest die Wirksamkeit der heute eingesetzten Medikamente (PDE-5-Hemmer) zur Behandlung der erektilen Funktion kann dadurch verbessert werden. Letztlich ist es relativ unbedeutend, welche OP-Methode angewandt wird. Entscheidend ist die Erfahrung des Operateurs selbst.

Alternative Therapien zur Operation

Generell muss jeder Patient nach vorliegendem Befund, Alter, Vorerkrankungen über eine für ihn passende Therapie individuell beraten werden. Bei älteren Patienten oder Patienten mit ernsthaften Begleiterkrankungen stellt die Operation ein erhöhtes Risiko dar. Hier bietet sich die Strahlentherapie als gleichwertige Alternative dar.

Ist der Tumor nicht mehr auf die Prostata begrenzt, reicht eine operative Behandlung nicht aus. Hier muss auch eine passende systemische Therapie durchgeführt werden. An erster Stelle steht eine hormonelle Behandlung. Da die Prostatakrebszellen normalerweise abhängig von den männlichen Hormonen (Testosteron) wachsen, stellt die Blockierung des Testosterons durch Medikamente oder durch einen kleinen operativen Eingriff eine erfolgreiche Therapieoption dar.

Fachärzte für Urologie: Dr. med. Michael Ibelshäuser, Ireneusz Florian, Dr. med. Tobias Lindenmeir

Urologische Praxis mit Belegbetten in der Klinik für Urologie im Krankenhaus Barmherzige Brüder

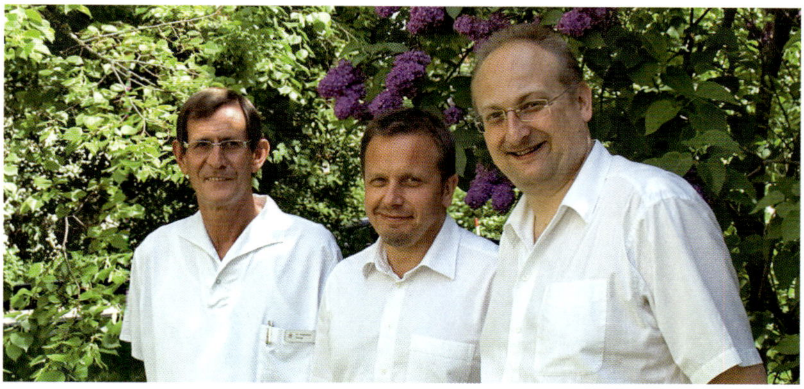

In Zusammenarbeit mit dem Krankenhaus Barmherzige Brüder Regensburg können wir Ihnen nahezu das komplette konservative und operative Spektrum der modernen Urologie anbieten. Hierzu stehen uns modernste technische Möglichkeiten zur Verfügung. Zudem erfolgen alle Maßnahmen nach neuestem medizinischen Wissensstand. Die Therapie erfolgt entweder ambulant in unserer Praxis bzw. über die Tagesklinik im Krankenhaus oder stationär über unsere Belegabteilung.

Praxisspektrum

- Sämtliche Erkrankungen der Nieren, Blase und der männlichen Geschlechtsorgane
- Urologische Tumore, einschließlich Tumorvorsorge und -nachsorge
- Nieren- und Harnleitersteine
- Entzündliche Erkrankungen
- Harninkontinenz
- Potenzstörungen
- Männergesundheit sowie Problematik des Mannes im Alter (Aging male)

Technische Ausstattung

Sonographie (einschl. Powerdoppler, 3D, Kontrastmittelsonographie), Urinlabor, Spermiogramme, PSA, Endoskopie, Röntgen, Urodynamik / Videourodynamik.

Operatives Spektrum

- Operative Therapie aller urologischen Tumore
- Prostatakarzinom: u. a. nervenschonende retropubische und laparoskopische Prostataektomie (EERPE)
- Blasenkarzinom: u. a. radikale Zystektomie mit supravesikaler Harnableitung (Ileum-Conduit, Ileum-Neoblase)
- Hodentumor: u. a. nervenschonende modifizierte retroperitoneale Lymphadenektomie
- Nierentumor: u. a. radikale transperitoneale Nephrektomie und organerhaltende Tumorexzision (offen und laparoskopisch)

Endoskopische Operationen

- Gutartige Prostatavergrößerung
- Elektroresektion der Prostata (TUR-P)
- Laserbehandlung (Green-Light-Laser)
- Blasentumor: Elektroresektion (TUR-B), Photodyn. Diagnostik
- Steintherapie: Stoßwellensteinzertrümmerung (ESWL), Ureterorenoskopie (URS), Perkutane Nephrolitholapaxie (PCNL), elektrohydraulische Zertrümmerung von Harnleiter- und Blasensteinen

Weiteres

Inkontinenzbehandlung (u. a. TVT-Band), Botulinustoxin-Injektionen (bei Blasenfunktionsstörungen), Versorgung unfallbedingter Verletzungen an Harnröhre, Prostata, Blase, Niere, evtl. fachübergreifend mit der unfallchirurgischen Abteilung.

BARMHERZIGE BRÜDER

uro-regensburg
Die Urologische Praxis
im Medizinischen Versorgungszentrum
Krankenhaus Barmherzige Brüder® Regensburg

uro-regensburg
Die Urologische Klinik
Krankenhaus Barmherzige Brüder® Regensburg

Kontakt

Prüfeninger Straße 86
93049 Regensburg
Telefon 0941 369-2850
Fax 0941 369-2851
urologie@barmherzige-regensburg.de
www.uro-regensburg.de

Sprechzeiten

Mo, Mi, Fr 8:00 bis 12:00
Di, Do 14:00 bis 18:00

Fachgebiete

Urologie
Spezielle Urologische Chirurgie
Medikamentöse Tumortherapie
Männerarzt c.m.i.

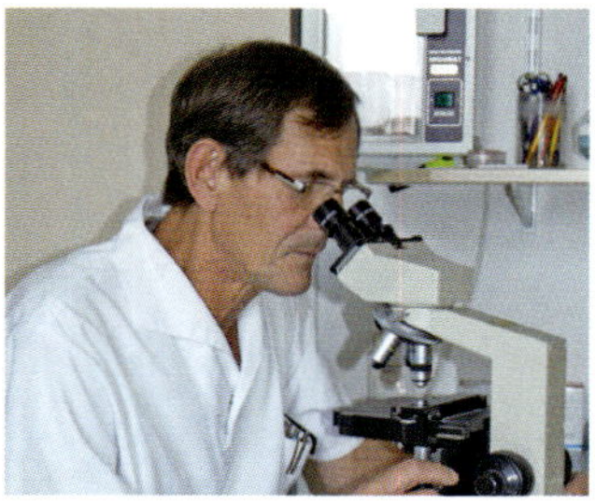

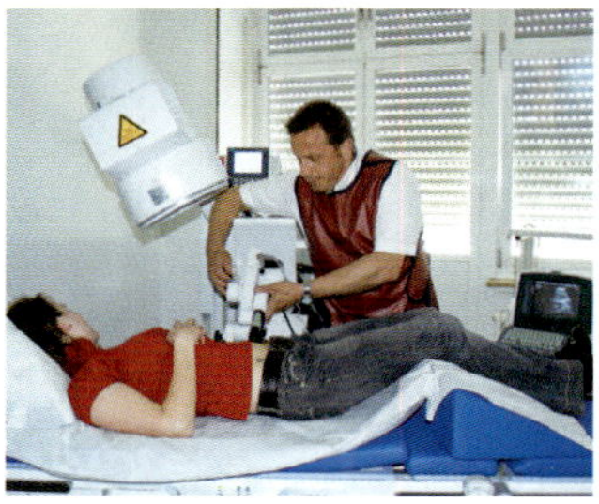

Urologische Praxis
Dr. med. Maria-Luise Götz

Fachärztin für Urologie

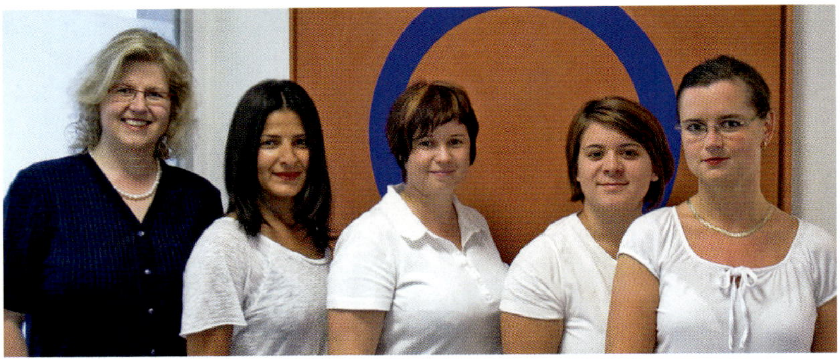

GesundheitsForum

Urologische Praxis
Dr. med. Maria-Luise Götz

› Kontakt
Paracelsusstraße 2
93053 Regensburg
Telefon 0941 53560
Fax 0941 51016

› Sprechzeiten
Mo, Di, Mi, Fr 8:00 bis 12:00
Mo, Di 16:00 bis 18:00
Donnerstag 16:00 bis 19:00
und nach Vereinbarung
Notfälle jederzeit

Unser Leistungsspektrum
Es umfasst die gesamte konservative urologische Diagnostik und Therapie auf höchstem Qualitätsstand der Urologie des Mannes und vor allem der Frau, vernetzt mit allen spezialisierten operativen Einheiten.

Individuelle Betreuung
Besonders wichtig ist uns im Zeitalter großer „Medizinfabriken" die individuelle, persönliche Betreuung in einer fachlich kompetenten Einzelpraxis.

Urologie Kelheim
Dr. med. Thomas Pielmeier & Martin Dirmeyer

Fachärzte für Urologie, Naturheilverfahren, Akupunktur, Belegärzte an der Goldbergklinik

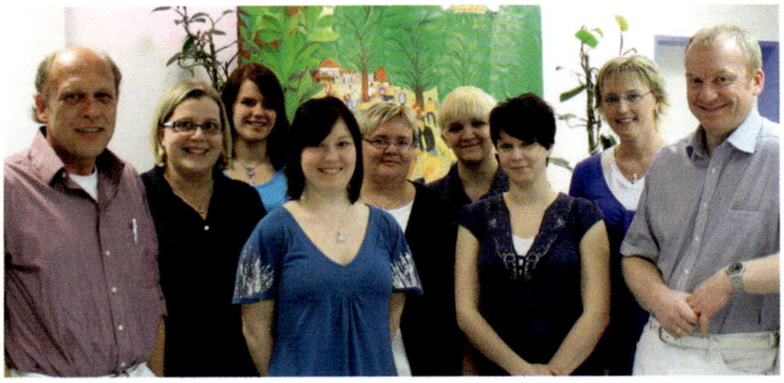

Goldberg Klinik

› Kontakt
Finkenstraße 2
93309 Kelheim
Telefon 09441 2522
Fax 09441 2584
info@urologie-kelheim.de
www.urologie-kelheim.de

› Sprechzeiten
Mo, Di, Do, Fr 8:30 bis 12:00
Mo, Do, Fr 14:30 bis 18:00
Di 15:00 bis 19:00
Mi 8:30 bis 13:00
Notfälle jederzeit

› Fachgebiete
Urologie
Naturheilverfahren
Akupunktur

Leistungsspektrum
- Sämtliche Erkrankungen der Harnorgane und der männlichen Geschlechtsorgane
- Diagnostik, Behandlung und Nachsorge urologischer Tumore
- Harnsteindiagnostik und -behandlung
- Ambulante und stationäre ESWL (Stoßwellenzertrümmerung von Harnsteinen)
- Fruchtbarkeitsuntersuchungen
- Diagnostik und Behandlung von Potenzstörungen
- Ambulante und stationäre Operationen (z.B. Eingriffe an Blase, Prostata, Niere, Geschlechtsorgane des Mannes, Inkontinenzoperationen bei der Frau, u.v.m.)
- Krebsvorsorgeuntersuchungen
- Behandlung der Harninkontinenz
- Ambulante Sterilisation
- Mitglied im Beckenbodenzentrum Kelheim

Urologische Praxis Dr. med. Michael Semmelmann

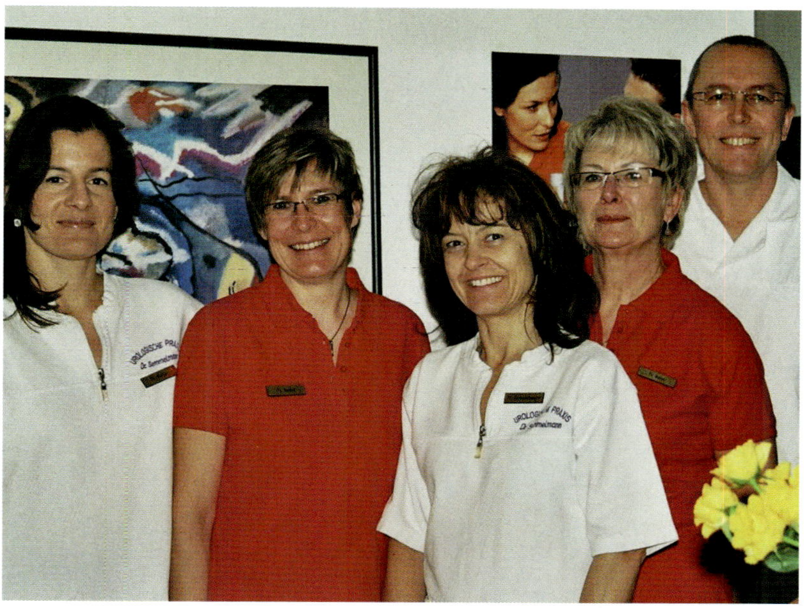

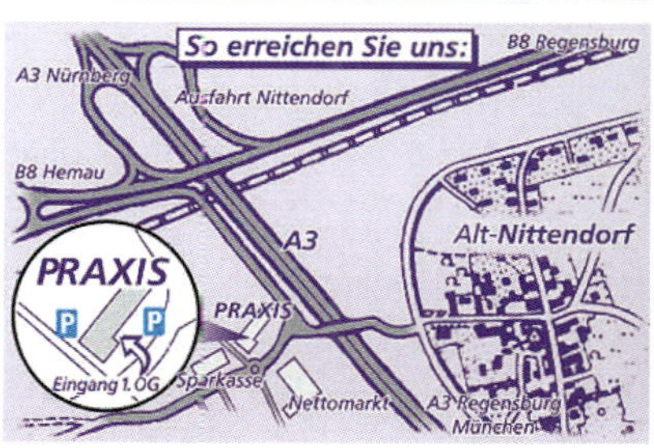

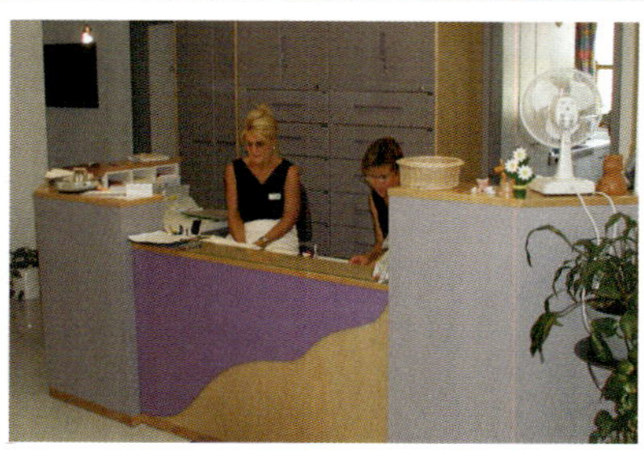

Leistungsspektrum

- Therapie von Erkrankungen der Nieren, Blase und männlichen Geschlechtsorgane
- Urologische Tumortherapie
- Steinerkrankungen
- Krebsvorsorge
- Prostatabiopsie
- Harninkontinenz
- Potenzstörungen
- Männergesundheit

Technische Ausstattung

- Sonographie mit Farbdoppler
- Digitales Röntgen
- Flexible Endoskopie
- Urodynamik
- Uroflowmessung
- Spermiogrammdiagnostik
- Urinlabor
- PSA-Messung

Operatives Spektrum

- Ambulante Steinzertrümmerung (ESWL)
- Ambulante Operationen im Castra-Regina Centrum Regensburg
- Stationäre Operationen an der Belegabteilung am Krankenhaus der Barmherzigen Brüder

Urologische Praxis
Dr. med.
Michael Semmelmann

Überörtliche Gemeinschaftspraxis mit Frau Dr. Maria-Luise Götz
Paracelsusstraße 2
93053 Regensburg

Kontakt Hauptpraxis Nittendorf
Bernsteinstraße 4c
93152 Nittendorf
Telefon 09404 9511-11
Fax 09404 9511-99
urologie-nittendorf@t-online.de
www.urologie-nittendorf.de

Kontakt Filiale Parsberg
Dr-Boecale-Straße 3
92331 Parsberg
Telefon 09492 6001931

Sprechzeiten Hauptpraxis Nittendorf
Mo – Do 8:00 bis 12:00
Fr 14:00 bis 17:00
Mo u. Mi 15:00 bis 18:00

Sprechzeiten Filiale Parsberg
Di u. Do 16:00 bis 18:00

Fachgebiete
Urologie
Männerarzt

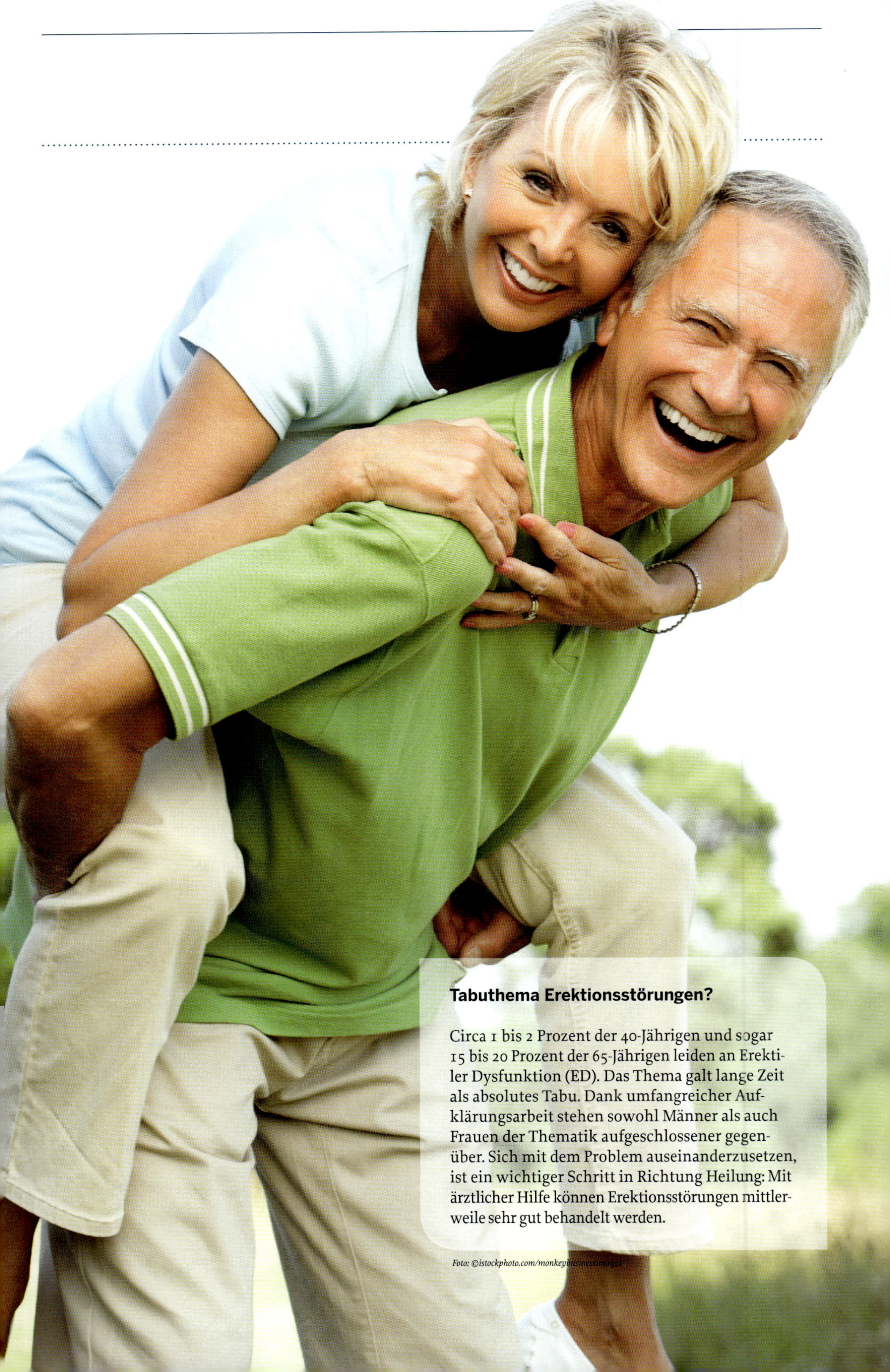

Tabuthema Erektionsstörungen?

Circa 1 bis 2 Prozent der 40-Jährigen und sogar 15 bis 20 Prozent der 65-Jährigen leiden an Erektiler Dysfunktion (ED). Das Thema galt lange Zeit als absolutes Tabu. Dank umfangreicher Aufklärungsarbeit stehen sowohl Männer als auch Frauen der Thematik aufgeschlossener gegenüber. Sich mit dem Problem auseinanderzusetzen, ist ein wichtiger Schritt in Richtung Heilung: Mit ärztlicher Hilfe können Erektionsstörungen mittlerweile sehr gut behandelt werden.

Foto: ©istockphoto.com/monkeybusinessimages

Dr. med. Hans Frank
Facharzt für Urologie

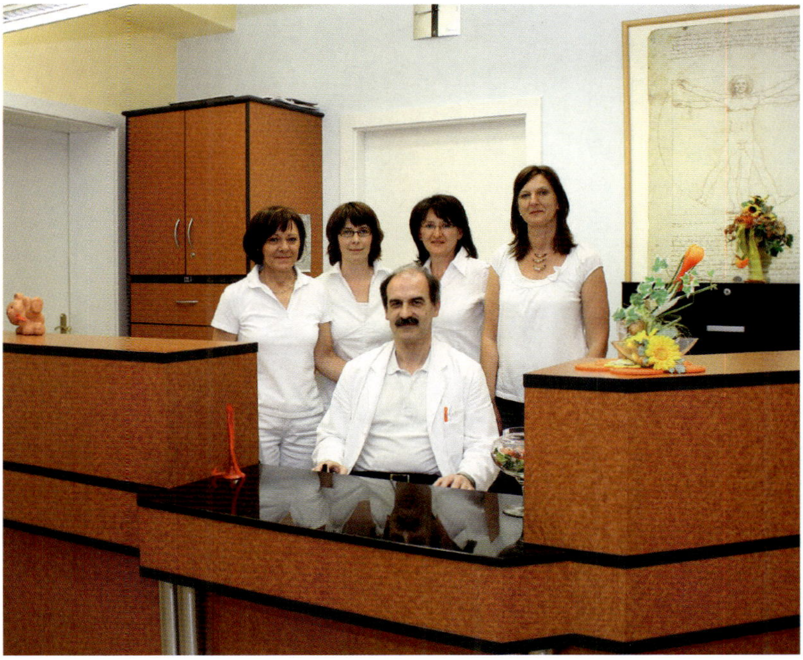

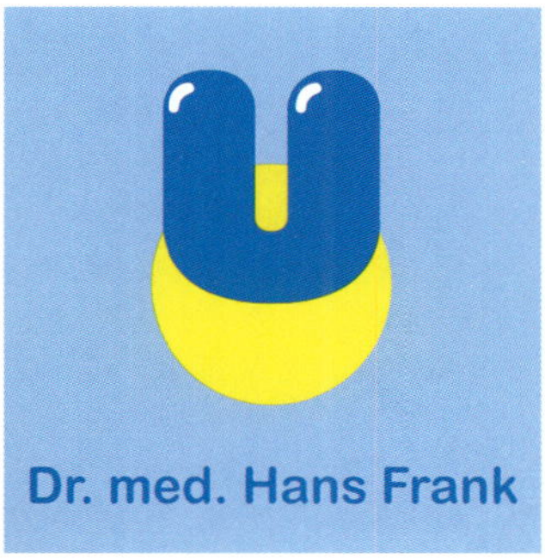

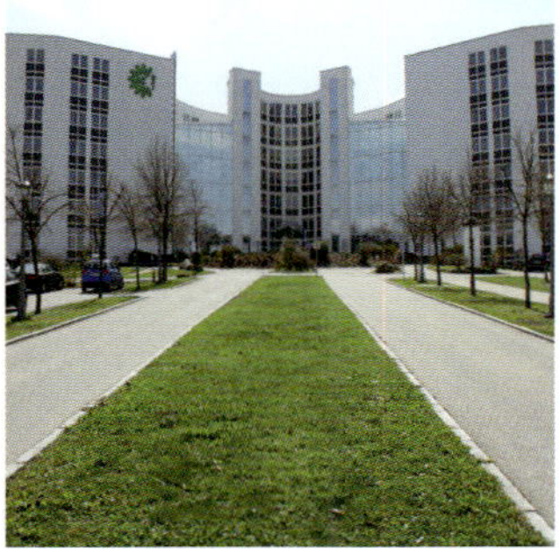

Individuelle Betreuung und Kooperation mit Kliniken

Es ist unser Bestreben, Ihnen Ihre Aufenthalte in unserer Praxis so angenehm wie möglich zu gestalten. Die Behandlung jedes einzelnen Patienten erfordert unsere volle Zuwendung und Kompetenz. Wir wollen Sie in urologischen Dingen beraten, krankhafte Veränderungen schnell und sicher erkennen und zügig und erfolgreich behandeln. Den größten Teil des diagnostisch und therapeutisch Notwendigen können wir in unserer Praxis durchführen. Für einen Teil der Untersuchungen oder Behandlungen werden wir Sie ggf. zu einer spezialisierten Praxis oder in Kliniken überweisen, mit denen wir gut zusammenarbeiten.

Unsere Leistungen (Auszug)

- Beratung und Behandlung bei Blasenschwäche
- Beratung und Behandlung bei Kinderwunsch
- Beratung und Behandlung bei Männererkrankungen
- Beratung und Behandlung bei Störung der Sexualfunktion
- Blasenspiegelungen (Zystoskopien)
- Blutabnahme für Laboruntersuchungen
- Diätberatung bei Steinerkrankungen
- Harndiagnostik
- Krebs-Früherkennung, „Vorsorge“
- Röntgenuntersuchungen
- Ultraschalluntersuchungen (Sonografie)
- Ambulante Operationen
- Inkontinenzdiagnostik
- Urodynamische Diagnostik
- Vor- und Nachsorge urologischer Tumore
- ESWL-Therapie (Steinzertrümmerung mit Ultraschall)
- Akupunktur

Kontakt

Dr.-Robert-Eckert-Straße 1
93128 Regenstauf
Telefon 09402 947650
Fax 09402 947649
Mobil 0175 2012680
hans.frank@dgn.de
www.internetdomain.de

Sprechzeiten

Mo – Do	8:30 bis 12:30
Fr	8:30 bis 13:30
Mo, Di	14:00 bis 17:00
Do	15:00 bis 18:00

Ausreichend Parkplätze vor dem Haus

Fachgebiet

Urologie

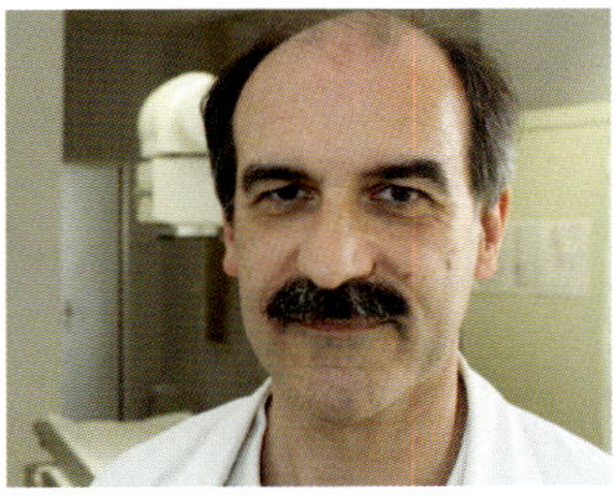

Gynäkologie und Frauenheilkunde: Die Ärzte mit Vertrauensbonus

Begleiter über viele Lebensphasen

Frauenärzte begleiten ihre Patientinnen oft ein Leben lang und sind in ihrer Funktion einem Hausarzt nicht unähnlich. Denn ein Gynäkologe ist für viele Frauen nicht nur der erste Ansprechpartner bei akuten Erkrankungen, sondern begleitet Frauen in vielen Lebensphasen: von der Pubertät bis ins hohe Alter steht er bei allen Fragen zur weiblichen Gesundheit und auch dem seelischen Wohlbefinden zur Seite. Letzteres spielt eine immer größere Rolle. So befasst sich die moderne Gynäkologie auch mit den hormonellen Einflüssen und persönlichen Veränderungen, die sich auf das Allgemeinbefinden der Patientinnen auswirken.

Von Geburt an dabei

Das klassische medizinische Fachgebiet der Gynäkologie und Geburtshilfe umfasst die Erkennung, Vorbeugung, Behandlung und Nachsorge von geschlechtsspezifischen Erkrankungen der Frau. Das Aufgabenfeld der Geburtshilfe umfasst die Begleitung während der Schwangerschaft und der Geburt. Der Frauenarzt stellt der werdenden Mutter zum Beispiel den Mutterpass aus, in dem alle wichtigen medizinischen Stationen der Schwangerschaft vermerkt sind. Frauenärzte arbeiten in der Geburtshilfe eng mit Hebammen und wenn notwendig, zum Beispiel bei einem Kaiserschnitt oder bei einer PDA, auch mit Anästhesisten zusammen.

Operative Eingriffe

Die Gynäkologie zählt zu den operativen Fachgebieten der Medizin. Nach dem absolvierten Medizinstudium folgt eine fünfjährige Weiterbildung. Zu den klassischen Eingriffen der Gynäkologen zählen Kaiserschnitte, Gebärmutterentfernungen oder Eierstockzystenentfernungen. Bis vor ein paar Jahren waren dazu noch große Bauchschnitte notwendig, die eine große Belastung für die Patientinnen darstellte. Heutzutage können fast alle Operationen besonders patientenschonend über die Schlüsselloch-Chirurgie durchgeführt werden. Mit Hilfe der Laparoskopie lassen sich mit kleinen Schnitten inzwischen auch größere Eingriffe ohne Probleme bewältigen. Die Patientinnen können meist nach zwei Tagen wieder nach Hause.

Diagnostik und „Babyfernsehen"

Auch im Bereich der Diagnostik gab es in den letzten Jahren enorme technische Weiterentwicklungen, zum Beispiel beim 3-D-Ultraschall und der Mammografie. Werdende Eltern können zum Beispiel einen Termin zum so genannten „Babyfernsehen" vereinbaren – dank 4-D Ultraschall erscheint der Nachwuchs nicht mehr als schwarz-weiß Mosaik, sondern lässt sich in Farbe und dreidimensional bestaunen.

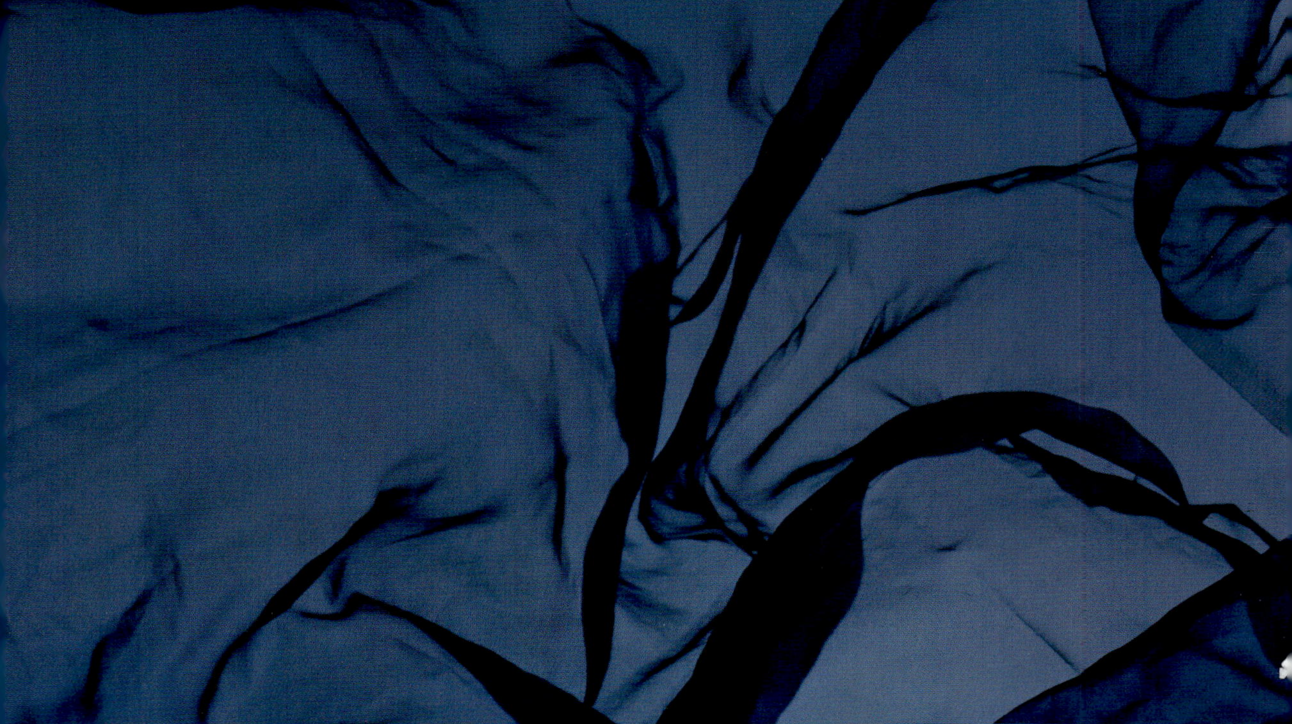

Prävention und Früherkennung

Besonderes Augenmerk gilt der Prävention und Früherkennung. Umfassende Krebsvorsorgeuntersuchungen, wie u. a. zur Früherkennung von Brustkrebs und Gebärmutterhalskrebs zählen auch schon bei jungen Frauen zu den wichtigsten Untersuchungen. Weiter gehören verschiedene Schutzimpfungen und eine komplexe Abklärung möglicher Schädigungen des ungeborenen Kindes im Mutterleib (Pränatalmedizin) zu den wichtigen Vorsorgeangeboten der Frauenärzte.

Viel Kompetenz, noch mehr Menschlichkeit

Neben der fachlichen Kompetenz ist bei Gynäkologen auch viel Menschlichkeit gefragt. Ein gefestigtes Vertrauensverhältnis zwischen Arzt und Patientin übernimmt in diesem Fachbereich – noch mehr als in allen anderen – eine wesentliche Bedeutung. Viele Frauen informieren sich deswegen besonders intensiv über ihren Gynäkologen. Auf den folgenden Seiten können Sie sich über ausgewählte Praxen ein genaueres Bild machen.

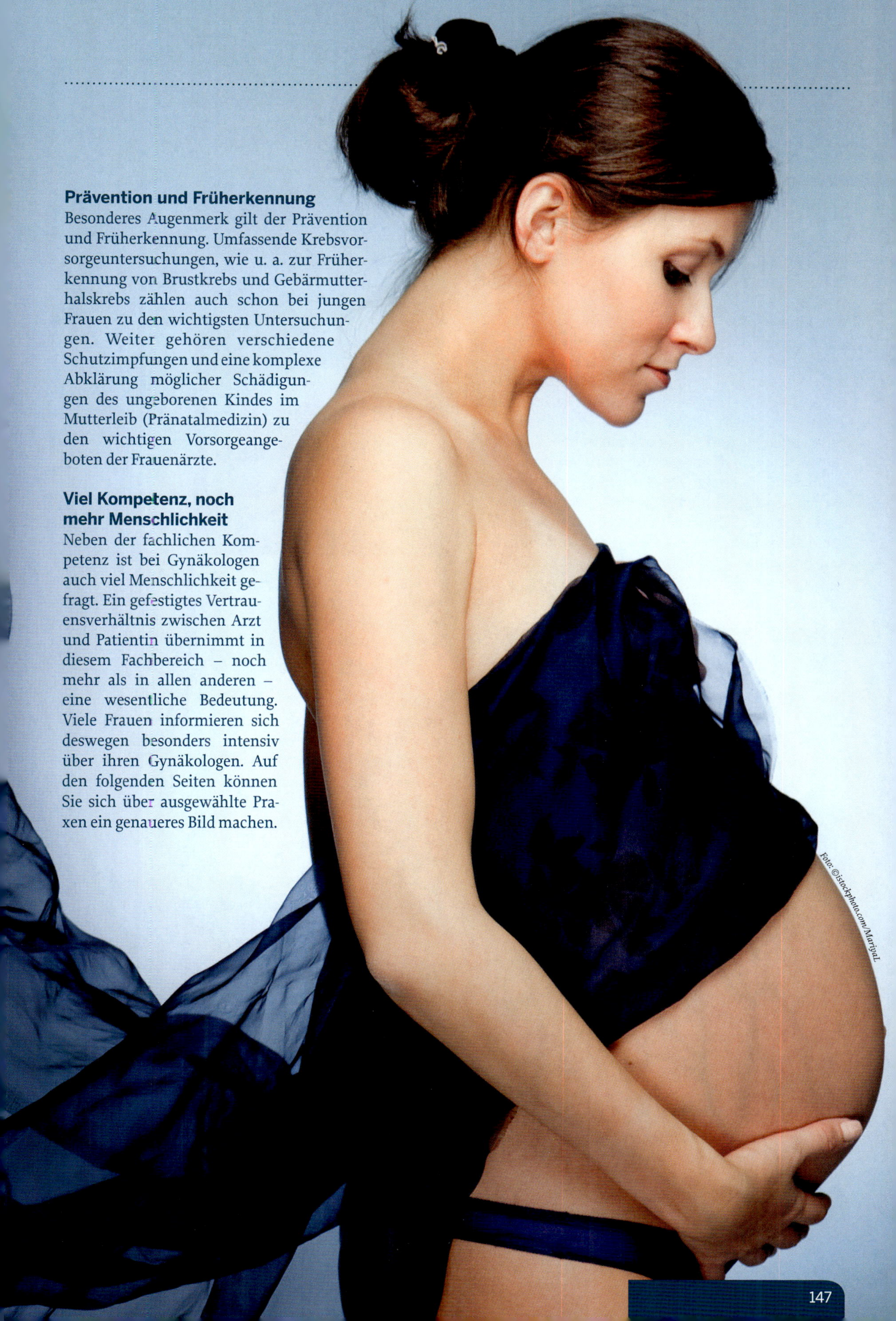

Foto: ©istockphoto.com/MarijaL

Dr. med. Jürgen Bornhaupt, Dr. med. Annette Salterberg, Dr. med. Peter Heinkele

Frauenärzte
Belegärzte am Krankenhaus Cham

„Wir helfen Ihnen, gesund zu werden und gesund zu bleiben."

Ob Sie eine Beratung oder eine Vorsorgeuntersuchung in unserer Praxis brauchen oder eine Operation in der Abteilung für Gynäkologie und Geburtshilfe im Krankenhaus – immer behandelt Sie das gleiche Team!

Wer sind wir?

Jeder von uns hat als Chefarzt schon eine Frauenklinik geleitet. Aber Patientinnen nur im Krankenhaus zu behandeln, genügte uns nicht. Jetzt betreuen wir Sie in unserer Praxis als ambulante Patientin und unterstützen Sie in allem, was Ihre Gesundheit erhält. Wir beraten Sie umfassend in allen frauenärztlichen Fragen, individuell und ganzheitlich – einschließlich der in unserem Fachgebiet so wichtigen psychosomatischen Aspekte. Sollten Sie wegen einer Frauenkrankheit oder Schwangerschaft eine Krankenhausbehandlung brauchen, sind wir Ihr geburtshilfliches und gynäkologisches Team im Krankenhaus Cham. Wir begleiten Sie während Ihrer Schwangerschaft, unter der Geburt und im Wochenbett.

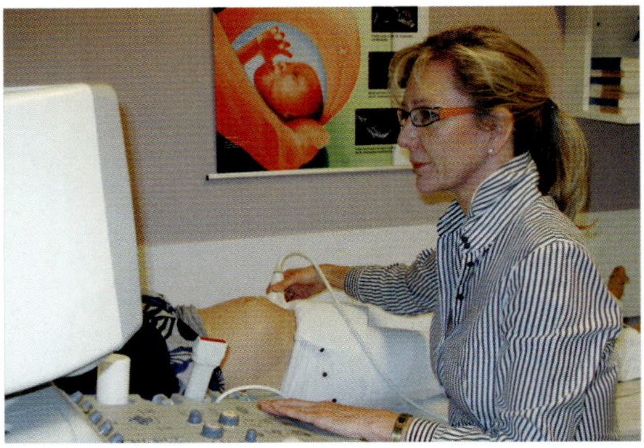

Dr. med. Annette Salterberg beim Ultraschall an einer schwangeren Patientin

Gesundheitsfürsorge, ambulante und stationäre Behandlung in einer Hand.

Dabei werden wir unterstützt von unseren freundlichen und kompetenten Mitarbeitern im Krankenhaus und in der Praxis, denen Ihr Wohlbefinden am Herzen liegt.

Neben den Patientinnen aus unserer Praxis betreuen wir im Krankenhaus auch alle Frauen, die wegen Schwangerschaft oder Frauenkrankheiten dorthin eingewiesen werden. Um auch hier eine optimale Versorgung zu gewährleisten, sind wir in ein enges Netzwerk mit unseren niedergelassenen Kollegen eingebunden.

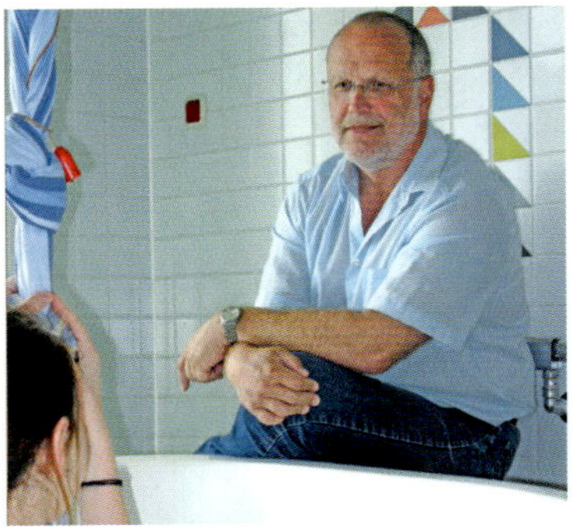

Dr. med. Jürgen Bornhaupt bei einer Wassergeburt

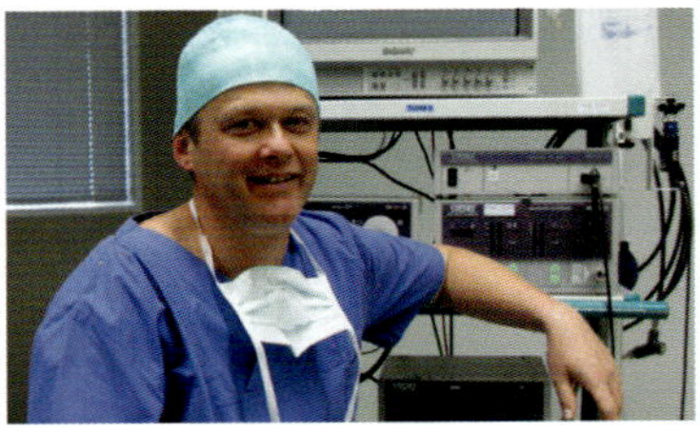

Dr. med. Peter Heinkele zwischen zwei Operationen

Sollten tatsächlich einmal unsere Möglichkeiten nicht ausreichen, Ihre Gesundheit wiederherzustellen, behandeln wir Sie zusammen mit unseren Kooperationspartnern, z. B. der Frauenklinik und dem Brust- und Perinatalzentrum Amberg.

Durch gemeinsame Besprechungen und Konferenzen mit unseren Kooperationspartnern, Teilnahme an regionalen und überregionalen Qualitätszirkeln und Kongressen und durch Entwicklung von einheitlichen Therapiestandards ist sichergestellt, dass wir unseren Patientinnen stets die modernsten Behandlungsverfahren bieten können. Wir schätzen Bewährtes, sind aber für Neues offen: Bei mancher sinnvollen Neuerung, z. B. minimal-invasiven Operationen, gehörten wir zu den ersten, die sie in der Region angewandt haben. Sowohl in der Praxis als auch in der Klinik verfügen wir über eine funktionelle Ausstattung von hoher Qualität. Seit Jahren ist unser Qualitätsmanagement vom TÜV zertifiziert. Auf die ständige Weiterbildung unserer Mitarbeiter legen wir großen Wert.

„Freude an der Arbeit lässt das Werk vortrefflich geraten."
Aristoteles

Ausgezeichnete Patientenversorgung – Zeichen Ihres Vertrauens

Zertifiziert TQZert ISO 9001

Frauenärzte in Praxis und Klinik

Stationäre und ambulante Behandlung durch ein Team

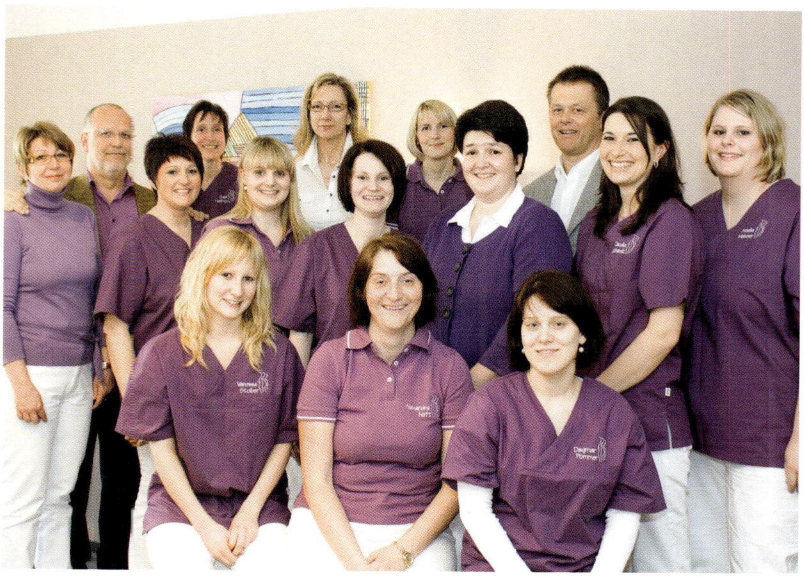

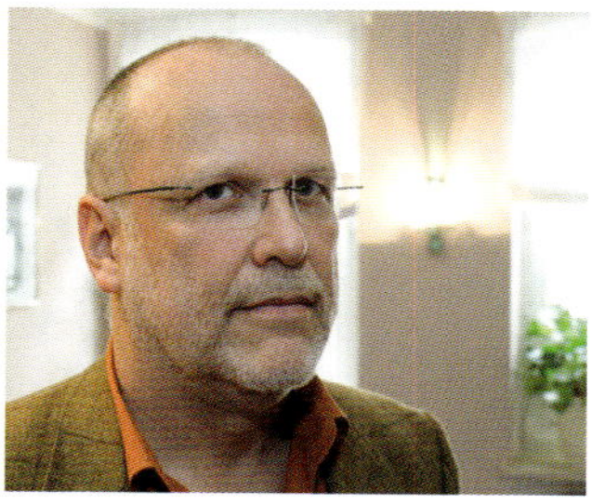

Dr. med. Jürgen Bornhaupt

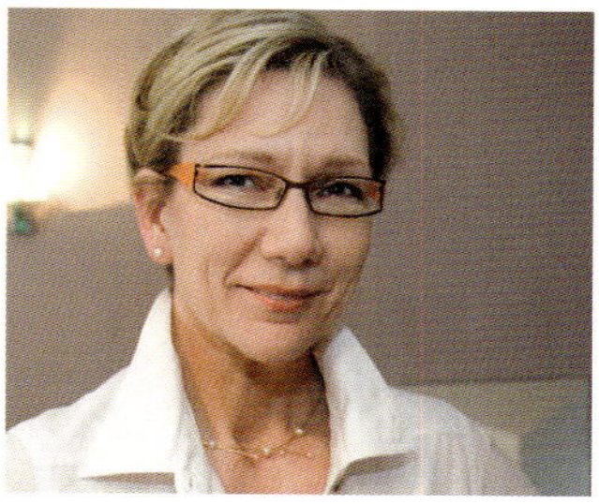

Dr. med. Annette Salterberg

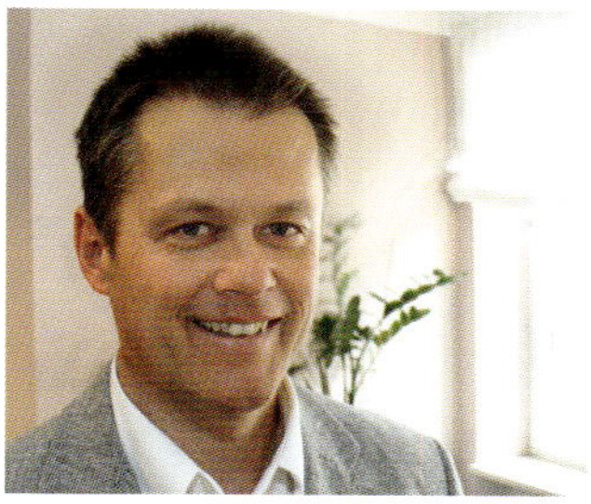

Dr. med. Peter Heinkele

Leistungsspektrum

- Krebsfrüherkennung
- Empfängnisverhütung
- Hormondiagnostik, Hormon- und Stoffwechseltherapie
- Impfungen gegen Scheidenpilze, Harnwegsinfektionen, Gebärmutterhalskrebs
- Intensive Betreuung bei Kinderwunsch
- Schwangerenvorsorge inkl. spezielle Ultraschall-Diagnostik (Nackenfaltenmessung, weiterführende Fehlbildungsdiagnostik, Doppler-Sonografie, 4-D-Ultraschall), Amniozentese etc.
- Ultraschall-Diagnostik (Brust, Unterleib)
- Diagnostik, medikamentöse und operative Behandlung von
  - Krebserkrankungen der Brust und der Geschlechtsorgane
  - Blutungsstörungen
  - Myome
  - Eierstockszysten, Endometriose
  - Senkungserkrankungen, Blasenschwäche
- Tumornachsorge bei allen bösartigen Erkrankungen in der Gynäkologie; hormonelle Therapie und Chemotherapie
- Operationen:
  - Alle in der Gynäkologie etablierten Operationsverfahren; immer dann, wenn es sinnvoll ist, minimal-invasiv (Bauchspiegelung, Gebärmutterspiegelung)
  - Wiederherstellende Operationen nach Krebserkrankungen
  - Verkleinerung und Straffung der Brust
  - Bauchdeckenstraffung
  - Ambulante Operationen
- Familienorientierte Geburtshilfe; vielfältige Möglichkeiten der Geburtserleichterung wie Schmerzbehandlung, Akupunktur, Homöopathie, Wassergeburt. Sanfter Kaiserschnitt (nach Misgav Ladach); nach der Geburt Rooming-in und auf Wunsch Familienzimmer. Bei Stillwunsch helfen speziell ausgebildete Stillberaterinnen.

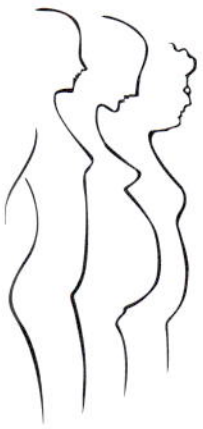

Kontakt
Steinmarkt 7
93413 Cham
Telefon 09971 8533-0
Fax 09971 8533-884
praxis@gyn-cham.de
www.frauenaerzte-im-netz.de

Sprechzeiten

Mo – Do	8:00	bis 12:00
und	14:00	bis 18:00
Fr	8:00	bis 12:00
und	14:00	bis 17:00

Fachgebiete
Frauenheilkunde
Geburtshilfe

Medizinisches Versorgungszentrum für Kinder- und Jugendmedizin

Dr. Thomas Eichinger und Dr. Petra Plikat
Ihr Kind ist auch für uns etwas Besonderes!

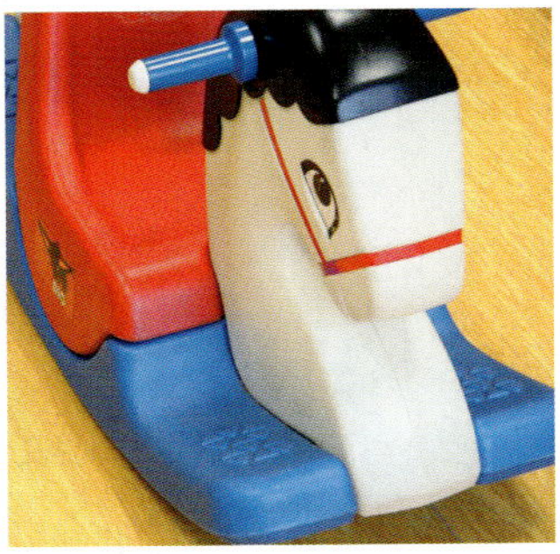

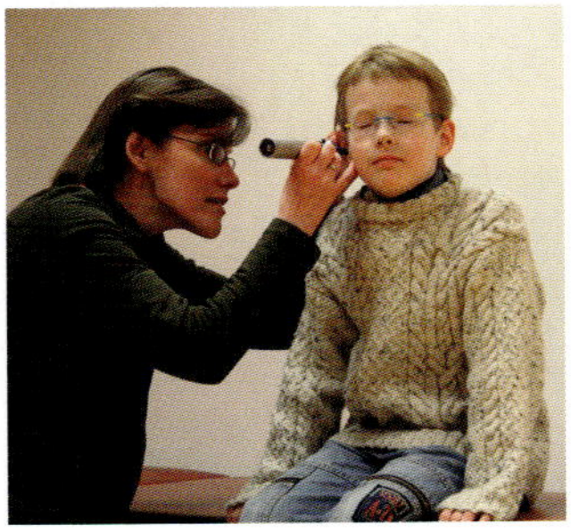

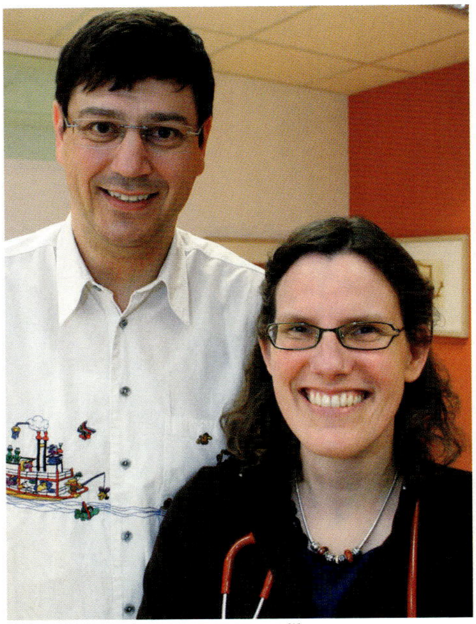

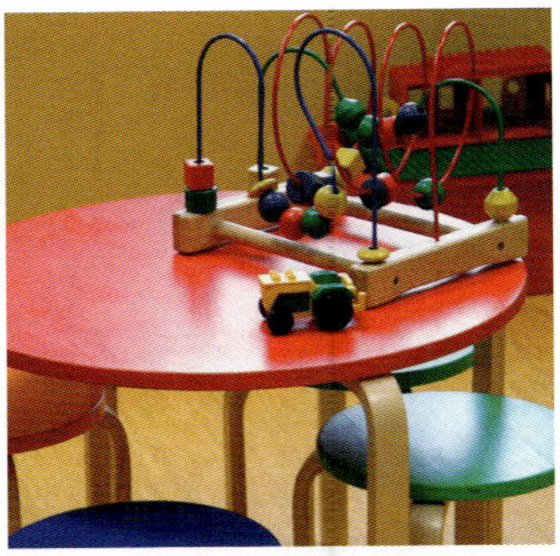

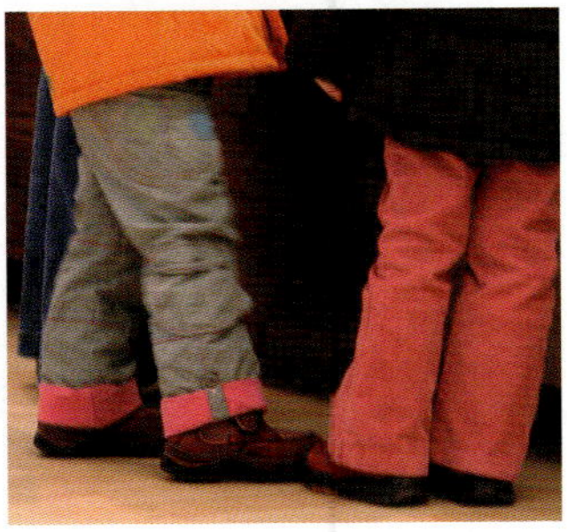

Dr. Thomas Eichinger und Dr. Petra Plikat

› Kontakt
Falkenstraße 20
93170 Bernhardswald
Telefon 09407 95302-0
Fax 09407 95302-23
info@mvz-bernhardswald.de
www.mvz-bernhardswald.de

› Sprechzeiten

Mo – Mi	8:00 bis 12:30	
und	15:00 bis 18:00	
Do	8:00 bis 11:30	
Fr	8:00 bis 15:00	

während der Schulzeiten Schülersprechstunde: Mo, Mi und Do von 7.00 bis 8.00 Uhr

› Fachgebiete
Kinderheilkunde und Jugendmedizin
Reisemedizin
Asthmatherapie

› Zertifizierungen
Bereits seit 2004 ist das Versorgungszentrum Bernhardswald nach DIN EN ISO 9001:2008 für ausgezeichnetes Qualitätsmanagement zertifiziert.

Begleiter beim Großwerden – nicht nur, wenn's im Hals kratzt

Wir sind für Sie da, wenn Ihr Kind krank ist – aber wir sind auch für Sie da, wenn Ihr Kind gesund ist. Als Kinder- und Jugendärzte sind wir nicht nur zuständig bei akuten Erkrankungen, sondern wir begleiten Ihr Kind auf der spannenden und manchmal auch anstrengenden „Reise" ins „Großwerden".

Ihre Gesundheit liegt uns am Herzen!

Um das Wachstum und die Entwicklung Ihres Kindes zu beobachten, stehen regelmäßige Vorsorgeuntersuchungen im Mittelpunkt Ihrer und unserer Aufmerksamkeit. Wir stehen Ihnen in allen Fragen rund um Ihr Kind, von der Ernährung bis zur Schlafberatung, aber auch für Tipps zur gezielten Förderung Ihres Kindes oder bei Erziehungsproblemen zur Seite. Als besondere Leistung bieten wir Ihnen dabei in bestimmten Fällen darüber hinausgehend ausführliche differenzierte Testungen zur Beurteilung des Entwicklungsstandes Ihres Kindes an (BUEGA / BUEVA). Bei chronischen Erkrankungen Ihres Kindes stehen wir Ihnen als kompetenter Begleiter zur Seite. Bei Kindern mit Asthma bronchiale führen wir als zertifizierte Asthmatrainer jährlich spezielle Asthmaschulungskurse durch.

Das Wartezimmer wird zum Spielzimmer: Zwei große getrennte Spielbereiche!

Für infektiöse Kinder, z. B. mit Husten, Schnupfen etc., halten wir ein gesondertes Wartezimmer bereit, so dass sich Kinder, die zur Vorsorge / Testungen oder Impfungen kommen, nicht anstecken. Spiel- und Behandlungszimmer sind freundlich und kindgerecht gestaltet, so werden auch eventuelle Wartezeiten „spielend" bewältigt.

Auszüge aus unserem Leistungsspektrum:

- Vorsorgeuntersuchungen und Impfungen
- Sonographie (Bauch, Hüfte, Schädel)
- Lungenfunktion und EKG
- Allergologische Diagnostik
- Apparative Sehtestung zum Ausschluss von Sehstörungen (Plusoptix) und Hörtest
- Asthmaschulung
- Hyposensibilisierungen

Medizinisches Versorgungszentrum für Frauenheilkunde

Dr. Heidrun Eibl-Eichinger und Dr. Kerstin Schulze-Danner
Wir schenken Ihnen ein kleines bisschen mehr an Aufmerksamkeit – Wohlfühlen inkusive

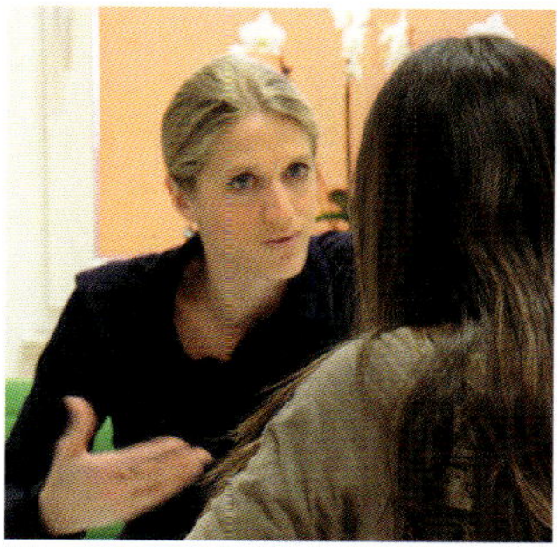

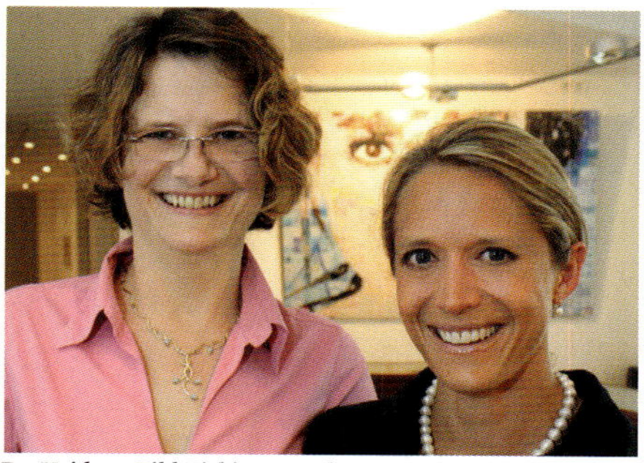

Dr. Heidrun Eibl-Eichinger und Dr. Kerstin Schulze-Danner

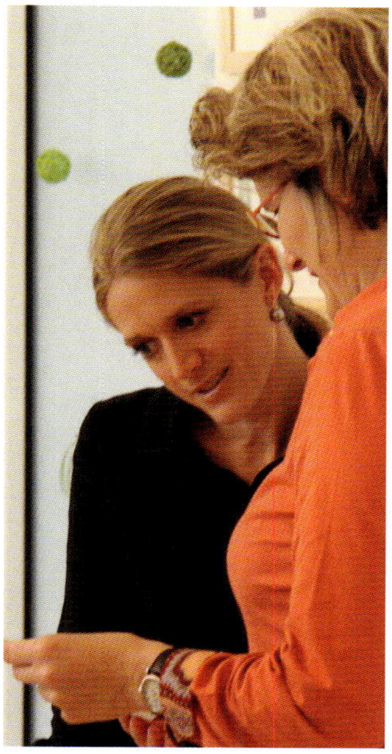

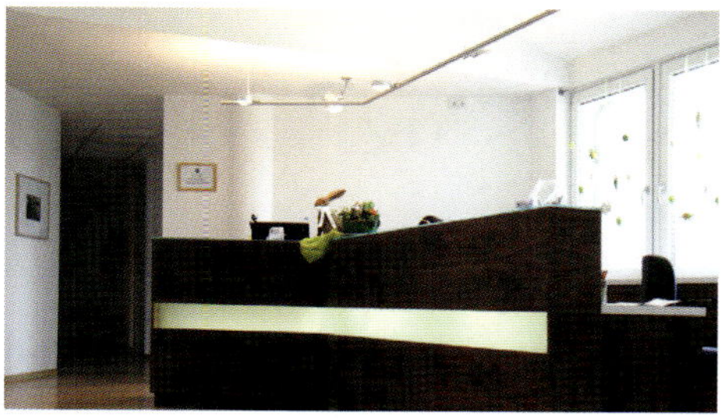

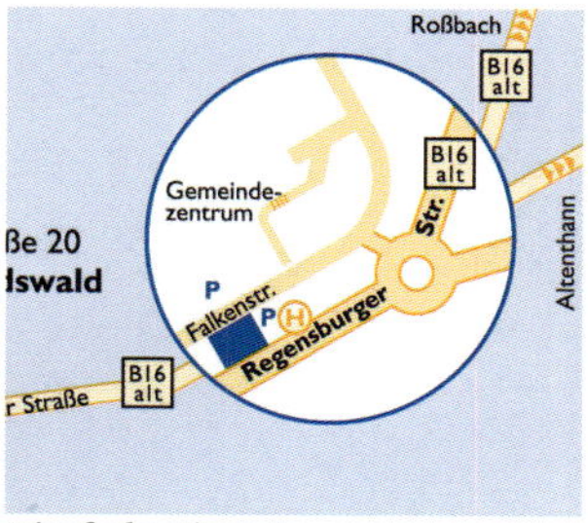

Hier finden Sie uns!

Auf Basis von Vertrauen und Kompetenz

Ihre Gesundheit liegt uns am Herzen – das ist nicht als Motto zu verstehen, sondern als gelebte Philosophie. Deswegen bietet unsere Praxis neben einem breiten, medizinischen Leistungsspektrum noch ein kleines bisschen mehr: Wir wollen, dass Sie sich bei uns gut aufgehoben fühlen. Unsere Ziele und Wünsche für Sie, unsere Patienten, gehen deswegen über die reine Diagnosestellung, Untersuchung und Behandlung hinaus:

- Wir stehen Ihnen bei allen Fragen und Problemen zur Seite und besprechen diese ausführlich mit Ihnen.
- Mit Hilfe intensiver Vorsorge wollen wir Ihre Gesundheit bewahren und erhalten.

Wir möchten Sie durch alle Lebensphasen begleiten, von der Teenagersprechstunde über die Schwangerenvorsorge, von allen Impfungen und Vorsorgeuntersuchungen bis zu den Wechseljahren und darüber hinaus. Durch ständige Fort- und Weiterbildungen bewegen wir uns stets auf dem neuesten Wissensstand und betreuen Sie auf höchstem Qualitätsniveau.

Das medizinische Leistungsspektrum:

- Krebsvorsorge
- Krebsnachsorge (DMP Brustkrebs)
- Begleitung in der Schwangerschaft
- Impfungen
- Psychotherapeutische Begleitung durch alle Lebensphasen
- Kinder- und Jugendgynäkologie
- Mädchensprechstunde
- Verhütungsberatung und -planung
- Kinderwunschberatung
- Betreuung von Frauen mit Wechseljahrsbeschwerden
- Doppler-Ultraschall
- 4-D Ultraschall
- Akupunktur
- Präventionsmedizin (z. B. Ernährung, Bewegung, Stressbewältigung, Beckenboden)

Kontakt

Falkenstraße 20
93170 Bernhardswald
Telefon 09407 95302-0
Fax 09407 95302-23
info@mvz-bernhardswald.de
www.mvz-bernhardswald.de

Sprechzeiten

Mo – Fr 8:30 bis 11:30
Di 17:00 bis 20:30
Do 14:30 bis 17:30
und nach Vereinbarung

Fachgebiete

Frauenheilkunde
Geburtshilfe
Präventionsmedizin
Kinder- und Jugendgynäkologie
Psychotherapie

Zertifizierungen

Bereits seit 2004 ist das Versorgungszentrum Bernhardswald nach DIN EN ISO 9001:2008 für ausgezeichnetes Qualitätsmanagement zertifiziert.

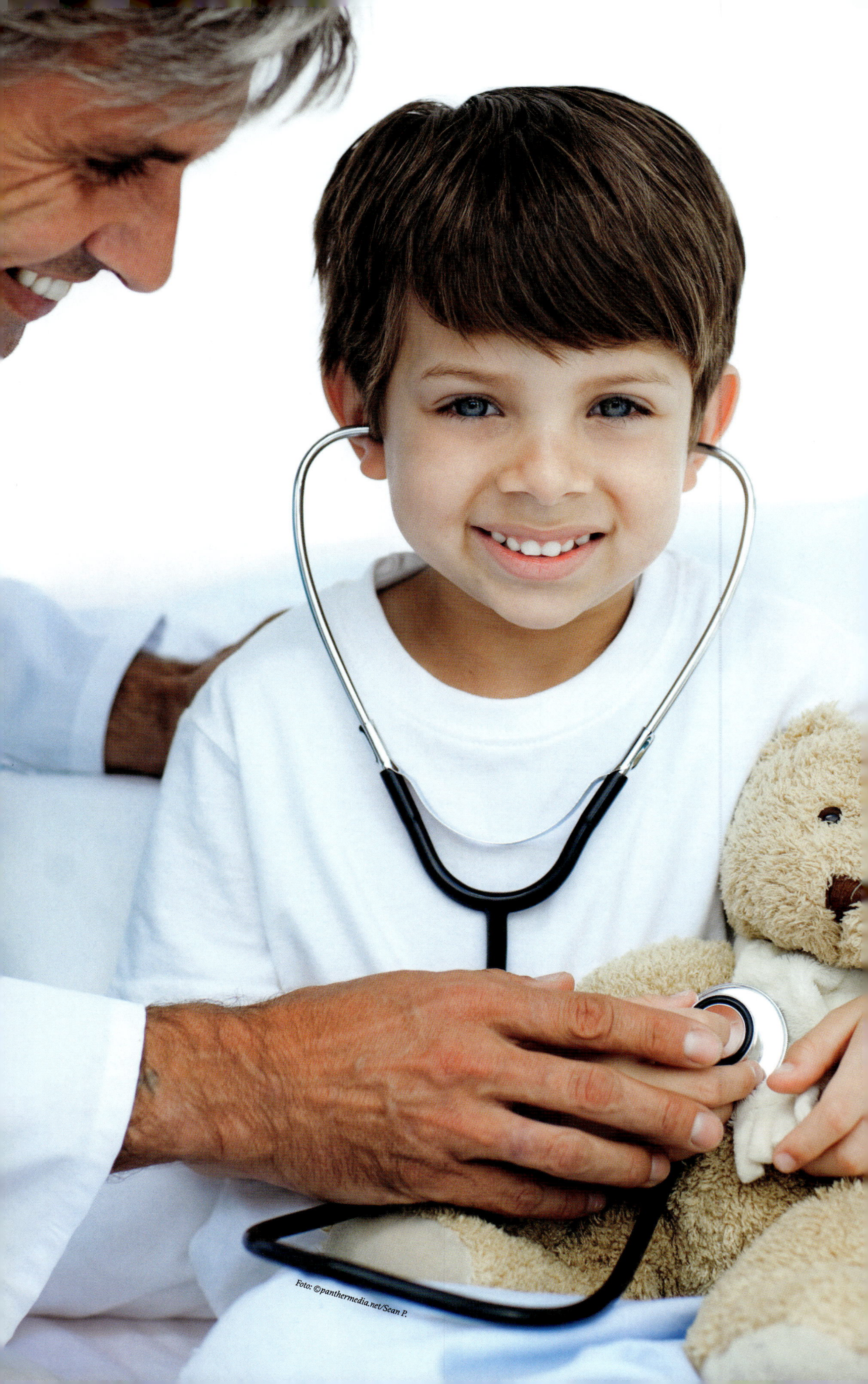

Foto: ©panthermedia.net/Sean P.

Kinder- und Jugendmedizin
Gesund groß werden

Kinder wollen toben, spielen und die Welt entdecken. Damit sie unbeschwert groß werden können, brauchen sie liebevolle Eltern und einen verlässlichen Partner, der ihre Entwicklung überwacht: den Kinder- und Jugendarzt.

Der Facharzt für Kinder- und Jugendmedizin betreut Kinder und Jugendliche von der Geburt bis zum vollendeten 18. Lebensjahr. In dieser Zeit ist er Ansprechpartner bei allen Beschwerden und kann die Rolle des Hausarztes übernehmen. Er hilft bei Kinderkrankheiten und Infekten und überwacht darüber hinaus die altersgerechte Entwicklung der Kleinen. Im Idealfall betreut er seine Patienten über viele Jahre und baut eine vertrauensvolle Beziehung zu ihnen auf.

Medizin für Kinder

Ein wichtiger Leitspruch der Kinderärzte heißt: „Kinder sind keine kleinen Erwachsenen."Denn die kleinen Patienten sind oft von anderen Krankheiten betroffen als die Erwachsenen. In den ersten Lebensjahren leiden Kinder beispielsweise besonders häufig an Infekten: Da ihre körpereigenen Abwehrkräfte noch nicht voll ausgebildet sind, haben Krankheitserreger ein leichtes Spiel mit ihnen. Therapie und die Gabe von Medikamenten müssen dann exakt auf den kindlichen Organismus angepasst werden. Ein wichtiger Grundsatz dabei heißt: „So viel wie nötig, und so wenig wie möglich". Manchmal ist es auch sinnvoll, den Beschwerden zunächst mit sanften Hausmitteln zu Leibe zu rücken. Bei schwerwiegenden Erkrankungen kann der Kinderarzt seine Patienten zu einem Spezialisten oder in eine Klinik überweisen.

Gesund durch Vorsorge

Entwickelt sich mein Kind richtig? Ist es reif für den Kindergarten oder die Schule? Auch diese Fragen beantwortet der Kinderarzt, denn eine seiner wichtigsten Aufgaben ist das Überwachen einer altersgemäßen körperlichen, geistigen und emotionalen Entwicklung des Kindes. Aufgrund seiner speziellen Ausbildung und Erfahrung kann der Kinder- und Jugendarzt Anzeichen chronischer Erkrankungen sowie mögliche Entwicklungsverzögerungen und -störungen bei Kindern frühzeitig feststellen. So untersucht der Kinderarzt beispielsweise den Bewegungsapparat, Hör-, Seh- und Sprachvermögen und soziales Verhalten der kleinen Patienten. Bei Bedarf leitet er entsprechende Therapien ein, die dafür sorgen, dass Defizite noch aufgeholt oder zumindest abgemildert werden können.

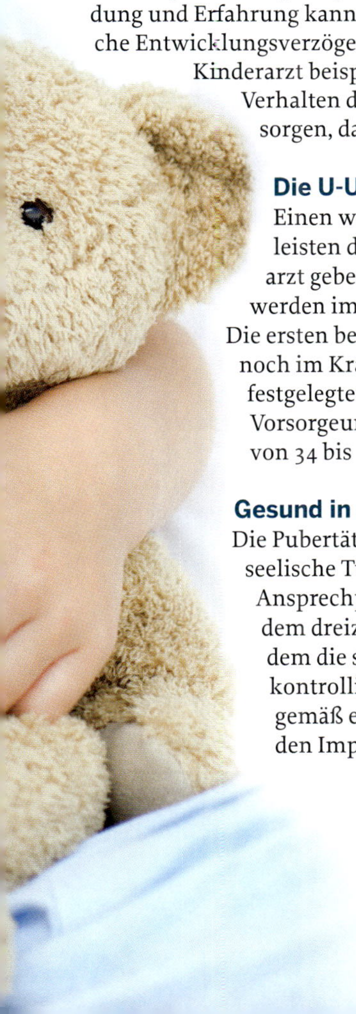

Die U-Untersuchungen

Einen wichtigen Beitrag zur frühzeitigen Erkennung von Entwicklungsstörungen leisten die Vorsorgeuntersuchungen. Die so genannten U-Untersuchungen beim Kinderarzt geben Auskunft über die altersgerechte Entwicklung der Kinder. Darüber hinaus werden im Rahmen der Untersuchungen auch die notwendigen Impfungen durchgeführt. Die ersten beiden Vorsorgeuntersuchungen, U1 und U2, finden nach der Geburt in der Regel noch im Krankenhaus statt. U3 bis U9 folgen innerhalb der ersten sechs Lebensjahre zu festgelegten Zeiten bei einem Kinderarzt. Da die Zeitspannen zwischen den einzelnen Vorsorgeuntersuchungen teilweise sehr groß sind, wurde 2007 zusätzlich die U7a im Alter von 34 bis 36 Monaten eingeführt.

Gesund in die Pubertät

Die Pubertät bringt für junge Menschen körperliche Veränderungen und manchmal auch seelische Turbulenzen mit sich. Auch hier ist der Kinder- und Jugendarzt ein wichtiger Ansprechpartner, der Jugendlichen und Eltern mit Rat und Tat zur Seite steht. Zwischen dem dreizehnten und vierzehnten Lebensjahr nimmt der Kinder- und Jugendarzt außerdem die so genannte Jugendgesundheitsuntersuchung vor. Dabei misst er den Blutdruck, kontrolliert Größe und Gewicht und stellt fest, ob die Geschlechtsentwicklung altersgemäß erfolgt. Der Arzt fragt außerdem nach Problemen in der Schule und kontrolliert den Impfstatus und die Jodversorgung des Jugendlichen.

Kinder-Asthma kann wirksam behandelt werden

Von Dr. med. Renate Eichhorn – Kinder- und Jugendärztin

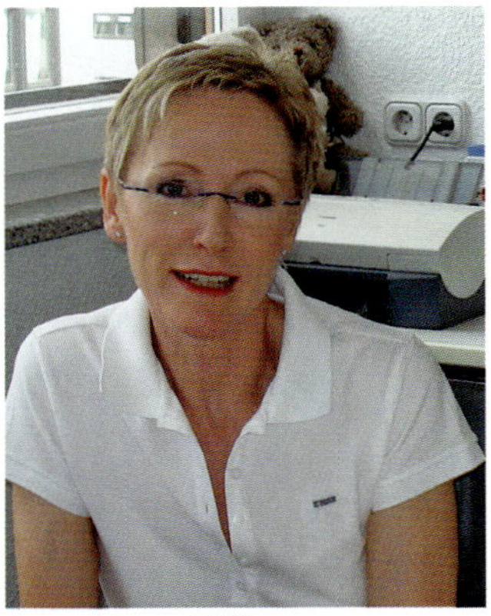

Dr. med. Renate Eichhorn
Kinder- und Jugendärztin

Leider ist Asthma eine der Hauptursachen für chronische Erkrankungen. Die Häufigkeit nimmt vor allem bei Kindern weiter zu.

Acht bis zwölf Prozent der Kinder und Jugendlichen leiden an temporärem oder pressistierendem Asthma bronchiale, zehn bis 15 Prozent weisen Allergien der oberen Atemwege auf, die in 30 bis 50 Prozent als Vorläufer eines Asthma bronchiale angesehen werden müssen. Zum Glück kann Asthma wirksam behandelt werden. In der Regel bekommen die Kinder unter entsprechender fachärztlicher Anleitung und Betreuung ihre Krankheit gut in den Griff.

Hat mein Kind Asthma?

An erster Stelle zur Beantwortung dieser Frage steht eine zielführende Diagnostik. Diese sollte stets von einem im Umgang mit asthmakranken Kindern erfahrenen, pneumologisch versierten Kinderarzt erfolgen.

- Eingehende körperliche Untersuchung
- Ausführliche (allergologische) Anamnese
- Schweißtest
- Eventuell Röntgenbild Thorax
- Lungenfunktionstest
- Eventuell NO-Messung
- Allergiediagnostik
- Labordiagnostik

Messungen der Lungenfunktion geben nicht nur Aufschluss über die Schwere der Erkrankung, sondern sind auch zur Diagnostik und Überwachung der Therapie des kindlichen Asthmas unentbehrlich. NO-Messungen zeigen den Grad der Entzündung an.

Kleine Patienten mitten im Leben – die Asthmakontrolle macht's möglich.

Auch bei Kindern ist eine effiziente Asthmakontrolle wichtigstes Ziel der Therapie. Nur so kann der Verlauf der Erkrankung positiv beeinflusst werden.

Asthmakontrolle verbessert die Prognose und die Lebensqualität

Ein Asthmakontrolltest ermöglicht die zuverlässige, kontinuierliche Erfassung der Symptome und einen Überblick über den Verlauf und den Schweregrad des Asthmas. Dieser Test ist bereits für Kinder ab vier Jahren verfügbar.

Therapieziel Asthmakontrolle

Eltern und Kinder unterschätzen oft den Asthmakontrollgrad des Kindes. Die Folge ist eine unzureichende Asthmakontrolle trotz bestehender Therapie. Abhängig von den Erfolgen der Asthmakontrolle fällt und steigt die Lebensqualität des Kindes. Die massiven Unterschiede lassen sich anhand von Beispielen am Besten erklären:

Ist das Asthma kontrolliert, steht das Kind voll im Leben und wird kaum eingeschränkt. Schon bei nur teilweise kontrolliertem Asthma muss mit Einschränkungen gerechnet werden. Bei unkontrolliertem Asthma erlebt das Kind deutliche Einschränkungen im Alltag. Die Asthmakontrolle ist also wegweisend für die Therapie.

Asthmakontrolle gibt Sicherheit für die Zukunft

Ein gut kontrollierter Asthmapatient hat für die nächsten drei Monate eine sehr hohe Wahrscheinlichkeit, beschwerdefrei zu bleiben.

Wodurch kann Asthma ausgelöst werden?

- Genetische Disposition
- Allergene, besonders Hausstaub, Pollen, Tierhaare
- Umweltfaktoren: Ozon, Ernährungsgewohnheiten, Mangel an antioxidativen Substanzen
- Virusinfektionen
- Körperliche Belastung
- Kälte
- Rauch – Tabakexposition

Tabakrauchexposition führt bei bestehendem Asthma zur Verschlechterung mit Erhöhung des Medikamentenbedarfs. Rauchende Eltern sollten eine Raucherentwöhnung durchführen.

Dr. med. Renate Eichhorn

Kinder- und Jugendärztin, Schwerpunkt Atemwegserkrankungen

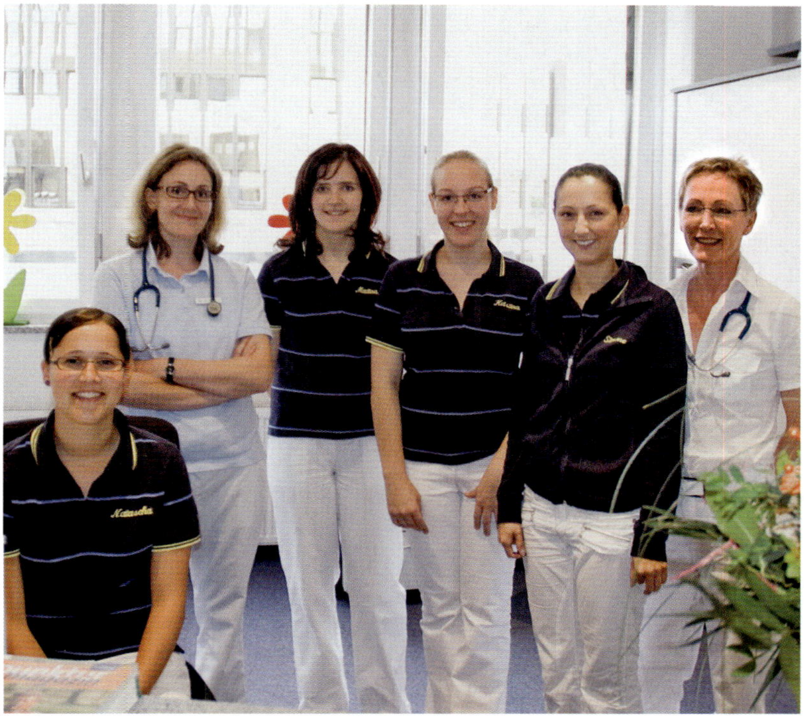

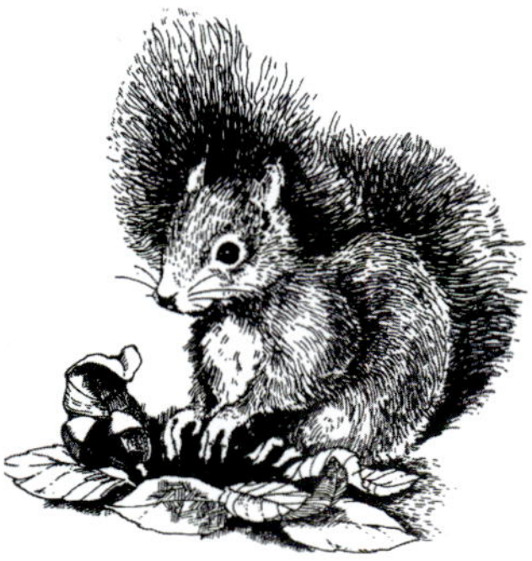

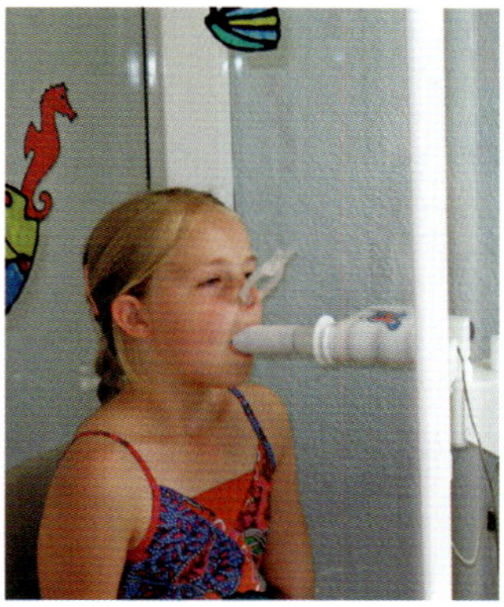

Für Kinder und Jugendliche

Dr. Eichhorn und das gesamte Team sind stets darum bemüht, Ihre Anliegen und Probleme rasch und gründlich zu befriedigen und zu lösen. Von null bis 18 Jahren betreut die Praxis Kinder und Jugendliche individuell und entsprechend ihrer Altersgruppe.

Praxisporträt – stetige Entwicklung

Die Praxis wurde am 1. April 1993 im Gewerbepark gegründet. Bereits nach fünf Jahren wurden die Praxisräume zum ersten Mal ausgebaut und erweitert. Im Jahr 2000 folgte die zweite Erweiterung, sodass die Praxis von Dr. Eichhorn jetzt über insgesamt sieben Behandlungsräume, zwei Wartezimmer und ein Labor verfügt.

Die Kinderarztpraxis bietet Ihnen folgendes Leistungsspektrum:

- Diagnostik von Lungenerkrankungen mittels Ganzkörperplethysmographie (Lungenfunktionsmessung)
- NO-Messung (Stickstoff-Messung)
- Allergietestung und Hyposensibilisierung
- Abdomen-Hüfte-Schädel-Ultraschall
- Psychologische Testverfahren
- Laserakupunktur
- Chinesische Arzneimitteltherapie
- Orthomolekulare (Nahrungsergänzung) Beratung zur Erkennung von medizinisch wichtigen Risikofaktoren (genetische Polymorphismen)
- Biophotonentherapie (Weiterentwicklung der Laserakupunktur)

Dr. med. Renate Eichhorn
Kinder- und Jugendärztin

Kontakt
Im Gewerbepark C15
93059 Regensburg
Telefon 0941 46130 - 32
Fax 0941 46130 - 29
info@kinderarztpraxis-eichhorn.de
www.kinderarztpraxis-eichhorn.de

Sprechzeiten
Mo - Fr 8:30 bis 12:30
14:30 bis 17:30
Darüber hinaus auch nach Vereinbarung.

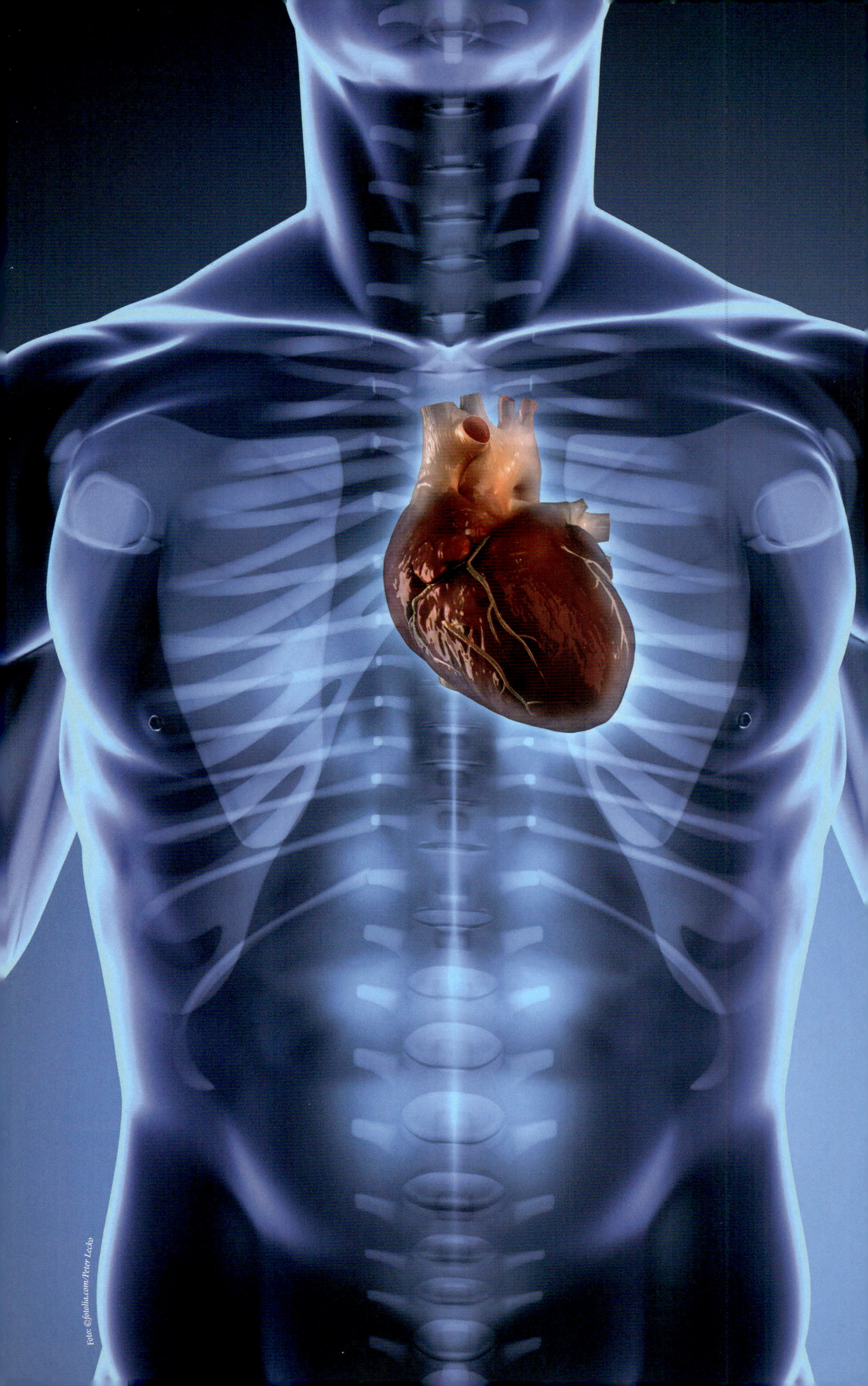
Foto: ©fotolia.com/Peter Lecko

Kardiologie
Herzens-Angelegenheiten

Von Dr. Klara Laschinger-Oestreicher

Die Kardiologie ist ein Teilgebiet der Inneren Medizin. Im Fokus steht die Erkennung, Behandlung und Rehabilitation von Erkrankungen des Herzens, des Herz-Kreislaufsystems und der herznahen Gefäße.

Herzkreislauferkrankungen sind Volkskrankheiten, die oft tödlich enden können. Das macht deutlich, wie wichtig die Vorsorge, fachgerechte Untersuchungen und individuelle Behandlungen durch fachlich geschulte Spezialisten ist.

Welche Aufgaben hat ein Kardiologe in einer fachärztlichen Praxis?

Der Kardiologe verfügt über das komplette nichtinvasive, kardiologisch-diagnostische Leistungsspektrum. Dazu zählen auch ambulante Herzkatheteruntersuchungen (in Regensburg von Dr. Buresch im Gewerbepark). Eine weitere wichtige Aufgabe kardiologischer Facharztpraxen ist die wohnortnahe Patientenversorgung.

Der Kardiologe als Case- und Notfallmanager

Die kardiologische Praxis fungiert auch als Schnittstelle und Koordinator im „Case-Management". Das bedeutet, dass der Kardiologe zwischen der klinischen Kardiologie mit all ihren invasiv-interventionellen Manövern einerseits und der hausärztlichen Basisversorgung von Herzkreislauferkrankungen andererseits vermittelt. Im Fall der Fälle, d. h. im akuten Notfall, ist der Kardiologe zur Stelle und übernimmt das Notfallmanagement von Akut- Patienten z. B. zur Abklärung von akuten Thoraxschmerzen, akuter Atemnot, akuten Herzrhythmusstörungen.

Fachübergreifende Zusammenarbeit zur Differenzialdiagnose

Der Kardiologe arbeitet immer eng mit anderen Fachgebieten, wie z. B. der Lungenheilkunde, Neurologie, Orthopädie aber auch Diabetologie und Nephrologie zusammen. Denn bestimmte Symptome, zum Beispiel Atmenot, treten bei unterschiedlichsten Krankheiten auf. Wichtig ist besonders die persönliche Arzt-Patienten-Bindung, um chronische Herzkreislauferkrankungen langfristig zu begleiten. Dazu zählt auch die psychosoziale Beratung der Patienten und der Angehörigen.

Was zeichnet die fachärztliche Betreuung in der Praxis aus?

Die regelmäßige Kontrolle und somit die Begleitung von chronisch Kranken (z. B. Patienten mit Durchblutungsstörungen des Herzens, Herzmuskelschwäche, Herzrhythmusstörungen sowie Klappenerkrankungen) ist ein wesentlicher Teil des kardiologischen Aufgabenspektrums.

Der Kardiologe arbeitet eng mit den Hausärzten zusammen. Dadurch werden einerseits stationäre Behandlungen vermieden und andererseits der Krankheitsverlauf stabilisiert. Mit diesen Kooperationen können nicht nur die Kosten im Gesundheitssystem, sondern auch die Lebensqualität chronisch Kranker wesentlich verbessert werden.

Welche vorbeugenden diagnostischen Leistungen erfüllt die kardiologische Praxis?

Wichtigste Präventivmaßnahmen sind die Screening-Untersuchungen an Herz und Gefäßen, insbesondere bei Risikogruppen. Dazu zählen Menschen, in deren Familien bereits Herzkreislauferkrankungen auftraten, wie z. B. die Vorbelastung bzgl. koronarer Herzerkrankungen oder Hochdruckerkrankungen bei Eltern und Geschwistern. Bei bestehenden Fettstoffwechselstörungen wird eine genaue Gefäßdiagnostik durchgeführt. Auch der persönliche Lebensstil wird unter die Lupe genommen und der Kardiologe steht beratend bei der Anpassung der Lebensführung zur Seite.

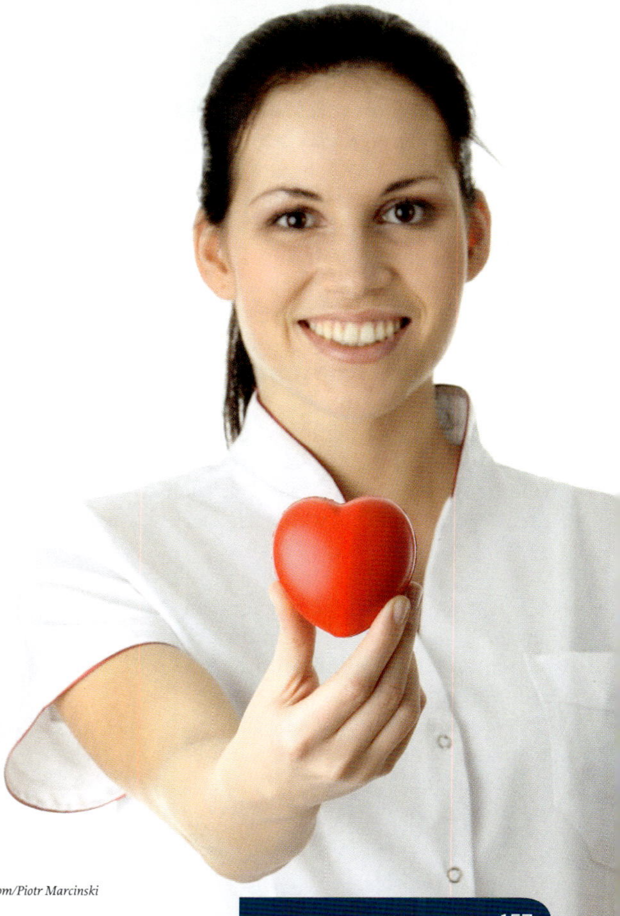

Foto: ©fotolia.com/Piotr Marcinski

Kardiologisch-internistische Gemeinschaftspraxis

„Ihr Herz liegt uns am Herzen"

Nicht-invasive, kardiologische Diagnostik

Unsere Praxis bietet das gesamte Spektrum der modernen nicht-invasiv kardiologischen Diagnostik an. So ist es uns möglich, im kurativen Sektor alle Krankheitsbilder der Herzkreislauffunktionsstörungen differenzialdiagnostisch zu erfassen und die nötige Therapie einzuleiten.

Kontrolluntersuchungen nach interventionellen Manövern am Herzen, wie Herzkatheteruntersuchungen mit Ballonerweiterung der verengten Gefäßabschnitte und Stentimplantationen, werden von uns bezüglich ihres unmittelbaren und im späteren Verlauf sich entwickelnden Behandlungserfolges nachkontrolliert.

Der arterielle Hochdruck wird differenzialdiagnostisch mit Überprüfung etwaiger organisch induzierter Hochdruckformen abgeklärt, wobei hier in unserem Leistungsspektrum selbstverständlich auch die sonographische und laborchemische Nierendiagnostik mit Überprüfung etwaiger Nierenarteriendurchblutungsstörungen (Duplexdiagnostik) durchgeführt werden. Auch die laborchemische und sonographische Schilddrüsendiagnostik wird unter diesem Aspekt mit angeboten.

Regelmäßige Verlaufskontrolle und Zusammenarbeit mit Hausärzten

Darüber hinaus werden Patienten mit allen Formen der Herzmuskelschwäche sowie Herzrhythmusstörungen, die einer regelmäßigen Verlaufskontrolle und Anpassung der Therapie an die klinischen Notwendigkeiten bedürfen, in unserer Praxis in Abstimmung und Zusammenarbeit mit den betreuenden Hausärzten behandelt. Dazu gehört selbstverständlich auch die

Nachsorge von Schrittmachern und AICD-Systemen.

Gerade bei dieser Klientel der chronisch Kranken verstehen wir uns über die medizinisch klinische Versorgung hinaus insbesondere auch als persönliche Ansprechpartner und wenn erforderlich auch als psychosoziale Berater.

Alle Formen der Herzklappenerkrankungen (degenerativ, entzündlich oder postentzündlich), können durch eine differenzierte, echokardiografische Untersuchung transthorakal und transösophageal (von der Speiseröhre aus) sowie mit 3D-Echo-Verfahren – wenn erforderlich – abgeklärt werden.

Schwerpunkt Tumorpatienten

Darüber hinaus ist ein Schwerpunkt unserer Praxis die kardiologische Begleitung von Tumorpatienten, vor allem zur Verlaufsbeurteilung etwaiger kardiotoxischer Nebenwirkungen von chemotherapeutischen Maßnahmen. Diesbezüglich arbeiten wir mit den onkologischen Zentren der Region zusammen.

Präventionsmaßnahmen

Zur Vorbeugung von Herzkreislauf- und Gefäßerkrankungen (insbesondere der extrakraniellen Hirngefäße sowie der Aorta thoracalis und abdominalis) stehen uns die in der Übersicht genannten, technischen Verfahren, insbesondere die duplexsonografische Untersuchungsmethodik, zur Verfügung.

Trainingsanalyse und Erstellung von Trainingsplänen

Durch Ergometrie, Spirometrie und Spiro-Ergometrie können wir die Herz-Lungen-Belastbarkeit von gesunden Probanden, insbesondere auch Sportlern, am Anfang oder während eines entsprechenden Trainings analysieren und Empfehlungen zur Definition des Trainingsplans erstellen.

Gerne arbeiten wir zur Abstimmung von diagnostischen und therapeutischen Maßnahmen mit den Hausärzten der Region zusammen und stehen für entsprechende telefonische konsiliarische Rückfragen unseren Kollegen zur Verfügung.

Enge fachübergreifende Zusammenarbeit

Auch verbindet uns ein enger vertrauensvoller Dialog mit den Kollegen der übrigen Fachrichtungen, um so unseren Patienten so rasch wie möglich die nötige diagnostische Abklärung und Therapie im Herz-Kreislaufbereich zu gewähren.

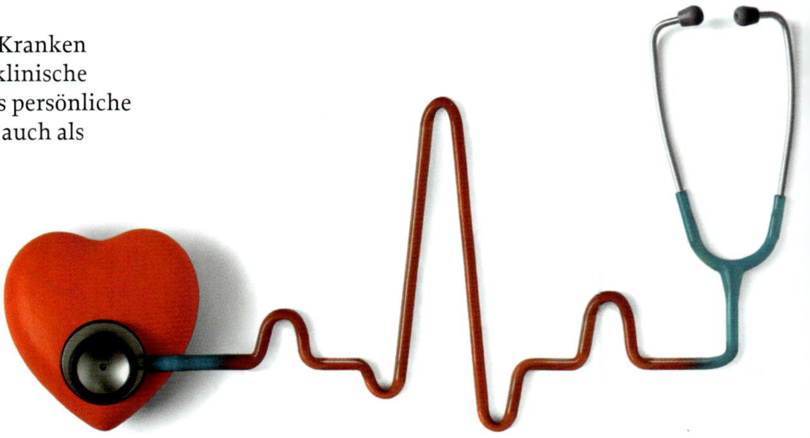

Dr. Klara Laschinger-Oestreicher, Dr. Ernst Oestreicher

Innere Medizin – Kardiologie

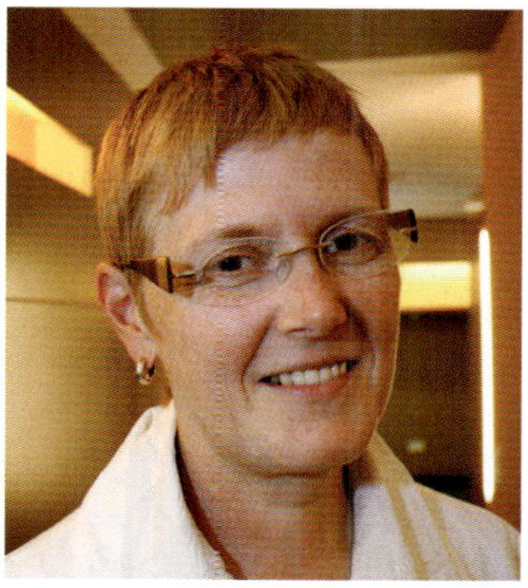
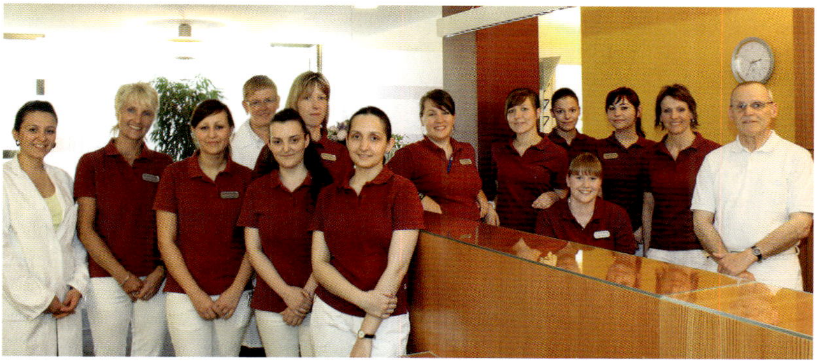
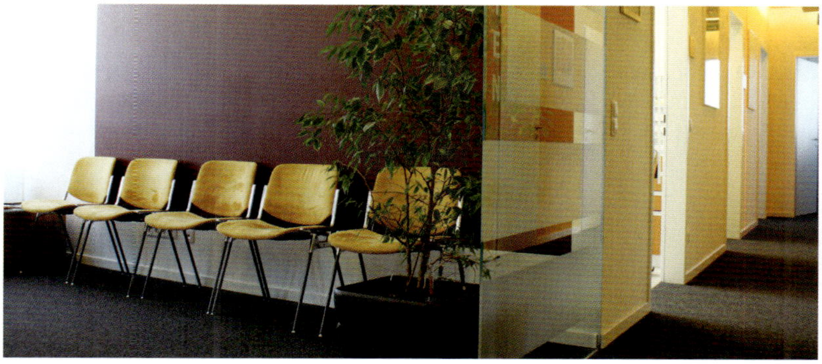
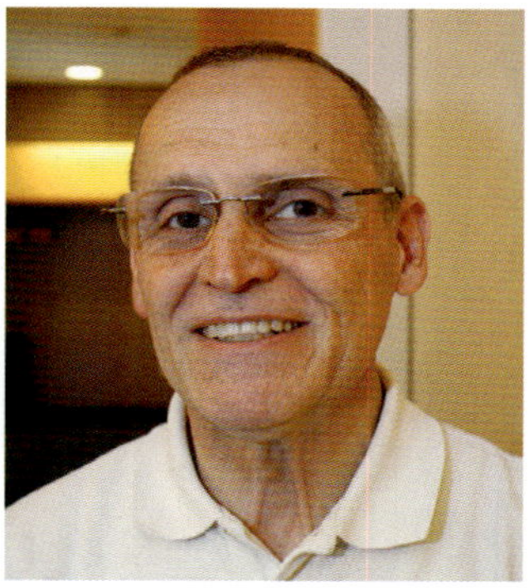

Kurativer Sektor:
- EKG
- Ergometrie
- Schellong-Test
- Carotis-Druckversuch
- Spirometrie
- Farbdoppler-Echokardiografie (einschließlich 3D-Verfahren), Transösophageale Echokardiografie, Stressechokardiografie
- Carotisdoppler- und Duplexverfahren
- Sonographie: Schilddrüse, Oberbauch, Nieren und Nierenarterienduplex
- Langzeit-EKG: 24 h., 48 h., 7 d., Kardio-Event Recorder
- Langzeit-Blutdruckmessung
- Ergospirometrie mit Herzminutenvolumen-Bestimmung
- Schrittmacher- und AICD-Kontrollen (alle gängigen Schrittmacherfirmen im Leistungsangebot)
- Labordiagnostik: Internistisches Routine- und Notfalllabor, Troponin- und D-Dimertest quantitativ, BNP-Test
- Notfallraum: Versorgung von Akut-Patienten mit Dyspnoe und Thoraxschmerzen zur differenzialdiagnostischen Beurteilung im Sinne einer nicht-invasiven Chest-Pain-Unit (Monitoring der Vitalfunktionen, 12-Kanal-EKG, Überwachung, Notfall-Labor, Echokardiografie, Vorbereitung zur Verlegung in die interventionellen kardiologischen Abteilungen des Universitätsklinikum Regensburg bzw. der Kardiologie des Krankenhauses Barmherzige Brüder
- Versorgungsraum für Schrittmacher- und AICD-Kontrollen
- 3D-Echokardiografie

Präventionsleistungen und große Gesundheitschecks:
- Herz-Kreislauf Check-Up
- Herz- / Herzklappenuntersuchung
- Herz-Lungen-Leistungs-Check
- Gefäßcheck-Carotiden
- Rhythmus-Check mit LEG
- Blutdruck-Screening mit Langzeit-Blutdruckmessung
- Hochdruckdiagnostik
- Sport-Check I – III

Gemeinschaftspraxis
Dr. Klara Laschinger-Oestreicher
Dr. Ernst Oestreicher

Kontakt
Hildegard-von-Bingen-Straße 1
93053 Regensburg
Telefon 0941 54488
Fax 0941 562589
www.kardiologie-la-oe.de

Fachgebiete
Innere Medizin
Kardiologie

Die Praxis ist seit Jahren nach DIN EN ISO 9001:2000 zertifiziert.

Kardiologisch-internistische Gemeinschaftspraxis

Angiologie / Gefäßmedizin: Der Mensch ist so jung wie seine Gefäße

Gefäße als Gesundheitsindikator

Die Angiologie ist ein Teilgebiet der Inneren Medizin. Sie befasst sich mit den Gefäßen des menschlichen Körpers. Hierzu zählen die Arterien, Venen und Lymphbahnen. Die Angiologie beschäftigt sich mit der Entstehung, den Folgen, der Ausbreitung und der Diagnose von Gefäßkrankheiten sowie deren Prävention, Therapie und Rehabilitation.

Der gesamte menschliche Körper ist von Gefäßen durchzogen. Alle Zellen und Organe sind auf die Versorgung mit Blut und Sauerstoff über die Gefäße angewiesen. Für die Gesundheit und somit für die Lebensqualität ist ein einwandfreies Funktionieren der Gefäße unerlässlich. Das Spektrum an Krankheiten, mit denen sich die Angiologie befasst, ist durch diese den ganzen Körper betreffende „Vernetztheit" der Gefäße besonders breit gefächert.

Gefäßmedizin als Anti-Aging-Medizin und Lebensretter

Zu den häufigsten Gefäßkrankheiten zählen Durchblutungsstörungen, die meist durch Arteriosklerose – umgangssprachlich auch Arterienverkalkung genannt – sowie Thrombosen verursacht werden. Mit zunehmendem Alter steigt das Erkrankungsrisiko. Deswegen wird die präventive Angiologie auch als Anti-Aging-Medizin bezeichnet.

Durch angiologische Vorsorge wird die Lebensqualität verbessert und die Lebenserwartung verlängert. Denn die Verkalkung der Gefäße kann zu bedrohlichen Situationen führen, z.B. wenn Verkalkungen etwa die Schlagadern verstopfen oder sich ein Stück der Ablagerungen löst. Herzinfarkt und Schlaganfall können die gefährlichen Folgen sein. Auch mit der Thrombose, dem so genannten Venenverschluss, besteht Lebensgefahr. Löst sich ein Teil des Blutgerinnsels und wird dieser über den Blutstrom zur Lunge befördert, kann dies zu einer tödlichen Lungenembolie führen (40 000 Menschen pro Jahr in Deutschland).

Angiologie: wichtig für Diabetiker

Diabetiker leiden an einem deutlich erhöhten Risiko für Gefäßerkrankungen. Deswegen spielt die Angiologie für die in Deutschland ca. 10 Millionen an Diabetes mellitus erkrankten Menschen eine wichtige Rolle. Diabetes ist oft mit Folgen wie Herzinfarkt, Schlaganfall, Beinamputation sowie einem offenen Bein verbunden. Die Angiologie wirkt hier präventiv und therapeutisch.

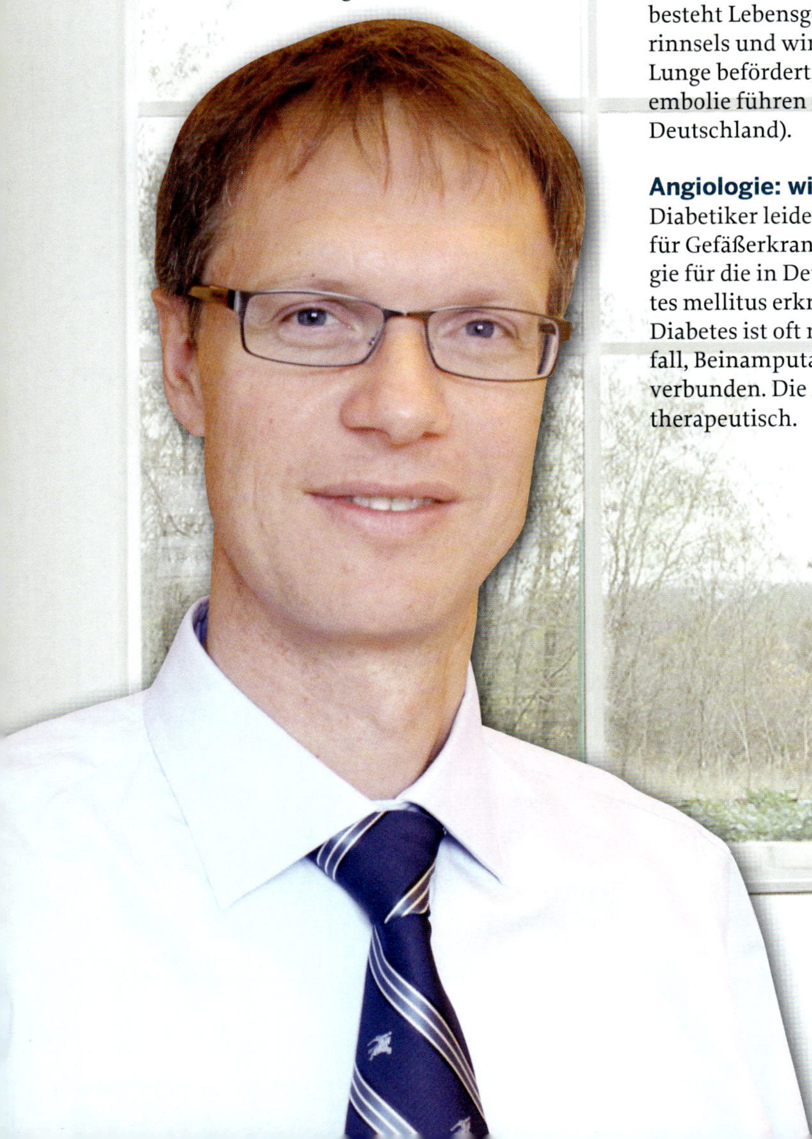

Dr. Jochen Manz

Diabetes mellitus: Volkskrankheit Nr. 1 Rechtzeitig schützen!

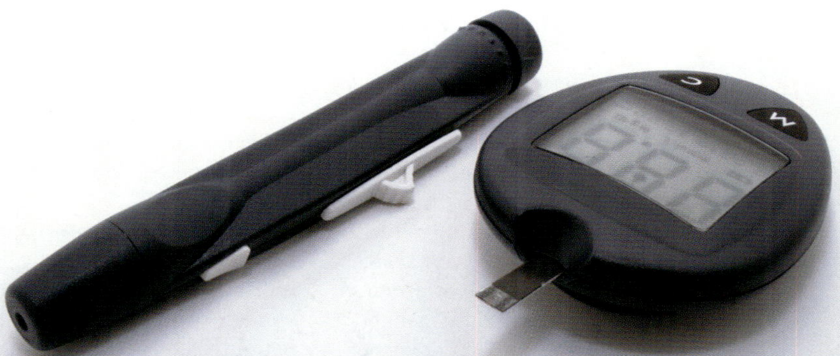

Diabetes Typ 1, Diabetes Typ 2

Bei Diabetikern liegt der Blutzucker auf einem überhöhten Niveau. Die Ursache dafür liegt entweder in einem Insulinmangel, einer Insulinunempfindlichkeit (Resistenz) oder einer Kombination aus beidem.

Je nach Ursache wird der Diabetes in unterschiedliche Typen eingeteilt, so bezeichnet Diabetes Typ 1 einen Insulinmangel. Diabetes Typ 1 tritt vorwiegend in jungen Jahren auf. Die Behandlung erfolgt in der Regel mit Insulin. Der Diabetes Typ 2 entwickelt sich vor allem aufgrund einer zunehmenden Insulinunempfindlichkeit des Körpers. Diabetes Typ 2 wird häufig vererbt, tritt zunehmend schon bei Kindern auf und sollte so früh wie möglich erkannt und behandelt werden. Die Behandlungsmethoden reichen von der Ernährungsumstellung bis zur Insulintherapie.

Schwangerschaftsdiabetes

Ein erhöhtes Risiko für Mutter und Kind stellt der Schwangerschaftsdiabetes (Gestationsdiabetes) dar. Deshalb wird in der Regel bei jeder Schwangeren ein Diabetestest durchgeführt. Wird ein Schwangerschaftsdiabetes festgestellt, erfolgt eine individuelle Betreuung der Schwangeren während und nach der Schwangerschaft.

Diabetes – Risiko für Gefäße

Egal, welcher Diabetes-Typ vorliegt, Diabetiker tragen ein besonders hohes Risiko, an Herz-Kreislauf- und Gefäßkrankheiten, wie z. B. Arteriosklerose oder dem offenen Bein (Diabetisches Fuß-Syndrom), zu erkranken.

Für Diabetiker ist ein ganzheitliches Management aus Innerer Medizin, Gefäßmedizin und Diabetesbehandlung empfehlenswert.

Foto oben: ©dreamstime.com/Robeo
Foto rechts: ©istockphoto.com/Devonyu
Foto Hintergrund: ©istockphoto.com/GenchoPetkov

Praxis Dr. Jochen Manz

Angiologische und diabetologische Versorgung aus einer Hand

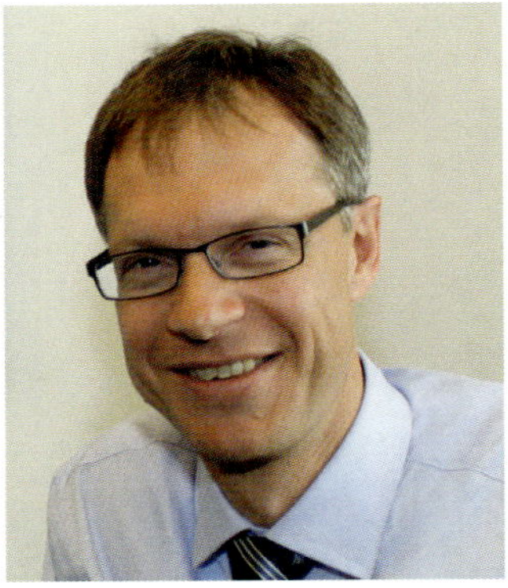

Dr. Jochen Manz

Innere Medizin

Sämtliche internistische Erkrankungen werden in der Praxis von Dr. Jochen Manz behandelt. Auf Vorsorge und Früherkennung wird großer Wert gelegt. Patienten werden so rechtzeitig behandelt. Vor der körperlichen Untersuchung steht immer ein ausführliches Aufnahmegespräch, um die bestmögliche Diagnose stellen zu können. Zum Leistungsspektrum zählen u. a.:

- Labordiagnostik
- EKG, Belastungs-EKG, Langzeit-EKG
- Leistungstest (Spiroergometrie)
- Langzeit-Blutdruckmessung
- Ultraschall u. a. von Herz, Schilddrüse, Bauchorganen und Gelenken
- Röntgen
- Lungenfunktion

Spezialgebiet Gefäßmedizin (Angiologie)

Das spezielle angiologische Know-how, das die Praxis in Verbindung mit ihrer Funktion als Diabetesschwerpunktpraxis besonders auszeichnet, ist für Diabetespatienten einzigartig. Selbstverständlich profitieren auch alle anderen Patienten von dem Spezialwissen. Vor allem die Früherkennung von Problemen mit den Arterien, Venen und Lymphgefäßen kann in hohem Maße zu einer Verbesserung der Lebensqualität beitragen. Letztere ist in Folge von zu spät behandelten Gefäßkrankheiten, wie zum Beispiel einem Herzinfarkt, einem Schlaganfall oder einem „offenen Bein" oft erheblich eingeschränkt.

Die Praxis von Dr. Manz bewegt sich auf dem modernsten technischen Stand und bietet umfangreiche Leistungen:

- Farbultraschall (Herz und Gefäße)
- Arterien- und Venenfunktionsuntersuchungen
- Röntgen
- Laufbandtest
- Behandlung vor und nach Gefäßoperationen
- Durchblutungsfördernde Infusionstherapie
- Thrombosediagnostik und -behandlung, inkl. Lungenembolie-Diagnostik
- Kompressionstherapie
- Ursachenbasierte Wundbehandlung
- Angiologisch-internistisch fundierte Entscheidungen zu Ballonaufdehnung oder Bypassoperation
- Therapieentscheidung bei Krampfadern
- Lymphödemdiagnose und -therapie

Diabetesschwerpunktpraxis und Fußzentrum

Die persönliche Betreuung der Patienten steht auch hier an erster Stelle. Sämtliche Diabetesformen werden kompetent vom Diabetes-Team der Praxis betreut, das größten Wert auf individuelle Konzepterstellung legt.

Eine herausragende Besonderheit ist, dass zugleich alle angiologischen und anderen internistischen Begleiterscheinungen des Diabetes direkt in der Praxis betreut, behandelt und koordiniert werden. Dazu zählen z. B. diabetisch bedingte Herz-, Gefäß- und Nierenstörungen, Bluthochdruck oder das diabetische Fuß-Syndrom („offener Fuß, offenes Bein").

Zu den Leistungen im Bereich des Diabetes mellitus gehören unter anderem:

- Behandlung sämtlicher Diabetestypen (u. a. Typ 1, Typ 2 und Schwangerschaftsdiabetes)
- Erst- und Folgeeinstellung auf Insulin
- Erst- und Folgeeinstellung auf Insulinpumpentherapie
- Langzeitblutzuckermessung (CGMS)
- Unterzuckerungswahrnehmungstraining (Hypoglykämie)
- Einzel- / Gruppenschulung
- Ernährungsberatung
- Tablettentherapie
- Blutdrucktherapie
- Kooperation mit Kinder- / Jugendärzten und -kliniken (v. a. bei Diabetes Typ 1 wichtig)
- PCO-Syndrom und Kinderwunsch
- Kooperation mit Frauenärzten und -kliniken (bei Schwangerschaftsdiabetes)
- Behandlung von Fußkomplikationen

Neueste Behandlungstechnik: Hochtontherapie

Jeder dritte Diabetes-Patient leidet an krankhaften Veränderungen der Nerven. Dies äußert sich meist zuerst im Bereich der Füße und Beine in Form von Kribbeln, Brennen, Kältegefühl oder Taubheitsgefühl. Bei der Behandlung dieser so genannten „Neuropathie" setzt Dr. Manz erfolgreich neueste Technik in Form der Hochtontherapie ein.

Internistische Praxis
Angiologie, Diabetologie, Fußzentrum

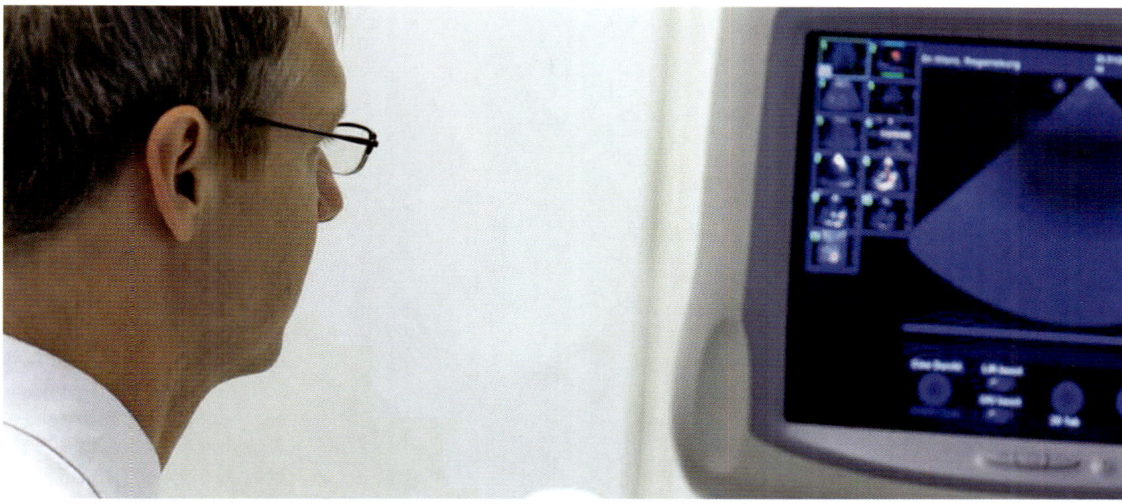

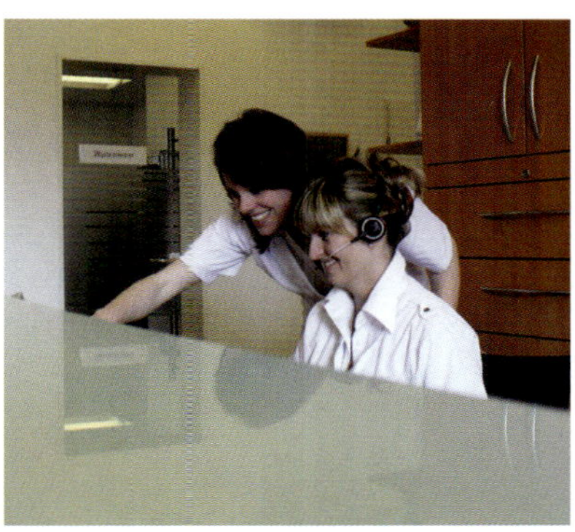

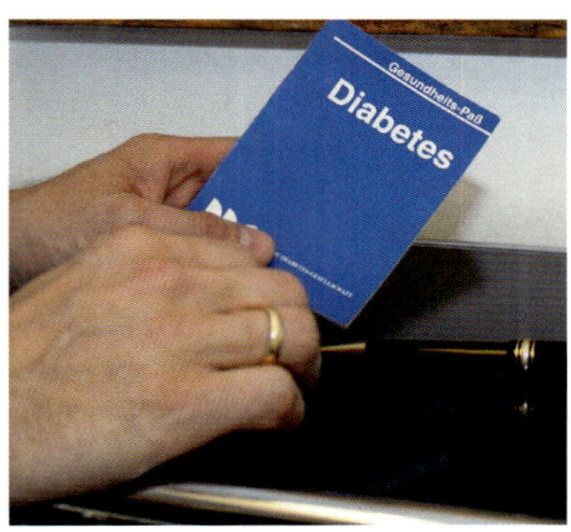

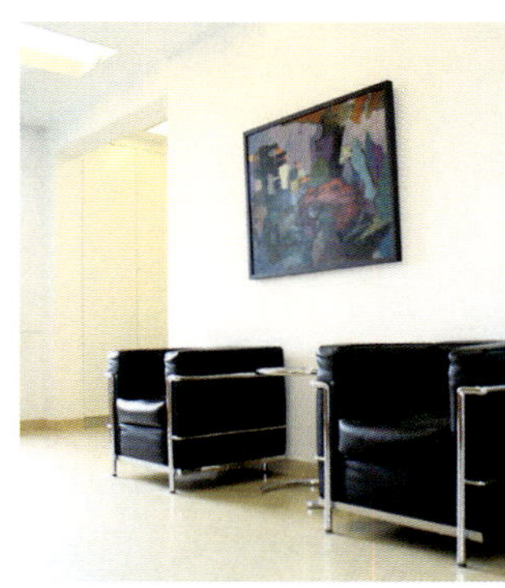

Unsere Erfahrung für Ihre Gesundheit

In der mittlerweile seit zehn Jahren bestehenden Praxis bietet das Team um Dr. Jochen Manz seinen Patienten moderne, individuelle und ganzheitliche Versorgung auf höchstem Niveau und auf dem neuesten medizinischen Wissensstand.

Betreut werden sämtliche internistischen Erkrankungen, mit besonderem Schwerpunkt auf der Verbindung von Gefäßmedizin und Diabetologie. Das hochmotivierte und qualifizierte Fachpersonal betreut die Patienten nach individuellen Konzepten; die Praxis ist mit den modernsten technischen Untersuchungsmöglichkeiten ausgestattet.

Zertifizierungen und besondere Qualifikationen der Praxis

- Zertifiziert nach ISO 9001:2008
- Von der Deutschen Diabetesgesellschaft (DDG) zertifizierte Diabetes-schwerpunktpraxis
- Von der Deutschen Diabetesgesellschaft (DDG) zertifiziertes Fußzentrum

DR. MED.
JOCHEN MANZ

Kontakt

Adolf-Schmetzer-Str. 11–13
93055 Regensburg
Telefon 0941 791543
Fax 0941 792816
info@dr-jochen-manz.de
www.dr-jochen-manz.de

Anmeldung

Mo – Do 7:30 bis 17:00
Fr 7:30 bis 16:00
(Termine nach Vereinbarung)

Fachgebiete

Internist
Angiologe
Diabetologe DDG

Die moderne Medizin wird unterstützt durch

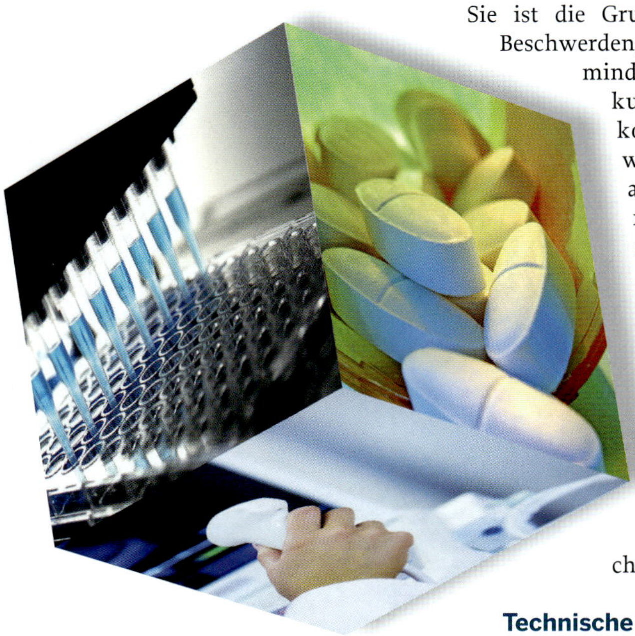

Wissenschaftliche Medizin

Sie ist die Grundlage der Behandlung von Beschwerden, Symptomen und Leistungsminderungen, die durch Erkrankungen ausgelöst werden. Ihre kontinuierliche Weiterentwicklung durch Forschungen an Universi-täten, Kliniken, Praxen und durch Wissenschaftler anderer Fachrichtungen wie Biologie und Technik schafft eine immer bessere Diagnostik und Behandlungsmöglichkeit von Erkrankungen. An erster Stelle der ärztlichen Tätigkeit steht eine wissenschaftlich begründete, reproduzierbare Diagnostik nach ausführlicher Befragung (Anamnese) und klinischer Untersuchung durch den Arzt.

Technische Untersuchungen

Wenn erforderlich, können entsprechend der Erkrankungsart technische Untersuchungen wie z. B. Laboruntersuchungen, Sonografie, CT, MRT, EKG, Lungenfunktion, Belastungsuntersuchungen zur Ergänzung und Befunddokumentation sowie Befund- und Verlaufskontrolle herangezogen werden. Vorteil hierbei ist die Möglichkeit einer korrekten Diagnoseerstellung und einer kontrollierten Verlaufsbeurteilung der Erkrankung bis zur Genesung.

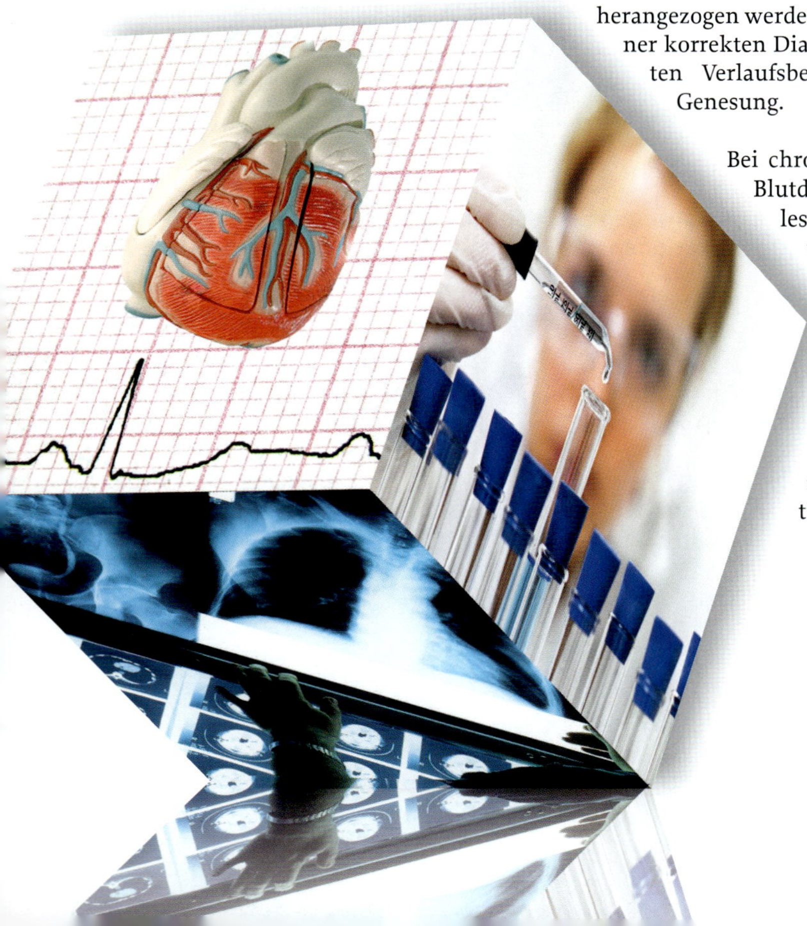

Bei chronischen Erkrankungen z. B. erhöhter Blutdruck, Diabetes mellitus, erhöhtes Cholesterin, kann mittels Blutdruckmessung und Laborkontrollen die Medikationseinstellung kontrolliert werden, um die anfangs entgleisten Werte wieder zu normalisieren.

Doch auch mit modernster wissenschaftlicher Medizin können nicht alle Beschwerden und Erkrankungen zufriedenstellend gelindert bzw. beseitigt werden.

die Traditionelle Chinesische Medizin (TCM)

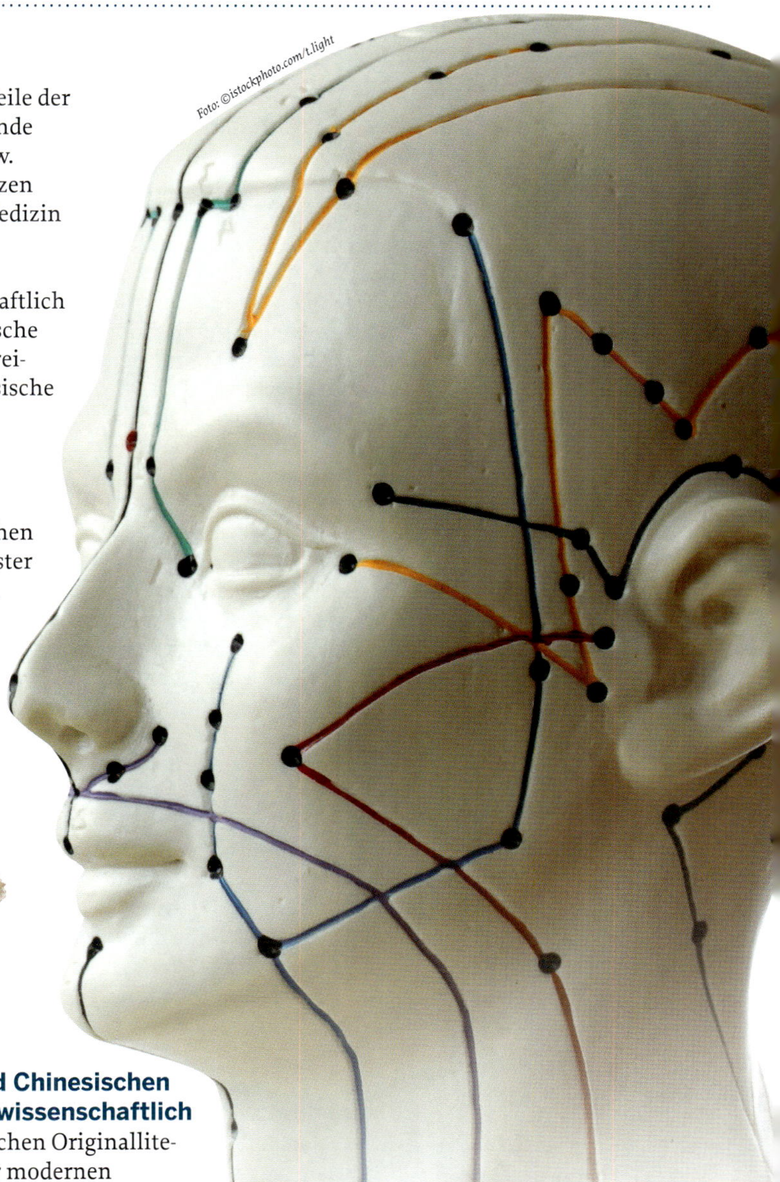

Was heißt „Integrative Medizin"?
Integrative Medizin bedeutet, bewährte Teile der Medizin, die Jahrhunderte bzw. Jahrtausende nachweislich eine Heilung, Besserung bzw. Linderung von Beschwerden und Schmerzen erzielt hat, in unsere wissenschaftliche Medizin einzugliedern.

Ein wesentlicher Teil, der auch wissenschaftlich erforscht wurde und wird, ist die Chinesische Medizin mit ihren verschiedenen Fachbereichen, von denen Akupunktur und Chinesische Phytotherapie sowie Qi-Gong, Tai Qi und Tuina Massage nur einen Teil der TCM ausmachen.

Bei chronischen Erkrankungen, chronischen Entzündungen, Schmerzen verschiedendster Ursache, Lernen und Wiedererlernen von Funktionen in Zusammenarbeit mit der Physiotherapie, z. B. nach Lähmungen u.a.m. kann die Chinesische Medizin in Form einer Regulationsmedizin wertvolle Hilfe in verschiedenen Fachgebieten leisten.

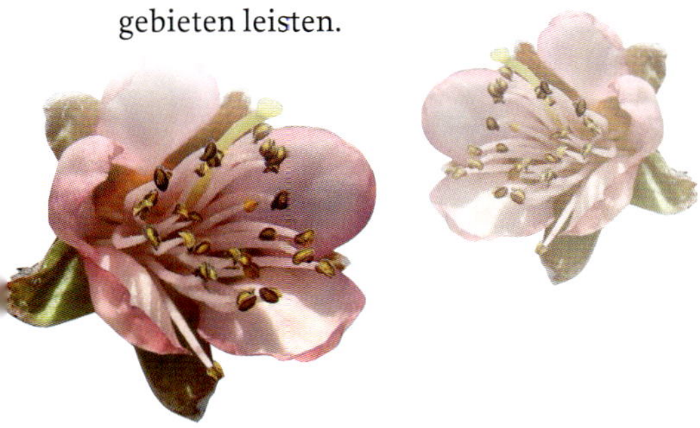

Eine Annäherung der westlichen und Chinesischen Medizin sowohl begrifflich als auch wissenschaftlich
Auch das intensive Studium der Chinesischen Originalliteratur hat die chinesische Medizin unserer modernen westlichen Medizin näher gebracht. Es konnte nachgewiesen werden, dass der Begriff „Meridian" einem Übersetzungsfehler entspringt. Das dafür stehende Schriftzeichen (s. Bild rechts) bedeutet in korrekter Übersetzung „Gefäßverlauf" oder „Gefäßleitbahn". Darin fließen das Blut, das man unter der Haut tasten kann sowie elektrische Informationen über die Nerven, Bindegewebsverbindungen u.a.m. Das stimmt zum großen Teil mit unserem westlichen Wissen über anatomisch nachweisbare Blut-, Nerven- und Gefäßverläufe überein.

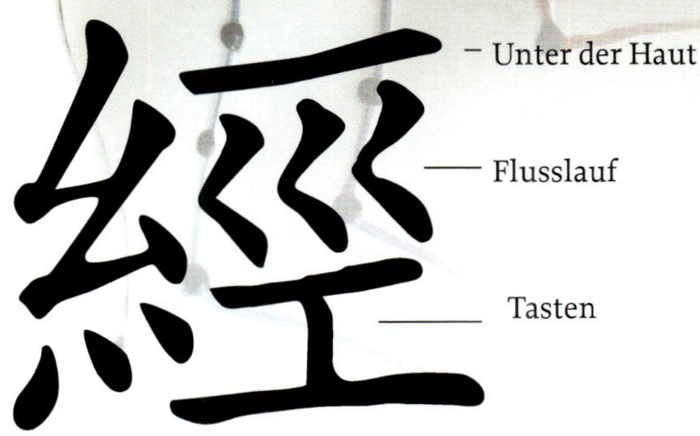

Chinesisches Originalzeichen für den „Gefäßverlauf"

Im China von heute wird zum Wohle der Patienten unsere westliche wissenschaftliche Medizin auf modernstem wissenschaftlichen technischen Stand in Verbindung mit der traditionellen Medizin eingesetzt.

Von Dr. Wolfgang Kaufmann

Wissenschaftliche Schulmedizin und fernöstlich Chinesische Medizin im Einklang

Unser internistisches Leistungsspektrum zusammen mit der Traditionellen Chinesischen Medizin

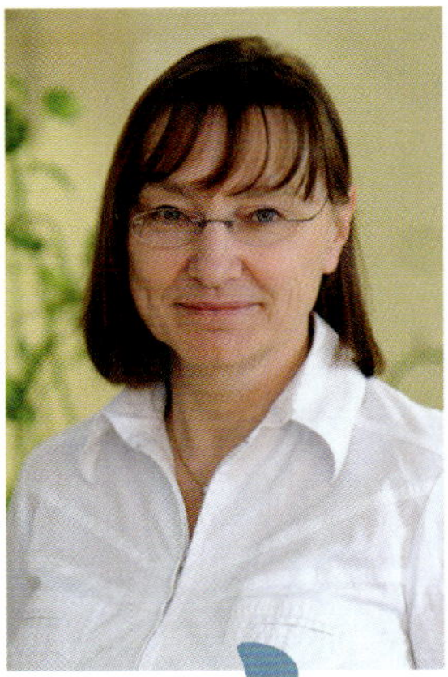

Dr. med. Petra Kaufmann

中

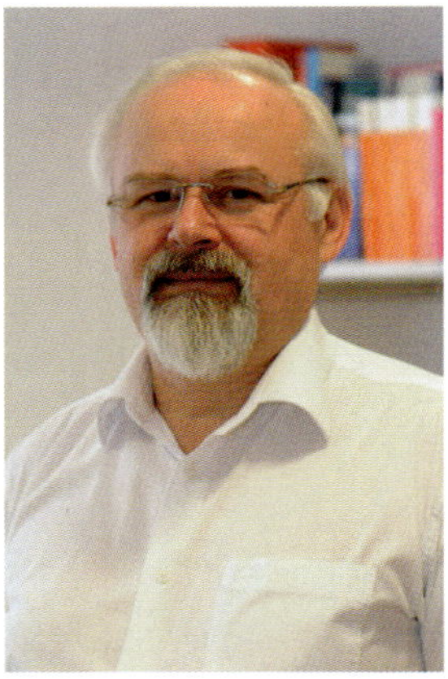

Dr. med. Wolfgang Kaufmann

醫

Herz-Gefäß-Risikoprofil

Mit modernster Diagnostik und hochauflösender Technik kann in unserer Facharztpraxis das Herz in seinen Funktionen über Leistungsfähigkeit, Herzklappendichtigkeit unter Belastung schonend beurteilt werden und z.B. ein drohender Herzinfarkt nichtinvasiv frühzeitig erkannt werden. Gesunde Patienten können wir herausfiltern und ihnen damit die Prozedur einer Herzkatheter-Operation ersparen.

Darmkrebs-Früherkennung

Ab dem 55. Lebensjahr werden Früherkennungskoloskopien empfohlen. Bei klinischen Beschwerden erfolgen Endoskopien ohne Altersbegrenzung. Über unsere hochauflösende Videoendoskopie können Sie Ihre Untersuchung verfolgen. Auf Wunsch erhalten Sie eine Kurznarkose. Gewächse, z.B. Polypen, werden direkt abgetragen. Ist ein größerer Eingriff notwendig, kann die Therapie am gleichen Tag in einem kooperierenden Darmzentrum, je nach Wunsch in Kelheim oder Regensburg, stationär erfolgen. Magen- und Darmspiegelung können an einem Termin durchgeführt werden. Unsere einwandfreie Hygienequalität bestätigt regelmäßig das Mikrobiologische Institut der Universität Regensburg.

Rheumatherapie

In der Rheumatologie ist eine frühzeitige Differenzierung zwischen alters-, weichteil-, stoffwechselbedingten sowie entzündlich systemisch rheumatischen Erkrankungen erforderlich. Das entzündliche Rheuma befällt nicht nur Gelenke, sondern kann auch Herz, Nieren, Magen und Darm, Knochen, Sehnen und Muskeln, Augen, Ohren und Drüsen – also nahezu jedes Organ – befallen. Dies gilt es rechtzeitig zu verhindern! Deshalb bieten wir Ihnen eine Früharthritis-Sprechstunde an. Nach Diagnosestellung erfolgt die gezielte Behandlung (Therapeutische Injektionen, Infusionen, Gelenkpunktionen). So können Funktionseinschränkungen am Skelettsystem und den Weichteilen verhindert werden.

Die Traditionelle Chinesische Medizin (TCM)

Die Chinesische Medizin als ganzheitliches Konzept integriert in unsere wissenschaftliche Medizin, setzen wir in Diagnostik und Therapie zum Wohle für Sie ein. Besonders wirksam ist die TCM bei Schmerzen aller Art, chronischen Entzündungen, Allergien und Funktionsstörungen, auch bei Kindern. In unseren speziell dafür ausgestatteten Räumen können Sie während der Akupunktur Musik hören und über einen Schalter jederzeit unser freundliches Praxisteam herbeiholen.

Studienaufenthalte in China und Japan

Durch mehrfache Aufenthalte an Kliniken in China (Universität Tianjin) und Japan (Yamamoto-Hospital Miyazaki) konnten wir in Ambulanzen und im stationären Bereich sehr wertvolle Erfahrungen in Theorie und praktischer Tätigkeit sammeln. Seit über 20 Jahren haben wir Erfahrungen mit dieser immer wieder neu faszinierenden Heilkunst.

Akupunktur und Kräutertherapie

Die traditionelle nadel- und schmerzfreie Laserakupunktur bietet eine hervorragende Ergänzung zu unserer modernen Medizin. Die für Sie individuell erstellte Kräuter-Rezeptur bietet ein riesiges Potenzial in der Prophylaxe und Behandlung von Erkrankungen, auch zur Kräftigung bei Leistungsminderung.

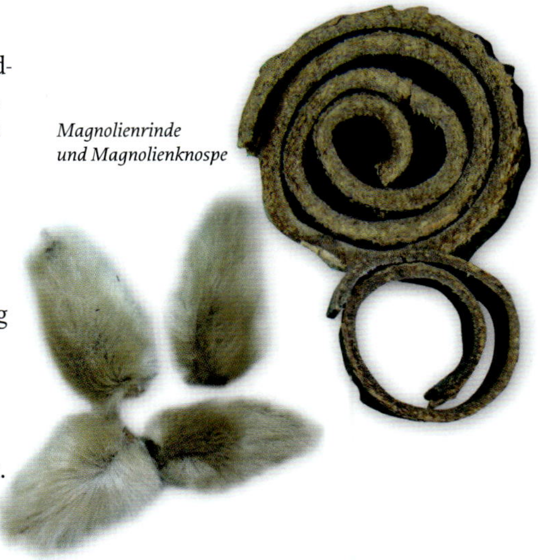

Magnolienrinde und Magnolienknospe

Dr. med. Dipl.-Med. Petra Kaufmann
Dr. med. Dipl.-Med. Wolfgang Kaufmann

Gemeinschaftspraxis Fachärzte Innere Medizin Bad Abbach
Masters of Chinese Medicine (Univ. Taichung) – Akupunktur Chinesische Medizin

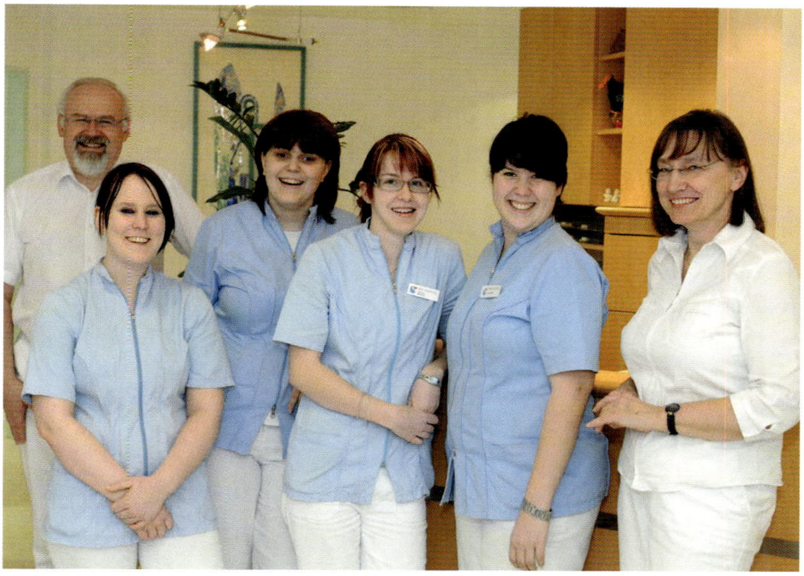

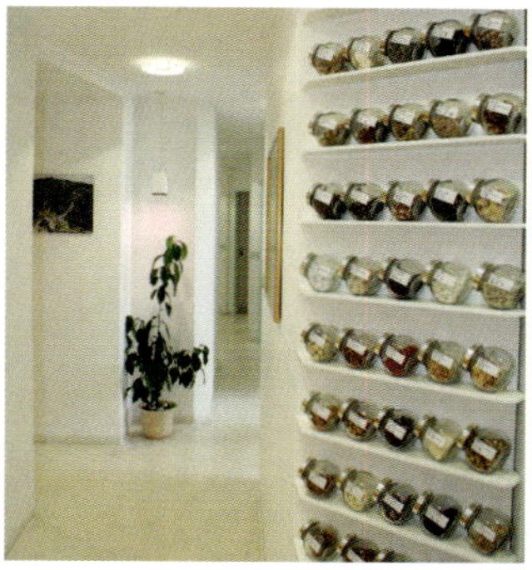

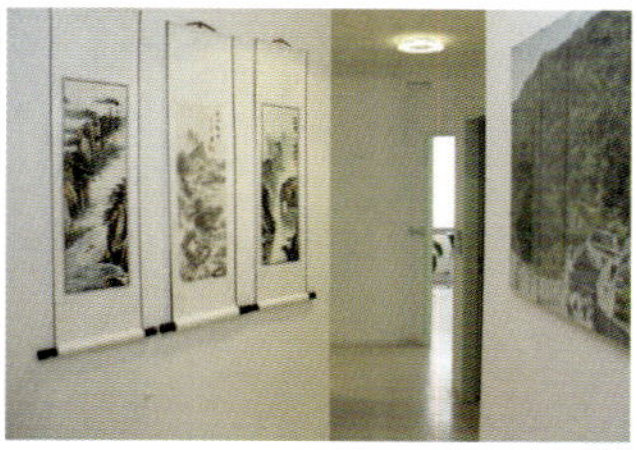

Hochmodern organisierte und ausgestattete Facharztpraxis

Unsere internistische Facharztpraxis ist mit modernster Technik ausgestattet. Mit unserem hochauflösenden Ultraschallgerät erkennen wir minimalste Veränderungen in den Organen und Gelenken. Geringste Cholesterineinlagerungen sind in den Blutgefäßen sichtbar, bevor es zu einer Verkalkung kommt. Auch in der Kardiologie leistet der Ultraschall wertvolle Dienste: Über eine fundierte Differenzialdiagnostik können wir gesunde Patienten herausfiltern und ihnen damit die Prozedur einer Herzkatheter-Operation ersparen.

Bevor es weh tut: Gehen Sie zur Prophylaxe

Sprechen Sie uns an:
- Rheuma-Check
- Osteoporose-Check
- Hautscreening
- Gefäß-Check
- Herz-Kreislauf-Check
- Stoffwechsel-Check
- Vorsorgekoloskopien
- Gastroskopien
- Chinesische Medizin

Für Ihre optimale Behandlung

steht die aktuelle wissenschaftliche Medizin immer an erster Stelle. Mit Integration der Chinesischen Medizin ist Ihnen ein fantastischer, zusätzlicher Weg zu Ihrer Genesung geebnet. Für uns und unser Praxisteam stehen dabei Ihre individuellen Bedürfnisse im Mittelpunkt.

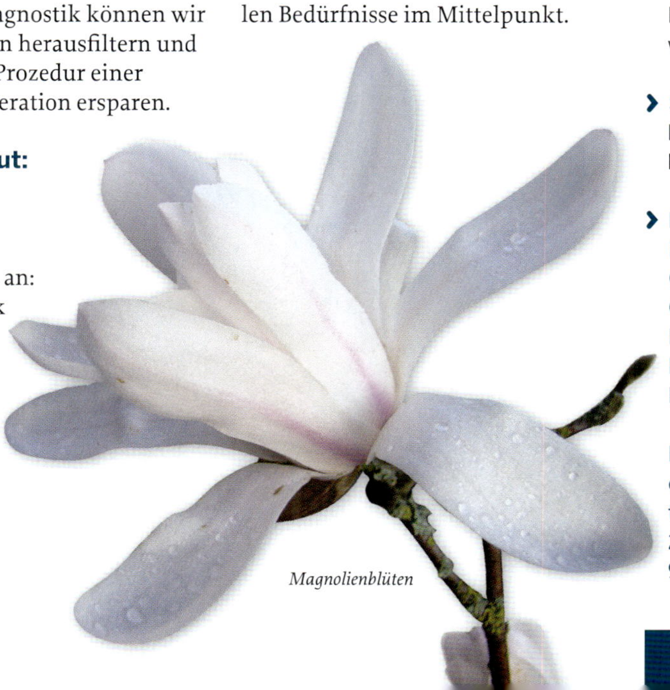

Magnolienblüten

Kontakt
Römerstraße 51
Rathaus – Sparkasse, 1. Stock
93077 Bad Abbach
Telefon 09405 9533-0
Fax 09405 9533-77
www.dr-kaufmann.com

Sprechzeiten
Mo – Fr 7:30 bis 18:00
Do 7:30 bis 20:00

Fachgebiete
Rheumatologie
Chirotherapie
Osteologie DVO
Herz-Kreislauf
Blutgefäße
Magen-Darm

Die Praxis ist Kooperationspartner der Darmzentren Regensburg und seit 2009 vom TÜV nach ISO 9001 : 2008 zertifiziert.

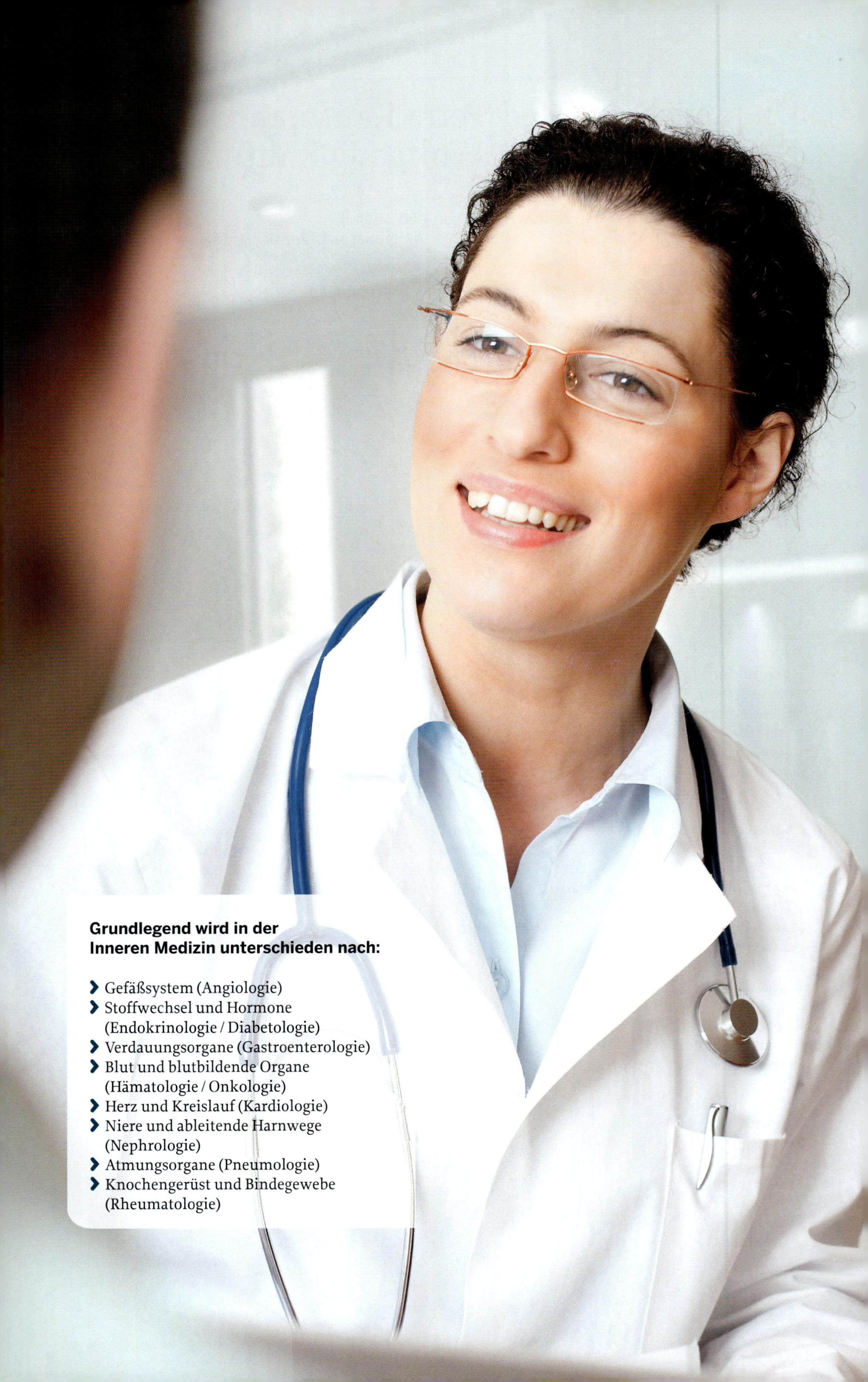

Grundlegend wird in der Inneren Medizin unterschieden nach:

- Gefäßsystem (Angiologie)
- Stoffwechsel und Hormone (Endokrinologie / Diabetologie)
- Verdauungsorgane (Gastroenterologie)
- Blut und blutbildende Organe (Hämatologie / Onkologie)
- Herz und Kreislauf (Kardiologie)
- Niere und ableitende Harnwege (Nephrologie)
- Atmungsorgane (Pneumologie)
- Knochengerüst und Bindegewebe (Rheumatologie)

Allgemeinmediziner Ein Arzt für alle Fälle

Egal von welchen gesundheitlichen Beschwerden man geplagt wird, ob Husten, Rückenschmerzen, Grippe oder auch Magen-Darm-Probleme, die erste Anlaufstelle ist für die meisten in diesem Fall der Allgemeinarzt. Aufgrund dieser Funktion als erste medizinische Anlauf- und Beratungsstelle benötigen Allgemeinärzte einen sehr breiten Wissensschatz. Denn täglich werden sie mit neuen gesundheitlichen Problemen konfrontiert und müssen die jeweiligen Symptome richtig erkennen. Im Wesentlichen soll so die gesundheitliche Versorgung der Bevölkerung sichergestellt werden. In dieser Hinsicht tragen Allgemeinmediziner eine große Verantwortung, denn sie stellen die Diagnose und müssen im Anschluss über die Therapie entscheiden und den Patienten beraten. In vielen Fällen können sie die Behandlung selbst durchführen, ist dies jedoch nicht der Fall sind Allgemeinärzte auch für die Überweisung an Spezialisten zuständig.

Haus- und Familienärzte sind der Idealfall

Um auch in schwierigen Krankheitsfällen eine richtige Diagnose stellen zu können, ist ein langes Verhältnis von Arzt und Patient am besten. Kennt der Hausarzt den Patienten schon länger und hat dadurch Kenntnis über dessen Umfeld und ganze Krankheitsgeschichte, kann er sich ein umfassenderes Bild machen. Dadurch kann er eventuell eine andere Diagnose stellen als ein Arzt, der seinen Patienten zum ersten Mal sieht. Am besten ist es, wenn der Hausarzt auch der Familienarzt ist, das erleichtert die Einschätzung von eventuell erblich bedingten Krankheiten und die Entscheidung ob und wie früh hier Vorsorge nötig ist. Zusätzlich kann der Allgemeinarzt leichter psychische, bzw. psychosoziale Faktoren und ihre Auswirkungen auf den Gesundheitszustand abschätzen, wenn er die Familienmitglieder und -beziehungen kennt.

Vielfältiges Aufgabenspektrum

Denn neben der rein körperlich-gesundheitlichen Hilfe gehört zudem die psychische Betreuung und Entscheidung über eventuelle psychologisch nötige Behandlung zum Aufgabengebiet von Allgemeinmedizinern. Nicht nur in akuten Notfällen sind Allgemeinärzte gefragt, sie behandeln auch über längere Zeit hinweg Patienten, z. B. Diabetiker oder unter Bluthochdruck Leidende und führen Hausbesuche durch. Vorwiegend kümmern sie sich um Diagnose, Prävention und Rehabilitation im allgemeinmedizinischen Bereich, doch sind viele von ihnen noch in einem zusätzlichen Fachgebiet spezialisiert. Recht häufig ist dabei die Kombination von Allgemeinmedizin mit Sportmedizin oder Innerer Medizin.

Innere Medizin

Die Innere Medizin zählt zu den Kerngebieten der Medizin und befasst sich mit dem Aufbau, der Funktion und den Erkrankungen der Organsysteme des menschlichen Körpers. Dabei wird im Wesentlichen zwischen acht verschiedenen Teilgebieten der Inneren Medizin unterschieden, die sich jedoch teilweise überlappen. Schließlich stehen die meisten Organsysteme in Wechselbeziehung und lassen sich daher nie komplett separat betrachten (siehe Kasten links).

Ein Facharzt für Innere Medizin heißt Internist und ist grundsätzlich für die Vorbeugung, Erkennung, Behandlung und Rehabilitation von Fehlfunktionen oder Funktionsausfällen eben dieser Systeme ausgebildet.

Schwerpunktsetzung für optimale Versorgung der Patienten

Da jedes dieser Teilgebiete für sich genommen überaus komplex ist und gerade für besondere Problemfälle tiefer gehende Kenntnisse und Erfahrungswerte für die Behandlung nötig werden, sind viele Internisten auf einen Schwerpunkt der Inneren Medizin spezialisiert. Häufig sind die themenübergreifenden Fachärzte für Innere Medizin, die sich mit dem Zusammenspiel all der Teilgebiete auskennen im hausärztlichen Bereich tätig. Sie koordinieren und steuern die Diagnose- und Behandlungsprozesse und überweisen die Patienten an die jeweiligen Schwerpunkt-Internisten.

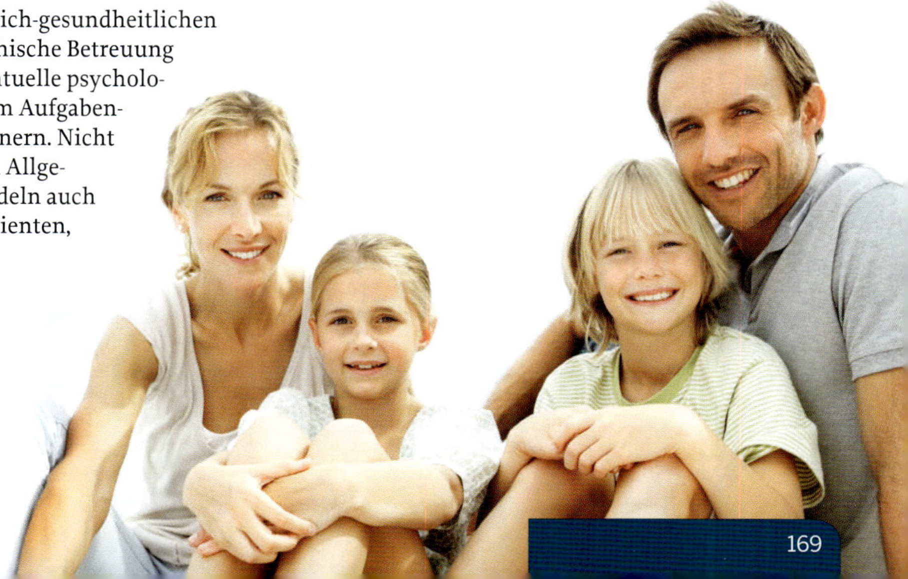

Foto links: ©panthermedia.net/Artur G.
Foto rechts: ©istockphoto.com/pixdeluxe

Internistische Praxis Dr. med. Thomas Bächer

Innere Medizin – Hausärztliche Versorgung

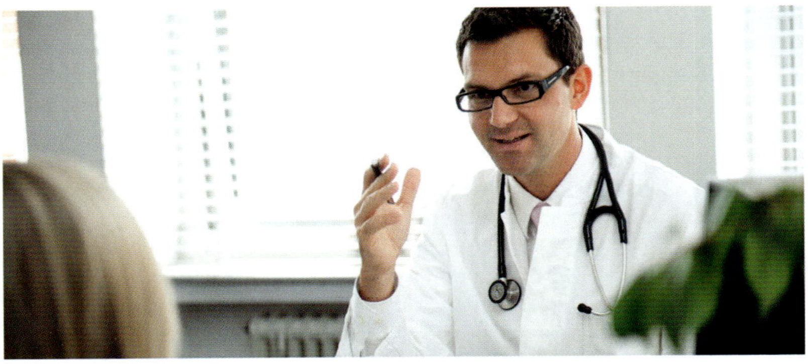

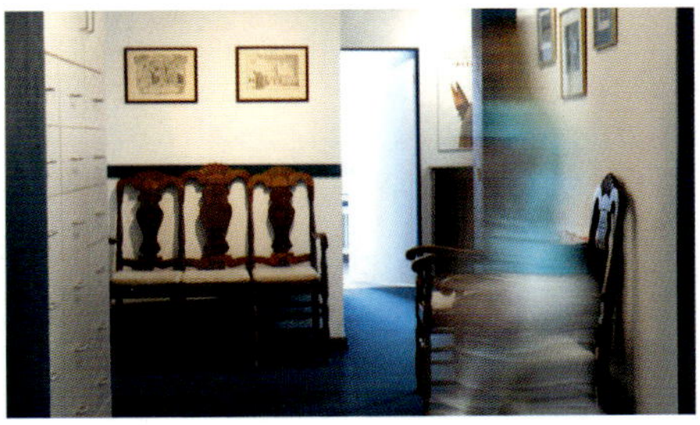

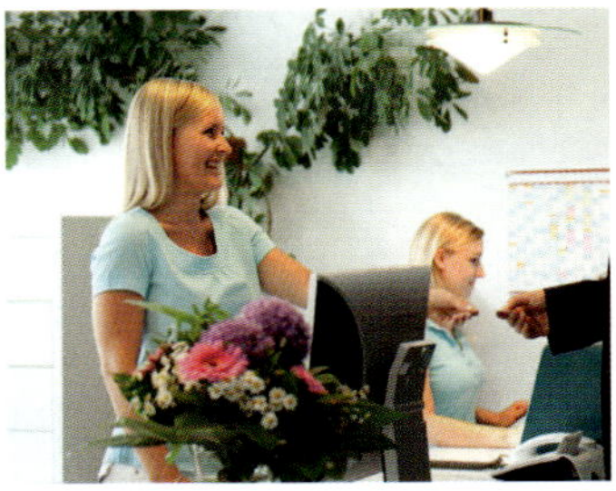

DR. MED.
THOMAS BÄCHER
INTERNIST

› Kontakt
Maximilianstraße 27
93047 Regensburg
Telefon 0941 58980
Fax 0941 52963
info@praxis-baecher.de
www.praxis-baecher.de

› Sprechzeiten

Mo, Di, Mi & Fr	8:00 bis 12:00
Do	7:00 bis 12:00
Mo, Di & Do	15:00 bis 18:00

› Telefonsprechstunde:
Mo, Mi, Fr 12:00 bis 12:30

Ihr erster Weg ist der zum Hausarzt

Als Praxis für Innere Medizin ohne Schwerpunktbezeichnung sind wir erster Ansprechpartner in nahezu allen medizinischen Belangen. Nach einem ausführlichen Gespräch und einer gründlichen Untersuchung ist eine zeitnahe Zuordnung Ihrer Symptome zu einem möglichst genauen Krankheitsbild oberstes Ziel. Dabei wird die Diagnostik unterstützt durch modernste Techniken wie Ultraschall mit Farbduplex-Sonographie von Herz und Gefäßen, Sonographie der Bauchorgane sowie der Schilddrüse, EKG, Lungenfunktion und Belastungs-EKG, Langzeit Blutdruck und Langzeit-EKG.

Neben dem breiten, allgemeininternistischen Fachgebiet gehören auch die hausärztliche Versorgung mit Hausbesuchen zu unseren Aufgabenfeldern. Unser Schwerpunkt liegt in der Prävention und Diagnostik von Gesundheitsstörungen.

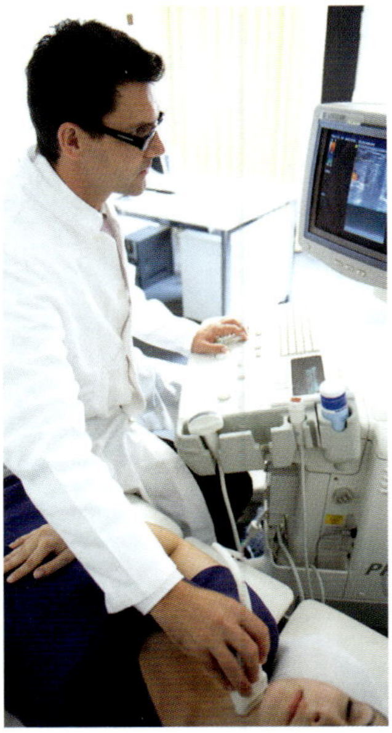

Folgende Zusatzqualifikationen ergänzen unser Leistungsspektrum:

Notfallmedizin:
Eine spezielle Ausbildung zum Notarzt sowie die langjährige Teilnahme am Rettungsdienst als Notarzt gewährleisten auch im medizinischen Alltag einen schnellen und routinierten Einsatz in Notfallsituationen.

Ernährungsmedizin:
Kaum eine internistische Erkrankung ist nicht beeinflussbar durch die Ernährung. Bei vielen Krankheiten des metabolischen Syndroms wie Diabetes etc. ist sie sogar wesentlicher Bestandteil der Behandlung.

Reisemedizin:
Die Reisemedizin soll über Risiken der Reise aufklären, Gesundheitsrisiken des Reisenden aufdecken und individuell auf die Reise vorbereiten z. B. durch spezielle Impfungen. Unsere Praxis ist anerkannte Gelbfieberimpfstelle.

Akupunktur:
Die Akupunktur wird bei uns überwiegend bei Beschwerden des Bewegungsapparates angewendet, aber auch unterstützend zur Therapie von Suchterkrankungen z. B. im Rahmen der Raucherentwöhnung.

Internistische Facharztpraxis Dr. med. Jan Hendrik van de Berg

Internistische Facharztpraxis – Gastroenterologie – Kardiologie

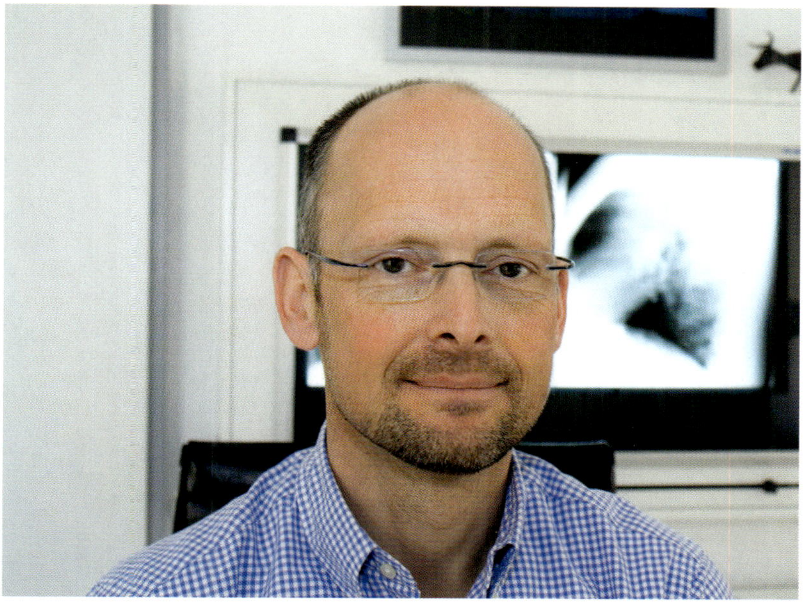

Praxisphilosophie: Kompetent – effektiv – persönlich

Kompetent, effektiv und persönlich betreuen wir Sie in den internistischen Tätigkeitsschwerpunkten Gastroenterologie und Kardiologie. Wir sind in Ihrem Sinne sehr um eine rasche Diagnostik, ganzheitliche und individuelle Betreuung sowie schnelle Befundweiterleitung bemüht. Dabei untersuchen und behandeln wir Sie nach dem aktuellen Stand der wissenschaftlichen Erkenntnisse. Qualitätsmanagement mit regelmäßigen Weiterbildungen meinerseits und der Arzthelferinnen bilden die beste Vorraussetzung für die Versorgung unserer Patienten.

Ein Höchstmaß an Qualität und Sicherheit

Unsere obersten Gebote, insbesondere bei den Magen- und Darmspiegelungen, sind Patientensicherheit und Hygiene. Regelmäßig wird unsere Endoskopaufbereitung nach den Richtlinien der Kassenärztlichen Vereinigung Bayern überprüft und zertifiziert. Schwierige Untersuchungen können sanft und vollkommen schmerzlos in einer Kurznarkose durchgeführt werden. Dabei ist immer eine professionelle Anästhesiebetreuung durch meine Kollegin Frau Dr. med. Ulrike Probst gewährleistet.

Gastroenterologie

- Magen- und Darmspiegelung
- Polypabtragung
- Darmkrebsvorsorge
- Anästhesiebetreuung (Narkose)
- Helicobacterdiagnostik
- Ultraschalldiagnostik
- Tumornachsorge
- Sprechstunde für Morbus Chron und Colitis uclerosa
- Atemteste (Milch- und Fruchtzucker)

Kardiologie

- Farbultraschall des Herzens
- Farbultraschall der Gefäße
- Ruhe-EKG, Belastungs-EKG, Langzeit-EKG
- Langzeitblutdruckmessung
- Röntgendiagnostik der Lunge
- Lungenfunktionstestung
- Schlaganfallvorsorge
- Herzinfarkt Check-Up

Schauen Sie auf unserer Homepage vorbei:
www.van-de-berg.de

Kontakt

Goethestraße 10
93133 Burglengenfeld
Telefon 09471 80394
Fax 09471 80446
www.van-de-berg.de

Sprechzeiten

Mo – Fr 8:00 bis 12:00
Mo, Di, Do 14:00 bis 16:00
Termine und Telefonsprechstunde nach Vereinbarung

Fachgebiete

Innere Medizin
Gastroenterologie
Kardiologie

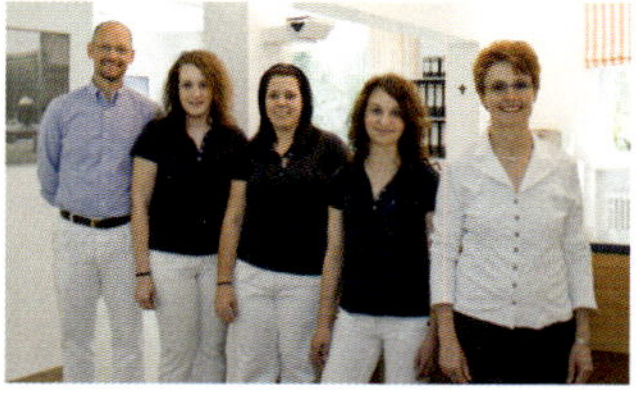

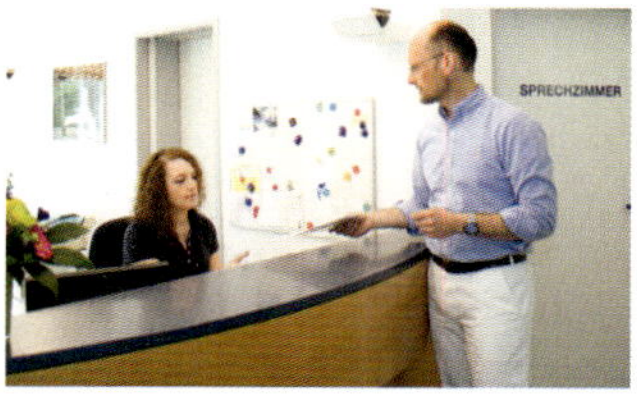

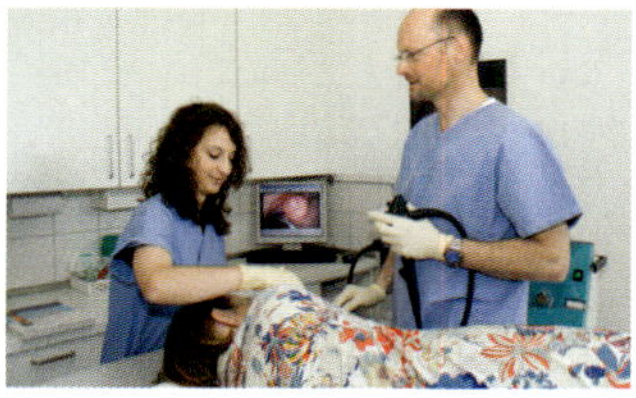

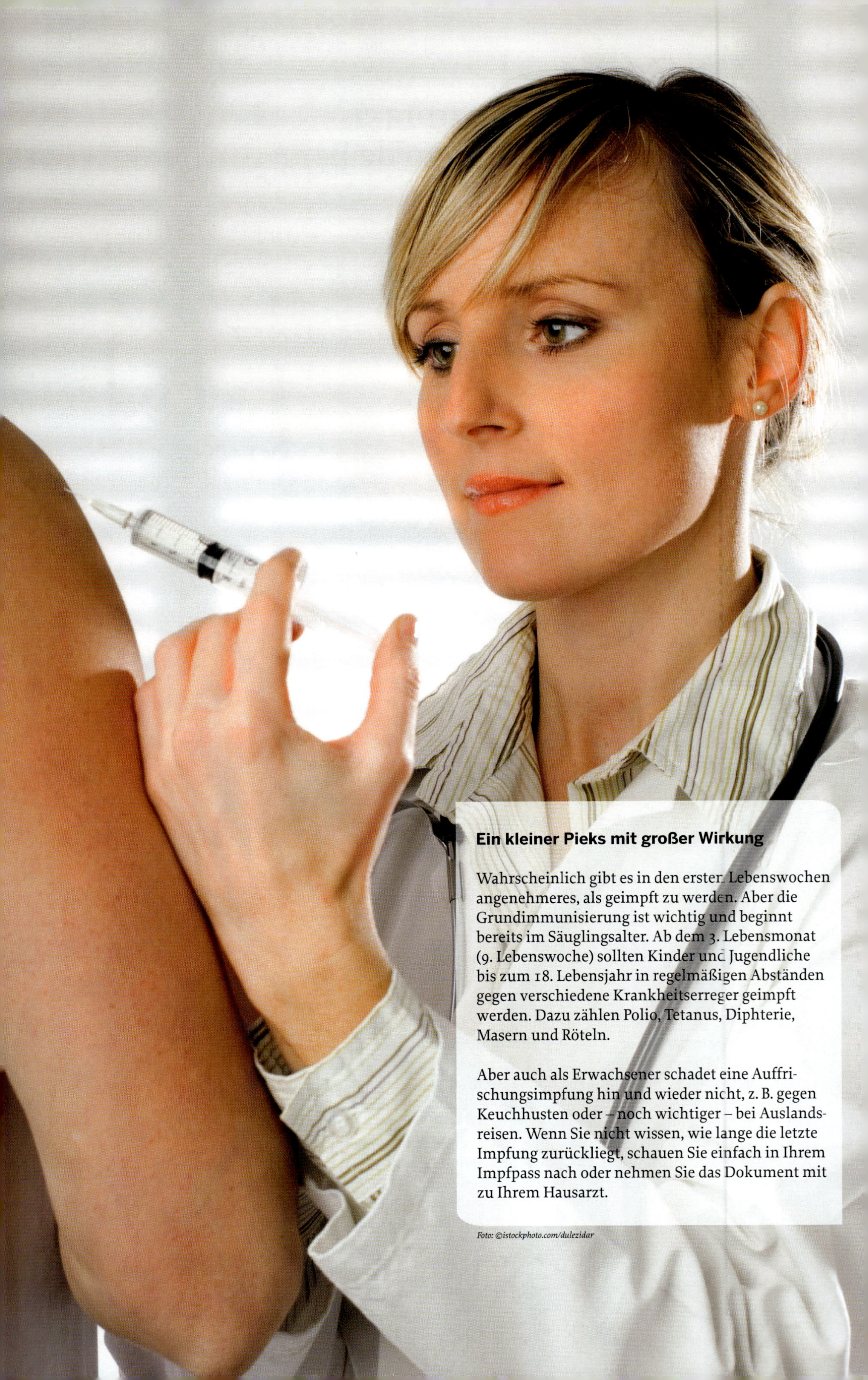

Ein kleiner Pieks mit großer Wirkung

Wahrscheinlich gibt es in den ersten Lebenswochen angenehmeres, als geimpft zu werden. Aber die Grundimmunisierung ist wichtig und beginnt bereits im Säuglingsalter. Ab dem 3. Lebensmonat (9. Lebenswoche) sollten Kinder und Jugendliche bis zum 18. Lebensjahr in regelmäßigen Abständen gegen verschiedene Krankheitserreger geimpft werden. Dazu zählen Polio, Tetanus, Diphterie, Masern und Röteln.

Aber auch als Erwachsener schadet eine Auffrischungsimpfung hin und wieder nicht, z. B. gegen Keuchhusten oder – noch wichtiger – bei Auslandsreisen. Wenn Sie nicht wissen, wie lange die letzte Impfung zurückliegt, schauen Sie einfach in Ihrem Impfpass nach oder nehmen Sie das Dokument mit zu Ihrem Hausarzt.

Foto: ©istockphoto.com/dulezidar

Facharztpraxis Allgemeinmedizin Marko Pfaff & Eike Haas

Allgemeinmedizin, Chirotherapie, Stoffwechseltherapeut CMI, Case Manager (DGCC), Ernährungsmedizin, Männermedizin CMI, Gesundheitsförderung und Prävention CMI

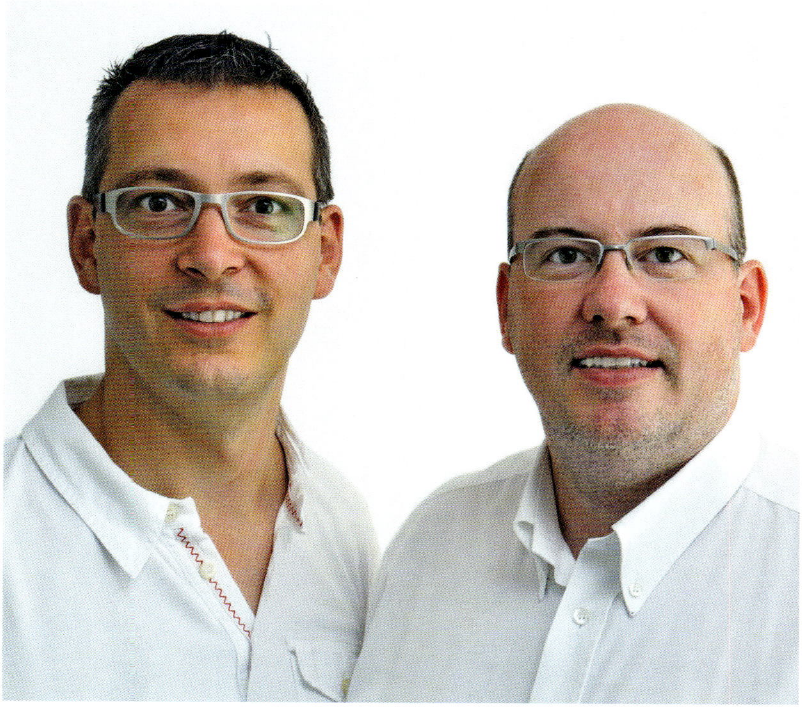

FACHARZTPRAXIS
ALLGEMEINMEDIZIN
MARKO PFAFF & EIKE HAAS

Facharztpraxis
Allgemeinmedizin
Marko Pfaff & Eike Haas

Kontakt
Brandlohstraße 15
93158 Teublitz
Telefon 09471 9910-50
Fax 09471 9910-51
www.praxis-pfaff-haas.de
praxis@praxis-pfaff-haas.de

Filiale
Regensburgerstraße 28
93142 Maxhütte
Telefon 09471 6063236

Unsere Praxis

- Team mit Ärztin und Ärzten, Arzthelferinnen, Medizinische Fachangestellte, VERAH
- Zwei Standorte
- Moderne Hausarzt- und Familienmedizin
- Terminsprechstunde ab 7 Uhr morgens
- Mitglied im Regensburger Ärztenetz

Unsere Leistungen

- Wir sind Ihr erster Ansprechpartner im professionellen Gesundheitswesen für alle Fragen in Bezug auf Gesundheit und Krankheit.
- Technische Diagnostik: Labor, EKG, Belastungs-EKG, Lungenfunktion, Ultraschall, Langzeit-EKG, LZ-RR etc.
- Wir legen großen Wert auf Früherkennungs- und Vorsorgeuntersuchungen sowie Impfungen.
- Verschiedenste Behandlungsformen für Schmerzen im Bewegungsapparat, darunter CHIROTHERAPIE und NEURALTHERAPIE
- Behandlungsschwerpunkt RESTLESS LEG SYNDROM (RLS)
- Teilnahme an allen Verträgen der Hausarztzentrierten Versorgung (HzV = Hausarztmodelle)
- DMP Diabetes, KHK, Asthma, COPD
- Leistungserbringer für „GESUND PLUS" Karteninhaber
- Case Management für komplexe Fälle

Weitere Informationen erhalten Sie auf unserer Homepage www.praxis-pfaff-haas.de oder im persönlichen Kontakt.

Sprechzeiten

Teublitz

Mo	7:00 bis 19:00
Di	7:00 bis 12:00
Mi	7:00 bis 12:00
Do	7:00 bis 19:00
Fr	7:00 bis 12:00

Maxhütte

Mo - Fr	7:00 bis 11:00
Di	16:00 bis 19:00

… und nach Vereinbarung!

Fachgebiete

Allgemeinmedizin
Chirotherapie
Stoffwechseltherapeut CMI
Case Manager (DGCC)
Ernährungsmedizin
Männermedizin CMI
Gesundheitsförderung und Prävention CMI

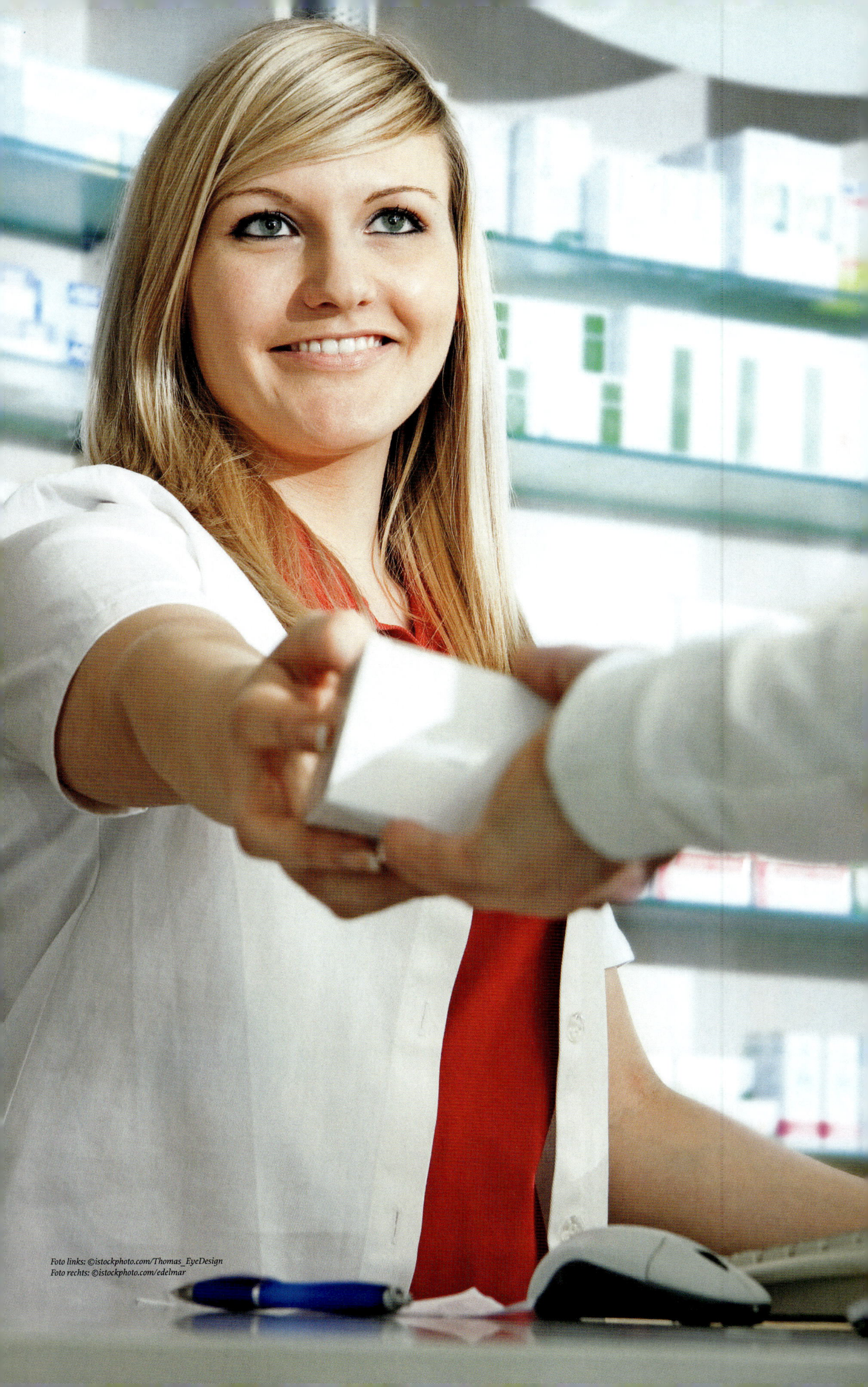

Apothekerinnen und Apotheker

Apothekerinnen und Apotheker

Apothekerinnen und Apotheker sind Experten für Arzneimittel. Der Beruf ist anspruchsvoll und mit viel persönlicher Verantwortung verbunden. Apotheker arbeiten zumeist in Apotheken, aber auch im Krankenhaus, in Industrie, Forschung und Verwaltung.

Voraussetzung für die Approbation als Apotheker ist der erfolgreiche Abschluss des Pharmaziestudiums.

Beratung

Das Arzneimittel ist ein besonderes Gut und deshalb an die pharmazeutische Kompetenz der Apotheke gekoppelt. Der Umgang mit Arzneimitteln, das Zusammenspiel von Wirkung und Nebenwirkung, ist ein elementarer Bestandteil des Beratungsangebots in der Apotheke.

Versorgung

Apotheken versorgen die Menschen in Deutschland mit Arzneimitteln – zu jeder Tages- und Nachtzeit, in der Stadt ebenso wie auf dem Land. Deutschland kann stolz darauf sein, eines der besten Arzneiversorgungssysteme der Welt zu haben. Pharmazeutisch qualifizierte Apothekenteams sichern die Versorgung von Millionen Mitbürgern stets auf höchstem Niveau.

Notdienst-Hotline

Welche Apotheken nachts und an den Wochenenden geöffnet sind, kann man unter der bundesweit einheitlichen, mobilen Notdienstnummer der Apotheker 22 8 33 herausfinden. Außer per Handy (69 Cent / Min / SMS) lassen sich dieselben Informationen auch kostenlos aus dem deutschen Festnetz unter 0800 00 22 8 33 oder problemfrei per Internet unter www.aponet.de suchen.

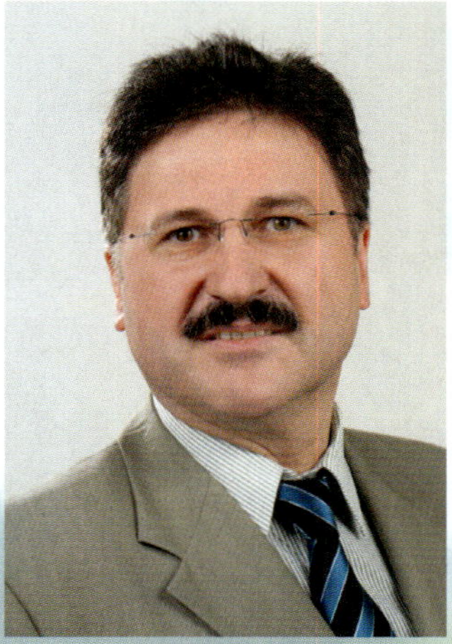

Josef Kammermeier,
Stellvertretender Vorsitzender des BAV
Bayerischer Apothekerverband e. V.

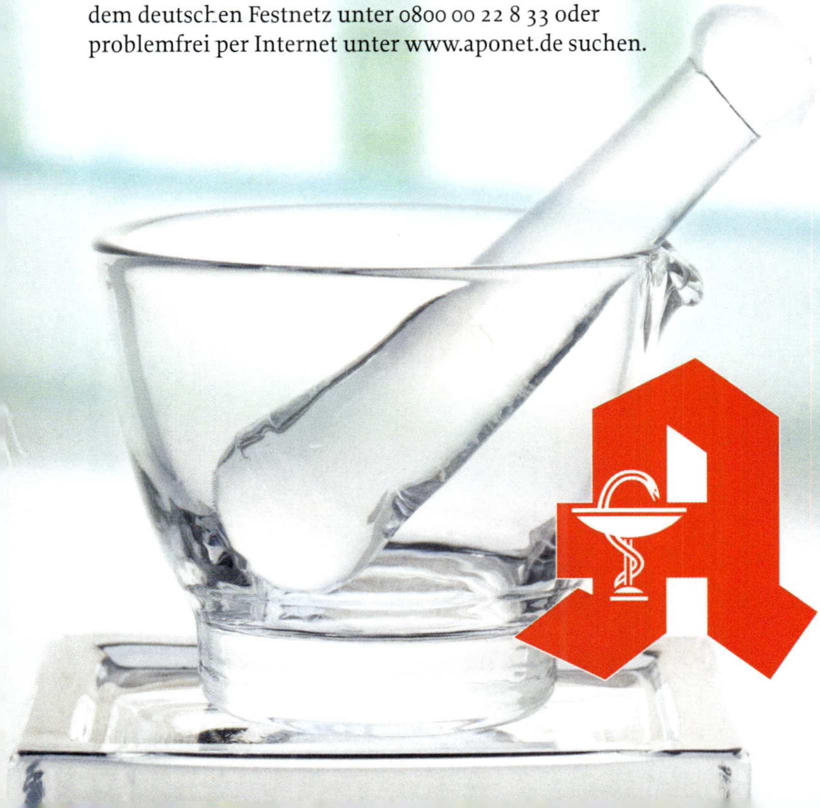

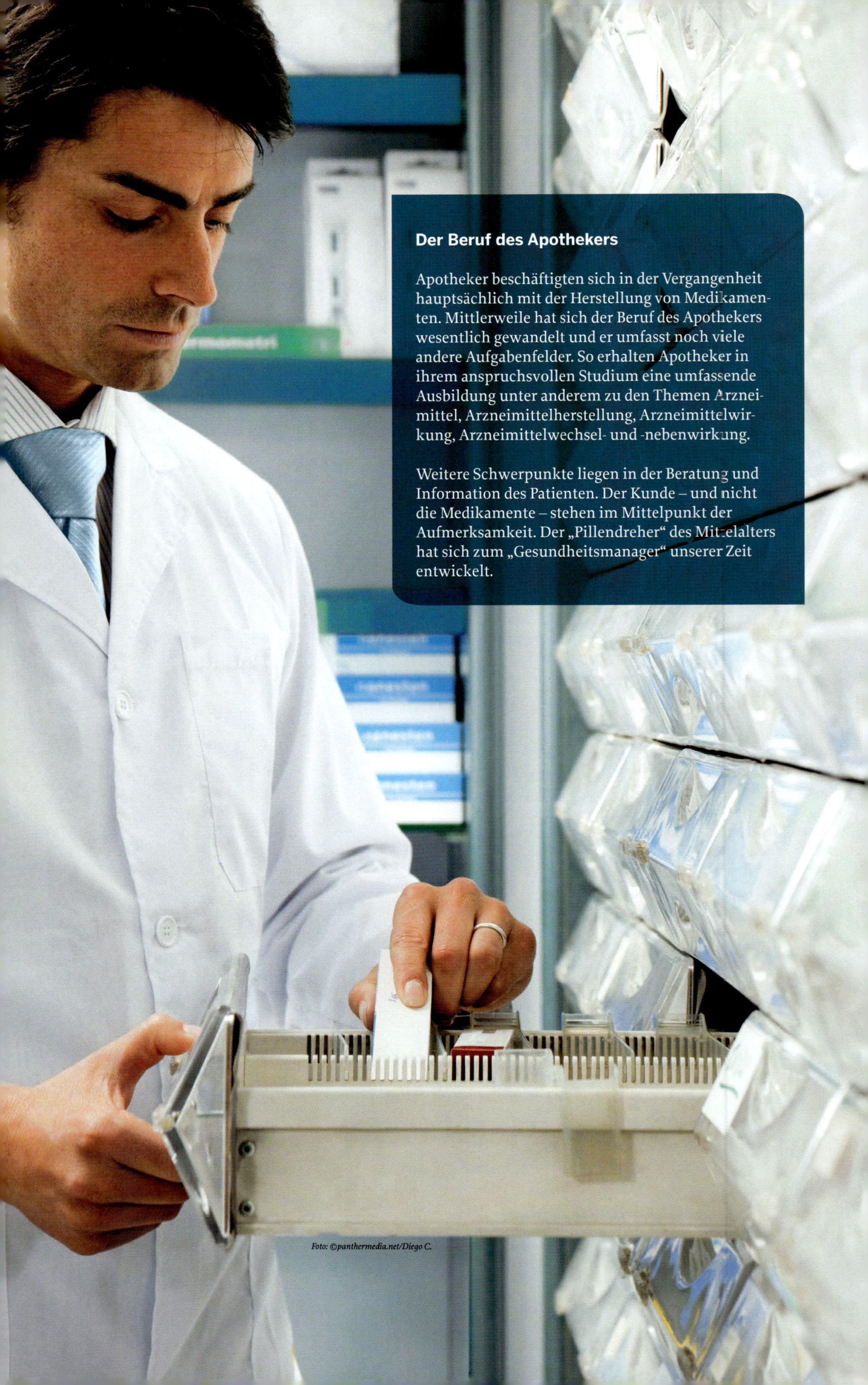

Der Beruf des Apothekers

Apotheker beschäftigten sich in der Vergangenheit hauptsächlich mit der Herstellung von Medikamenten. Mittlerweile hat sich der Beruf des Apothekers wesentlich gewandelt und er umfasst noch viele andere Aufgabenfelder. So erhalten Apotheker in ihrem anspruchsvollen Studium eine umfassende Ausbildung unter anderem zu den Themen Arzneimittel, Arzneimittelherstellung, Arzneimittelwirkung, Arzneimittelwechsel- und -nebenwirkung.

Weitere Schwerpunkte liegen in der Beratung und Information des Patienten. Der Kunde – und nicht die Medikamente – stehen im Mittelpunkt der Aufmerksamkeit. Der „Pillendreher" des Mittelalters hat sich zum „Gesundheitsmanager" unserer Zeit entwickelt.

Foto: ©panthermedia.net/Diego C.

Übersicht der Apotheken in Regensburg Stadt und Land

Alteglofsheim
Schloss-Apotheke

Barbing
Engel-Apotheke

Beratzhausen
Hauser-Apotheke
Marien-Apotheke

Bernhardswald
Rathaus-Apotheke
Neue-Apotheke

Donaustauf
Thurn und Taxis Apotheke

Hemau
Apotheke am Rathaus

Kallmünz
Burg-Apotheke

Köfering
St. Michael-Apotheke

Laaber
Markt-Apotheke

Lappersdorf
Albertus-Magnus-Apotheke
Linden-Apotheke
Neue-Apotheke mit neuem Sanitätshaus
St. Ägidius-Apotheke

Neutraubling
Adler-Apotheke
Apotheke im Globus
Moritz-Apotheke
Neue-Apotheke

Nittendorf
Bernstein-Apotheke

Obertraubling
Regenbogen-Apotheke
St. Georgs-Apotheke

Pentling
Apotheke im Real
St. Nikolaus-Apotheke

Pettendorf
Heillica-Apotheke

Regensburg
Adler-Apotheke
Aesculap-Apotheke
Aescluap-Apotheke West
Ahorn-Apotheke
Apotheke aktiv im CRC
Apotheke im BUZ
Apotheke im DEZ
Apotheke im Gewerbepark
Apotheke im Rennplatz
Apotheke Königswiesen
Apotheke Süd
Arcaden Apotheke
Arnika-Apotheke
Arnulf-Apotheke
Bären-Apotheke
Bonifatius-Apotheke
Brahms-Apotheke
Dom-Apotheke
Einhorn-Apotheke
Engel-Apotheke
Flora-Apotheke
Forum-Apotheke
Johannes-Apotheke
Kepler-Apotheke
Königs-Apotheke
Lilien-Apotheke
Margareten-Apotheke
Marien-Apotheke
Markus-Apotheke
Maximilian-Apotheke
Mohren-Apotheke
Neue Apotheke St. Josef
Neukauf-Apotheke
Nibelungen-Apotheke
Nordgau-Apotheke
Oasen-Apotheke
Ostentor-Apotheke
Paracelsus-Apotheke
Ratisbona-Apotheke
Sonnen-Apotheke
St. Emmeram-Hofapotheke
St. Jakobs-Apotheke
Stadt-Apotheke
Stadtpark-Apotheke
Theresien-Apotheke
Westend-Apotheke
Wolfgang-Apotheke

Regenstauf
Aesculap-Apotheke
Jakobus-Apotheke
Markt-Apotheke
Neue-Apotheke mit neuem Sanitätshaus
Stern-Apotheke

Schierling
Marien-Apotheke
Rathaus-Apotheke

Sinzing
Marien-Apotheke

Sünching
St. Georg-Apotheke

Tegernheim
Sebastian-Apotheke

Wenzenbach
Neue-Apotheke mit neuem Sanitätshaus
Rathaus-Apotheke

Wörth
Donau-Apotheke
Hof-Apotheke

Zeitlarn
Bartholomäus-Apotheke

Gesundheit in Harmonie durch Homöopathie

Von Dr. Julie Christoffel

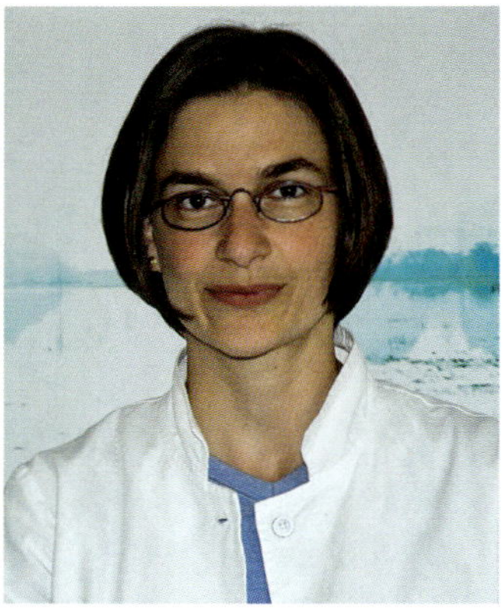

Dr. Julie Christoffel

„Good Laboratory Practice“

Betritt man die Brahms Apotheke, so kann man das alte, wertvolle Wissen erspüren, das hier Tag für Tag umgesetzt wird. Der Verkaufsraum der Apotheke, das Holz, die Möbel, die Lampen, die gesamte Einrichtung ist traditionell, macht beinahe ehrfürchtig vor dem, was sich hinter den Schränken verbirgt. Das sind nicht nur hochwertige, von Hand gefertigte Homöopathika, sondern – noch ein wenig weiter hinten – die neuen Laborräume, in denen diese Medikamente hergestellt werden. Diese Räume wurden neu gestaltet, „weil ich der Homöopathie den Raum geben wollte, der ihrer Wichtigkeit in der Apotheke entspricht,“ sagt Dr. Julie Christoffel. Das Labor ist nach neuen, modernen Richtlinien gebaut und entspricht den Anforderungen der „Good Laboratory Practice“, also einer Ausstattung auf dem neuesten technischen Stand, doch die Herstellung führt das Apotheken-Team original nach den von Hahnemann Anfang des 19. Jahrhunderts beschriebenen Regeln durch: Eine Potenzierung besteht aus zwei Schritten, nach der Verdünnung des Grundstoffes erfolgt die Verschüttelung. Je nach Potenz wird diese Abfolge von Verdünnen und Verschütteln wiederholt: zum Beispiel um eine C 30-Potenz zu erhalten 30 Mal.

Ein aufwendiger Herstellungsvorgang, den die Mitarbeiterinnen der Brahms Apotheke nach wie vor per Hand durchführen. Die Wirkungen, die solche sorgsam hergestellten Homöopathika beim Menschen haben, überzeugen Dr. Christoffel und ihr Team täglich aufs Neue.

Ganzheitliches Konzept

„Wichtig ist es, zu berücksichtigen, dass man mit Hilfe der Homöopathie nicht ein einzelnes Symptom bekämpft“, so die Apothekerin, „sondern auf den Menschen in seiner Ganzheit eingeht.“ Das bedeutet natürlich, dass man kein Pauschal-Rezept ausstellen kann, sondern sich mit dem Hintergrund des Menschen beschäftigt, mit seinen aktuellen Symptomen, Lebensumständen und Problemen. Homöopathie ist eine Individualtherapie, bei der eine eingehende Anamnese unerlässlich ist. „Dabei wird genau gefragt, welche Erscheinungen auftreten und wie lange sie bereits vorhanden sind,“ beschreibt Dr. Julie Christoffel. Aufgrund der einzelnen Symptome wählt der homöopathische Therapeut ein individuell passendes Einzelmittel aus. Patienten mit chronischen und wiederkehrenden Krankheiten gehören in die Hände eines erfahrenen Homöopathen. In der Apotheke kann bei akuten Erkrankungen und Verletzungen gut beraten werden. Dazu gehört viel Fachwissen. Das sammelte sich die Apothekerin während ihres Studiums in Regensburg und ihrer Promotion in Göttingen. „Am meisten lernen wir jedoch in unserem Alltag“, daher hat sie ein Lehr- und Wanderjahr durch ganz Deutschland eingelegt und zahlreiche Apotheken kennengelernt. Dr. Julie Christoffel hat die Ausbildung für Apotheker im Bereich Homöopathie und Naturheilverfahren erfolgreich absolviert und ist Mitglied im Deutschen Zentralverein homöopathischer Ärzte (DZVhÄ), der bereits zu Hahnemanns Zeiten gegründet wurde. Außerdem arbeitet sie im Anwenderbündnis zum Erhalt homöopathischer Arzneien (AEHA) mit – „Die Harmonisierung in der EU auf dem Arzneisektor beschert der Homöopathie schwere Zeiten“, konstatiert sie.

Ständige Weiterbildung aller Mitarbeiter

Bei all ihren Unternehmungen steht ihr Team geschlossen hinter Dr. Julie Christoffel. Es ist auch im homöopathischen Arbeitskreis Regensburg aktiv und trägt gemeinsam die Idee der Homöopathie. Doch nicht nur das Engagement im täglichen Einsatz ist wichtig für die Mitarbeiter, erst die ständige Weiterbildung eines jeden einzelnen Mitarbeiters macht die Basis einer guten Beratung aus. Die effiziente Arbeit des Teams wird ermöglicht durch eine eigens angelegte Datenbank, deren Erstellung mehr als zwei Jahre Arbeitszeit in Anspruch nahm. Sie ist einerseits Informationsdatenbank zu den homöopathischen Mitteln und bietet zum anderen sofortigen Überblick über die eigenen Bestände, was besonders hilfreich bei den Beratungen in der Apotheke und am Telefon ist. Dieser rasche Zugriff ist wichtig, da die Zahl der Kunden, die sich per Telefon oder Internet melden, ständig wächst und dann genau das gewünschte Mittel möglichst schnell zugesandt wird – europaweit.

Hier macht sich bezahlt, was für Dr. Christoffel und ihr Team ungeschriebenes Gesetz ist: stetige Entwicklung und lebenslanges Lernen. Zum Wohl der Patienten.

Brahms Apotheke
Dr. Julie Christoffel

Fachapothekerin für Offizinpharmazie, Homöopathie und Naturheilverfahren

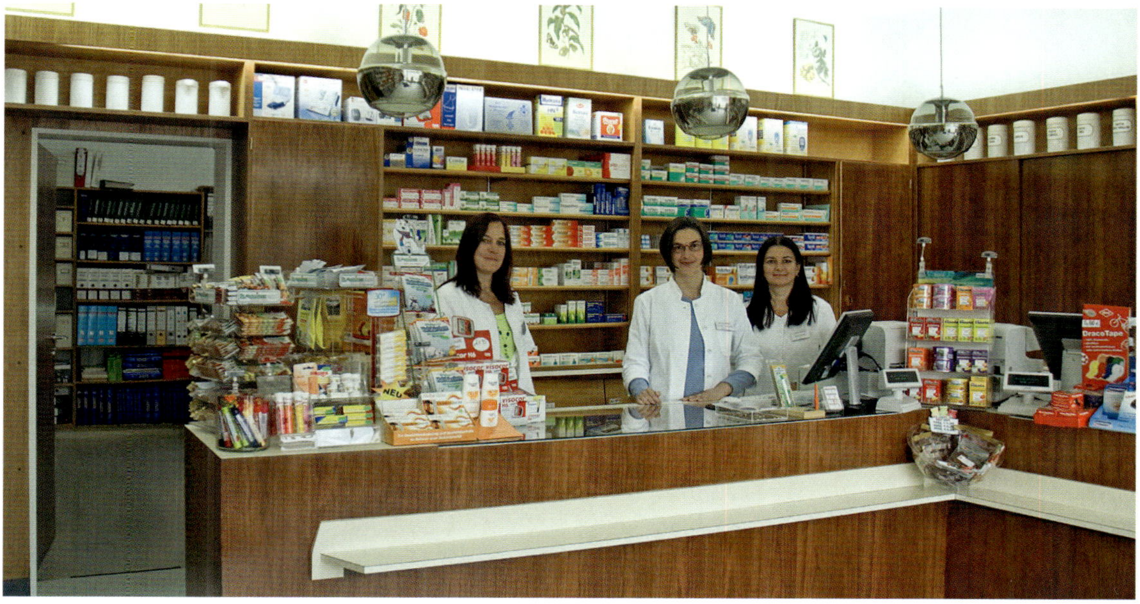

Geschichte

Homöopathie hat in Regensburg durch die „Homöopathische Apotheke zum goldenen Engel“ eine lange Tradition, die bis in das 19. Jahrhundert zurückreicht. 1999 übernahm die Brahms Apotheke deren homöopathischen Bestand. Dr. Julie Christoffel führt die Brahms Apotheke seit drei Jahren.

Gesundheit in Harmonie durch Homöopathie

- Handverschüttelte Homöopathika
- Eigene Herstellung und Versand
- Umfangreiches Sortiment an Einzelmitteln

Das Team

Neben der Apothekerin Dr. Julie Christoffel engagieren sich weitere zwei Apothekerinnen, drei Pharmazeutisch-Technische Assistentinnen, zwei Pharmazeutisch-Kaufmännische Angestellte und eine Auszubildende für das Wohl und die Gesundheit der Kunden.

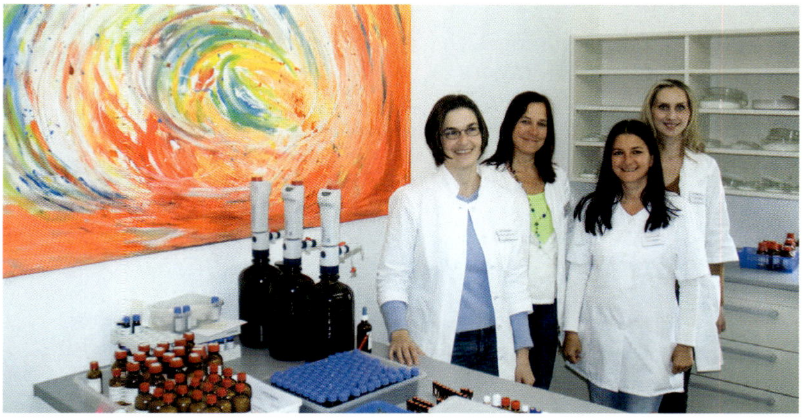

Brahms Apotheke
Gesundheit in Harmonie

Brahms Apotheke
Dr. Julie Christoffel e.K.

Kontakt

Hermann-Geib-Straße 67
93053 Regensburg
Telefon 0941 72656
Fax 094 1 760320
mail@brahms-apotheke.net

Öffnungszeiten

Mo - Fr 8:30 bis 18:00
Sa 9:00 bis 13:00

Fachgebiete

Offizinpharmazie, Homöopathie und Naturheilverfahren

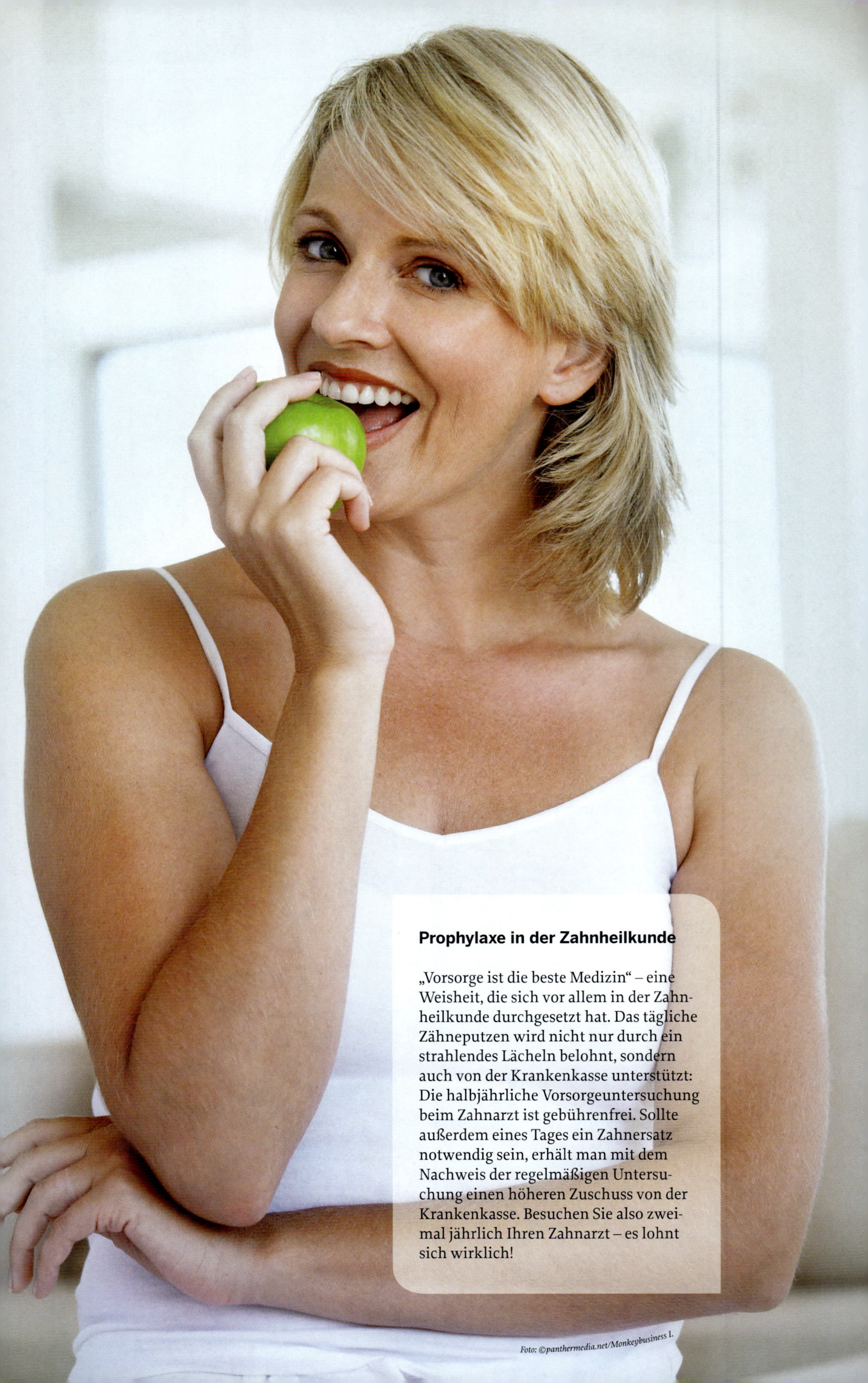

Prophylaxe in der Zahnheilkunde

„Vorsorge ist die beste Medizin“ – eine Weisheit, die sich vor allem in der Zahnheilkunde durchgesetzt hat. Das tägliche Zähneputzen wird nicht nur durch ein strahlendes Lächeln belohnt, sondern auch von der Krankenkasse unterstützt: Die halbjährliche Vorsorgeuntersuchung beim Zahnarzt ist gebührenfrei. Sollte außerdem eines Tages ein Zahnersatz notwendig sein, erhält man mit dem Nachweis der regelmäßigen Untersuchung einen höheren Zuschuss von der Krankenkasse. Besuchen Sie also zweimal jährlich Ihren Zahnarzt – es lohnt sich wirklich!

Foto: ©panthermedia.net/Monkeybusiness I.

Zahnmedizin von A – Z: Ein Lächeln sagt mehr als 1 000 Worte

Zähne leisten erstaunliches

Unsere Zähne vollbringen Höchstleistungen: Bis zu 18 Tonnen Nahrungsmittel kaut der Mensch durchschnittlich in seinem Leben und sie können mit einer Kraft von bis zu 700 Newton* zubeißen. Der die Zähne umgebende Schmelz gehört zu den härtesten Substanzen im menschlichen Körper.

Unsere Zähne haben aber nicht nur eine rein funktionelle Bedeutung, sondern sind auch für unser Aussehen und unser Wohlbefinden wichtig. Die Gesundheitserhaltung und Pflege unserer Zähne sollte deswegen ganz oben auf der Prioritätenliste stehen.

Gesunde Zähne für ein ganzes Leben

Der regelmäßige Besuch beim Zahnarzt ist mittlerweile eine Selbstverständlichkeit – und zwar bevor der Zahn schmerzt. Prophylaxe und die Erhaltung der natürlichen Zähne sind wesentliche Themen im breiten Aufgabengebiet des Zahnmediziners. Ihr Zahnarzt weiß alles über die richtige Pflege für Ihre Zähne und gibt Ihnen gerne Tipps.

Konservierende Zahnmedizin

Neben der Prophylaxe ist die konservierende Zahnmedizin das zweite große Gebiet der Zahnheilkunde. Dabei versucht Ihr Zahnarzt, die Zähne gesund zu erhalten oder wieder zu heilen, wenn Sie schon angegriffen wurden. Dazu zählt zum Beispiel die Kariesbehandlung. Der Zahnarzt entfernt die kariöse Zahnsubstanz und füllt den entstandenen Defekt mit einem Ersatzmaterial auf. Zu den gängigsten Methoden der konservierenden Zahnheilkunde zählen Zahnfüllungen (Plomben), Zahnkronen und Kiefer-Operationen.

Patientenschonende Behandlungen

In der Zahnheilkunde werden heute so fortschrittliche und schonende Behandlungsmethoden verwendet, dass auch komplizierte Behandlungen sanft und dennoch äußerst effektiv durchgeführt werden. Heutzutage muss niemand mehr Angst vorm Zahnarzt haben!

Steter Austausch mit anderen Fachgebieten

Auch die Betrachtung der Zähne im ganzheitlichen System Mensch gehört zu den Aufgaben der Zahnmediziner. Denn Erkrankungen an Zähnen können das Allgemeinbefinden stark beeinträchtigen. Der Zahnarzt spricht davon, dass der Zahn in andere Körperteile „streut". Rheuma, Gelenk und Rückenschmerzen, Verdauungsstörungen, Migräne und Allergien können durch so genannte „Entzündungsherde" im Mund ausgelöst werden. Die Spezialisten der Zahnheilkunde wissen um diese und noch viele weitere Zusammenhänge.

Auf den folgenden Seiten finden Sie den Facharzt, der Ihnen bei allen Themen rund um die Zahnmedizin kompetent zur Seite steht.

**1 N (Newton) ist die Kraft, die nötig ist, um einen ruhenden Körper mit einer Masse von 1 kg auf 1 m / sek zu beschleunigen.*

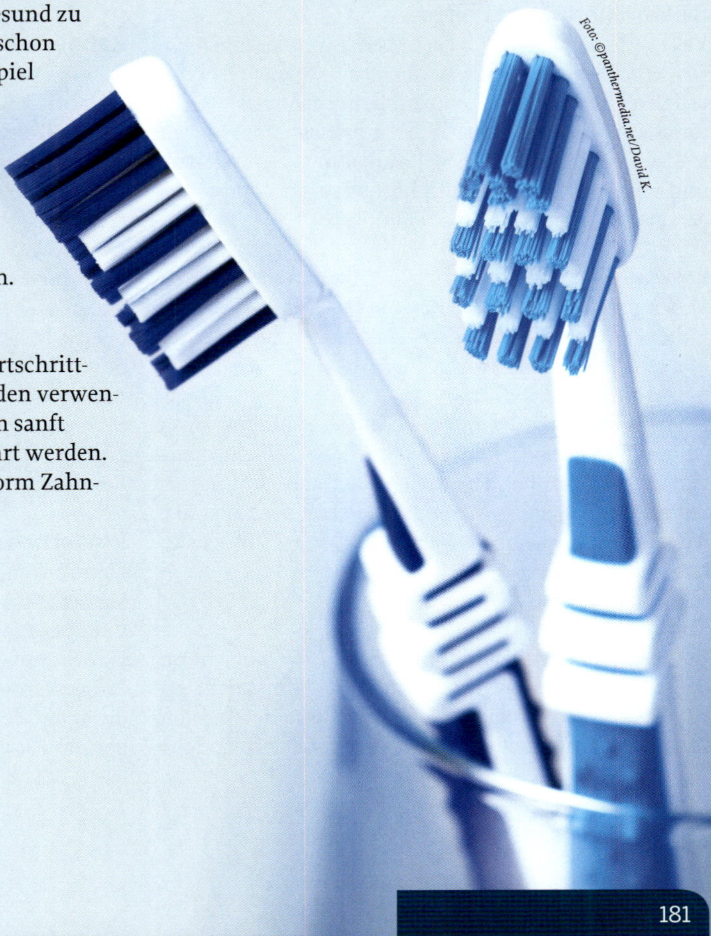

Foto: ©panthermedia.net/David K.

Zahnärztliche Gemeinschaftspraxis Dr. Katrin Stebner & Dr. Mareike Kröger

Minimal-invasive Behandlungen und ästhetisch perfekte Ergebnisse

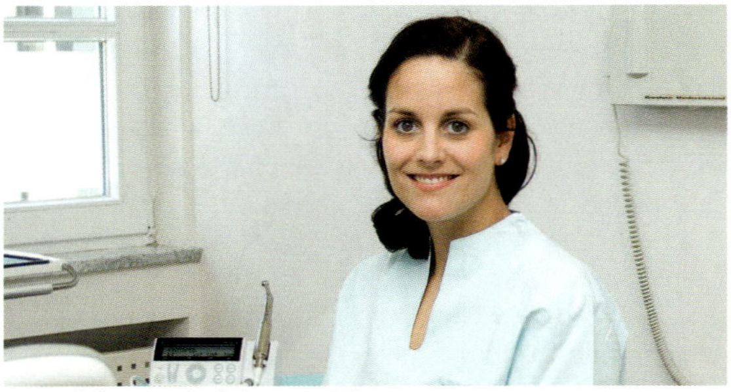

Dr. med. dent. Katrin Stebner-van Weert

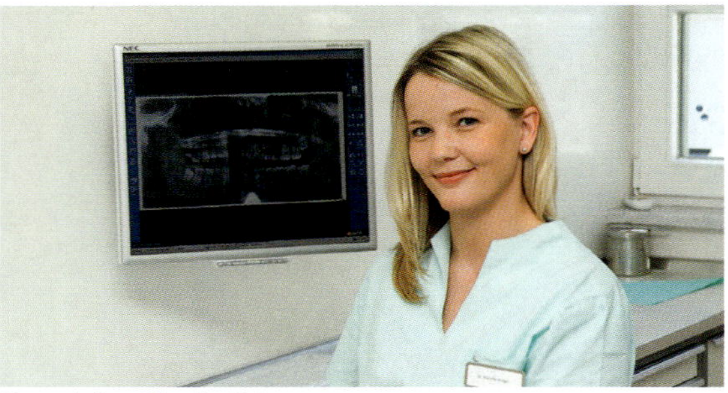

Dr. med. dent. Mareike Kröger

Ästhetische Front- und Seitenzahnrestaurationen

Viele Patienten verbinden ein unbeschwertes Lächeln unweigerlich mit einem strahlenden Gebiss. Es gibt viele Techniken und biokompatible, hochentwickelte Materialien, um ein ästhetisch perfektes Ergebnis zu realisieren. Minimal-invasive Bearbeitung von Defekten und adhäsive Verklebung mit hochwertigen Kompositen garantieren Ihnen langlebige Füllungen.

Beste Qualität und ansprechende Ästhetik werden durch Versorgung relativ großer Defekte mit Inlays aus zahnfarbener Keramik erreicht. Veneers werden auf die sichtbaren Flächen von Frontzähnen geklebt, um kleine Makel zu korrigieren. Man erhält ein optimales Ergebnis in Form und Farbe unter maximaler Schonung Ihrer Zähne. Bleaching befreit die natürliche Zahnsubstanz von Farbstoffen, die sich auf der Oberfläche aufgelagert haben. Das Bleaching-Material oxidiert diese Moleküle, wobei diese ihre Farbe verlieren und den Zahn wieder strahlen lassen.

Endodontologie

Eine Wurzelkanalbehandlung wird notwendig, wenn Bakterien das Gewebe im Inneren des Zahnes infiziert haben. Die vollständige Entfernung des entzündeten Gewebes, maschinelle Aufbereitung und erfolgreiche Desinfektion des Wurzelkanalsystems erfordern einen großen Zeit- und Materialaufwand. Dieser Aufwand lohnt jedoch absolut, um Zähne langfristig erfolgreich zu erhalten.

Prophylaxe

Wichtigste Grundlage für einen gesunden Zahnhalteapparat sowie Basis der zahnärztlichen Vorsorgebehandlung ist die professionelle Zahnreinigung. Die regelmäßige Prophylaxe stellt Zahnerhalt bis ins hohe Alter sicher.

Parodontaltherapie

Nicht entfernte Zahnbeläge können neben Karies und Mundgeruch auch permanente Entzündungen des Zahnhalteapparates verursachen. Es kommt zum Abbau von Kieferknochen, was der Patient als Zahnfleischrückgang registriert. Unbehandelte Entzündungen führen zu einer Zahnlockerung und im schlimmsten Falle zum Zahnverlust. In der Parodontalbehandlung werden hartnäckige, unter dem Zahnfleisch liegende Beläge entfernt und der Zahn mit seiner Wurzel geglättet. Ein Laser eliminiert pathogene Keime und desinfiziert so die Zahnfleischtaschen.

Zahnersatz

Kann ein Zahn mit einer Füllung nicht mehr sinnvoll restauriert werden, so sichert die Versorgung mit einer Krone die langfristige Prognose. Gehen Zähne gar verloren, werden diese durch Brücken, welche sich durch präzise zahntechnische Gestaltung nicht von echten Zähnen unterscheiden lassen, ersetzt. Eine weitere Möglichkeit, Lücken im Zahnbogen zu schließen, bietet das Einsetzen von Implantaten. Diese lassen sich sowohl für festsitzenden Zahnersatz als auch für herausnehmbare Prothesen als zusätzliche Stützpfeiler nutzen. Damit Sie lange Freude an Ihren neuen Zähnen haben, nehmen wir uns viel Zeit zur Planung eines hochpräzisen Zahnersatzes. Die beste Lösung für Sie finden wir gemeinsam in einem Beratungsgespräch heraus.

Kinderbehandlung

Unsere kleinen Patienten liegen uns besonders am Herzen. Wir haben stets ein offenes Ohr und viel Geduld bei Prophylaxe und Behandlung. In der Prophylaxe-Sitzung gibt es viel zu sehen und zu erlernen: Früherkennung von Zahnfehlstellungen, Bestimmung des individuellen Kariesrisikos sowie Zahnputzübungen am Kuscheltier werden zur Entdeckungsreise.

Zahnerhalt steht an erster Stelle

Breites Leistungsspektrum zur optimalen Patientenversorgung

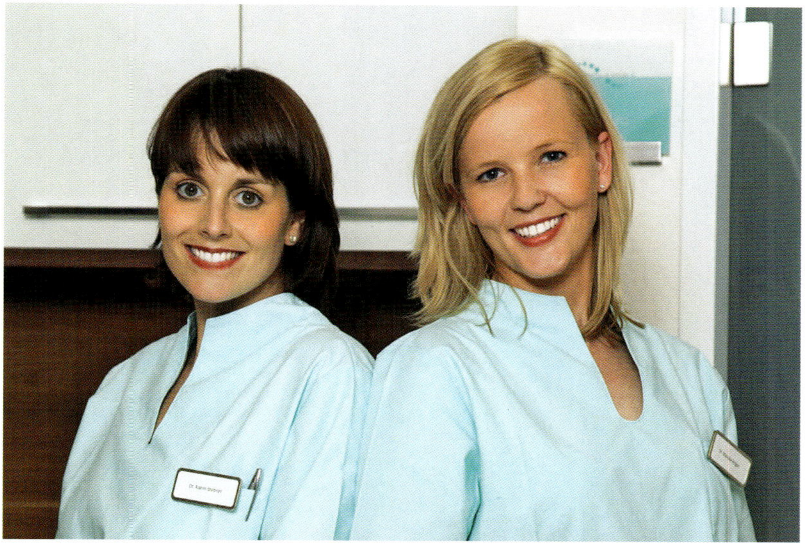

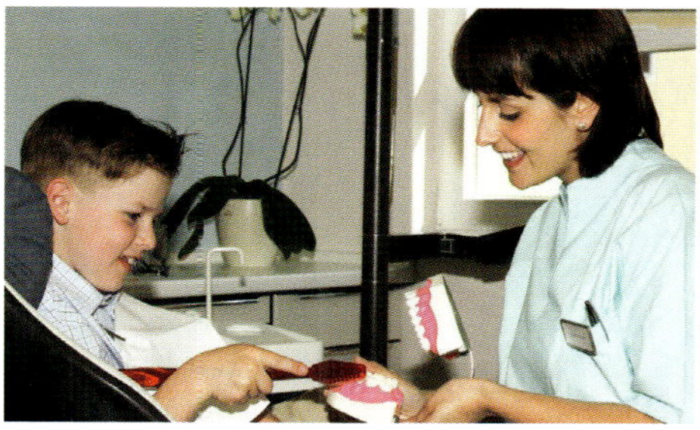

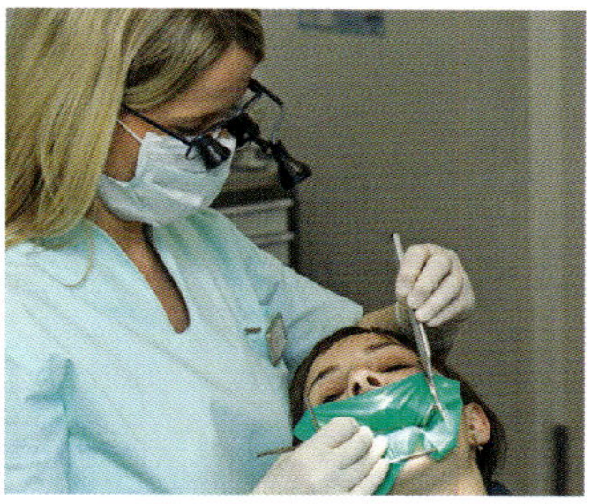

Das Team der zahnärztlichen Gemeinschaftspraxis am Viktualienmarkt im Herzen von Straubing möchte Sie über Behandlungsspektrum und Praxisprofil informieren.

Für Dr. med. dent. Katrin Stebner-van Weert und Dr. med. dent. Mareike Kröger steht die Erhaltung Ihrer Zähne an oberster Stelle: Nur ein gesunder Zahnhalteapparat, tadellose und feste Zähne führen zu einem gewinnenden Lächeln und sind dadurch wesentliche Faktoren, die das eigene Wohlbefinden und somit die Lebensqualität entscheidend beeinflussen.

Das Lächeln ist ein Fenster, durch das man sieht, ob das Herz zu Hause ist. „Dieser Spruch aus Russland beschreibt wahrscheinlich am besten, was wir mit unserer Arbeitsweise ausdrücken möchten", so Dr. Stebner-van Weert.

Täglich aufs Neue setzen sich beide Zahnärztinnen zum Ziel, jeden Patienten mit seinen Bedürfnissen auf qualitativ höchstem Niveau zu versorgen. „Eine umfassende Beratung, Aufklärung und Information über die Behandlungsmöglichkeiten ist für uns alltäglich und selbstverständlich", betont Dr. Kröger, Spezialistin für Endodontologie.

Ob Schmelzlifting, Wurzelbehandlung oder Parodontaltherapie: modernste Materialien und Techniken, welche dem aktuellen Stand von Forschung und Lehre entsprechen, finden Verwendung.

DR. STEBNER & DR. KRÖGER

Zahnärztliche Gemeinschaftspraxis
Dr. Katrin Stebner-van Weert &
Dr. Mareike Kröger

Kontakt
Viktualienmarkt 3
94315 Straubing
Telefon 09421 12355
www.zahnaerzte-straubing.de

Sprechzeiten
Mo – Fr 7:00 bis 18:00

Leistungsspektrum und Tätigkeitsschwerpunkte:
Endodontologie
ästhetische Zahnheilkunde
Individualprophylaxe
Parodontologie
Prothetik
Kinderzahnheilkunde

Unser Praxisprofil:
- Flexible Terminplanung
- Minimal-invasive Behandlungsmethoden
- Schmerzfreie Behandlung
- Individuelle, ästhetische und funktionelle Wiederherstellung Ihrer Zähne
- Erstellung eines individuellen Behandlungsplans: nach Befundaufnahme mit Röntgen, Fotodokumentation und Zahnabformungen erarbeiten wir gemeinsam mit Ihnen eine auf Sie abgestimmte Therapie

Zahnarztpraxis Dr. med. dent. Hubert Hümmer

Unser Konzept: Ganzheitliche Versorgung

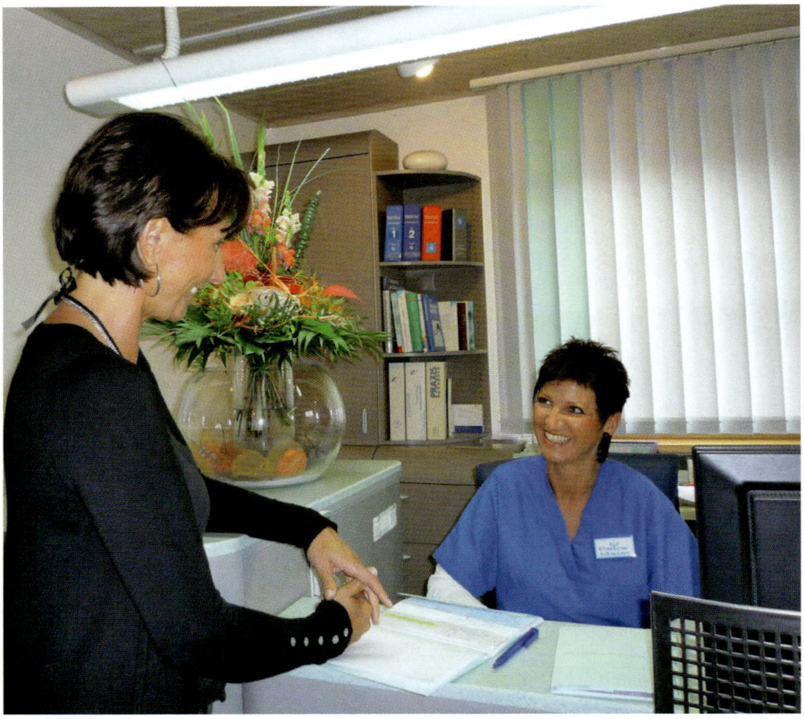

DR. HUBERT HÜMMER
ZAHNARZTPRAXIS

Zahnarztpraxis
Dr. med. dent.
Hubert Hümmer

› Kontakt
Rettenbacher Straße 13
93057 Regensburg
Telefon 0941 65518
Fax 0941 63570
www.dr-huemmer.de

› Sprechzeiten
nach Vereinbarung

› Leistungsspektrum
Ästhetische Zahnheilkunde, Prophylaxe, Zahnersatz / Füllungen, CEREC, Parodontologie, Implantologie, Oralchirurgie, Endodontie, Laserbehandlung, Praxislabor

Kompetente Beratung, umfassende Betreuung und ein freundliches Team sind entscheidende Grundlagen für unser zahnärztliches Handeln. Dabei steht die ganzheitliche Versorgung der Patienten im Vordergrund, mit dem besonderen Augenmerk auf eine gezielte Vorsorge. Unser, von einer erfahrenen Zahntechnikerin geführtes Praxislabor, bietet neben den gängigen Formen und Materialien des Zahnersatzes sämtliche Füllungsalternativen zu Amalgam bis hin zur hochwertigen vollkeramischen Versorgung. Vollständig klimatisierte Praxisräume ermöglichen unseren Patienten auch im Hochsommer einen angenehmen Aufenthalt.

CEREC

Schöne, gepflegte Zähne sind ein sichtbares Zeichen für Gesundheit und Lebensfreude. Viele Patienten wünschen sich daher für beschädigte oder verloren gegangene Zähne einen möglichst natürlich erscheinenden Ersatz, der hohen ästhetischen Ansprüchen gerecht wird.

Eine CEREC-Behandlung erfüllt diese Ansprüche. CEREC eignet sich hervorragend für Füllungen (Inlays), Kronen und Verblendschalen.

Welche Vorteile bietet CEREC 3D?

- Schonung gesunder Zahnsubstanz
- Völlig metallfreie Versorgung ohne Abdrucknahme
- Körperverträglichkeit (Biokompatibilität)
- Kurze Behandlungszeiten durch Computergestützte Behandlung (häufig nur ein Termin)
- Erfüllung hoher ästhetischer Ansprüche
- Hohe Funktionalität durch perfekten Sitz
- Lange Lebensdauer
- Sehr gutes Preis-/Leistungsverhältnis

Lasertechnologie in der Zahnheilkunde

Bohren ohne Bohrer? Die moderne Lasertechnik in der Zahnheilkunde ermöglicht eine schmerzarme und schonende Behandlung. Der Laser wirkt bakteriellen Infektionen am Zahnnerv und am Zahnfleisch gezielt entgegen und schafft dort nachhaltig ein gesundes Heilungsklima.

Die Vorteile der Lasertherapie auf einen Blick:

- Kürzere Behandlungszeiten
- Verbesserte Desinfektion
- Verringerte Schmerzen
- Reduzierte Blutungen und Schwellungen
- Substanzschonende Behandlung (kein Bohren!)

Dr. med. dent. Dagmar Mohr
Dr. med. dent. Martin Mohr

Kinder- und Jugendzahnheilkunde – Zahnmedizin

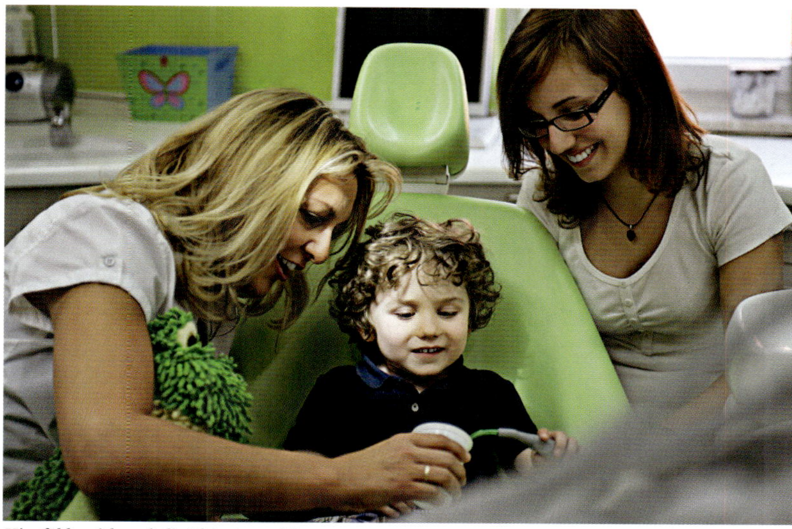

Hier fühlen sich auch die Kleinsten wohl!

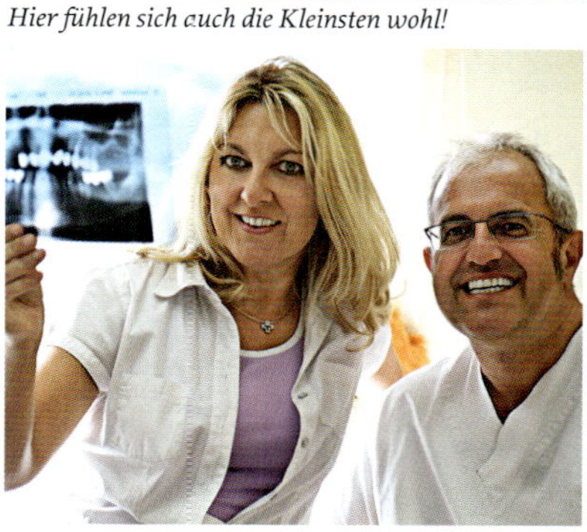

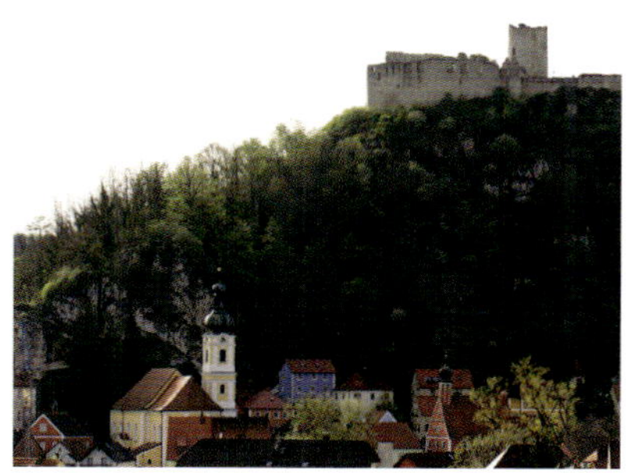

Dr. Dagmar Mohr und Dr. Martin Mohr

Entspannte, familiäre Atmosphäre

Seit 1987 besteht die zahnärztliche Gemeinschaftspraxis in Kallmünz. Ohne Stress und ohne Hektik, sondern in einer enspannten, familiären Atmosphäre können Sie sich hier als Patient vom ersten Augenblick an wohlfühlen.

Zertifizierte Kinder- und Jugendzahnärztin

Dr. Dagmar Mohr hat bei der Deutschen Gesellschaft für Kinderzahnheilkunde (DGZ) und der Akademie für Praxis und Wissenschaft (APW) eine Zusatzausbildung zur zertifizierten Kinder- und Jugendzahnärztin abgelegt. Mit kinderpsychologisch fundierten Behandlungstechniken werden in kindgerechtem Ambiente zahnärztliche Therapien bei den kleinen Patienten durchgeführt. Wenn es notwendig ist, können Eingriffe auch in Intubationsnarkose in Zusammenarbeit mit dem Kreiskrankenhaus Burglengenfeld unter fachärztlich anästhesiologischer Kontrolle vorgenommen werden.

Vorbeugen ist besser als Heilen!

Das Leistungsspektrum der Praxis umfasst alle zahnärztlich relevanten Fachgebiete. Ein wirkungsvolles Prophylaxe-Konzept, sowohl für Kinder als auch für Erwachsene, steht dabei im Vordergrund. Bei allen Fragen rund um Ihre Behandlung, steht Ihnen das kompetente und hervorragend geschulte Team betreuend und beratend zur Seite.

Dr. med. dent. Dagmar Mohr
Kinder- und Jugendzahnheilkunde, Zahnärztin
Dr. med. dent. Martin Mohr
Zahnarzt

› Kontakt

Spittlberg 4
93183 Kallmünz
Telefon 09473 90009
Fax 09473 910294
dres.mohr@t-online.de
www.dres-mohr.de

› Sprechzeiten

Mo – Fr	8:00 bis 12:00
Mo	14:00 bis 19:30
Di	14:00 bis 17:00
Mi	16:00 bis 19:30
Fr	12:30 bis 17:00

Dienstag nachmittags spezielle Kindersprechstunde

› Fachgebiete

Zahnmedizin
Zertifizierte Kinder- und Jugendzahnmedizin

Gemeinschaftspraxis Dres. med. dent. Jörg Schifferl & Sabine Schindler

Praxis für Zahnmedizin

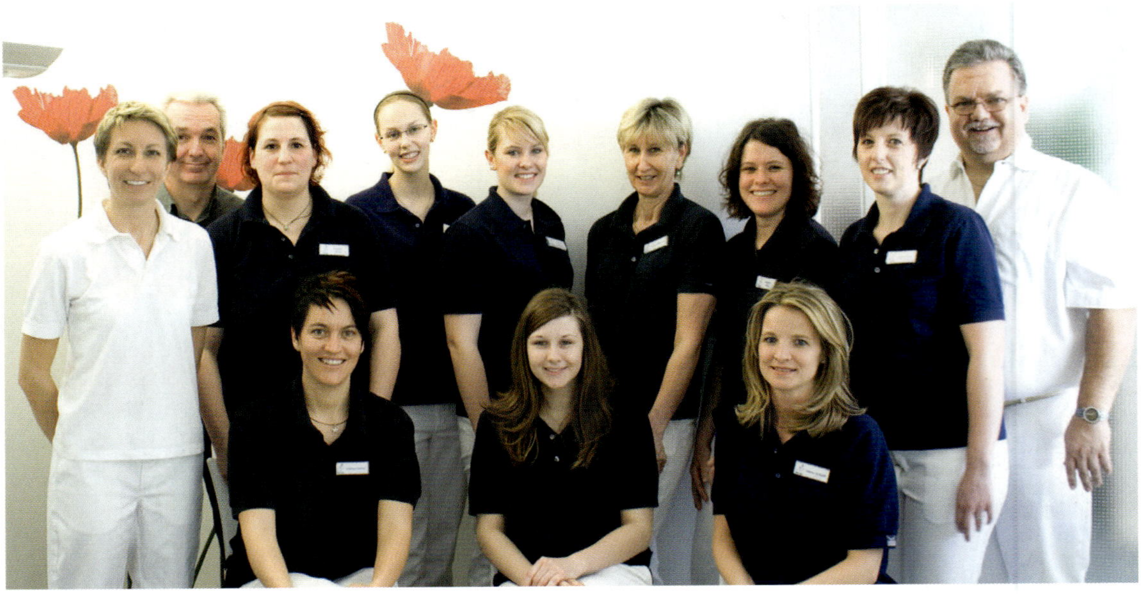

Neben dem klassischen Behandlungsangebot wie Füllungs- und Parodontaltherapie (Behandlung von Zahnfleischerkrankungen), Endodontie (Wurzelbehandlung) und Chirurgie, zeichnet sich unsere Praxis durch folgende Besonderheiten aus:

Zahnmedizin von A bis Z

Akupunktur
Dieses traditionelle medizinische Heilverfahren ohne Nebenwirkungen findet auch in der Zahnmedizin Anwendung. Wir können Ihnen so eine problemfreie Behandlung ermöglichen (z. B. bei Würgereiz).

Angstpatienten
Mit viel Geduld und Einfühlungsvermögen wenden wir uns gerne besonders ängstlichen Patienten zu. Wir führen Sie Schritt für Schritt an die erforderliche Behandlung heran und nehmen uns dabei viel Zeit für Sie.

Bleichen / Bleaching
Unter zahnärztlicher Anleitung können wir in unserer Praxis schonend dunkle, wurzelbehandelte oder verfärbte Zähne aufhellen und Ihnen so zu einem strahlenden Lächeln verhelfen.

Digitales Röntgen und intraorale Kamera
Wir nutzen ein modernes, strahlenreduziertes und umweltfreundliches Röntgenverfahren. Über Bildschirme in den Behandlungszimmern sowie vielfältige Möglichkeiten der Bildanalyse und -verarbeitung ermöglichen wir eine exakte und für Sie gut nachvollziehbare Diagnose und Therapieplanung. Mit „Livebildern" der intraoralen Kamera können wir Ihnen zudem optimale Sicht in jeden Winkel Ihrer Mundhöhle ermöglichen.

Hochwertiger Zahnersatz
Ein spezielles Augenmerk unserer Praxis liegt auf der Anfertigung von hochwertigem und ästhetischem Zahnersatz. Dies umfasst festsitzende Versorgungen, etwa Kronen, Brücken, Implantatversorgungen und Inlays (laborgefertigte Einlagefüllungen) aus Gold oder Keramik sowie herausnehmbaren Zahnersatz. Mit individuell, in unserem praxiseigenen Zahntechniklabor angefertigtem Zahnersatz – unter ästhetischen und funktionellen Aspekten – sorgen wir für eine langfristige Versorgung Ihrer Zähne und hohen Kaukomfort.

Implantate
Mit diesen „künstlichen Zahnwurzeln", die in den Kieferknochen eingesetzt werden, können wir Ihnen zu neuer Lebensqualität verhelfen. Implantate können für einen festsitzenden Ersatz einzelner fehlender Zähne sorgen und eignen sich zudem hervorragend zur Verbesserung des Prothesenhalts von neuem oder bereits vorhandenem, herausnehmbaren Zahnersatz.

Kinderprophylaxe

Vorsorge beginnt schon in der Schwangerschaft, spätestens jedoch mit dem ersten Zahn. Wir führen Ihre Kinder frühzeitig spielerisch an gründliche Mundhygiene und regelmäßige Zahnarztbesuche ohne Angst heran.

Laserbehandlung

In unserer Praxis nutzen wir die sanfte Kraft des Lichts mittels hochmoderner Lasertechnologie. So ist sowohl eine zuverlässige und strahlenfreie Kariesfrüherkennung (Diagnodent) möglich als auch eine schonende und schmerzarme Behandlung von Zahn- und Zahnfleischerkrankungen zu erreichen.

Professionelle Zahnreinigung (PZR) und Individualprophylaxe

Unsere fortgebildeten Prophylaxehelferinnen entfernen Zahnstein, Beläge und Verfärbungen auch in schwer zugänglichen Bereichen mittels spezieller Hilfsmittel und modernster Geräte (z. B. Perioflow, Florida Probe). Zudem bieten wir Ihnen ein individuell auf Sie abgestimmtes Konzept aus verschiedenen Maßnahmen, damit Sie das Risiko an Karies und / oder Parodontitis zu erkranken dauerhaft senken können.

Veneers und Vollkeramik

Für höchste ästhetische Ansprüche können wir Ihnen mit Vollkeramikkronen oder Veneers metallfreien Zahnersatz anbieten. Unter Veneers versteht man hauchdünne, im zahntechnischen Labor hergestellte Keramikverblendschalen, die auf die sichtbaren Zahnoberflächen geklebt werden und für ein nahezu perfektes Lächeln sorgen.

Weiterbildung und Qualitätsmanagement

Wir wollen uns ständig verbessern, daher ist ein elementarer Bestandteil unserer Praxisphilosophie die stetige Weiterbildung der Ärzte und aller zahnärztlichen Fachkräfte. Auch Qualitätsmanagement spielt in unserer Praxis eine große Rolle und wird laufend durch externe Kontrollorgane und Fachverbände zertifiziert.

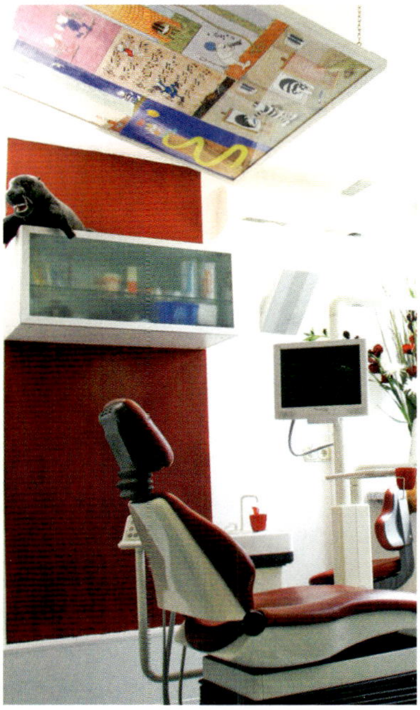

Zahntechniklabor

Unser Praxislabor befindet sich auf hohem technischen und fachlichen Niveau. In enger Zusammenarbeit mit dem behandelnden Zahnarzt fertigt unser Zahntechniker den Zahnersatz vor Ort individuell für Sie an. So erhalten Sie den speziell auf Ihre Bedürfnisse angepassten Zahnersatz ohne Umwege aus einer Hand – von der Farbauswahl bis zur endgültigen Eingliederung. Durch die räumliche Nähe können wir Ihnen viele weitere Vorteile offerieren. Angefangen von der schnellen und flexiblen Terminierung und günstigen Laborpreisen, können wir zudem Änderungswünsche (z. B. Farbe der Verblendkeramik) oder Reparaturen (z. B. Bruch der Prothese nach Sturz) an Ihrem Zahnersatz schnell durchführen.

Zahnarztpraxis

Dr. Jörg Schifferl
Dr. Sabine Schindler

› Kontakt

Isarstraße 1
93057 Regensburg
Telefon 0941 447160
www.ihrstrahlendeslaecheln.de
info@ihrstrahlendeslaecheln.de

› Sprechzeiten

Mo - Do	7:30 bis 19:00
Fr	7:30 bis 17:00

› Fachgebiete

Akupunktur
Angstpatienten
Individualprophylaxe
Kinderbehandlung
Parodontaltherapie
Chirurgie
Implantologie
Hochwertiger Zahnersatz aus praxiseigenem Labor
Füllungstherapie
Laserbehandlungen

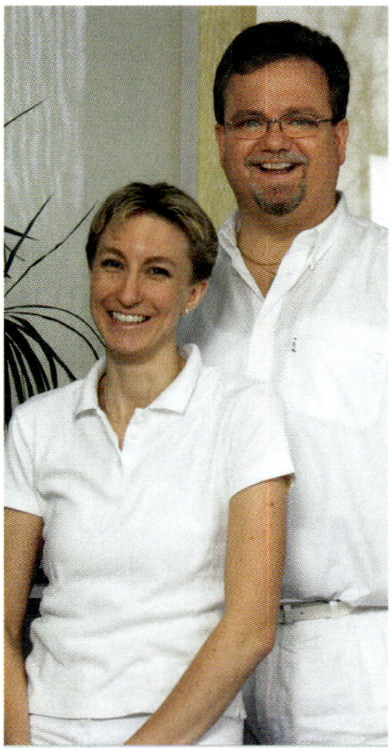

Für Ihr strahlendes Lächeln – ein Leben lang!

Der Zahnarzt mit dem kleinen bisschen Mehr an Service

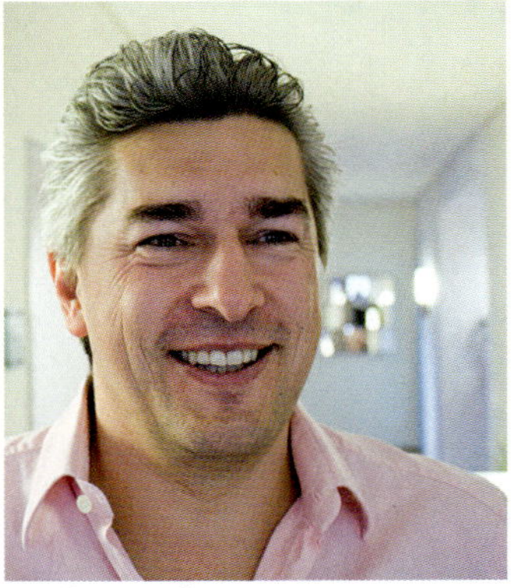

Dr. Thomas Urlinger

Plötzlich gehen Sie gerne zum Zahnarzt, wetten?

Denn bei einem Besuch der Praxis von Dr. Urlinger können Sie folgendes erwarten: Nach einer freundlichen Begrüßung bekommen Sie erst einmal eine Tasse Cappuchino oder Latte Macciatto. Die auf maximal 15 Minuten festgesetzte Wartezeit vergeht so noch schneller. Danach können Sie sich im exklusiv ausgestatteten Gäste-Bad noch frisch machen und – wie sollte es anders sein – die Zähne putzen.

Wirklich individuelle Behandlungen: Jeder Zahn wird einzeln fotografiert.

Als Patient wird Ihnen in der Praxis von Dr. Urlinger vor, während und nach der Behandlung größte Aufmerksamkeit zuteil.

In der Praxis wird ausschließlich mit modernsten Instrumenten und fortschrittlichsten Technologien gearbeitet. Die Verwendung von Lupenbrillen steht bei jeder Untersuchung an der Tagesordnung, die Kariesdiagnostik erfolgt mit Laser. Zahnfüllungen werden mit Hilfe der Nano-Technologie aufgewertet. Außerdem verfügt die Praxis über zwei digitale Röntgengeräte. Bei diesem Verfahren ist die Strahlenbelastung um bis zu 90 Prozent (!) geringer als beim herkömmlichen Röntgen. Und wenn Sie zum ersten Mal in der Praxis sind, nimmt sich Dr. Urlinger extra viel Zeit: Vor der eigentlichen Behandlung fotografiert er jeden Zahn mit einer speziellen Kamera und bespricht mit Ihnen den aktuellen Gesundheitszustand.

Programmierbare Behandlungsstühle, Videobrille und Musik

Während der Erstuntersuchung werden auch die Behandlungsstühle individuell auf Sie und Ihre Ergonomie einprogrammiert. Das garantiert Ihnen höchsten Komfort, auch bei langwierigen Behandlungen. Wenn gewünscht, sorgt eine Videobrille oder Musik für Ablenkung.

Prädkiat „pädagogisch wertvoll"

Größten Wert legt Dr. Urlinger auf die Prophylaxe, vor allem bei Kindern. Sanft und behutsam führt er sie an den Zahnarztbesuch heran, z. B. indem sie mit dem Kindergarten die Praxis besuchen dürfen. Die schon etwas Größeren kommen sowieso freiwillig: Im Wartezimmer ist eine Spielekonsole der neuesten Generation installiert.

Ästhetische Zahnheilkunde

Ein schönes Lächeln steht für Gesundheit, Vitalität und nicht zuletzt für mehr Lebensqualität. Dr. Urlinger korrigiert Fehlstellungen mit Hilfe hochästhetischer Zahnheilkunde, d.h. die Klammern sind nahezu unsichtbar. Auch Füllungen sind selbstverständlich amalgamfrei und der natürlichen Färbung der Zähne angepasst.

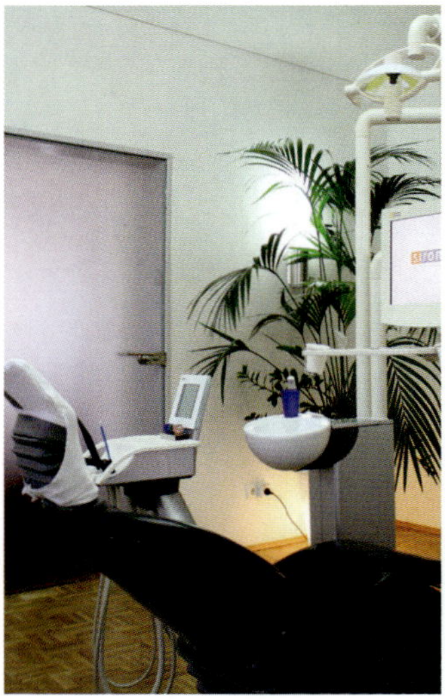

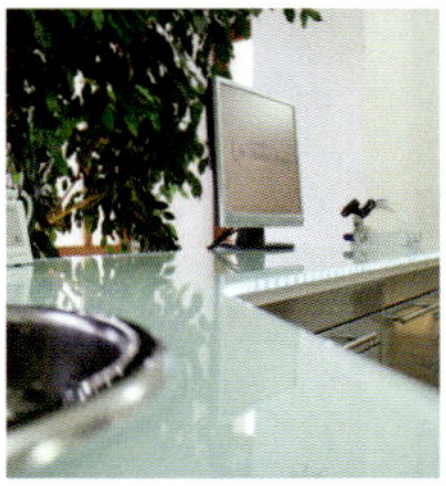

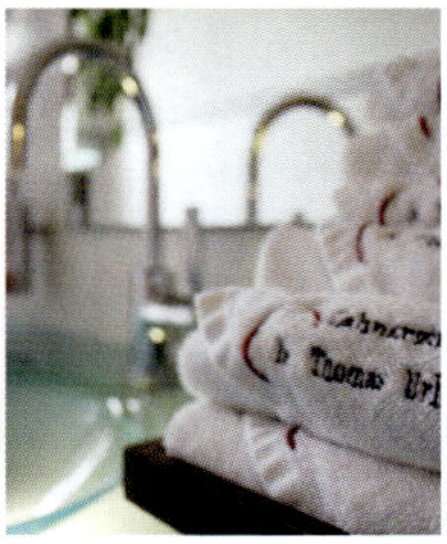

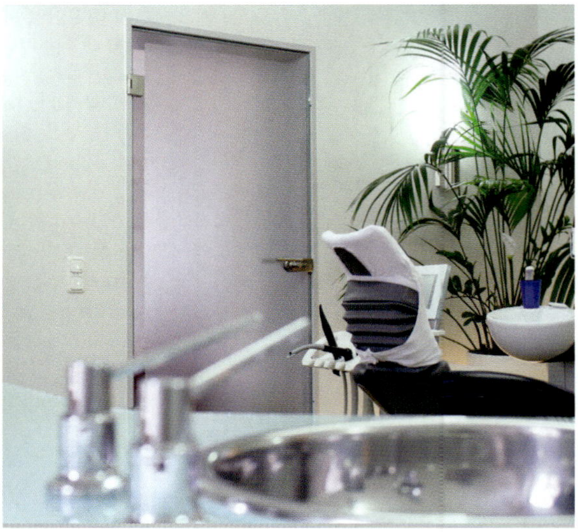

Praxis Dr. Thomas Urlinger

Parodontologie – Endodontie – Prophylaxebehandlungen

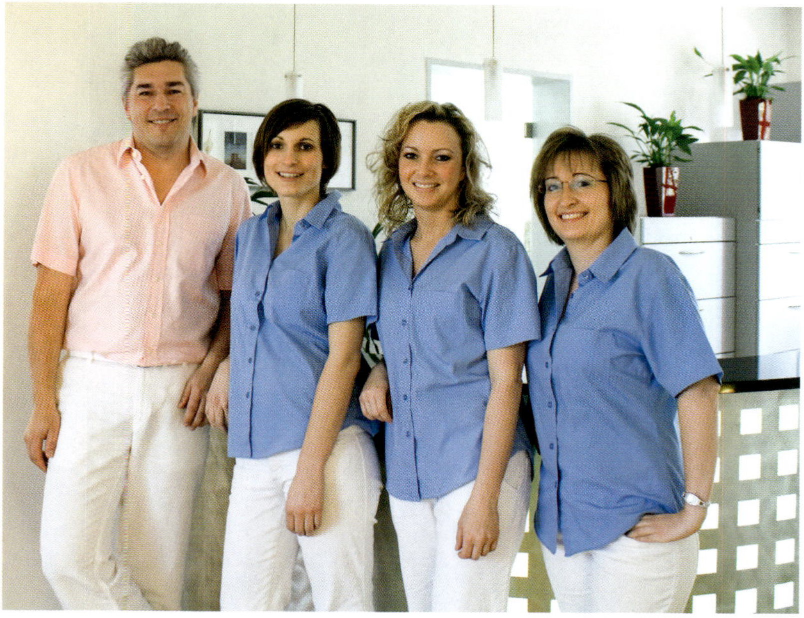

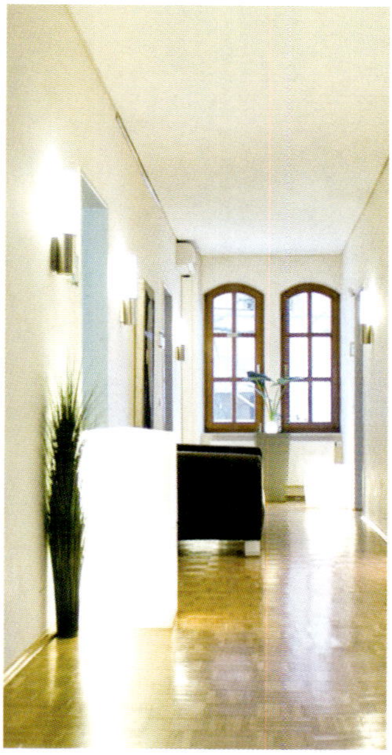

Dr. Thomas Urlinger und sein Team freuen sich auf Ihren Besuch.

Schwerpunkte: Parodontologie, Endodontie, Zahnersatz, Prophylaxe

VECTOR-Methode zur schonenden Parodontitis-Behandlung

Die Praxis von Dr. Urlinger setzt ein neues Verfahren ein, das die Parodontitis besonders schonend und sanft bekämpft: die VECTOR Methode. Mit Ultraschalleinwirkung und sanften Schwingungen werden die Zähne und Zahntaschen gereinigt und die Bakterien zerstört. Dieses Verfahren ist besonders patientenfreundlich. Wenige Anwendungen reichen und im Regelfall haben Sie keinerlei Beeinträchtigungen. Zum Beispiel können Sie schon kurz nach der Behandlung wieder ohne Einschränkung essen und trinken.

Wurzelbehandlung – Endodontie

Eine Wurzelbehandlung ist eine aufwendige Prozedur. Zur Behandlung verwendet Dr. Urlinger nur Instrumente der neuesten Generation. Die Indikation erfolgt mit Hilfe modernster Technologien, die speziell für die Endodontie entwickelt wurden. Dazu zählt die Lupenbrillenkontrolle, elektronische Längenmessung, das digitale Röntgen, die fototechnische Auswertung der Wurzelkanalanatomie sowie Nickel-Titan-Feilen mit speziellen Antriebsmotoren.

Zahnersatz – rekonstruktive Zahnmedizin (Prothetik)

Manchmal müssen – trotz aller Bemühungen, bestehende Zähne zu erhalten – Zähne durch „Prothesen" ersetzt werden. Dr. Urlinger stellt auch in diesem Bereich maximale Ansprüche an Versorgung, Ästhetik und Technologie: Vollkeramikkronen und -brücken der neuesten Generation garantieren Ihnen Zahnersatz von höchster Qualität und Ästhetik.

Prophylaxe – Vorbeugen ist immer noch die beste Medizin!

Die professionelle Zahnreinigung (PZR) und die Individualprophylaxe sind ein wertvoller Beitrag zur Gesund-Erhaltung Ihrer Zähne. Die Zahnmedizinischen Prophylaxehelferinnen (ZMP) der Praxis beraten und betreuen Sie gerne.

Zahnarztpraxis
Dr. Thomas Urlinger

› Kontakt

Ludwig-Eckert-Straße 10
93049 Regensburg
Telefon 0941 2802809
Fax 0941 2802428
info@zahnarzt-urlinger.de
www.zahnarzt-urlinger.de

› Sprechzeiten

Mo - Do 7:30 bis 18:00

› Fachgebiete

Paradontologie
Endodontie
Ästhetische Zahnmedizin
Prophylaxe
Zahnersatz

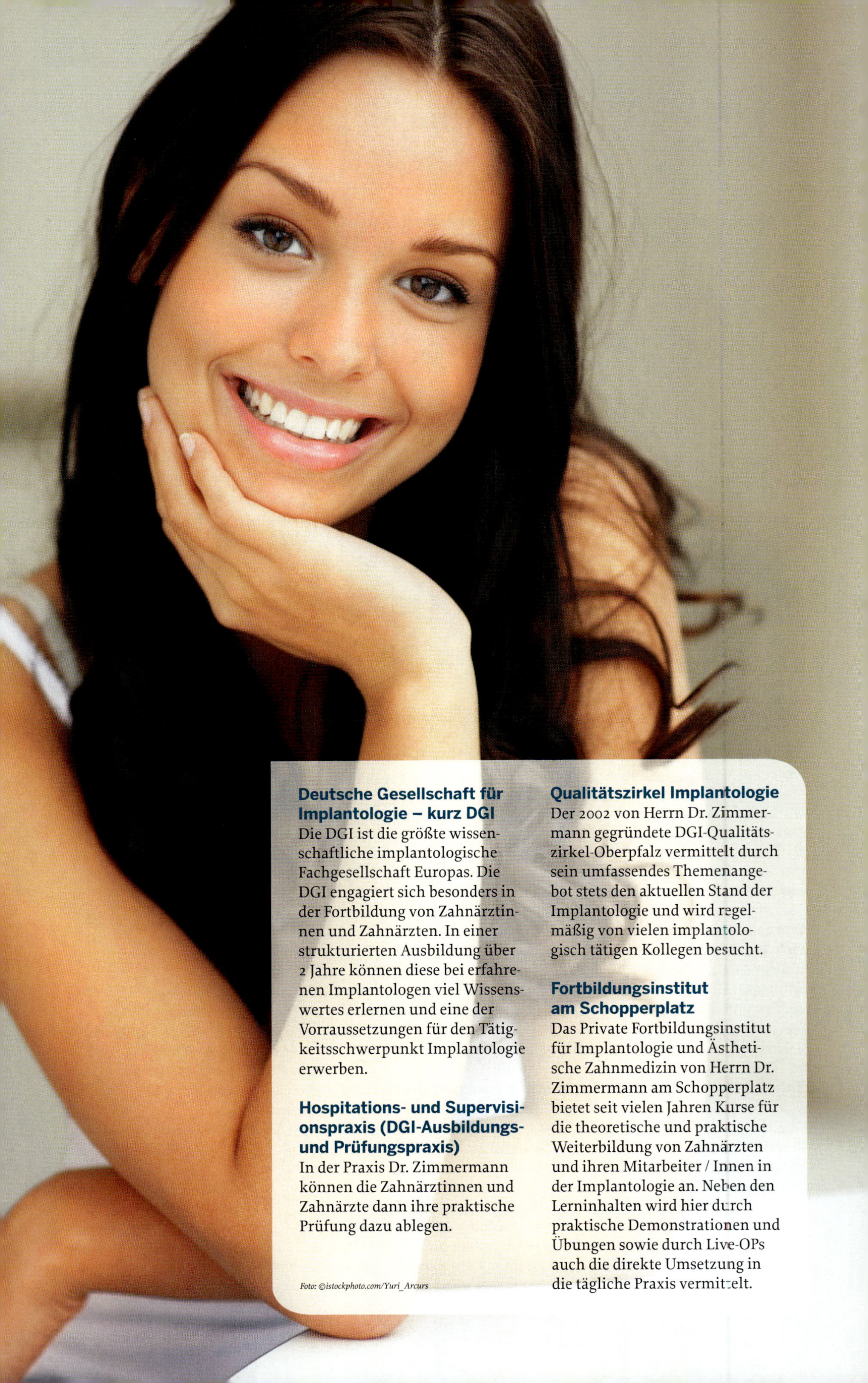

Deutsche Gesellschaft für Implantologie – kurz DGI

Die DGI ist die größte wissenschaftliche implantologische Fachgesellschaft Europas. Die DGI engagiert sich besonders in der Fortbildung von Zahnärztinnen und Zahnärzten. In einer strukturierten Ausbildung über 2 Jahre können diese bei erfahrenen Implantologen viel Wissenswertes erlernen und eine der Vorraussetzungen für den Tätigkeitsschwerpunkt Implantologie erwerben.

Hospitations- und Supervisionspraxis (DGI-Ausbildungs- und Prüfungspraxis)

In der Praxis Dr. Zimmermann können die Zahnärztinnen und Zahnärzte dann ihre praktische Prüfung dazu ablegen.

Foto: ©istockphoto.com/Yuri_Arcurs

Qualitätszirkel Implantologie

Der 2002 von Herrn Dr. Zimmermann gegründete DGI-Qualitätszirkel-Oberpfalz vermittelt durch sein umfassendes Themenangebot stets den aktuellen Stand der Implantologie und wird regelmäßig von vielen implantologisch tätigen Kollegen besucht.

Fortbildungsinstitut am Schopperplatz

Das Private Fortbildungsinstitut für Implantologie und Ästhetische Zahnmedizin von Herrn Dr. Zimmermann am Schopperplatz bietet seit vielen Jahren Kurse für die theoretische und praktische Weiterbildung von Zahnärzten und ihren Mitarbeiter / Innen in der Implantologie an. Neben den Lerninhalten wird hier durch praktische Demonstrationen und Übungen sowie durch Live-OPs auch die direkte Umsetzung in die tägliche Praxis vermittelt.

Implantate – modernste Therapie bei Zahnverlust

Von Dr. Ulrich Zimmermann, 2. Vorsitzender des Bayerischen Landesverbandes der Deutschen Gesellschaft für Implantologie (DGI) & Dr. Patrick Hennen

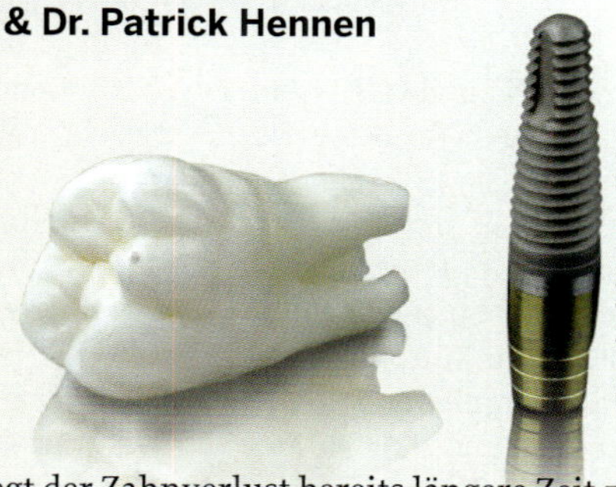

Foto: ©istockphoto.com/Lakhesis

Zahnärztliche Implantate sind seit nunmehr 40 Jahren in der Zahnheilkunde bekannt. Verschiedene Materialien, unter anderem auch Keramik, kamen auf der Suche nach dem idealen Werkstoff zum Einsatz. Durch die schnell voranschreitende implantologische Forschung der letzten Jahrzehnte hat sich Reintitan jedoch als das am besten geeignete Material für zahnärztliche Implantate bewährt und durchgesetzt.

Die aktuelle Statistik zeigt nicht zuletzt aufgrund ausgereifter Techniken eine bereits hohe und immer noch weiter steigende Akzeptanz der Bevölkerung gegenüber Implantaten, so wurden im Jahr 2009 allein in Deutschland ca. 1 Million Implantate eingesetzt.

Ein Implantat im Detail

Ein Zahnimplantat ist eine künstliche Zahnwurzel mit einem meist schraubenförmigen oder zylindrischen Design. Es stehen je nach Knochenangebot unterschiedliche Längen und Durchmesser zur Verfügung, in der Regel sind Implantate 8 bis 16 mm lang und 3 bis 7mm im Durchmesser. Es lassen sich mit Implantaten sowohl einzelne Zähne ersetzen, als auch große Lücken überbrücken. Für völlig zahnlose Kiefer stehen unterschiedliche Versorgungsmöglichkeiten mit Implantaten zur Verfügung.

Mehrere Komponenten

Man unterscheidet bei fast allen Implantatversorgungen drei Komponenten, zum einen das Implantat, welches der Zahnarzt in den Kieferknochen einpflanzt, den Implantataufbau, welcher nach Einheilen des Implantates auf dieses aufgesetzt wird und letztlich die Suprakonstruktion (Krone, Brücke, usw.), welche wie auch bei natürlichen Zähne auf dem Implantataufbau zementiert wird. Bei abnehmbarem Zahnersatz kommen spezielle Halte- und Verankerungselemente zum Einsatz, welche die Prothese mit den Implantaten verbinden.

Schonender Eingriff

Für die meisten Implantationen reicht eine lokale Betäubung aus, der Eingriff ist dabei völlig schmerzfrei und dauert in vielen Fällen selten länger als eine Stunde. Patienten empfinden eine Implantatbehandlung während des Eingriffes und in der Abheilphase weniger belastend als eine einfache Zahnentfernung. Unter bestimmten Voraussetzungen lassen sich Implantate sofort nach dem Entfernen des Zahnes setzen. Liegt aber eine bakterielle Entzündung vor, muss diese erst abheilen und das Implantat wird erst 6 bis 12 Wochen später eingesetzt, man spricht in diesem Fall von einer verzögerten Sofortimplantation.

Liegt der Zahnverlust bereits längere Zeit zurück spricht man von einer Spätimplantation. Unter Umständen weist der Kiefer bereits einen deutlichen Knochenabbau auf und es muss vor der Implantation erst Knochen aufgebaut werden. Durchschnittlich dauert es 2 bis 6 Monate bis ein Implantat eingeheilt und voll belastbar ist.

Vorteile von Implantaten

Häufig sind Implantate die einzige Möglichkeit, festen Zahnersatz anzufertigen, ohne gesunde Zahnsubstanz zu opfern. Beispielsweise stehen bei Zahnlücken oft gesunde Zähne neben der Lücke. Diese müssen nicht mehr beschliffen werden, um auf diesen dann eine Brücke zu befestigen. Prothesenträger gewinnen enorm an Lebensqualität, nichts kann verrutschen oder gar herausfallen. Ein wichtiger Aspekt aus medizinischer Sicht ist, dass Implantate den gefürchteten Knochenschwund im zahnlosen Kieferabschnitt verhindern. Deshalb sollten Implantate immer so früh wie möglich nach Zahnverlust eingesetzt werden, bevor ein größerer Knochenschwund stattgefunden hat.

Alter und Gesundheit

Für eine erfolgreiche Implantation muss das Wachstum abgeschlossen sein, dies ist in der Regel mit 18-21 Jahren der Fall. Eine Altersgrenze nach oben gibt es jedoch nicht, hier entscheidet letztlich nur der allgemeine Gesundheitszustand. So haben einige Erkrankung (zum Beispiel schlecht eingestellter Diabetes, Erkrankungen mit Immunschwäche, usw.) negative Einflüsse auf den Heilungsprozess und die Langzeitprognose, daher kann im Vorfeld auch gegebenenfalls eine Beratung mit dem Hausarzt nötig sein. Nikotinkonsum kann ebenso den Erfolg gefährden. Osteoporose, vielfach von Patienten befürchtet, scheint aber keinen nachteiligen Einfluss zu haben.

Gute Vorbereitung ist unverzichtbar für ein sicheres Ergebnis. Vor einer Implantation müssen zudem bestehende Entzündungen an anderen Zähnen, dem Zahnfleisch und der Mundschleimhaut beseitigt werden.

3-D-Planung und virtuelle OP

Implantologie durchs Schlüsselloch?

Eine sogenannte virtuelle OP ist Teil einer schonenden und minimalinvasiven Behandlungsmethode für besser vorhersagbare Ergebnisse in der Implantologie.

Methode
Das innovative, computergestützte Behandlungskonzept bietet den Patienten noch mehr Komfort und Sicherheit bei der Implantatbehandlung: Ohne Schnitt und Naht werden die Implantate sehr schonend gesetzt, Schwellung und Schmerz auf ein Minimum begrenzt.

Diagnostik und Planung
Grundlage für diese Methode ist eine Computertomographie (CT) des Kiefers, die ein dreidimensionales Bild mit allen anatomischen Details liefert. Diese individuellen Daten werden in die Software (Nobel Guide) des Implantologen eingespeist. Der Operateur kann so am Computer das Knochenangebot vermessen sowie die Abstände zu anatomischen Nachbarstrukturen und den Nervkanälen exakt ermitteln. Die Wünsche des Patienten bezüglich des Endergebnisses (Zahnersatz) werden durch eine Zahnaufstellung/CT-Schablone ermittelt und mit den Bildern des Kiefers zur Deckung gebracht.

Vorhersagbarkeit
So kann vor der Operation eindeutig entschieden werden, ob das von Patient und Behandler gewünschte prothetische Ergebnis überhaupt ohne Knochenaufbau machbar ist. Diese sehr wesentliche Frage kann mit diesem Behandlungskonzept bereits im Vorfeld einer Operation verlässlich geklärt werden. So wird der OP- und Behandlungsverlauf für Patient und Behandler vorhersagbarer, die Planungssicherheit, auch bezüglich der Kosten, steigt.

Operation
Die chirurgische Umsetzung der virtuellen Operation erfolgt mit einer 3-D gefertigten Bohrschablone mit einer bis dahin (2005) nicht bekannten Präzision, da alle Vorbohrungen und die Implantation selbst, unter Verwendung von speziellen Einsätzen schablonengeführt erfolgen. Die präzise Umsetzung der virtuell am Bildschirm geplanten Implantatpositionen gelingt mit hoher Zuverlässigkeit.

Sofortversorgung
Die NOBEL-GUIDE Methode bietet als weltweit einziges, computergestütztes Behandlungskonzept die Möglichkeit, den provisorischen Zahnersatz schon vor der Implantat-OP anzufertigen und ihn bei geeigneter Knochenqualität noch am OP-Tag als Sofortversorgung einzusetzen. Damit entfällt im Idealfall jede Prothesenkarenz und alle damit verbundenen Probleme. Die zeitgleiche Sofortversorgung ist für den Patienten ein enormer Komfortgewinn und erlaubt die schnellstmögliche Rückkehr in Beruf und Privatleben.

Vorteile:
- Der Knochen wird nicht freigelegt: kein Schnitt, keine Nähte, keine Wunde
- Schonend: kaum Schwellung und Schmerzen
- Zeitsparend: weniger Sitzungen, schnellere Rückkehr ins Berufs- und Sozialleben
- Noch mehr Sicherheit durch computergestützte Planung

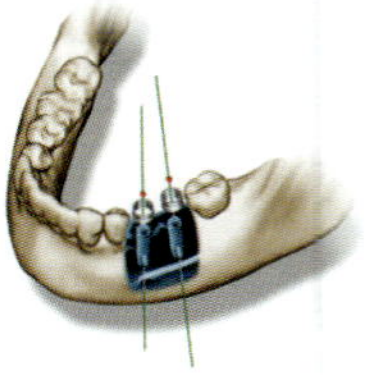

Planung und virtuelle OP am Computer

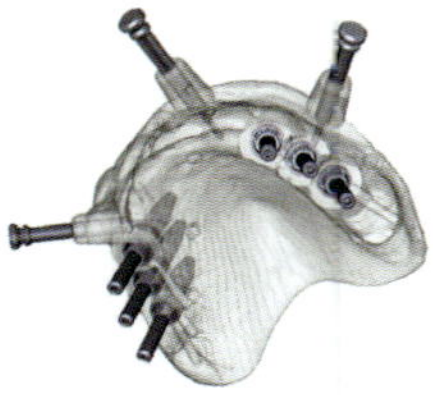

Sämtliche Bohrungen erfolgen durch exakte Führungshülsen

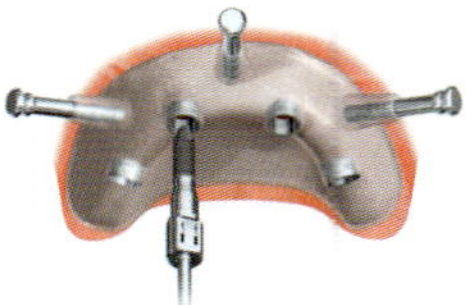

Implantatinsertion durch die Schablone

Wir erzielen optimale Ergebnisse durch langjährige Kompetenz in: Implantologie, Parodontologie, Ästhetik

DGI Bayern

Wir sind Mitglied der Deutschen Gesellschaft für Implantologie im Zahn-, Mund- und Kieferbereich.

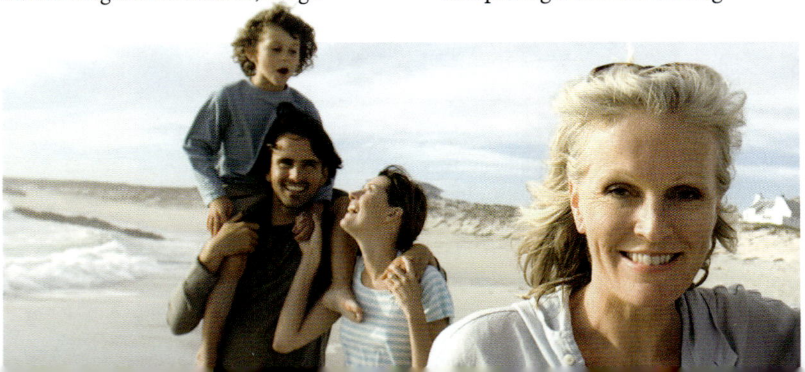

Zahnärzte am Schopperplatz

Dr. Ulrich Zimmermann, Implantologe & Dr. Patrick Hennen, Oralchirurg

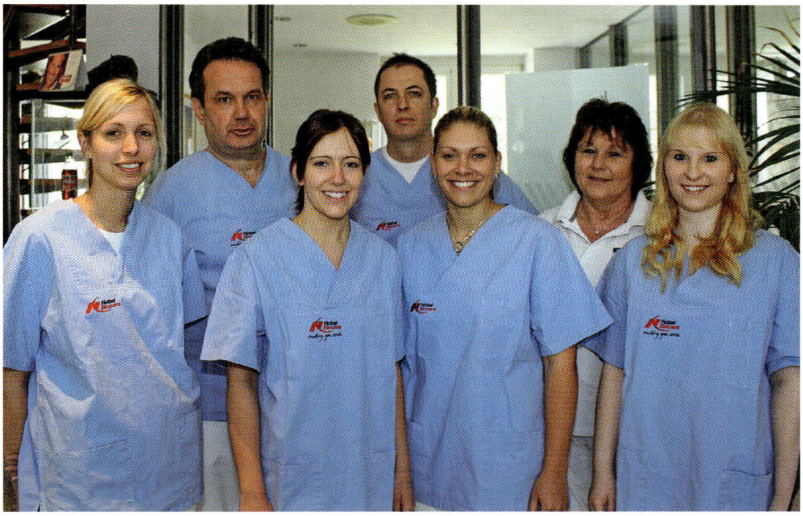

Bei uns finden Sie ein Team hochspezialisierter Chirurgen und MitarbeiterInnen, die Ihnen in Zusammenarbeit mit anderen Fachärzten wie Anästhesisten und Radiologen ein Höchstmaß an fortschrittlicher Zahnmedizin bieten. Wir verstehen uns auch als chirurgische Überweiserpraxis und arbeiten eng mit vielen Zahnärzten im Raum Regensburg und darüber hinaus zusammen.

Implantologie:
Künstliche Zahnwurzel, computerbasierte 3-D Implantatplanung, Knochenaufbau mit körpereigenem Knochen und künstlichem Knochen-Ersatzmaterial

Oralchirurgie:
Weisheitszahnoperationen, Wurzelspitzenresektionen, Parodontalchirurgie, Schleimhaut- und Bindegewebstransplantate, Zystenoperationen, kieferorthopädische Chirurgie

Parodontologie:
Fundierte Diagnostik entscheidet über Therapieart und -umfang: z. B. DNA-Risikotest, Mikrobiologietest

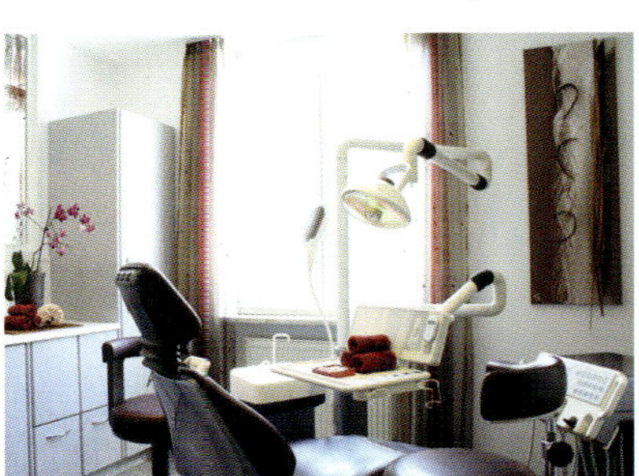

Narkosebehandlung:
Eingriffe in Sedierung (Dämmerschlaf) oder Vollnarkose

Hochästhetische Vollkeramikrestaurationen (z. B. Veneers und Kronen):
Zahn- und implantatgetragen

Prophylaxe:
Professionelle Zahnreinigung und individuelle Vorsorgekonzepte durch hochspezialisierte Fachkräfte

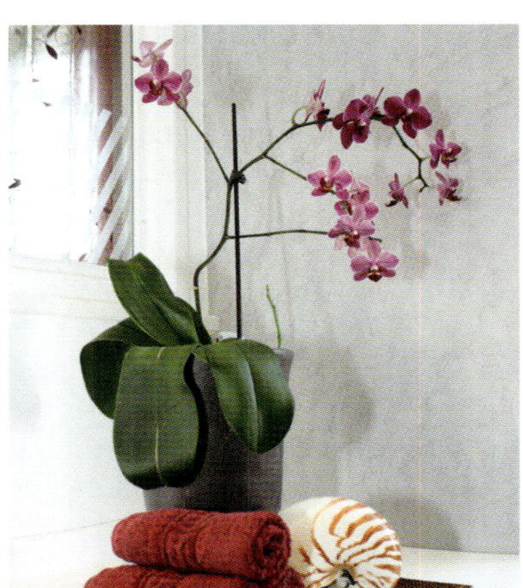

Dental Wellness

ZAHNARZT
Dr. Ulrich Zimmermann

Kontakt
Schopperplatz 5
93059 Regensburg
Telefon 0941 893030
Fax 0941 893131
www.zahnaerzte-regensburg.de

Sprechzeiten
Mo – Fr nach Vereinbarung

Fachgebiete
Implantologie
Oralchirurgie
Parodontologie
Narkosebehandlung

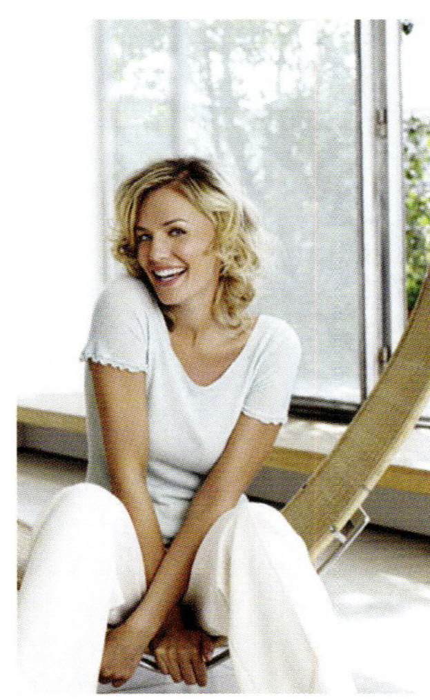

Ein strahlendes Lächeln steht für Gesundheit, Lebensqualität und Wohlbefinden.

FOCUS (Mai 2009):
Dr. U. Zimmermann unter den 115 bundesweit am häufigsten empfohlenen Spezialisten für Implantologie.

Zahnärzte Dres. Ebenbeck – Ihre Praxis in Regensburg

Optimale Patientenversorgung und individuelle Behandlungen

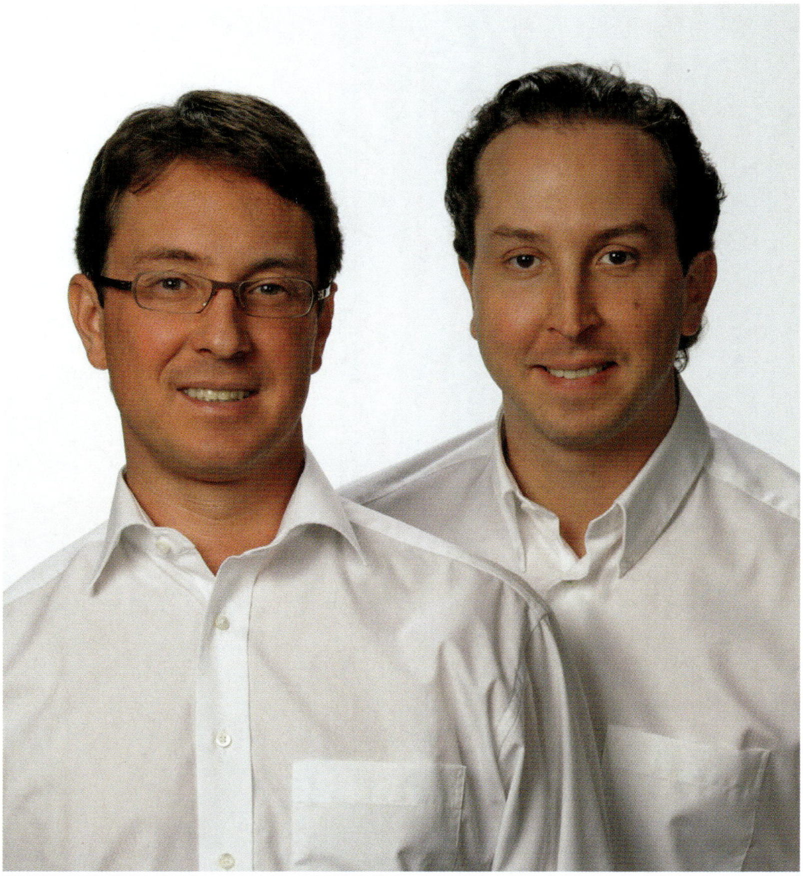

Dr. Oliver Ebenbeck hat seine Tätigkeitsschwerpunkte in den Bereichen der Endodontie, der konservierenden Zahnheilkunde und im Bereich der Funktionsdiagnostik und -therapie.

Modernes Praxiskonzept

Ihr Lächeln ist Ihre Visitenkarte. Natürliche, gesunde Zähne strahlen Lebensfreude, Vitalität und Attraktivität aus. Für uns, das Team der Praxis Dres. Ebenbeck, zählen allein die Bedürfnisse unserer Patienten. Durch spezialisierte Tätigkeiten versuchen wir für Sie das bestmögliche Behandlungsergebnis zu erzielen. Eine ausführliche und intensive Beratung bei der Therapieplanung, eine perfekte Umsetzung und eine intensive Nachsorge verstehen sich für uns von selbst.

Dr. Daniel Ebenbeck ist zertifizierter Implantologe nach den Richtlinien der Deutschen Gesellschaft für Implantologie (DGI). Er ist spezialisiert auf implantologische, chirurgische und parodontologische Behandlungen.

Die gesamte Zahnheilkunde unter einem Dach

In einem geschmackvollen Wohlfühlambiente und mit einem engagierten 20-köpfigen Praxisteam betreiben wir Zahnmedizin auf höchstem Niveau. Die technische Ausstattung unserer zertifizierten Praxis, unseres meistergeführten Praxislabors und unsere kontinuierlichen Fortbildungsmaßnahmen geben Ihnen die Sicherheit, stets auf dem neuesten Stand der Wissenschaft behandelt zu werden.

Leistungen unserer Praxis im Überblick:

› Prophylaxe
Parodontitisvorsorge
Zahnpflegeberatung
Ernährungsberatung
Professionelle Zahnreinigung
Mikrobiologische Tests
Kinderprophylaxe

› Zahnerhaltung
Füllungen aus Kunststoff (Composite)
Keramikinlays
Goldinlays
Wurzelbehandlung mit modernsten Geräten
Parodontalbehandlung

› Zahnersatz
Keramisch verblendet
Vollkeramik
Vollguss Gold
Kombinierter Zahnersatz (auch aus antiallergischem Material)
Totaler Zahnersatz (auch aus antiallergischem Material)
Zahnersatz auf Teleskopbasis

› Implantate
Einpflanzung künstlicher Zahnwurzeln
Durchführung von knochenaufbauenden Maßnahmen

› Chirurgie
Entfernung von Weisheitszähnen
Wurzelspitzenresektionen

› Kieferorthopädie
Früherkennung
Behandlung mit herausnehmbaren Geräten

› Funktionsdiagnostik
Schienenanfertigung unter Berücksichtigung der manuellen Funktionsanalyse
Behandlung von Erkrankungen der Kiefergelenke bzw. der Kaumuskulatur

› Ästhetik
Aufhellen von Zähnen (Bleaching)
Zahnkontur-Veränderung
Indirekte Veneers (Keramik-Verblendschalen)
Zahnverblendungen aus Composite (z. B. Lückenschluss, direkte Veneers)

Wir sorgen für ein strahlendes Lächeln

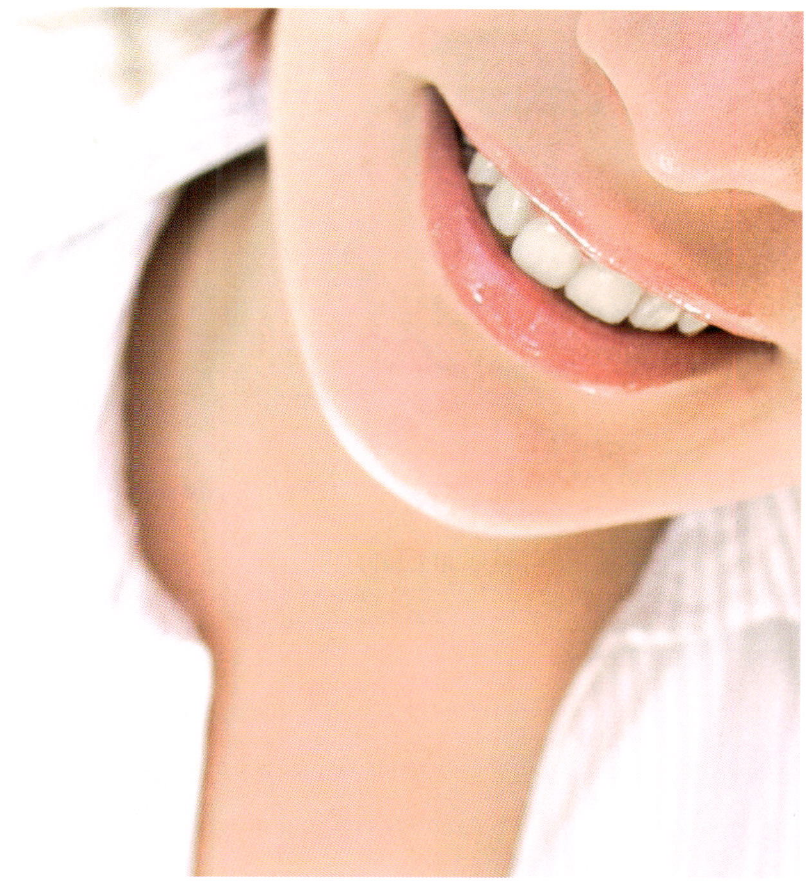

Anfang 2010 hat unsere Praxis ein Qualitätsmanagementsystem nach DIN ISO 9001:2008 eingeführt. Dadurch können wir Ihnen als Patient ein noch höheres Maß an Sicherheit und Präzision gewährleisten. Dies erreichen wir durch folgende Qualitätsmerkmale:

- Verwendung hochwertiger Materialien z. B. bei Füllungen, Wurzelfüllungen, Kronen und Implantaten
- Einsatz modernster Behandlungs- und Röntgengeräte
- Einsatz von Vergrößerungssystemen während der Behandlung (Lupenbrillen und Mikroskop)
- Zahnsubstanzschonende (minimalinvasive) Arbeitsweise
- Qualitätskontrollierte und zertifizierte Zahntechnik im eigenen meistergeführten Praxislabor
- Umfassende und regelmäßige Fortbildung der behandelnden Zahnärzte und Mitarbeiter / innen
- Fachübergreifende Zusammenarbeit mit ebenfalls zertifizierten kieferorthopädischen und kieferchirurgischen Praxen
- Diagnostik und Behandlungsplanung des gesamten Kauorgans
- Gewährleistung von Haltbarkeit und Langlebigkeit durch unser Nachsorgeprogramm (Recall)
- Hygienekonzept, das ein Höchstmaß an Gesundheitsschutz gewährleistet

Zahnärzte Ebenbeck

Gemeinschaftspraxis
Dr. med. dent. Oliver Ebenbeck
Dr. med. dent. Daniel Ebenbeck

Kontakt
Hochweg 25
93049 Regensburg
Telefon 0941 297290
Fax 0941 2972999
info@ebenbeck.com
www.ebenbeck.com

Sprechzeiten
Mo – Fr 8:00 bis 18:00
Do 8:00 bis 19:00
Samstag nach Vereinbarung

Fachgebiete
Ästhetische Zahnheilkunde
Endodontie
Funktionstherapie
Implantologie
Parodontologie
Prophylaxe
Prothetik

Qualitäts-Management-System ISOZERT DIN EN ISO 9001

Dr. Caroline & Dr. Herbert Friedrich – für jeden Patienten eine individuelle Lösung

Wir führen unsere Gemeinschaftspraxis als Team.

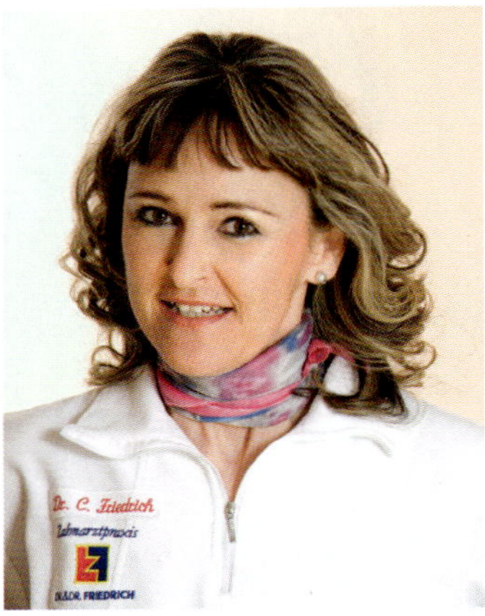

Dr. Caroline Friedrich
Mitgliedschaften:
DGZH, MEG

WWW.DRES-FRIEDRICH.DE

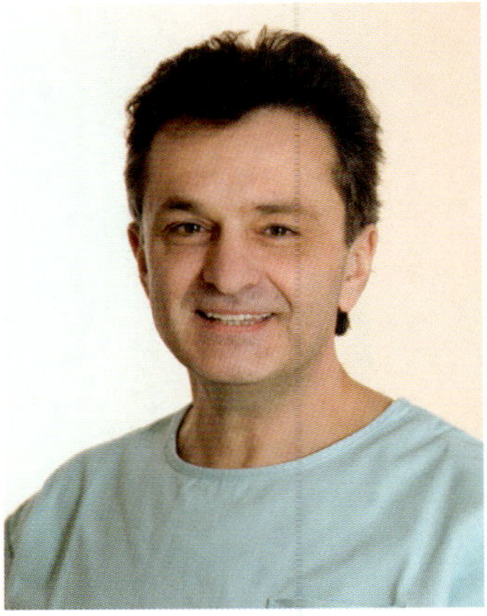

Dr. Herbert Friedrich
Mitgliedschaften:
DGZMK, DGI, DGPARO, DGCZ

Praxisphilosophie

Unsere Praxisphilosophie basiert auf den Grundwerten Respekt, Achtung und Vertrauen: „Behandle jeden so, wie du selbst behandelt werden möchtest.“ Unserem Anspruch, Patienten eine fortschrittliche Zahnheilkunde auf hohem Qualitätsniveau zu bieten, werden wir durch regelmäßige Fortbildungen gerecht. „Wer aufgehört hat besser zu werden, hat aufgehört gut zu sein.“

Jeder von uns hat bestimmte Qualifikationen und Behandlungsschwerpunkte, die seinen Interessen und Neigungen entsprechen und sich sehr gut ergänzen. So können wir unseren Patienten unter einem Dach ein breites Behandlungsspektrum bieten, das zugleich verschiedene zahnmedizinische Spezialgebiete beinhaltet:

Qualifikationen von Dr. Caroline Friedrich:

Zahnästhetik für ein gewinnendes Lächeln

- Langjährige Erfahrung für perfekte Ergebnisse von „Bleachen“ bis „Veneers“
- Ästhetische zahnfarbene Füllungen, kosmetische Zahnreinigung, schonende Aufhellung verfärbter Zähne
- Schließen von „schwarzen Dreiecken“ nach Zahnfleischschwund

Hilfestellung zur Angstbewältigung durch „medizinische Hypnose“

Die medizinische Hypnose kann entscheidend zur stress- und angstfreieren Behandlung beitragen. In der Zahnmedizin wird Hypnose als Entspannungstechnik eingesetzt, um das persönliche Empfinden während der Behandlung zu verbessern und Ängste abzubauen.

Sanfte Zahnheilkunde:

Durch minimal invasive Verfahren, die meist durch individuelle Zuwendung die Risiken einer Vollnarkose erübrigen.

Spezialgebiete von Dr. Herbert Friedrich:

MSc-Implantologie

Ersatz verlorengegangener Zähne durch Insertion künstlicher Zahnwurzeln, auf Wunsch auch unter Analogsedierung durch einen Anästhesiearzt.

Cerec-Technologie

Parodontologie

Gnathologische, hochwertige Prothetik

(Zahnersatz mit optimaler Bisslage)

Zahnästhetik

- Hochwertige Vollkeramikrestaurationen, Cerec
- Technologie, Zahnkorrekturen durch keramische Verblendschalen (Veneers)

Für detaillierte Infos zu weiteren Praxisangeboten besuchen Sie uns bitte auf unserer homepage unter **www.dres-friedrich.de**

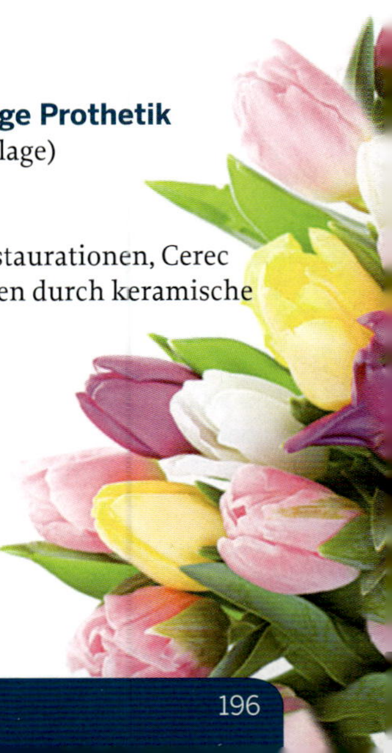

Dr. Caroline & Dr. Herbert Friedrich: Fortschrittliche Zahnheilkunde auf hohem Qualitätsniveau

Respekt, Achtung und Vertrauen sind die Grundwerte in unserer Praxis.

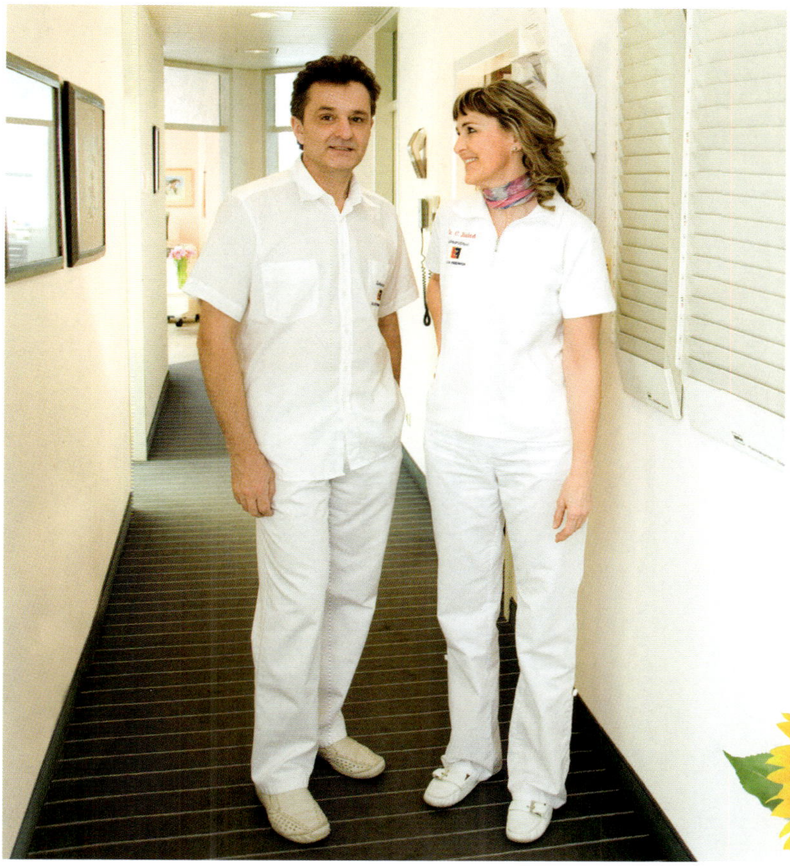

Zahnärztliche Gemeinschaftspraxis
Dr. Caroline Friedrich
Dr. Herbert Friedrich
MSc-Implantologie

Kontakt
Konrad-Adenauer-Allee 30
93051 Regensburg
Telefon 0941 947474
Fax 0941 997201
www.dres-friedrich.de

Sprechzeiten
Termine nach telefonischer Vereinbarung

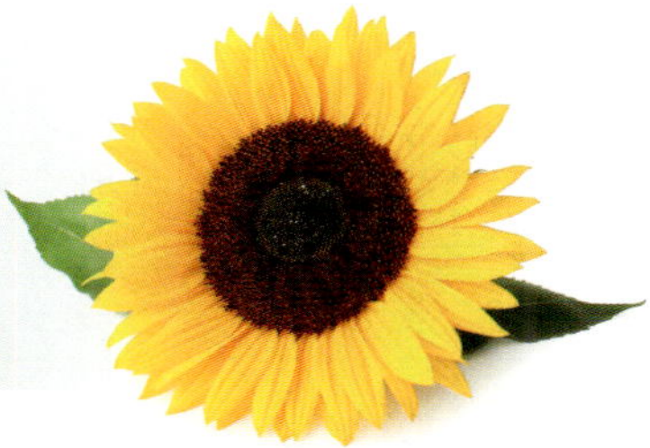

Implantologie und Parodontologie, basierend auf fundierter Qualifikation

Dr. Herbert Friedrich implantiert seit vielen Jahren und setzt jährlich zahlreiche Implantate ein. Ausgereifte Techniken erlauben heute durch Knochenaufbau mit Knochenersatzmaterialien die Implantation auch an Stellen, wo der Eigenknochen an sich für ein Implantat nicht mehr ausreicht

Qualifikationen von Dr. Herbert Friedrich

Master of Science in Implantologie:

Diese implantologische Spezialausbildung (fünf Semester postgraduales Studium an der Donau Universität Krems), die eine intensive Verknüpfung von Praxis und Wissenschaft innerhalb unseres implantologischen und prothetischen Behandlungskonzeptes ermöglicht, hat Dr. Herbert Friedrich absolviert.

3-dimensionale computergestützte Implantatplanung

Dies bedeutet ein Höchstmaß an Sicherheit für unsere Patienten. Ein Computertomogramm stellt die knöchernen Strukturen viel präziser dar als ein normales Röntgenbild. Die Auswertung mit speziellen Planungsprogrammen (wir arbeiten mit Med-3D und Nobel Guide) erlaubt eine feinere Auslotung der möglichen Grenzen. Daraus erstellt unser Zahntechniker eine individuelle Bohrschablone, die manchmal sogar ein geschlossenes Implantieren ohne chirurgischen Schnitt zulässt.

Sofortimplantationen

In bestimmten Fällen und wenn medizinisch vertretbar, ist es auch möglich, dass der Patient in einer Sitzung das Implantat und den Zahnersatz bekommt.

Schöne und feste Zähne durch Zahnimplantate

Das Schöne an der Implantologie ist, dass für viele Patienten mit dem festen, sicheren Implantat-Zahnersatz ein neuer Lebensabschnitt beginnt – mit mehr Lebensfreude und Lebensqualität. Herausnehmbarer Zahnersatz ist heute in vielen Fällen vermeidbar.

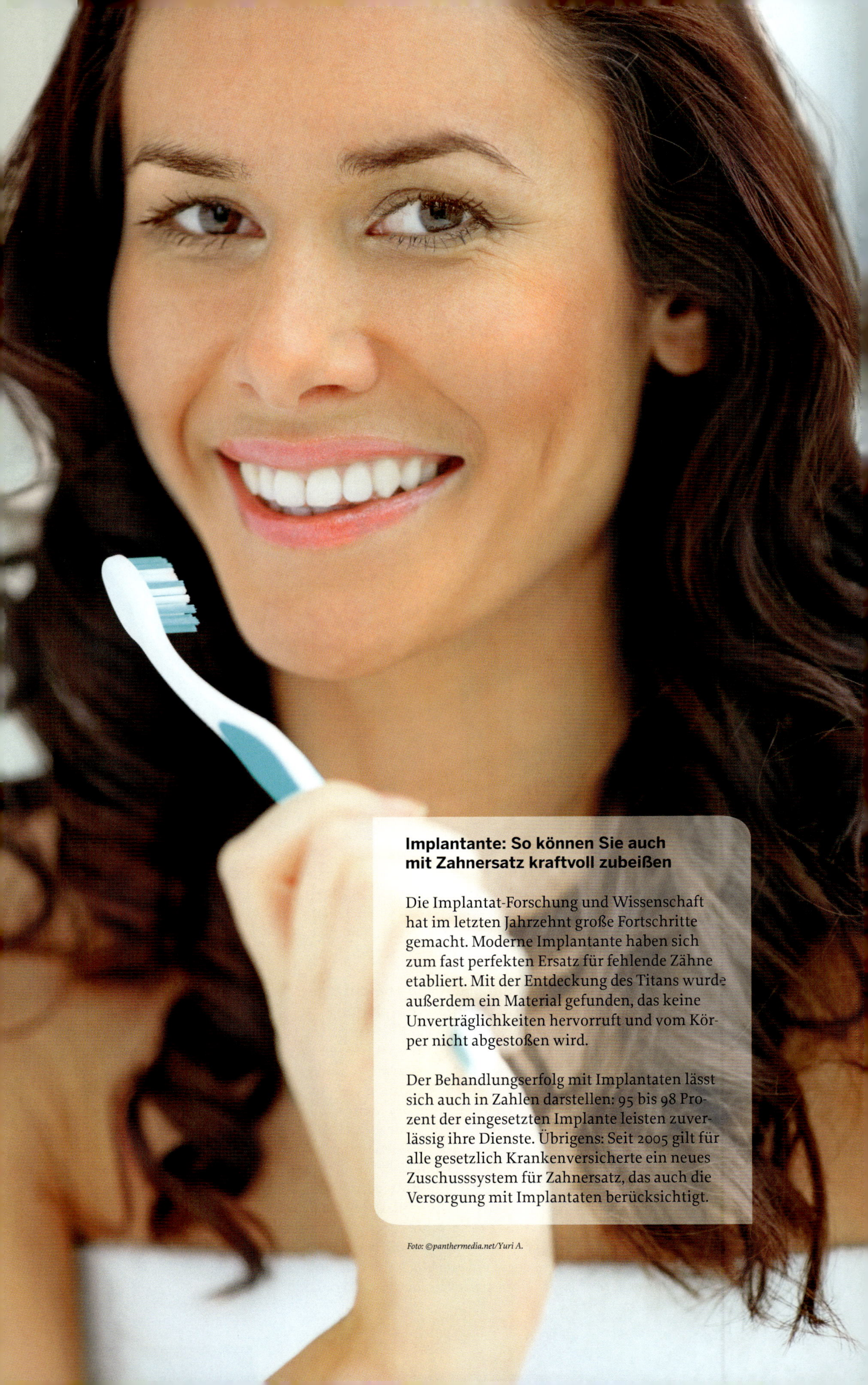

Implantante: So können Sie auch mit Zahnersatz kraftvoll zubeißen

Die Implantat-Forschung und Wissenschaft hat im letzten Jahrzehnt große Fortschritte gemacht. Moderne Implantante haben sich zum fast perfekten Ersatz für fehlende Zähne etabliert. Mit der Entdeckung des Titans wurde außerdem ein Material gefunden, das keine Unverträglichkeiten hervorruft und vom Körper nicht abgestoßen wird.

Der Behandlungserfolg mit Implantaten lässt sich auch in Zahlen darstellen: 95 bis 98 Prozent der eingesetzten Implante leisten zuverlässig ihre Dienste. Übrigens: Seit 2005 gilt für alle gesetzlich Krankenversicherte ein neues Zuschusssystem für Zahnersatz, das auch die Versorgung mit Implantaten berücksichtigt.

Foto: ©panthermedia.net/Yuri A.

Hans-Georg und Dr. Gerhard Herrmann
Zahnärzte für kreative Zahnheilkunde

Zahnmedizin auf höchstem Niveau

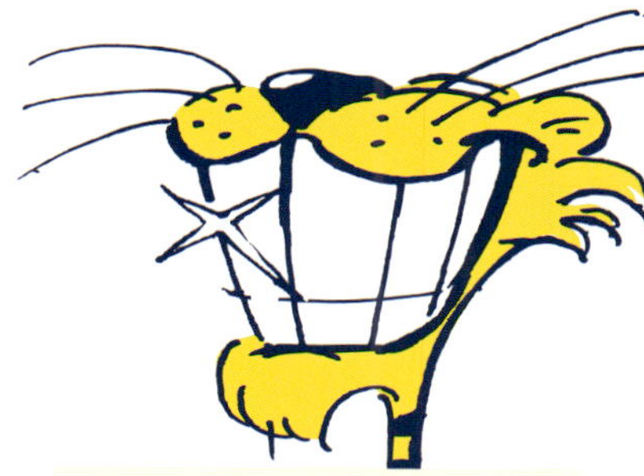

Praxisphilosophie

Wir erachten es als oberstes Gebot, von der ersten Begegnung an mit unseren Patienten ehrlich und vertrauensvoll umzugehen. Es ist uns ein besonderes Anliegen, ihrem Wunsch zügig und fachlich hochwertig gerecht zu werden.

Vorbeugung steht vor Reparatur

Am erfolgreichsten und schönsten ist es natürlich, ein gesundes Gebiss durch sinnvolle Prophylaxemaßnahmen dauerhaft gesund zu erhalten. Unsere Praxis widmet genau aus diesem Grund einen Behandlungsschwerpunkt der Prophylaxe. Die Prophylaxe wird von zahnmedizinischen Fachangestellten mit entsprechenden Fortbildungen durchgeführt.

Wenn Therapie, dann den Bedürfnissen entsprechend

Um möglichst vielen Zahnerkrankungen Herr werden zu können, ist unser Team durch ständige Fort- und Weiterbildungen in der Zahnmedizin stets auf dem neuesten Stand. Dadurch können wir hohe Qualitätsmaßstäbe gewährleisten und sowohl einfache aber auch komplexe und besondere Therapieformen anbieten.

Fachgebiet

Gesamtes Spektrum der Zahnmedizin, außer Kieferorthopädie (hier enge Zusammenarbeit mit speziellen Fachärzten)

Spezielle Fachgebiete

- Zertifizierter Tätigkeitsschwerpunkt Implantologie DGI/APW
- Endodontie
- Zertifiziert für zahnmedizinische Hypnotherapie DGZH
- Funktionsanalyse nach DGFDT
- Zertifizierte Prophylaxe für Kinder und Erwachsene (u. a. SOLO-Prophylaxe)
- Photodynamische Helbo-Laserbehandlung (Parodontose, Endodontie)
- Ästhetische Zahnrekonstruktionen, Bleaching, Veneers, Vollkeramik

Unser Service

- Komfort: klimatisierte Praxis mit Aufzug
- „Recall“: Wir erinnern Sie automatisch an Ihren nächsten Termin.
- Bei hochwertigem Zahnersatz und regelmäßiger Kontrolle gibt es Gutscheine für Zahnprophylaxe gratis und eine Verlängerung der Garantie von zwei auf fünf Jahre.
- Osteointegrationsgarantie, d.h. die Hersteller unserer Implantatsysteme geben eine Garantie auf Einheilung. Sollte also einmal ein Implantat in der Einheilphase scheitern (extrem selten) erhalten Sie in der Regel das „Zweitimplantat“ kostenfrei.

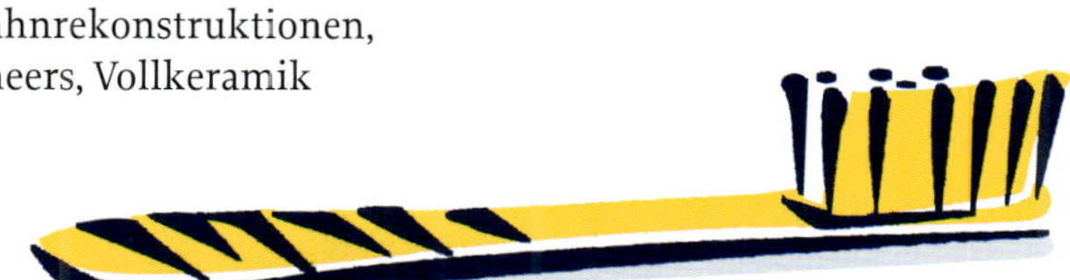

Übrigens: Vor der Haustüre befindet sich der Busbahnhof Arnulfsplatz – es ist also ein leichtes, ohne Parkstress zu uns zu gelangen.

Kontakt

Ludwigstraße 8
93047 Regensburg
Telefon 0941 59582-0
Fax 0941 59582-30
info@zahnaerzte-herrmann.de
www.zahnaerzte-am-arnulfsplatz.de
oder
www.dr-herrmann-regensburg.de

Sprechzeiten

Mo	8:00 bis 18:00
Di u. Do	8:00 bis 19:00
Mi u. Fr	8:00 bis 13:00

und zu speziell vereinbarten Terminen

Prophylaxezeiten

Mo – Di	8:00 bis 18:00
Mi – Fr	8:00 bis 13:00

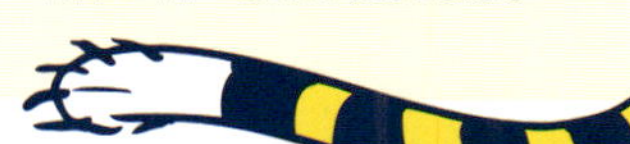

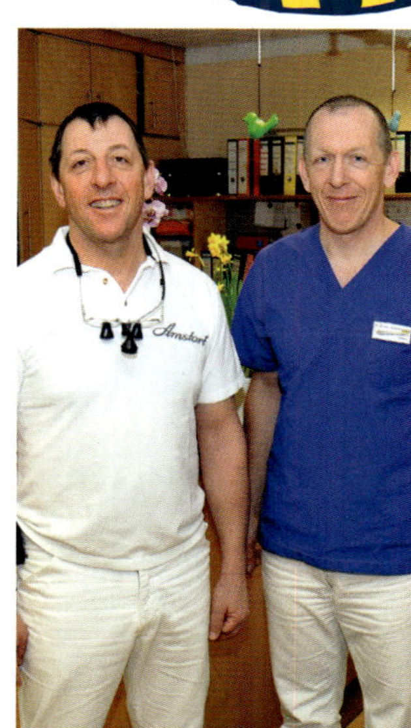

Stadler Zahntechnische Werkstatt
Sympathie durch schöne Zähne

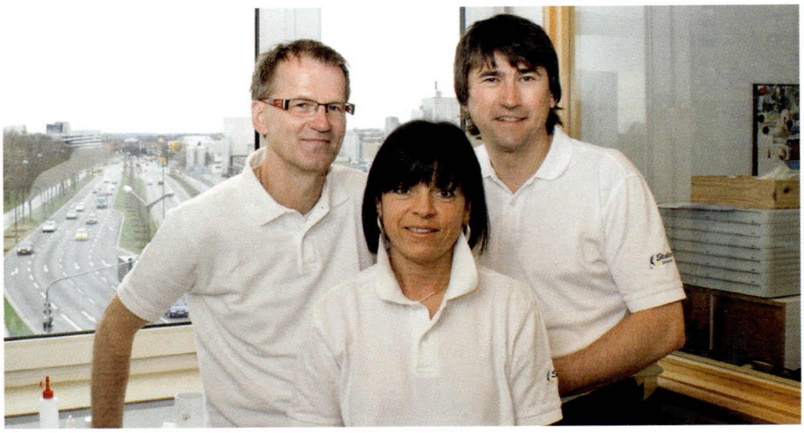

Das Team der Zahntechnischen Werkstatt (v.l.n.r.): Lothar Schmidt, Ingrid Lehner und Christian Stadler

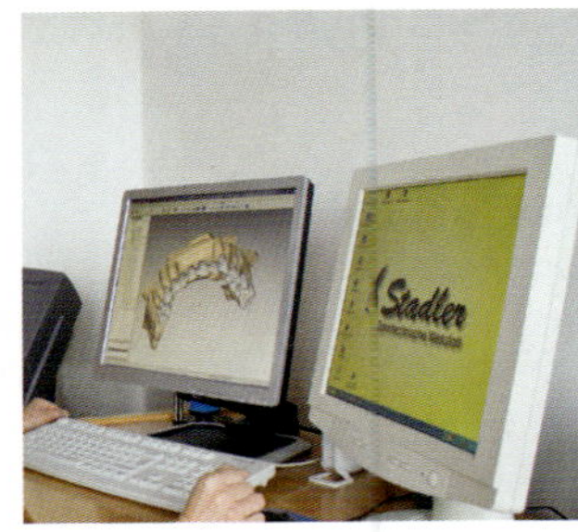

Stadler Zahntechnik

› Kontakt
Isarstraße 1
93057 Regensburg
Telefon 0941 400333
Fax 0941 401003
chr.stadler@t-online.de

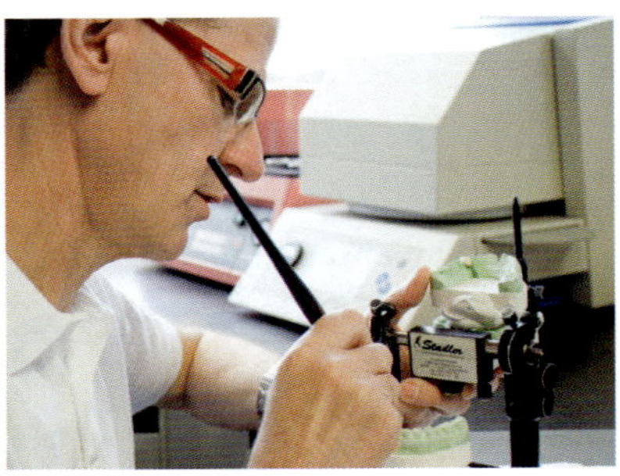

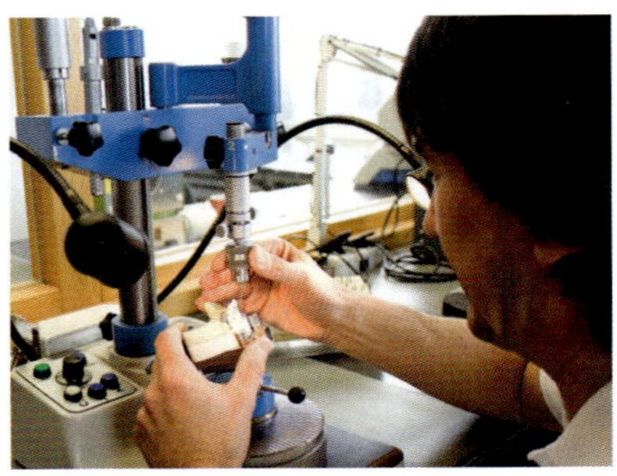

Das Dentallabor Stadler steht für Beständigkeit und Wertigkeit

Höchste Qualität, Präzision und Ästhetik sind im Labor Stadler keine Fremdwörter. Seit bereits 19 Jahren fertigt Stadler Zahntechnik für seine langjährigen und zufriedenen Kunden hochwertigen Zahnersatz zuverlässig und termingetreu. Durch ständige Fortbildungen garantieren wir unseren Kunden modernsten Zahnersatz.

Unser Angebot umfasst alle zahntechnischen Leistungen mit ihren Spezialtechniken wie:

- metallfreien Zahnersatz aus Hochleistungs-Keramiken für individuelle Front- und Seitenzahnästhetik
- Versorgung mit Teleskop-Prothesen, welche in Passform, Funktionalität und Gestaltung keine Wünsche offen lassen
- CAD / CAM Technologie, um biokompatible NEM Konstruktionen sowie Gerüste aus Zirkon-Keramik zu erstellen
- Implantatsysteme werden von namhaften Lieferanten wie Firma Straumann, Firma Astra-Tech, Firma Nobel Biocare und Firma Camlog verarbeitet

Der Kunde steht im Mittelpunkt

Der Dienst am Kunden und am Patienten steht für uns an erster Stelle. Individuelle Farbbestimmungen, Kostenvoranschläge innerhalb kürzester Zeit und schnellstmögliche Reparaturen von Zahnersatz sind selbstverständlich.

Es sind für Sie erfahrene Zahntechnikerprofis am Werk:

› Christian Stadler	Inhaber und Zahntechnikermeister
› Ingrid Lehner	Zahntechnikerin auf Meisterniveau
› Lothar Schmidt	Zahntechnikermeister

Peppel Dentaltechnic GmbH

Langjährige Spezialisierung zahlt sich aus

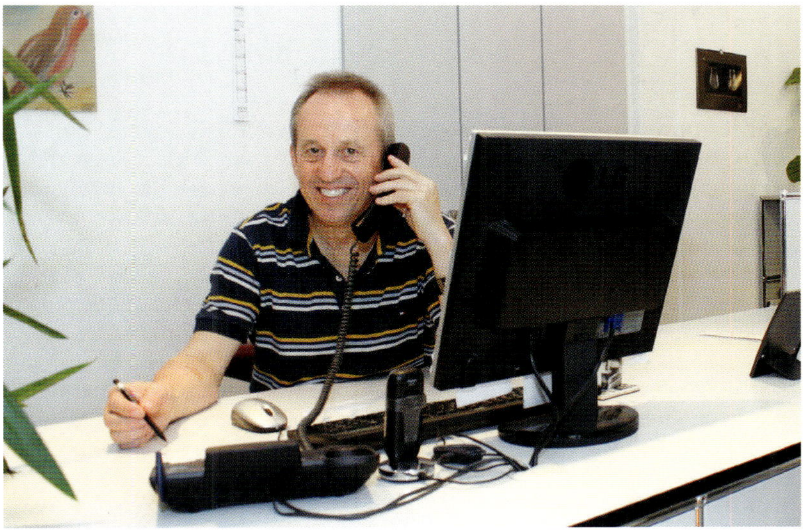

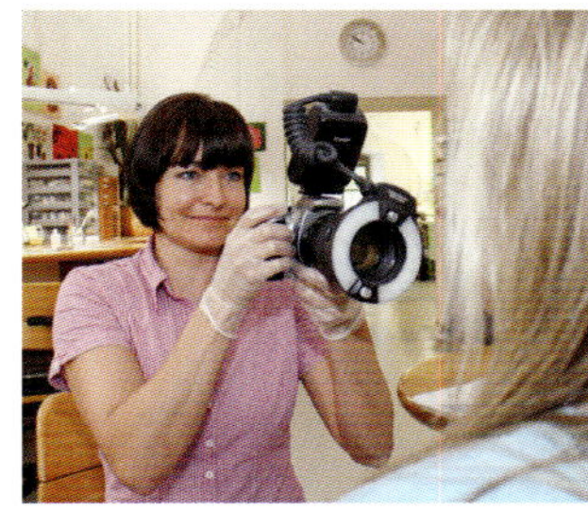

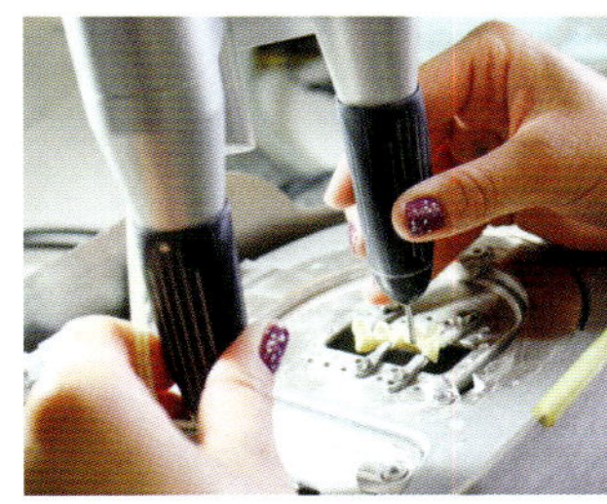

Interview mit Zahntechnikermeister Werner Peppel:

Herr Peppel, Sie leiten bereits seit 1991 Ihr eigenes zahntechnisches Labor. Was hat sich seitdem verändert?
„Die Ästhetik der Zähne und die Implantologie. Mittlerweile macht die Implantattechnik bei mir im Labor den Hauptumsatz aus, Brücken werden immer seltener. Was die Ästhetik betrifft, so haben vor allem neue Materialien wie gefrästes Zirkon und vollkeramische Systeme dazu beigetragen, dass die Zähne natürlicher und damit ästhetischer wirken."

Sind Sie auf die Implantattechnik spezialisiert?
„Zumindest widmen wir ihr uns seit Jahren mit besonderer Hingabe. Der zahnlose Kiefer ist in diesem Bereich unser Spezialgebiet. Das Ziel ist, individuelle Zähne herzustellen und dem Patienten kein Kunstgebiss von der Stange zu liefern. Zahnform, -stellung und -farbe sind bei jedem Menschen anders. Daher versuchen wir z.B. anhand alter Fotos, den Originalzähnen möglichst nah zu kommen, damit der Zahnersatz natürlich wirkt."

Sollte man dazu in Ihr Labor kommen?
„Es ist der Sache absolut dienlich! Denn wir Techniker müssen den Schwierigkeitsgrad einschätzen können. Wir wollen zusammen mit dem Patienten die Zahnfarbe und Zahnform besprechen. Dieser Prozess wird mit der Digitalkamera festgehalten und dokumentiert. Bei zahnlosen Kiefern machen wir die sprachgeführte Aufstellung der Zähne im Labor."

Wie funktioniert die sprachgeführte Methode, die Sie gerade erwähnt haben?
„Ich erkläre es immer gerne so: Wenn ein Kind zur Welt kommt, ist zuerst die Sprache vorhanden. Besser gesagt die Phonetik, denn zuerst kann es nur Laute von sich geben. Erst später folgen dann die Zähne. Nur weil die Zähne irgendwann verloren gehen, geht die Sprache nicht auch verloren. Daher nutzen wir die individuelle Aussprache der Patienten um die Zähne so neu zu positionieren, dass sie die gewohnte Aussprache nicht behindern oder verändern."

PEPPEL®
WERNER PEPPEL
DENTAL TECHNIC

› Kontakt
Alte Nürnberger Straße 13
93059 Regensburg
Telefon 0941 897567
Fax 0941 892498
info@peppel-dental.de
www.peppel-dental.de
www.peppel-implantat.de

› Fachgebiete
Versorgung von zahnlosen Kiefern mit Implantaten
Vollkeramik-restaurationen

Sanfte Zahnheilkunde statt Angst vorm Zahnarzt

Dr. med. dent.
Gernot Heinrich
Zahnarzt

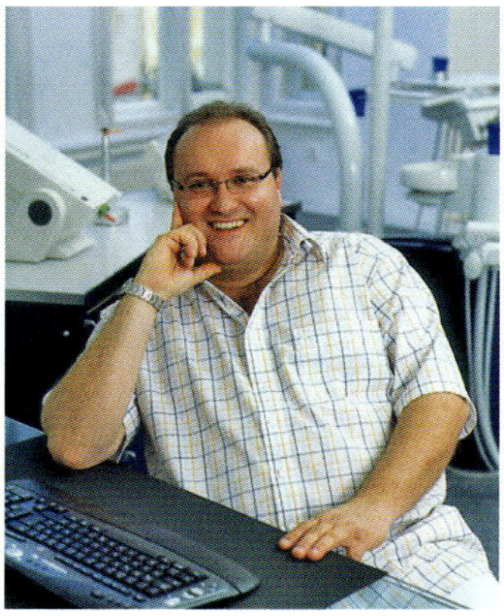

Dr. med. dent. Gernot Heinrich
Zahnarzt

Sanfte und ästhetische Zahnheilkunde

Angst vorm Zahnarzt? Sehr viele Menschen haben ein unangenehmes Gefühl – aber bei manchen steigert sich die Angst zur regelrechten Panik, zur Phobie. Da kann der letzte Zahnarztbesuch schon mal 20 Jahre zurückliegen.

Narkose

Auf Angstpatienten hat sich Dr. Gernot Heinrich mit seinem Konzept der „sanften Zahnheilkunde" spezialisiert. Hier bietet sich eine Behandlung unter Narkose an, die folgendermaßen aussehen kann: Beim ersten Besuch findet ein eingehendes-Beratungs- und Planungsgespräch auf dem gemütlichen roten Sofa statt. Außer einem kurzen Blick in den Mund ist keinerlei Behandlung zu befürchten. In der zweiten Sitzung erhält der Patient eine Narkose, während der Zahnarzt behandelt. Hierbei können umfangreiche Behandlungen bis hin zu Gesamtsanierungen stressfrei und schonend durchgeführt werden. Dabei steht das ganze Spektrum der Zahnheilkunde offen, je nach dem was erforderlich und gewünscht ist. Auf hochwertigen Zahnersatz im oberen Qualitätsbereich legt Dr. Heinrich dabei größten Wert. Im dritten Schritt erfolgt die Nachbehandlung: die Kontrolle der in Narkose erfolgten Maßnahmen und das Einsetzen von Kronen und Brücken. Auch dieser Schritt kann in Narkose durchgeführt werden.

Dr. Heinrich arbeitet mit einem erfahrenen Team von Anästhesisten zusammen. Während der Behandlung wacht der Narkosearzt über alle wichtigen Funktionen wie Herz, Kreislauf und Atmung. Nach der Narkose bleibt der Patient ca. eine Stunde im Aufwachraum, wird dort von Schwestern betreut und kann danach in Begleitung nach Hause gehen. Die modernen Narkosemittel sind mittlerweile sehr gut verträglich und haben kaum Nebenwirkungen. So entscheiden sich immer mehr Patienten für diese Form der Behandlung. Bis zu 200 Narkosefälle pro Jahr sind es mittlerweile bei Dr. Heinrich, der überzeugt ist: „Es geht auch ohne Schmerzen." Natürlich bietet Dr. Heinrich die klassischen Disziplinen der Zahnheilkunde nicht nur für Angstpatienten an. Dies geschieht immer im Rahmen seines Konzepts der sanften Zahnheilkunde.

Laser

Zu einer solch schonenden Behandlung gehört auch die Laserzahnheilkunde. Die Praxis verfügt über einen sehr hochwertigen Therapielaser, der vielfältige Einsatzmöglichkeiten bietet: Der Laserstrahl kann auf sanfte und nahezu schmerzfreie Art Karies beseitigen, ohne Bohrergeräusche, mit kaum spürbarem Eingriff, und auf die Spritze kann man ebenfalls verzichten. Der Laser kann bei einer Parodontosebehandlung eingesetzt werden, ebenfalls sanfter als bei der herkömmlichen Methode. Bei Wurzelbehandlungen ist er im Einsatz und sogar in der Chirurgie ist er eine effiziente Alternative zum Skalpell.

Ohne Angst zum Zahnarzt

Sanfte und ästhetische Zahnheilkunde ist die Philosophie der Praxis Dr. Heinrichs. Der Patient steht im Mittelpunkt allen Handelns. Seine Zahngesundheit, aber auch hohe ästhetische Ansprüche an die Zähne sind das Ziel jeder Behandlung, die sanft und einfühlsam verläuft. Hierfür stehen natürlich alle Arten von Zahnersatz und alle gewünschten Materialien zur Verfügung, darüber hinaus modernste Technik und Geräte, das umfangreiche Fachwissen Dr. Heinrichs, das er in zahlreichen Weiterbildungen – auch in Traditioneller Chinesischer Medizin – stetig ausbaute und ein Praxis-Konzept, das auf den Menschen in seiner Ganzheit ausgerichtet ist. Angst vorm Zahnarzt muss also wirklich nicht sein, es geht auch anders.

Sanfte und ästhetische Zahnheilkunde ist die Philosophie der Praxis.

Nahezu schmerzfreie Laserbehandlung und Akupunktur eröffnen neue Möglichkeiten. Für viele Angstpatienten ist eine Narkose die ideale Behandlungsstrategie.

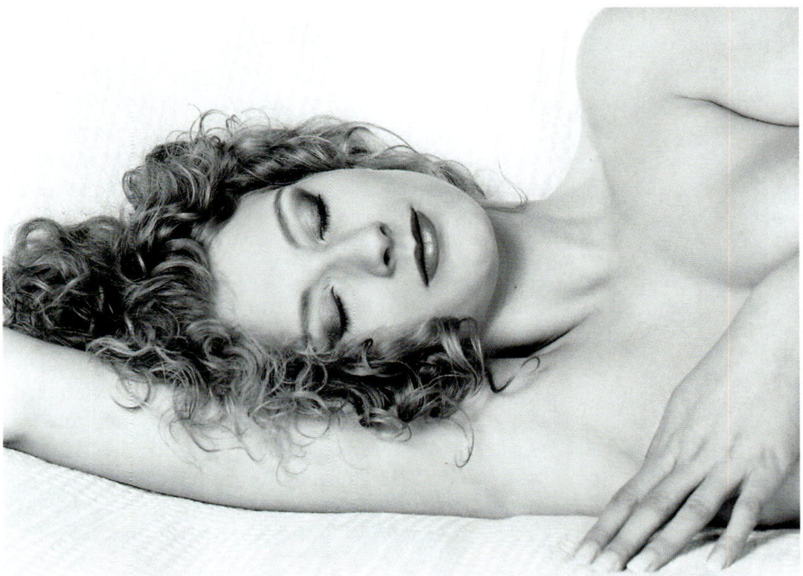

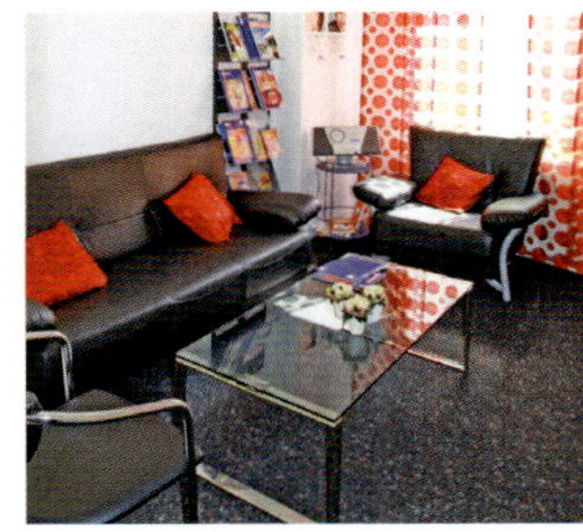

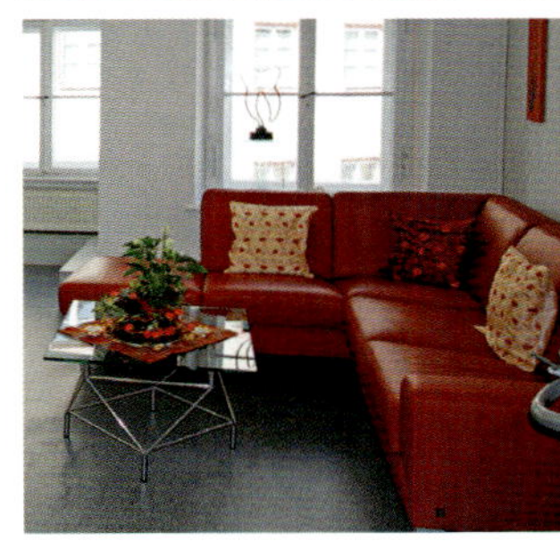

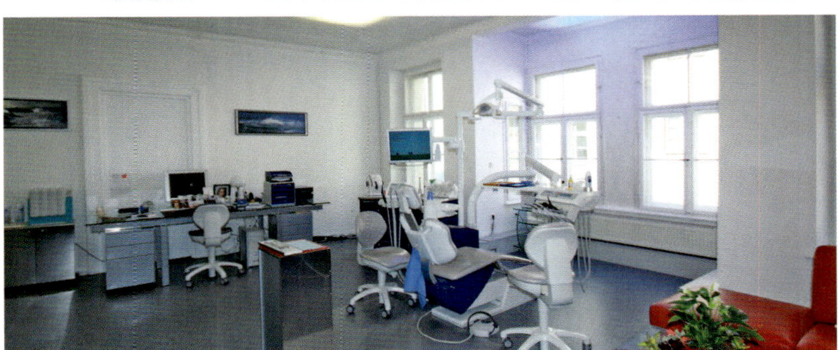

Praxis Dr. med. dent.
Gernot Heinrich

› Kontakt
Krebsgasse 2 (am Haidplatz)
93047 Regensburg
Telefon 0941 53444
Fax 0941 59573933
info@zahnarzt-dr-heinrich.de
www.zahnarzt-dr-heinrich.de

› Sprechzeiten
Mo - Fr 8:00 bis 18:00
Privat und Kassen

Das Behandlungsspektrum

- Eingehende Diagnostik und Beratung
- Laserzahnheilkunde
- Füllungstherapie bis zu hochwertigen Keramikinlays
- Zahnfleischbehandlung
- Zahnersatz – hochästhetische prothetische Behandlung
- Individuelle Prophylaxe

Besondere Spezialisierung

Behandlung von Angstpatienten. Umfangreiche Restaurationen und aufwendige chirurgische Eingriffe lassen sich stressfrei und schonend unter Narkose durchführen. Und wenn Narkose nicht in Frage kommt, helfen Akupunktur, Homöopathie, hynoide Verfahren oder klassische Pharmazie dabei, die Behandlung so angenehm wie möglich zu gestalten.

Sanfte Zahnheilkunde
Laser • Ozon • Ästhetik • Narkosebehandlung für Angstpatienten

Kieferorthopädie – damit keiner aus der Reihe tanzt

Spezialgebiet der Zahnmedizin

Gesunde Zähne haben einen wesentlichen Einfluss auf unser Allgemeinbefinden und unsere Lebensqualität. Ein perfektes Gebiss bekommen aber leider nur die wenigsten in die Wiege gelegt.

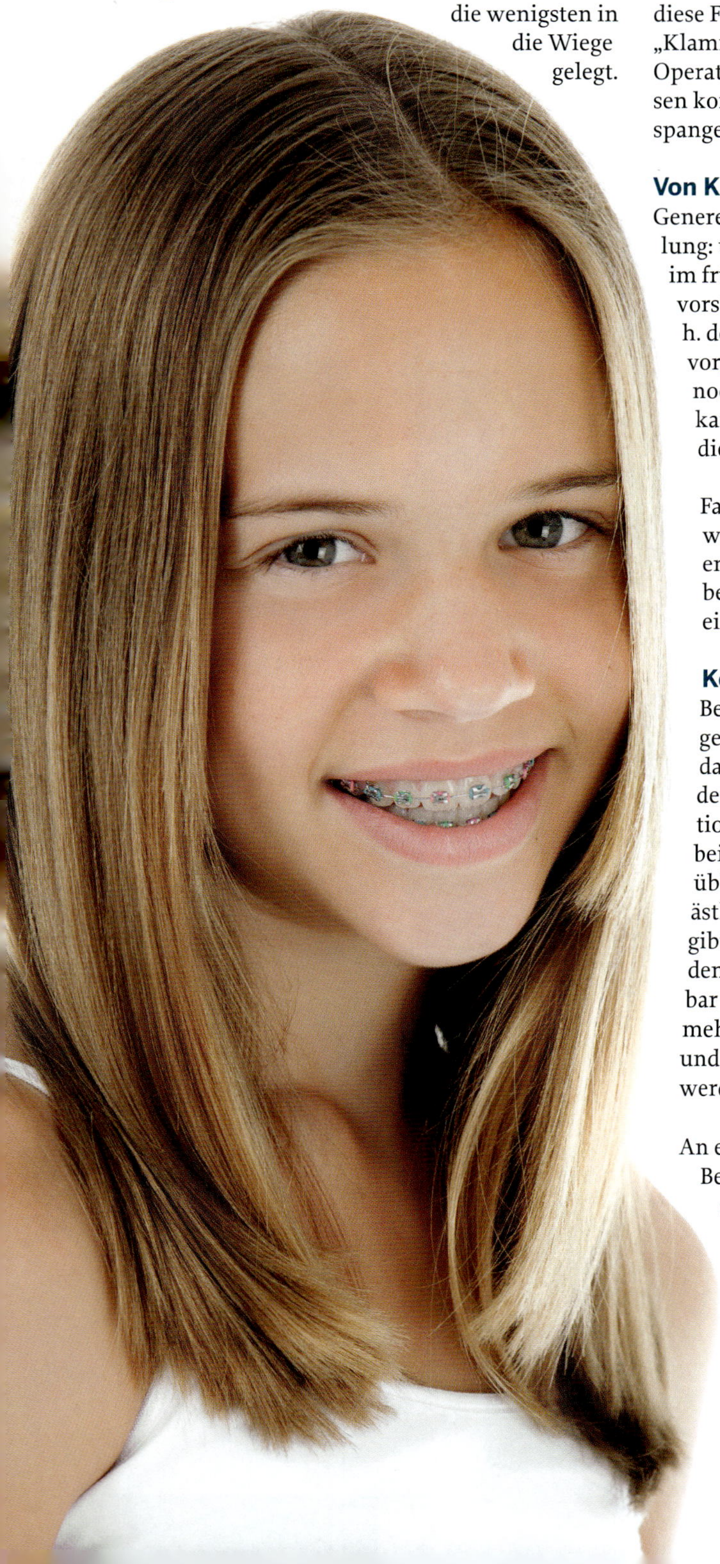

Kieferorthopäden schaffen hier Abhilfe. Die Fachzahnärzte beschäftigen sich mit der Vermeidung, Erkennung und Behandlung von Fehlstellungen der Kiefer und Zähne. Der Kieferorthopäde behandelt diese Fehlstellungen mit den allseits bekannten „Klammern" oder „Spangen", manchmal sind auch Operationen nötig. Je nach individuellen Erfordernissen kommen dabei herausnehmbare oder feste Zahnspangen zum Einsatz.

Von Kindesbeinen an

Generell gilt bei einer kieferorthopädischen Behandlung: umso früher, desto besser. Kinder sollten schon im frühen Grundschulalter beim Kieferorthopäden vorstellig werden. Denn Korrekturen des Kiefers, d. h. des ganzen Zahnhalteapparates, können nur vorgenommen werden, während sich der Mensch noch im Wachstum befindet. Bei Erwachsenen kann nur noch die Stellung der Zähne, und nicht die des Kiefers, reguliert werden.

Fast 70 Prozent der Kinder und Jugendlichen wird eine kieferorthopädische Behandlung empfohlen. Die Akzeptanz für Zahnspangen ist bei Kindern dementsprechend hoch, das Tragen einer Zahnspange eine Selbstverständlichkeit.

Korrekturen bei Erwachsenen

Bei Erwachsenen ist das Tragen einer Zahnspange hingegen noch relativ selten. Die Gründe dafür sind unterschiedlich: Zum Einen gab es in der jüngeren Vergangenheit nicht viele Informationen zu kieferorthopädischen Behandlungen bei Erwachsenen. Zum Anderen konnten die üblichen Zahnspangen nicht die gewünschten ästhetischen Ansprüche erfüllen. Mittlerweile gibt es jedoch geschickte und innovative Methoden, mit denen die Zahnspange nahezu unsichtbar bleibt. Die Klammern sind zum Beispiel nicht mehr aus Metall, sondern aus Glas oder Keramik und können an den Zahninnenräumen angebracht werden.

An erster Stelle stehen bei kieferorthopädischen Behandlungen neben der Ästhetik immer gesundheitliche Faktoren. Denn ein funktionierendes Gebiss, das bei richtiger Pflege lange gesund bleibt, ist die wichtigste Voraussetzung für ein strahlendes Lächeln – ob mit oder ohne Spange.

Foto: ©istockphoto.com/blaneyphoto

Beauty nach Maß
Dr. med. dent. Barbara Brüker-Csaszar

Praxis für Kieferorthopädie – Expertin für Lingualtechnik

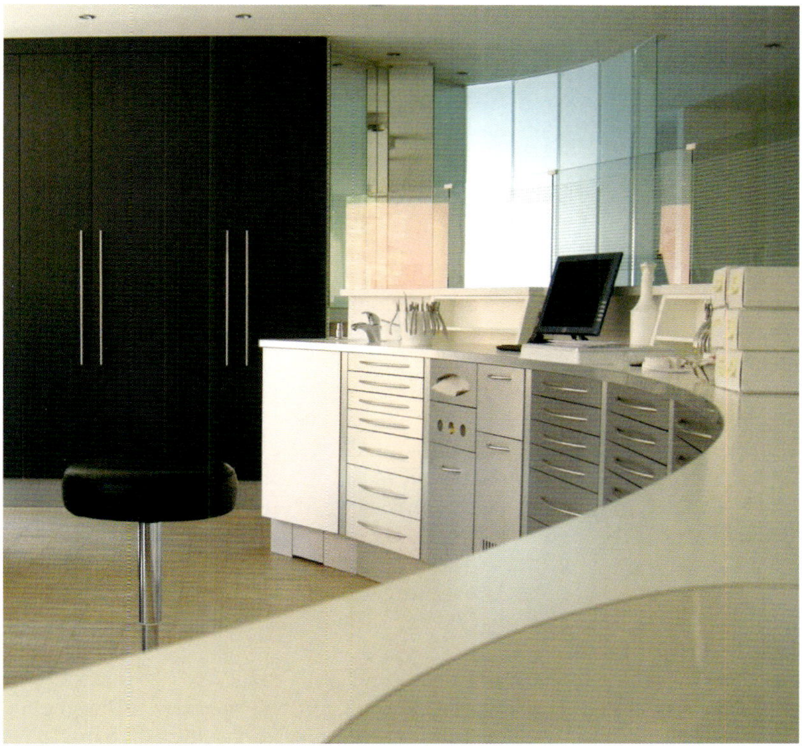

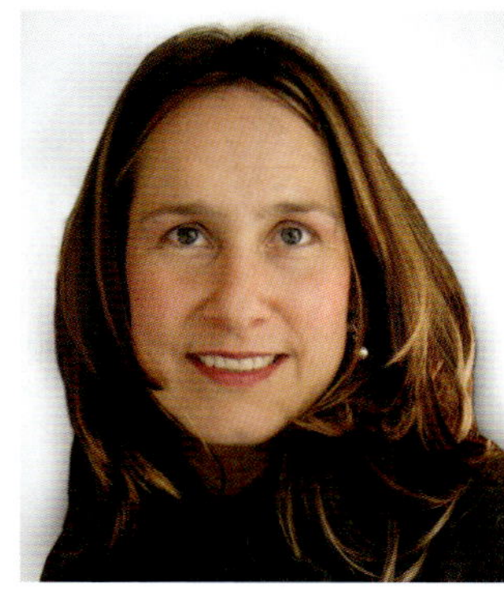

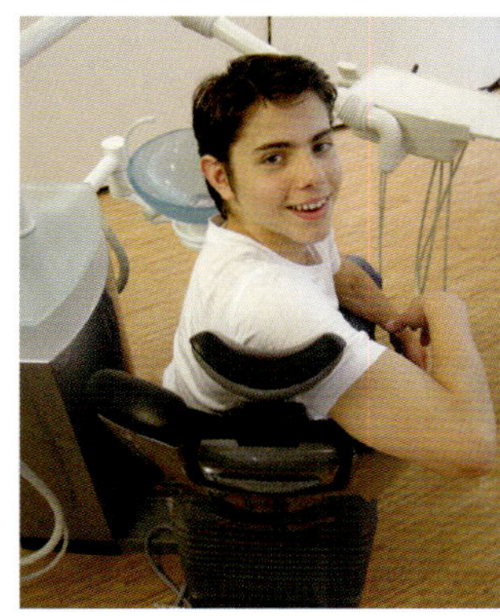

Unsichtbare Zahnkorrekturen

Dr. Barbara Brüker-Csaszar ist Kieferorthopädin und Spezialistin auf dem Gebiet der ästhetischen Zahnkorrekturen und „unsichtbarer" Spangen. Als Expertin für Lingualtechnik – der verborgenen festen Zahnspange an der Innenseite der Zähne – verfügt sie über das fachliche Know-how, Zahn- und Kieferbehandlungen nahezu unsichtbar durchzuführen. Mit dieser einzigartigen Technik werden die individuell an die Zähne angepassten Goldplättchen, so genannte „Brackets" an den Zahninnenreihen befestigt. Die Zahnkorrektur führt damit zu keinerlei Einschränkungen im alltäglichen Leben: Die Zahnspange ist für Mitmenschen unsichtbar. Daher zählen neben den Jugendlichen vor allem auch Erwachsene zu ihrem Patientenkreis. Egal, ob man als Arzt, Pädagoge, Sekretärin oder im Außendienst tätig ist.

Die Praxisgemeinschaft von Dr. Barbara Brüker-Csaszar und Dr. Dr. Gábor Császár bietet den Patienten auch in chirurgischer Hinsicht eine hervorragende Versorgung. Zum Beispiel im Falle der Dysgnathie, einer ausgeprägten Kieferfehlstellung bei Erwachsenen. Natürlich werden alle Behandlungen nach modernsten Methoden durchgeführt.

Hoher Motivationsgrad

Großen Wert legt die Lingualexpertin auf kompetente Beratung – und zwar ohne Fachchinesisch. Der Patient soll en detail verstehen, welches Verfahren angewendet wird und mit welchen Ergebnissen er rechnen kann. Zusätzlich motiviert das Zeitmanagement der Praxis die Patienten: Die Behandlungstechniken wurden so optimiert, dass die Patienten nur sehr wenige Termine vor Ort wahrnehmen müssen.

Dr. med. dent.
Barbara Brüker-Csaszar

Praxis für Kieferorthopädie
Expertin für Lingualtechnik
Klinik im Königsgarten

› Kontakt
Lilienthalstraße 58
93049 Regensburg
Telefon 0941 20822-68
spange@kfo-klinik.de
www.kfo-klinik.de

Die Einordnung von retinierten und verlagerten Zähnen mittels Easy-Way-Coil-System

Easy-Way-Coil-(EWC®-)System wurde von Dr. Michael Schubert entwickelt. Dieser Fachartikel wurde im „Journal of Orofacial Orthopedics", der offiziellen Zeitschrift der Deutschen Gesellschaft für Kieferorthopädie, veröffentlicht.

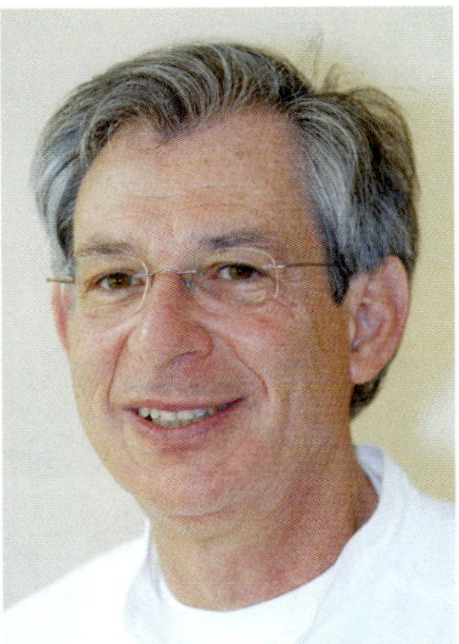

Dr. med. dent. Michael Schubert

Hintergrund

Zähne, die sich nicht spontan in den Zahnbogen einstellen oder verlagert sind, müssen in der Regel chirurgisch freigelegt werden. Für eine kieferorthopädische Einordnung ist dann eine Zughilfe an den betroffenen Zahn anzubringen, über die zur Verbesserung der parodontalen Verhältnisse der vorher abgelöste Mucoperiostlappen gelegt wird.

Methode

In einer kieferorthopädischen Fachpraxis wurde hierfür ein System entwickelt, das sich seit zehn Jahren bewährt hat. Eine Zugfeder ist an einem Lingualknopf befestigt, der mit Hilfe der Klebetechnik auf einen angeätzten Zahn aufgebracht wird. Durch systematisches Kürzen der Feder erfolgt die Aktivierung.

Ergebnisse

Insgesamt wurden 103 Patienten damit erfolgreich behandelt, wobei 45 Patienten einen einseitig verlagerten Eckzahn aufwiesen. Hierfür ließ sich eine durchschnittliche Behandlungszeit von der Freilegung bis zur Entbänderung von 17,8 Monaten errechnen. Während der Behandlung kam es bei keinem der Patienten zu entzündlichen Reaktionen der Mundschleimhaut im Zugfederbereich.

Schlussfolgerungen

In der klinischen Anwendung stellt dieses Zugsystem für den Patienten eine angenehme und pflegeleichte Lösung dar, mit der auch eine Zusatzapparatur wie z. B. ein Aufbissbehelf zur eventuellen Kreuzbisskorrektur des einzustellenden Zahnes umgangen werden konnte. Als weiterer klinischer Vorteil des EWC®-Systems lässt sich die Zuverlässigkeit und die konstante Kraftapplikation über das gesamte Behandlungsprozedere mit gesicherter maximaler Verankerung herausstellen. Ein weiterer Vorteil kann in der Ausschaltung von unerwünschten Nebenwirkungen gesehen werden.

Überaus wichtig für den Erfolg und das ästhetische Ergebnis ist auch ein umsichtiges chirurgisches Vorgehen bei der Freilegung des verlagerten Zahnes und der richtigen Fixation der Zugfeder. Die Anwesenheit des Kieferorthopäden bei der Freilegung des Zahnes ist empfehlenswert.

Zusammenfassend stellt das EWC®-System zur gezielten Einstellung von verlagerten Zähnen eine sichere Methode ohne nennenswerte Nebenwirkungen dar, bei einem vertretbaren Behandlungszeitrahmen. Weitere Untersuchungen in Relation von zurückgelegter Wegstrecke und Behandlungszeit sind von elementarer Bedeutung und werden folgen.

Den vollständigen Artikel können Sie nachlesen unter:

www.kieferorthopaede-schubert.de

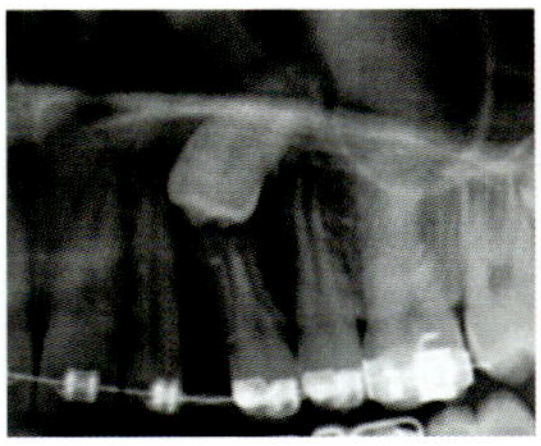

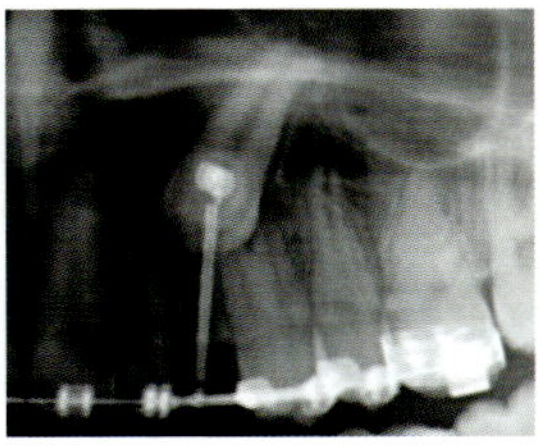

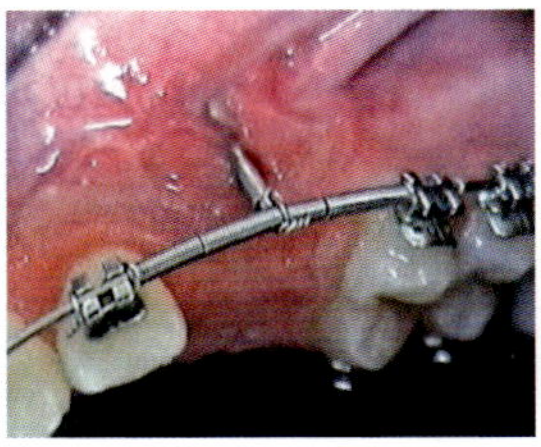

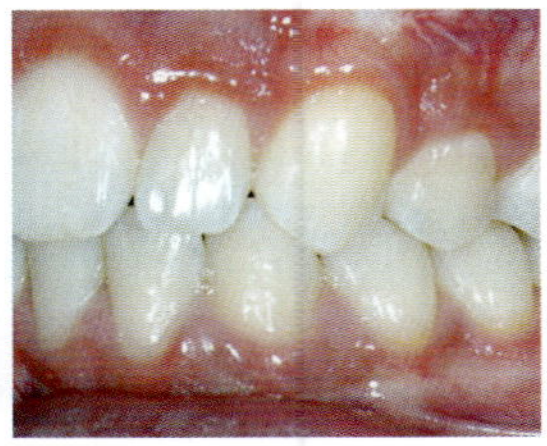

Zahnarztpraxis Dr. med. dent. Michael Schubert

Kieferorthopäde

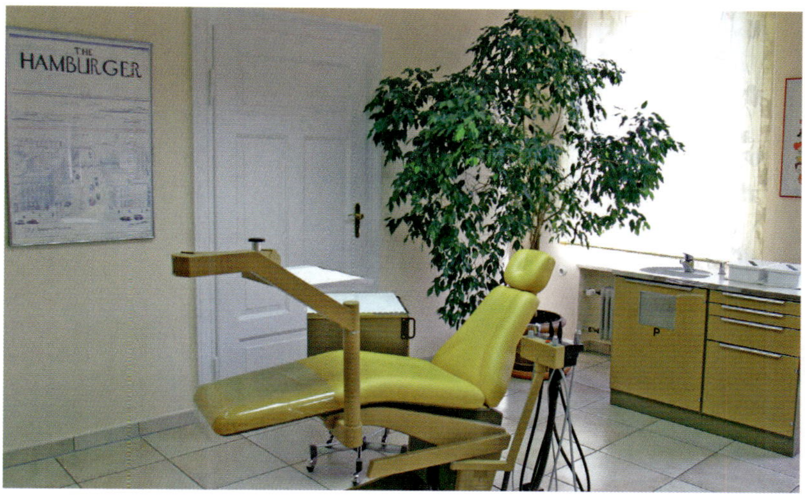

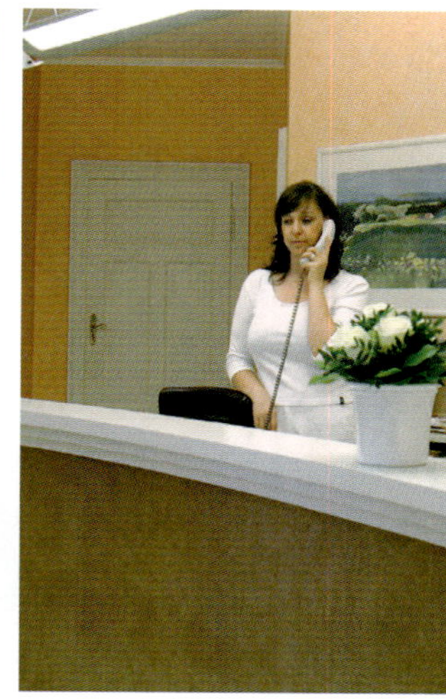

Zähne schonend und effizient bewegen

Legen Sie Wert auf qualitativ hochwertige, ästhetisch anspruchsvolle Behandlungsformen bei der schonenden und zugleich höchst wirkungsvollen Regulierung von Zahnfehlstellungen wie z. B.

- Herstellung eines harmonischen Frontzahnbogens bei engstehenden Schneidezähnen
- Schließen von Frontzahnlücken in Folge von abgewanderten Zähnen
- Aufrichtung gekippter Zähne zur Verbesserung der anstehenden prothetischen Versorgung
- Behebung von Fehlbelastung einzelner Zähne
- Korrektur ausgeprägter Kieferanomalien durch kieferorthopädisch-kieferchirurgische Kombinationsbehandlung (wird von der Krankenkasse zu 100 Prozent bezahlt)

Wir bieten Ihnen verschiedene Möglichkeiten in Form von außen nicht sichtbaren, festsitzenden Zahnspangen (Lingualtechnik), Brackets in Zahnfarbe (Keramik), die an der Außenfläche der Zähne angebracht werden oder durchsichtigen Zahnschienen.

Dr. med. dent
Michael Schubert

Kontakt
Albertstraße 5
93047 Regensburg
Tel 0941 560240
Fax 0941 51151
www.kieferorthopaede-schubert.de

Sprechzeiten

Mo - Do	8:00 bis 12:00
	13:00 bis 17:00
Fr	8:00 bis 10:00

Fachgebiete
Kieferorthopädie

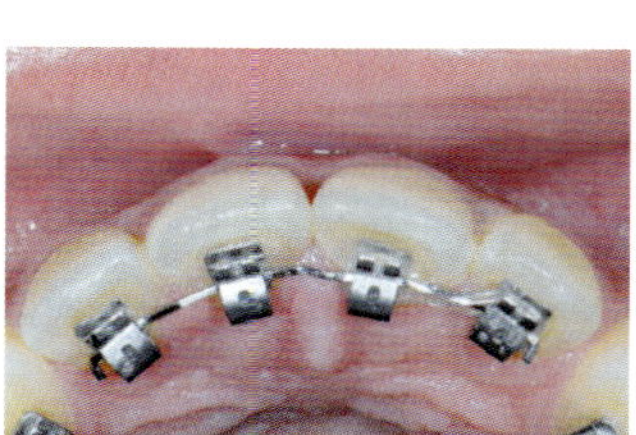

Lingualtechnik

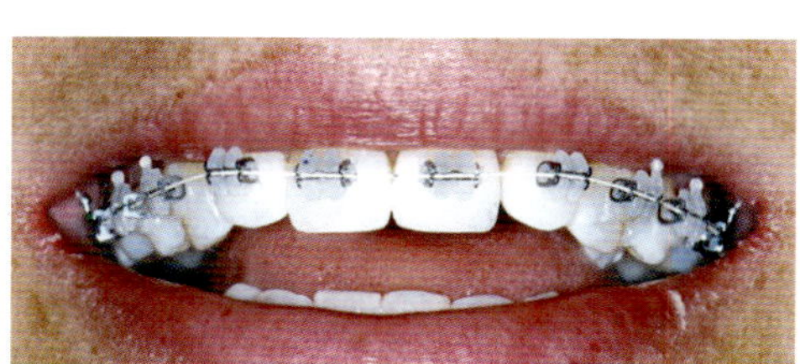

Keramikbrackets

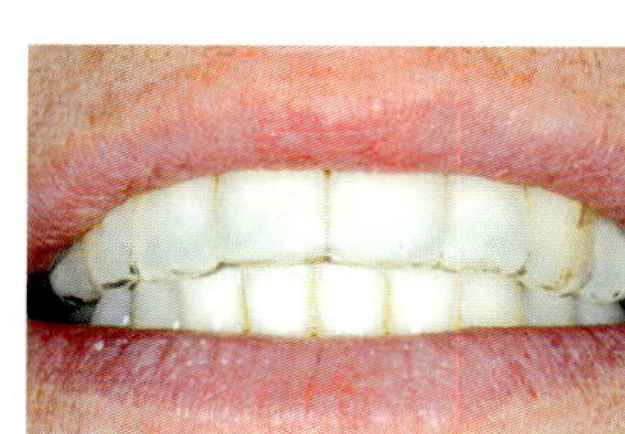

durchsichtige Zahnschiene

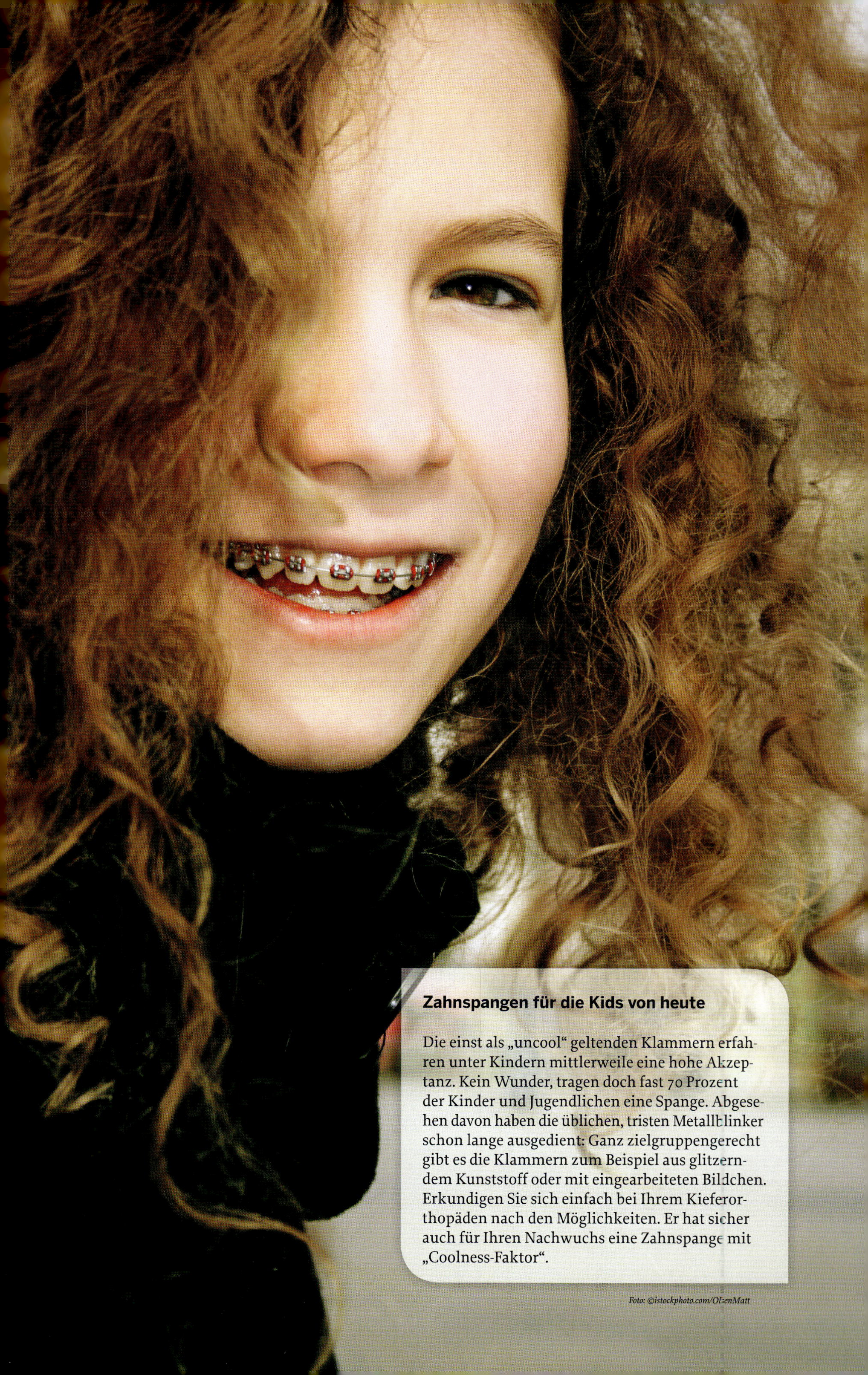

Zahnspangen für die Kids von heute

Die einst als „uncool" geltenden Klammern erfahren unter Kindern mittlerweile eine hohe Akzeptanz. Kein Wunder, tragen doch fast 70 Prozent der Kinder und Jugendlichen eine Spange. Abgesehen davon haben die üblichen, tristen Metallblinker schon lange ausgedient: Ganz zielgruppengerecht gibt es die Klammern zum Beispiel aus glitzerndem Kunststoff oder mit eingearbeiteten Bildchen. Erkundigen Sie sich einfach bei Ihrem Kieferorthopäden nach den Möglichkeiten. Er hat sicher auch für Ihren Nachwuchs eine Zahnspange mit „Coolness-Faktor".

Foto: ©istockphoto.com/OlsenMatt

Hildegund Arnold
Fachzahnärztin für Kieferorthopädie

Fachliche Kompetenz, ein Höchstmaß an Qualität und die Liebe zum Beruf – für Gesundheit, Wohlbefinden und ein strahlendes Lächeln.

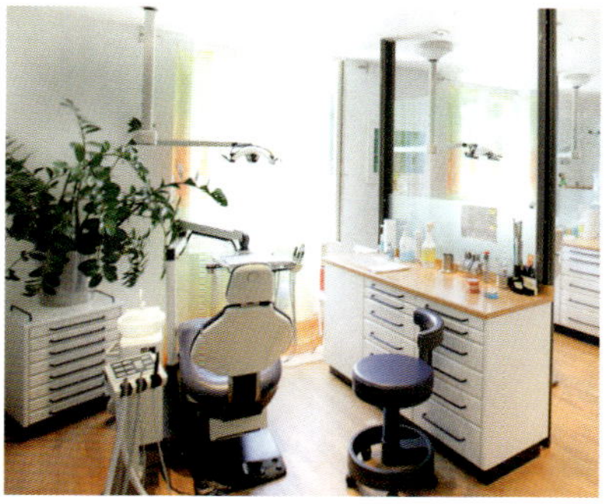

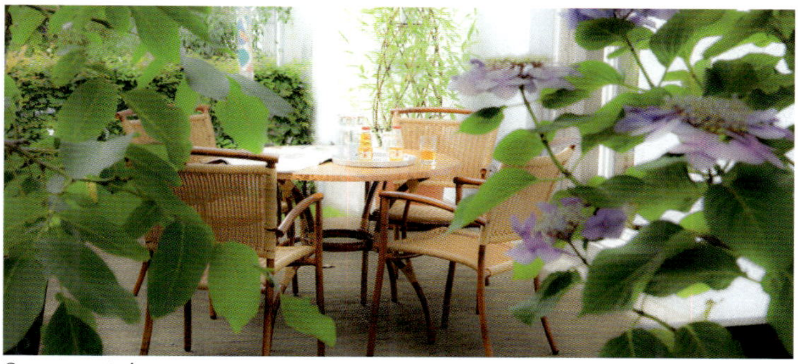

Sommerwartezimmer

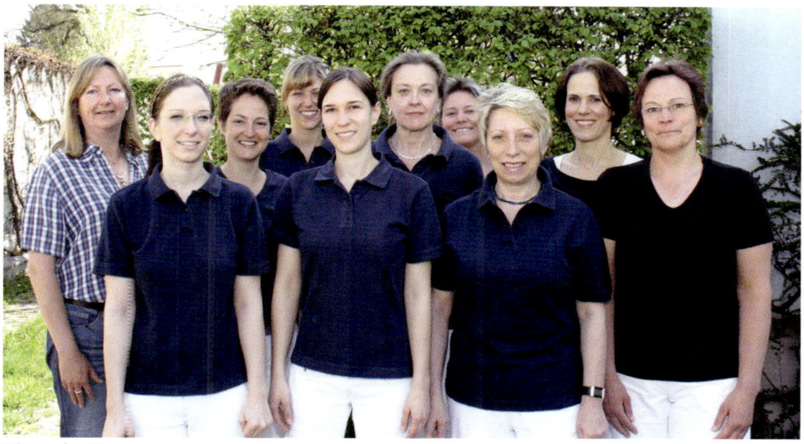

Ein starkes Team.

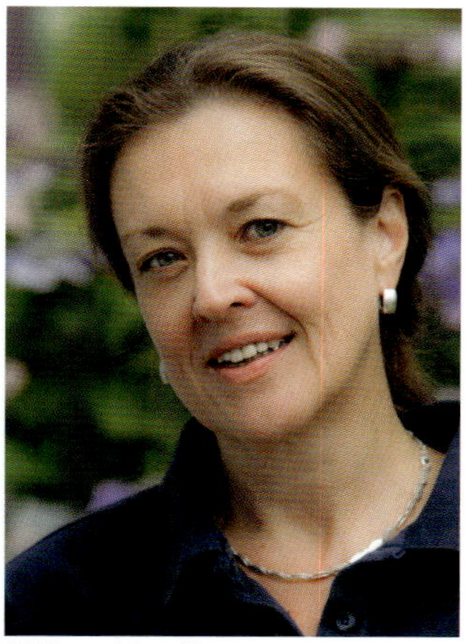

Hildegund Arnold
Fachzahnärztin für Kieferorthopädie

Moderne Kieferorthopädie ermöglicht Jung und Alt eine Zahnstellungs- und Bisslagenkorrektur. Ein wichtiger Aspekt unserer Arbeit besteht darin, Behandlungsabläufe für den Patienten transparent zu machen. So stellt das begleitende Gespräch neben der hochwertigen Therapieform einen wesentlichen Bestandteil einer am Patienten orientierten Behandlung dar.

Der Patient steht im Mittelpunkt

Unser Haus auf der Donauinsel, nah am Fluss, mit Blick auf den Dom, bietet Ruhe und Entspannung und genug Platz für eine zukunftsorientierte Behandlung. Lichtdurchflutete Architektur schafft eine angenehme Atmosphäre für Patienten, Mitarbeiter und Behandler.

Unser Behandlungsspektrum umfasst alle Bereiche der modernen Kieferorthopädie:

- Herausnehmbare Apparaturen, funktionskieferorthopädische Geräte
- Festsitzende Apparaturen mit Metall-, Keramik- und selbstligierenden Brackets
- Lingualtherapie (Brackets auf der Innenseite)
- Korrektur mit transparenten Schienen
- Kieferorthopädisch-kieferchirurgische Behandlung
- Individualisierte Prophylaxeangebote
- Bleaching

Kontakt

Schopperplatz 5
93059 Regensburg
Telefon 0941 893343
Fax 0941 893131
arnold@zahnaerzte-regensburg.de
www.zahnaerzte-regensburg.de

Sprechzeiten

Termine nach telefonischer Vereinbarung

Praxis Dr. Kristina Moser

Spezielle Techniken für unsichtbare Korrekturen – auch im Erwachsenenalter

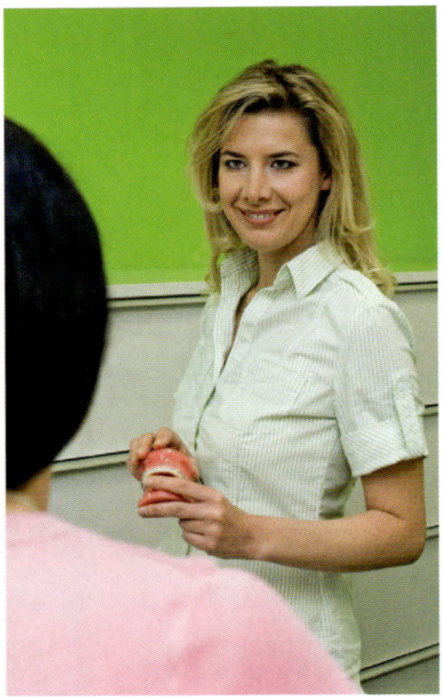

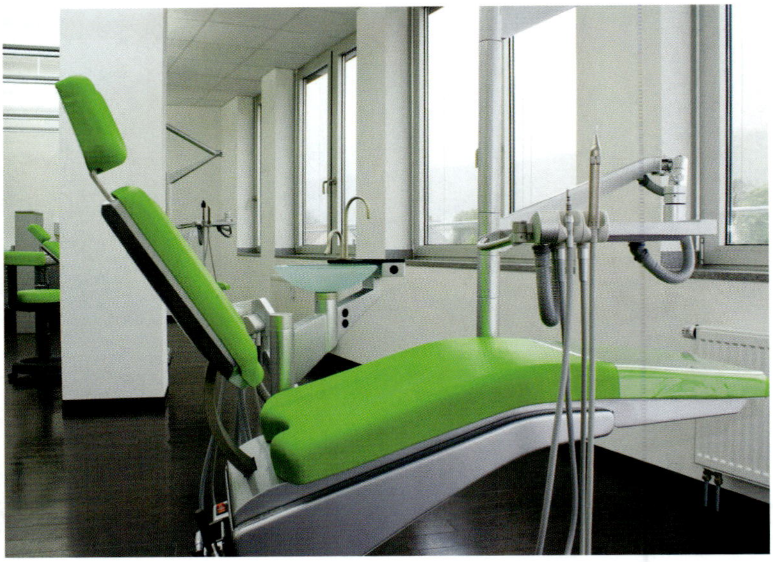

Sie wünschen eine Zahn- oder Kieferkorrektur auf dem neuesten Stand der Wissenschaft und mit Hilfe modernster Diagnose- und Behandlungsmöglichkeiten? Unsere Praxis bietet Ihnen eine kieferorthopädische Behandlung in freundlicher Atmosphäre und nach neuesten medizinischen Standards.

Unser großes Behandlungsspektrum richtet sich an Erwachsene, Jugendliche und Kinder. Dabei steht der Patient immer im Mittelpunkt. Er wird von uns individuell betreut und unter den Aspekten höchster fachlicher und ästhetischer Qualität behandelt. Dabei kommen modernste technische Geräte wie z.B. digitales (strahlenarmes) Röntgen oder Computeranalysen zum Einsatz. Unser Ziel ist dabei, die Behandlungsdauer durch die Verwendung moderner Methoden und Materialien so kurz wie möglich zu halten.

Regelmäßige Fortbildungen auf nationaler und internationaler Ebene sorgen dafür, dass wir immer auf dem neuesten Stand der Wissenschaft arbeiten und die aktuellen Entwicklungen in der modernen Kieferorthopädie in unseren Praxisbetrieb integrieren.

Erwachsenenbehandlung: Zähne lassen sich bewegen – ein Leben lang!

Das weit verbreitete Vorurteil, dass es im Erwachsenenalter zu spät für eine kieferorthopädische Behandlung ist, hält sich zu Unrecht: Zahnfehlstellungen können in jedem Alter korrigiert werden! Voraussetzung ist lediglich ein gesunder Zahnhalteapparat. Welche Behandlungsmethode für Sie am besten geeignet ist, erfahren Sie in einem ausführlichen Beratungsgespräch.

Da Erwachsene einen gesteigerten Wert auf eine unsichtbare Zahnkorrektur legen, hat sich die moderne Kieferorthopädie in den letzen Jahren weiterentwickelt: Heute stehen uns sehr gute Behandlungstechniken für eine nahezu oder sogar völlig unsichtbare Zahnkorrektur zur Verfügung:

Invisalign

Hier handelt es sich um eine Reihe transparenter Kunststoffschienen, die aus ca. 50 cm Entfernung praktisch unsichtbar sind. Die Schienen eignen sich für leichte bis mittelschwere Zahnbewegungen und werden nach etwa zwei Wochen Tragedauer gewechselt. Zum Essen oder Zähneputzen werden sie herausgenommen. Daher ermöglicht dieses Verfahren eine optimale Zahnpflege.

Lingualtechnik

Bei dieser Methode handelt es sich um eine feste Spange, die an den Innenflächen der Zähne befestigt wird. Mit dieser Technik lassen sich auch größere Korrekturen und schwere Zahnbewegungen unsichtbar durchführen.

Moderne Kieferorthopädie für Kinder und Erwachsene

Da freuen sich auch die Kleinsten: besonders freundliche Praxisatmosphäre

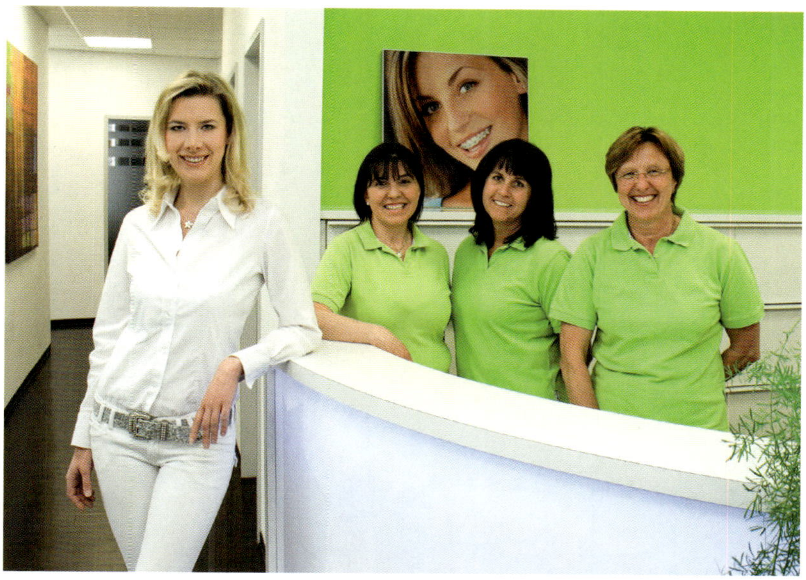

Dr. Kristina Moser und ihr Team freuen sich auf Ihren Besuch!

Transparente Keramikbrackets

Diese unauffällige feste Spange von außen ist eine kostengünstigere Alternative zu den unsichtbaren Techniken.

Weitere Indikationen zur kieferorthopädischen Behandlung

Neben der Verbesserung von Ästhetik und Funktion ist die Vorbereitung auf eine prothetische Versorgung eine weitere Indikation für eine kieferorthopädische Behandlung im Erwachsenenalter. Zähne können so auf dem Zahnbogen verteilt werden, dass wesentlich günstigere Voraussetzungen für eine prothetische Versorgung beim Zahnarzt gegeben sind.

Ein weiterer Bereich der Erwachsenenkieferorthopädie ist die Therapie von Kiefergelenksbeschwerden. Oft hängt ein Fehlbiss mit Problemen des gesamten Bewegungsapparates zusammen. Die Folgen sind Symptome wie Spannungskopfschmerz und Verspannungen der Nacken- und Rückenmuskulatur. Auch hier kann eine kieferorthopädische Behandlung helfen.

Behandlung von Kindern und Jugendlichen

Eine kieferorthopädische Behandlung im Kindes- und Jugendalter kann das Wachstum der Kiefer positiv beeinflussen. Bei frühem Behandlungsbeginn können Fehlstellungen von Ober- und Unterkiefer zueinander einfach behoben werden. Zur Früherkennung und Prävention solcher Kieferfehlstellungen ist daher eine erstmalige Vorstellung beim Kieferorthopäden bereits mit ca. sechs Jahren sinnvoll. Nach einer Erstuntersuchung in unserer Praxis wird der optimale Zeitpunkt für den Behandlungsbeginn Ihres Kindes festgelegt.

Das eingespielte Praxisteam und die angenehme, fröhliche Stimmung in unserer Praxis sorgen dafür, dass sich Kinder bei uns wohlfühlen. Denn der gemeinsame Weg zu einem strahlenden Lächeln macht bei uns Spaß!

Kieferorthopädie am Donaupark

Dr. med. dent.
KRISTINA MOSER
Fachzahnärztin für Kieferorthopädie

Dr. med. dent. Kristina Moser
Fachzahnärztin für
Kieferorthopädie

› Kontakt
Haus der Gesundheit
Donaupark 6
93309 Kelheim
Telefon 09441 1748744
Fax 09441 1748745
www.kfo-moser.de
www.hdg-kelheim.de

› Sprechzeiten

Mo – Do	8:00	bis	12:00
und	13:30	bis	17:30
Fr	8:00	bis	12:00

und nach Vereinbarung

› Parkmöglichkeiten
Kostenlose Parkplätze
vor dem Haus

› Fachgebiete
Zahnmedizin
Kieferorthopädie

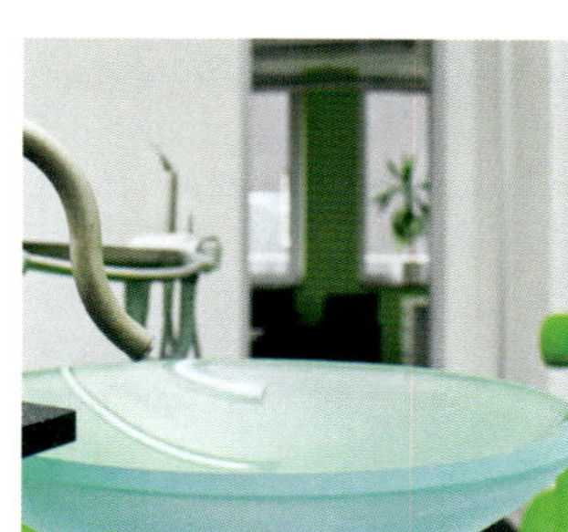

Dr. Dietmar Geymeier Kieferorthopädische Praxis

Kieferorthopäde

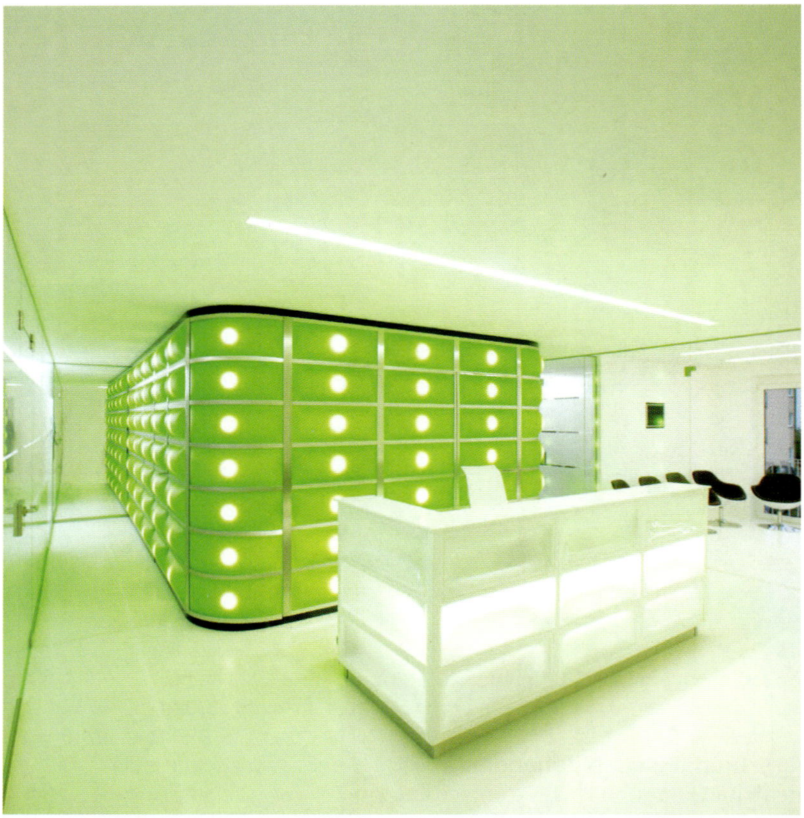

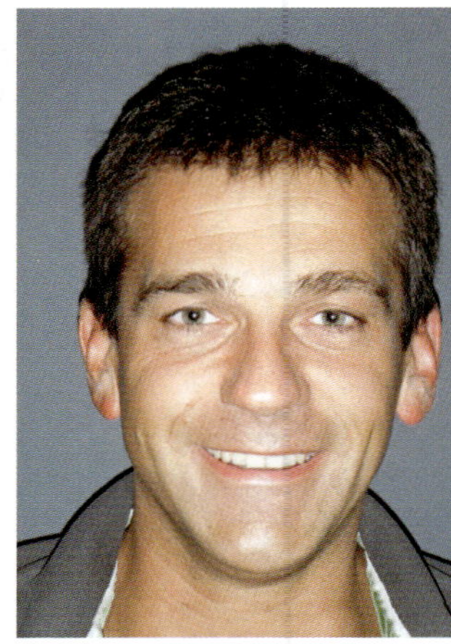

Dr. Dietmar Geymeier

KIEFERORTHOPÄDISCHE PRAXIS

DR. DIETMAR GEYMEIER

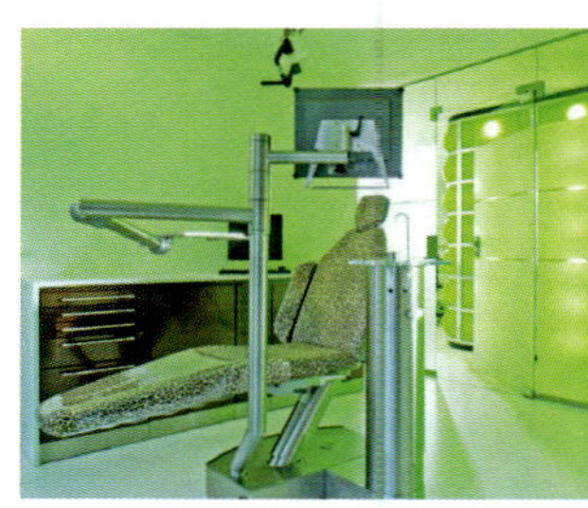

Kieferorthopädie kann in jedem Alter für ein strahlendes Lächeln sorgen.

Wenn Sie eine Zahn- und Kieferkorrektur ohne Stress, aber dafür mit Geduld und Freude vom erfahrenen, engagierten Kieferorthopäden wünschen, dann sind Sie hier richtig. Sie stehen im Mittelpunkt, erhalten Spitzenleistung angepasst an Ihren individuellen Wünschen – immer unter den Gesichtspunkten höchster Qualität und Ästhetik. Einfühlsame, individualisierte Behandlung in einem Umfeld intensiver persönlicher Zuwendung unter modernsten technischen und höchsten fachlichen Standards. Das Angebot richtet sich an Erwachsene, Jugendliche und Kinder.

Perfekte Ästhetik ist eines der wichtigsten Behandlungsziele, aber auch medizinische Aspekte werden integriert. Fehlstellungen von Kiefern und Zähnen können frühe Zeichen einer fehlerhaften Koordination zwischen Haltung und Bewegung sein. Spannungskopfschmerzen oder Schmerzen im Nacken und Rücken sind oftmals die Folge jahrelanger Fehlbelastung der Kiefergelenke. Eine Korrektur erlöst von langem Leiden.

Die Behandlungszeiten sollen bei schonender Arbeitsweise so kurz wie biologisch möglich sein, was nur mit dem Einsatz der modernsten Materialien und Techniken gelingt. Schlussendlich gehört nach dem Erreichen des Behandlungsziels ein individuelles Konzept zur Retention (Fixierung) des Ergebnisses dazu, damit das schöne Lachen auch ein Leben lang gewährt ist.

› Kontakt

Eichendorfstraße 16
93128 Regenstauf
Telefon 09402 9489858
Fax 09402 5042893
www.kieferorthopädie-regenstauf.de
www.regensburg-kieferorthopädie.de

› Sprechzeiten

nach Vereinbarung

› Fachgebiete

Kieferorthopädie

Dr. Petra Boyen
Kieferorthopädin

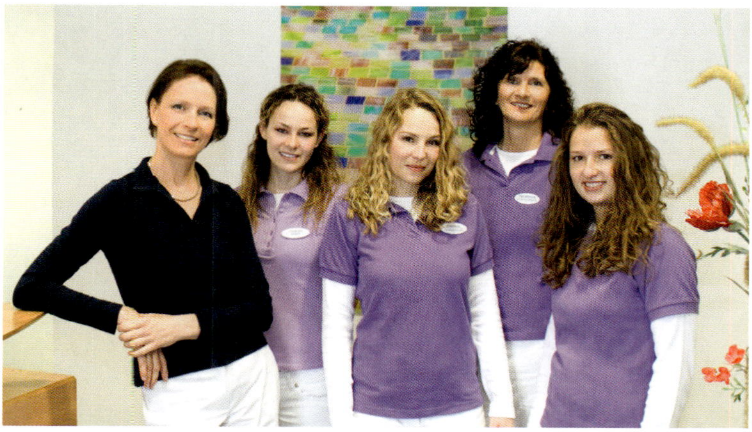

Hintergrundbild: www.claudia-kessler.de

› Kontakt
Marktplatz 5
93073 Neutraubling
Telefon 09401 8955-0
Fax 09401 8955-1
www.zahnpraxis-boyen.de

› Sprechzeiten

Mo	9:00	bis	12:00
und	13:00	bis	18:00
Di – Do	8:00	bis	12:00
und	13:00	bis	17:00

Über das Erkennen und Behandeln von Fehlentwicklungen im Kiefer- und Gesichtswachstum nimmt der Kieferorthopäde Einfluss auf die gesamte weitere Körperentwicklung. Denn der Mensch als ganzheitliches Wesen besteht aus einzelnen „Bausteinen" (oder Teilbereichen), die Wirkung aufeinander ausüben.

Der Mensch in seiner Ganzheit

Schon seit langer Zeit erkennt man Zusammenhänge zwischen Zahn- und Kieferfehlstellungen mit Kiefergelenksschmerzen und -einschränkungen, Tinnitus, Kaumuskulaturschmerzen, Haltungsschäden, Atem- und Sprechstörungen, Gesichtsschmerzen, Kopf- und Nackenschmerzen und schlussendlich auch der Psyche. Der Bereich der Kieferorthopädie ist also nicht nur auf die reine Ästhetik begrenzt, wie oft fälschlicherweise angenommen wird, sondern sie umfasst schließlich den gesamten Menschen. Denn Funktion und Ästhetik gehören untrennbar zusammen. Ein Gebiss, bei welchem jeder Zahn an seiner ihm zugedachten Stelle steht und das Kiefergelenk mit den angrenzenden Strukturen entspannt ist, sieht ästhetisch aus. Und es funktioniert nachhaltig und harmonisiert Körper und Psyche.

Für Kinder …

Beim Kind haben wir beste Voraussetzungen, das Wachstum in die richtige Richtung zu lenken und Spätschäden zu vermeiden. Je früher Fehlstellungen erkannt werden, desto schonender kann die Behandlung durchgeführt werden – meistens gelingt eine Verbesserung auch schon mit herausnehmbaren Geräten. Ausgeprägte Zahnfehlstellungen können heutzutage mit modernen Brackets mit Gleitmechanik weitaus schonender – da mit schwachen Kräften arbeitend – behandelt werden.

… und Erwachsene

Aber auch bei Erwachsenen kann eine kieferorthopädische Behandlung durchgeführt werden, unabhängig vom Alter. Hier steht der Wunsch nach Ästhetik, bei gleichzeitiger Diskretion, häufig im Vordergrund. Wir kommen diesem Wunsch mit durchsichtigen Brackets, an der Innenseite der Zähne befestigte Brackets (von außen nicht sichtbar: Lingualtechnik) oder durchsichtigen Schienen nach. Wirkt das Profil bei Erwachsenen auf Grund einer Kieferfehlstellung unvorteilhaft, behandeln wir kombiniert mit einem chirurgischen Eingriff. Ich verhelfe meinen Patienten damit zu einem schönen Lachen, mit dem sie in ihrem sozialen Umfeld und in der Berufswelt wieder selbstsicher auftreten können. Die Kosten dieser Behandlung werden zu 100% von der Kasse übernommen. Schließlich können auch kleinere kieferorthopädische Behandlungsmaßnahmen wie das Aufrichten eines gekippten Zahnes, die Verkürzung eines verlängerten Zahnes, die Verlängerung eines Wurzelrestes zur besseren Verankerung einer Krone die Herstellung einer sauberen prothetischen Versorgung unterstützen.

Zertifizierter Coach

Meine langjährige Erfahrung als Kieferorthopäde zeigt mir immer wieder, wie wichtig es ist, mit dem Patienten / den Eltern ein gemeinsames Behandlungskonzept zu erarbeiten. Dabei fließt mein Wissen als zertifizierter Coach in die gemeinsame Arbeit ein. Ich nehme den Patienten in seiner Einzigartigkeit wahr und gehe auf seine individuellen Bedürfnisse ein. Dieses Verständnis hilft Ihnen und mir bei der Erreichung des kieferorthopädischen Zieles.

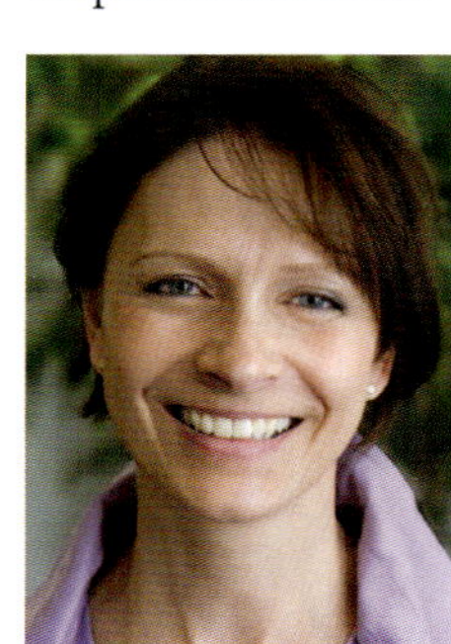

Moderne Kieferorthopädie mit langjähriger Erfahrung

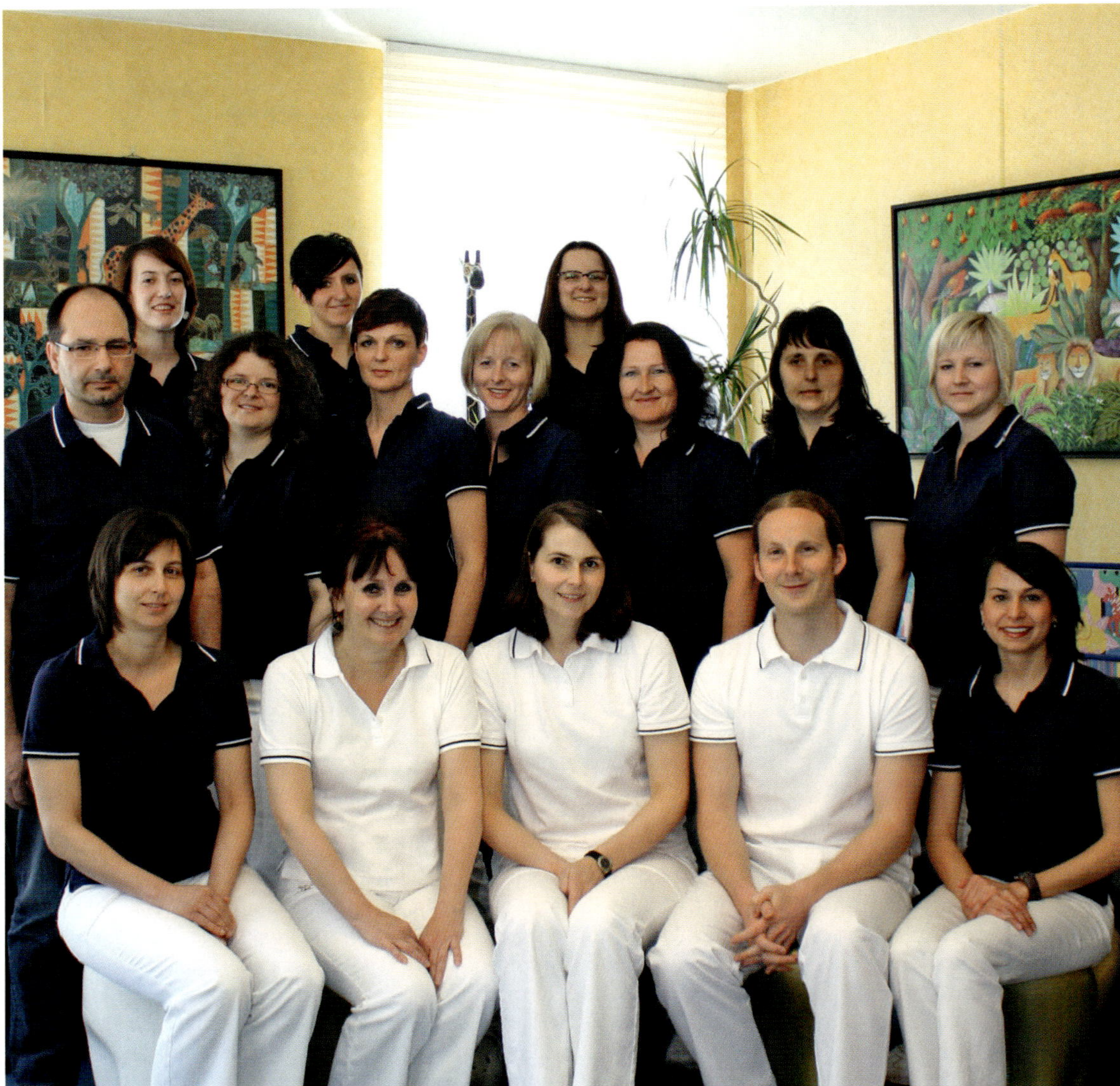

Mit unserer langen und breitgefächerten Erfahrung verhelfen wir Ihnen zu einem schönen und gesunden Lächeln.

Ein schönes, selbstbewusstes Lachen erweckt Sympathien und strahlt Attraktivität und körperliches Wohlbefinden aus. Fehlstellungen der Zähne und Kiefer hingegen beeinflussen nicht nur das äußere Erscheinungsbild, sondern erhöhen die Gefahr von Karies, parodontalen Erkrankungen, Kiefergelenksproblemen und Verletzungen der Zähne.
Unsere Gemeinschaftspraxis, bestehend aus drei ausschließlich kieferorthopädisch tätigen Fachzahnärzten, ermöglicht den fachlichen Austausch untereinander, um Ihnen den individuell bestmöglichen Weg für eine professionelle Behandlung auf höchstem Niveau anzubieten.
Unsere Praxis ist zertifiziert für:
Linguale Kieferorthopädie (Incognito-Lingualtechnik)
Schienentherapie mittels Invisalign.

Kieferorthopädische Gemeinschaftspraxis Pfreimd Dr. J. Mertins, Dr. V. Mertins, Dr. T. Pamler

Fachzahnärzte für Kieferorthopädie

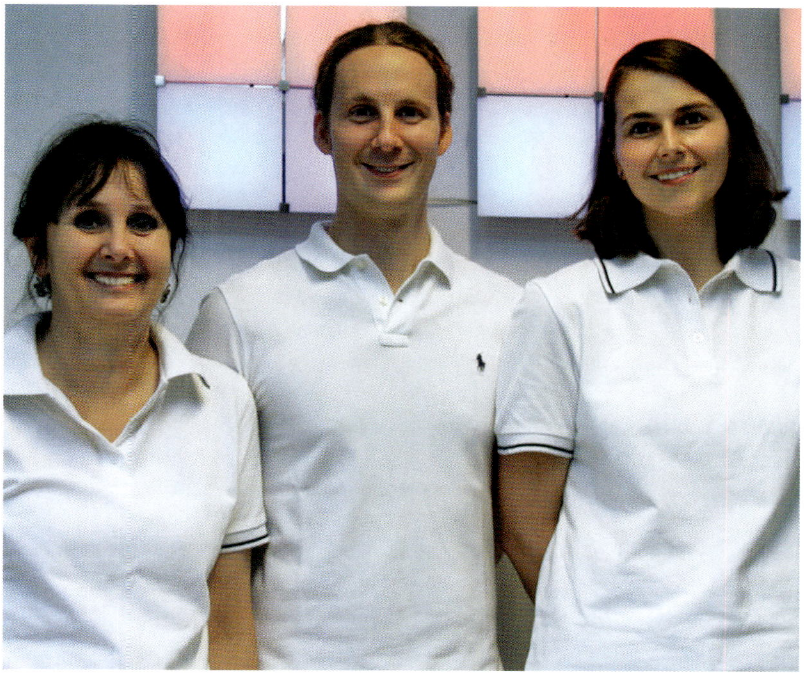

V.l.n.r.: Dr. Johanna Mertins, Dr. Volker Mertins, Dr. Tanja Pamler

Gemeinschaftspraxis
Dr. Johanna Mertins
Dr. Volker Mertins
Dr. Tanja Pamler

Kontakt
Leuchtenbergerstraße 6
92536 Pfreimd
Telefon 09606 8222
Fax 09606 91161

Sprechzeiten
nach Vereinbarung

Unser Leistungsspektrum umfasst alle Bereiche der modernen Kieferorthopädie:

- Herausnehmbare Apparaturen, Funktionskieferorthopädie
- Festsitzende Apparaturen mit selbstligierenden Brackets in Metall und Keramik
- Unsichtbare Apparaturen (Brackets auf den Innenflächen der Zähne, Lingualtechnik)
- Ästhetische Zahnstellungskorrektur mittels transparenten Schienen (Invisalign)
- Präprothetische Korrekturen vor der Eingliederung von Zahnersatz
- Behandlungen in Kombination mit Mikroschrauben zur Verankerung
- Kieferorthopädisch-kieferchirurgische Kombinationsbehandlung
- Prophylaxeprogramme, um das Risiko von Karies und Entkalkungen zu minimieren
- Behandlungen in allen Altersklassen (Früh-, Normal- und Spätbehandlungen), insbesondere auch bei Erwachsenen

Wir freuen uns auf Ihren Besuch und hoffen, Ihnen mit unserer langen und breitgefächerten Erfahrung zu einem schönen und gesunden Lächeln zu verhelfen.

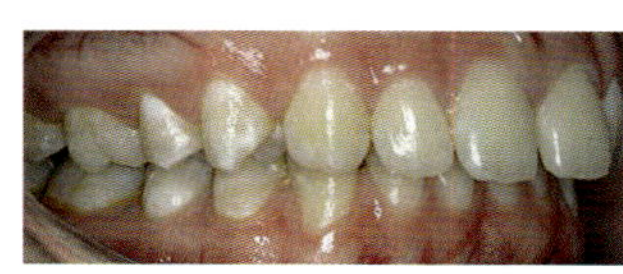

Vor der Behandlung.

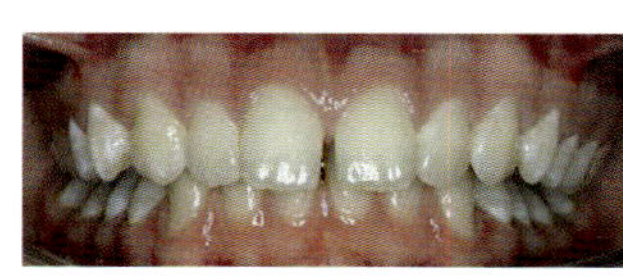

Vor der Behandlung.

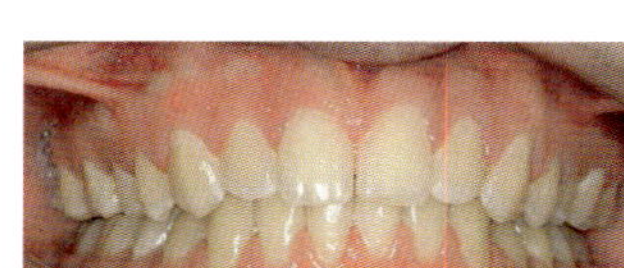

Nach der Behandlung.

Inserenten

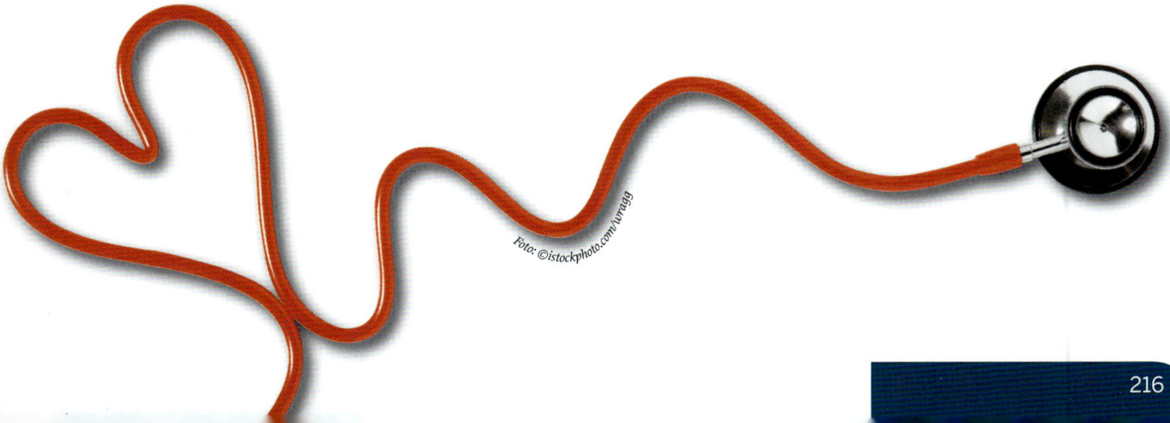

Foto: ©istockphoto.com/wragg

Die Expertenseiten

Das erfolgreiche Werbekonzept für Freiberufler und Selbstständige.

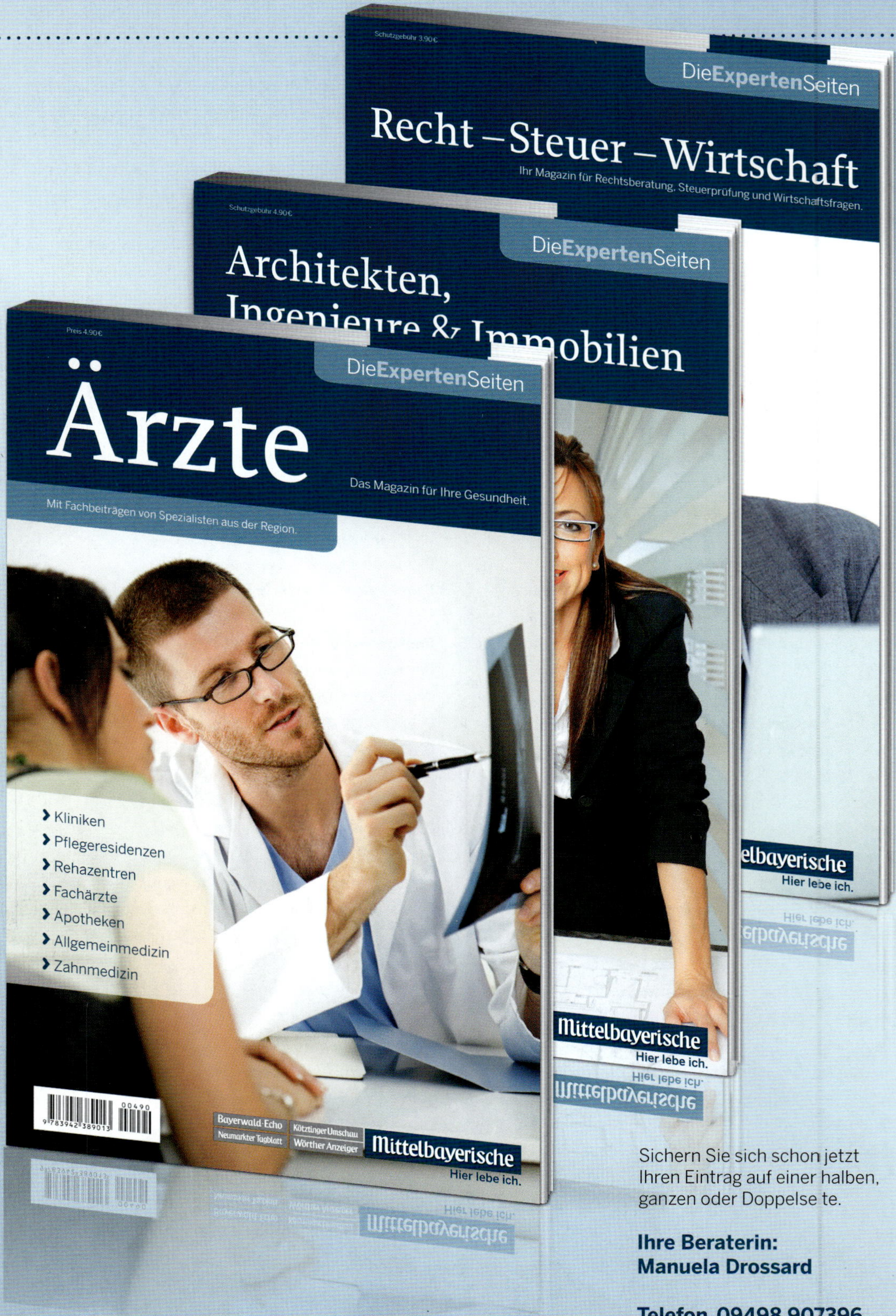

Sichern Sie sich schon jetzt Ihren Eintrag auf einer halben, ganzen oder Doppelse te.

Ihre Beraterin:
Manuela Drossard

Telefon 09498 907396
Mobil 0170 4122014